Haug

Zur Theorie der Homöopathie

Vorlesungen über Hahnemanns Organon

James Tyler Kent

Übersetzt von Dr. med. Jost Künzli von Fimmelsberg

4. Auflage

1 Abbildung

Karl F. Haug Verlag · Stuttgart

Bibliografische Information der Deutschen Bibliothek

Die Deutsche Bibliothek verzeichnet diese Publikation
in der Deutschen Nationalbibliographie; detaillierte
bibliografische Daten sind im Internet
über http://dnb.ddb.de abrufbar

1. Auflage 1973 bis 3. Auflage 1993
Verlag Grundlagen und Praxis, Leer

4. Auflage 2001
Karl F. Haug Verlag, Heidelberg

1. Nachdruck 2004

Wichtiger Hinweis: Wie jede Wissenschaft ist die Medizin ständigen Entwicklungen unterworfen. Forschung und klinische Erfahrung erweitern unsere Erkenntnisse, insbesondere was Behandlung und medikamentöse Therapie anbelangt. Soweit in diesem Werk eine Dosierung oder eine Applikation erwähnt wird, darf der Leser zwar darauf vertrauen, dass Autoren, Herausgeber und Verlag große Sorgfalt darauf verwandt haben, dass diese Angabe dem **Wissensstand bei Fertigstellung des Werkes** entspricht.
Für Angaben über Dosierungsanweisungen und Applikationsformen kann vom Verlag jedoch keine Gewähr übernommen werden. **Jeder Benutzer ist angehalten**, durch sorgfältige Prüfung der Beipackzettel der verwendeten Präparate und gegebenenfalls nach Konsultation eines Spezialisten festzustellen, ob die dort gegebene Empfehlung für Dosierungen oder die Beachtung von Kontraindikationen gegenüber der Angabe in diesem Buch abweicht. Eine solche Prüfung ist besonders wichtig bei selten verwendeten Präparaten oder solchen, die neu auf den Markt gebracht worden sind. **Jede Dosierung oder Applikation erfolgt auf eigene Gefahr des Benutzers.** Autoren und Verlag appellieren an jeden Benutzer, ihm etwa auffallende Ungenauigkeiten dem Verlag mitzuteilen.

Unsere Homepage: www.haug-verlag.de

Umschlaggestaltung: Thieme Verlagsgruppe
Umschlagfoto: Kent, Frontispiz in Kent J.T., MD Lectures on Homoeopathic Philosophy (Memorial Edition) Chicago: Ehrhart and Karl, 1926.
Satz: Unger & Sommer, Weinheim
Druck: Laub GmbH & Co., Eltztal-Dallau

ISBN 3-8304-0305-4 1 2 3 4 5 6

Inhalt

James Tyler Kent: Vorwort zur amerikanischen Erstausgabe

Diese Vorlesungen wurden an der *„Postgraduate School of Homeopathics"* gehalten und im *„Journal of Homeopathics"* veröffentlicht und werden nun, in etwas überarbeiteter Form, der homöopathischen Ärzteschaft in der Hoffnung dargeboten, daß sie sich manch einem als nützlich erweisen mögen, zu einer klareren Vorstellung über die Lehren der Homöopathie zu gelangen. In keiner Weise ist beabsichtigt, daß sie *Hahnemanns „Organon"* ersetzen. Sie sollten vielmehr als eine Art Kommentar zusammen mit diesem Werk gelesen werden, wobei das Ziel jeder Vorlesung darin besteht, über jeweils einen einzelnen Lehrsatz[1] genügend nachzudenken, um das Denken des Meisters zu erfassen und es klar herauszuarbeiten. Nicht jeder Paragraph wird behandelt, da viele sich dem Leser von selbst erschließen und keiner weiteren Erläuterung bedürfen.

Die Homöopathie ist heuzutage weit über die Erde verbreitet; ihre Lehren werden jedoch – so merkwürdig dies klingen mag – von niemanden so verfälscht wie von vielen ihrer vorgeblichen Anhänger. Die Homöopathie hat beides zum Gegenstand: sowohl die Wissenschaft als auch die Kunst des Heilens entsprechend dem Ähnlichkeitsgesetz. Damit diese Kunst unter den Menschen Bestand hat und weitere Fortschritte machen kann, muß ihre Wissenschaft besser verstanden werden als heutzutage. Die Heilkunst der Homöopathie ohne Beherrschung ihrer wissenschaftlichen Methodik ausüben zu wollen, ist leere Anmaßung; solch eine Praxis sollte ganz in den Bereich der empiristischen Medizin[2] verbannt werden. Um die Kunst, Kranke zu heilen, sicher zu praktizieren, muß sich der homöopathische Arzt in der Wissenschaft der Homöopathie auskennen.

---

1 Das amerikanische Original bezieht sich noch auf *Hahnemanns* 5. Auflage des *„Organon der Heilkunst"*, da die 6. Auflage erst 1921 posthum erschien. In Pierre *Schmidts* Bearbeitung, welche der vorliegenden Übersetzung zugrundeliegt, wurde, soweit dies vom Inhalt her möglich schien, aus Gründen der Aktualisierung nach der 6. Auflage des *„Organon"* zitiert (d. Übers.).

2 Der englische Begriff „empiricism" ist mehrdeutig und kann sowohl „Kurpfuscherei" als auch die empiristische in Abgrenzung zur rationalistischen Richtung innerhalb der Medizin bezeichnen (d. Übers.).

Dieser Vorlesungszyklus beabsichtigt nicht, das weite Feld der Theorie der Homöopathie abzudecken. Vielmehr sollte er als Einführung zu einem vertieften Studium sowie als Lehrbuch für Studenten dienen, damit sie von vornherein solide beginnen können und ihr Interesse an der Thematik ihrer Arbeit geweckt wird.

Evanston/Illinois, 1. Juli 1900 James Tyler Kent

Pierre Schmidt:

Biographie von James Tyler Kent (1849–1916)[1,2]

James Tyler Kent kam am 31. März 1849 in Woodhull im Staate New York (USA) als Sohn Stephan *Kents* und Caroline *Tylers* zur Welt.

Seine Unterschule war das „Franklin College" in Prattsburg. Die Mittelschule besuchte er in seiner Geburtsstadt. Zum weiteren Studium bezog er die „Madison Universität" in Hamilton im gleichen Staat. Hier bestand er, 19jährig, den „Bachelor of Philosophy" (BPh). Dies Examen entspricht etwa unserer Reifeprüfung. Am „Medical College" von Bellevue fuhr er nun mit seinen propädeutischen Studien fort, welche er 1870 mit dem A.M. – „Master of Art" – abschloß. Am gleichen Institut verbrachte er auch die klinischen Semester, schloß sie mit glänzendem Examen ab und erhielt, damit 25jährig, das Diplom als praktischer Arzt. Dann studierte er noch an der eklektischen Medizinfakultät in Cincinnati.

Die eklektischen Schulen wiesen ungefähr denselben Studienplan wie unsere europäischen medizinischen Fakultäten jener Zeit auf, mit Anatomie, Histologie, Physiologie, pathologischer Anatomie, daran anschließend die diversen klinischen Fächer. Nur die Vorlesungen über Therapie waren viel umfassender als bei uns. Außer der allopathischen Methode lehrten sie auch homöopathische, naturheilkundliche, chiropraktische und andere Behandlungsweisen, das heißt, sie berücksichtigten ohne doktrinäre Scheuklappen alles Gute, mochte es stammen, woher es wollte. Daher der Name „eklektische" Medizinschule. Aber alle wurden nur sehr oberflächlich gelehrt und vor allem die Homöopathie, so daß *Kent* von dieser Methode keineswegs beeindruckt, noch gar überzeugt worden wäre.

---

[1] Übersetzung aus dem Französischen durch Dr. *Künzli von Fimmelsberg.*

[2] Der Verfasser hat nirgends eine vollständige Biographie *Kents* finden können. Die Angaben, die er hiermit der Öffentlichkeit vorlegt, stützen sich auf einige kurze Artikel der Januarnummer 1912 in der von ihm gegründeten Zeitschrift *„The Homoeopathician"*, die biographischen Notizen im 4. Band von *Kings* „Geschichte der Homöopathie" und persönliche Erkundigungen bei Kents wichtigsten Schülern anläßlich seines Ausbildungsjahres in Amerika, 1920.

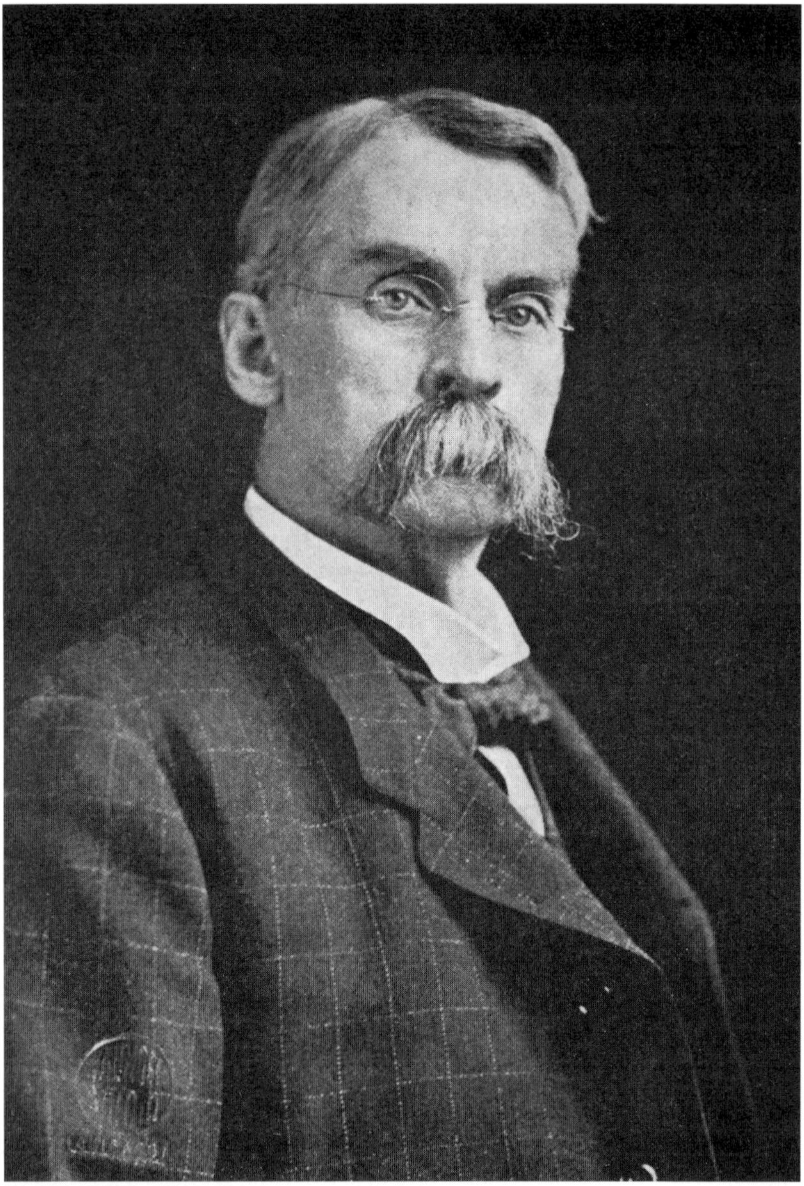

Dr. James Tyler Kent

Mit 26 Jahren heiratete *Kent* eine junge Amerikanerin baptistischen Glaubens, dem er auch selbst angehörte. Er installierte sich in St. Louis (Missouri) und begann hier als eklektischer Arzt zu praktizieren. Er war ein strenger, rechtschaffener Mann, ein gewissenhafter und sehr arbeitsamer Arzt. Sehr bald zeichnete er sich schon durch wissenschaftliche Beiträge in medizinischen Zeitschriften der eklektischen Schule aus und wurde ein sehr geschätztes Mitglied der „Nationalen Vereinigung eklektischer Ärzte". Es ist vielleicht für den Leser aufschlußreich zu wissen, daß der eklektische Medizinerlehrgang mit seiner großen Toleranz gegenüber allen möglichen therapeutischen Methoden keine einzige derselben besonders bevorzugte oder hervorhob. Dem Lernenden wurde die freie Wahl unter denselben, welcher von ihnen er sich eingehender zuwenden wollte, ganz nach seinen Neigungen oder auf ihn wirkenden Einflüssen überlassen. Diese Praxis gab *Kent* aber in keiner ihrer therapeutischen Disziplinen berufliche Befriedigung. Er beschloß darum, sich einer sichereren und positiveren Wissenschaft zuzuwenden.

Seine Persönlichkeit und sein Wissen verschafften ihm bereits in seinem 28. Lebensjahr den Posten eines Anatomieprofessors am „American College" in St. Louis. Zu dieser Zeit hatte er von Homöopathie nur sehr oberflächliche Kenntnisse. Er übte sie auch nie aus, sondern widmete sich ganz seiner nunmehrigen Lehrtätigkeit.

Obgleich *Kent* in seinem Beruf aufging, verehrte er seine Gattin sehr. Es ging ihm sehr nahe, als sie einmal erkrankte und er wie ebenso mehrere der kompetentesten Ärzte, Allopathen und Eklektiker, auch nicht eine Spur von Besserung bei ihrem merkwürdigen Leiden, einem Zustand von Schwäche, hartnäckiger Schlaflosigkeit und Blutarmut, der sie monatelang ans Bett fesselte, erzielten. Die Zeit verging, ihr Zustand verschlimmerte sich zusehends. Da bat seine Gattin ihn, nun doch den Rat eines homöopathischen Arztes einholen zu dürfen, der schon sehr betagt war und den man ihr als sehr fähig empfohlen hatte. *Kent* gab nach; denn man hatte ja alles, was in St. Louis Rang und Namen hatte, ohne Resultat konsultiert, und der Zustand seiner Gattin wurde immer ernster. Im Grunde dachte er, es sei lächerlich, wenn nicht gar grotesk, wenn nun die Homöopathie in einem so ernsten Fall mit ihren kleinen Dosen noch intervenieren sollte. Das könnte ja unmöglich noch etwas nützen.

Aber er gab dem Drängen seiner Frau nach, wollte jedoch der Konsultation beiwohnen. Nachmittags kam dann Dr. *Phelan*, mit weißem Spitzbart, schwarzem Redingote und in seiner Kalesche. Er blieb mehr als eine Stunde bei der Kranken, einen großen Teil der Zeit Fragen stellend, die *Kent* zum Teil so bizarr und gar nicht zu der vorliegenden Krankheit gehörig fand, daß er ein unverständiges Lächeln und Kopfschütteln oft nicht unterdrücken konnte. Dieser Arzt fragte die Patientin nach ihrer Vorgeschichte, ihrem Gemütszustand, nach ihren Ängsten, ihren Verlangen und Abneigungen gegenüber Nahrungsmitteln und alles genau und detailliert, während sie doch an keinerlei Verdauungsstörungen litt. Er fragte sie über ihr monatliches Unwohlsein eingehend aus, über ihre Reaktionen gegen Kälte, Wärme, Jahreszeit usw. Darauf auskultierte und untersuchte er sie auch noch gründlich, verlangte zuletzt ein Glas voll Wasser, das *Kent* ihm holte. Als er ihn einige winzige Kügelchen hineinschütten sah und empfahl, alle 2 Stunden einen kleinen Löffel von der Lösung einzugeben, bis zum Moment – das wagte er zu sagen! – „wo sie in Schlaf falle" – sie hatte, wie man so sagt, mehrere Wochen nun kein Auge mehr zugetan –, da hatte er den Eindruck, daß jener ein Angeber oder gar ein Schwindler sein müsse und verabschiedete ihn sehr trocken.

Um einen seiner Kurse vorzubereiten, begab er sich dann in das anschließende Zimmer. Nach 2 Stunden ging er wieder hinüber, um, ohne jede Überzeugung, ein Löffelchen einzugeben. Nach der zweiten Gabe aber vergaß er sich ganz in seiner Arbeit, so daß er nach 2 weiteren Stunden nicht zur Applikation des Löffelchens hinüberging. Erst nach 4 Stunden fiel es ihm plötzlich wieder ein, und er ging schnell hinüber. Zu seiner größten Überraschung schlief seine Frau wahrhaftig tief und gut. Das war nun schon trotz aller möglicher, gewissenhaft genommener Drogen lange nicht mehr der Fall gewesen.

Der alte Arzt kam täglich wieder, und nach und nach ging es *Kents* Gattin unzweifelhaft besser, und nach einigen Wochen war sie ganz wiederhergestellt.

Was kein Professor, keiner von den weitbekannten Ärzten zustande gebracht hatte, das hatte dieser einfache homöopathische Praktiker erreicht. Er hatte die Gesundheit seiner Gattin auf sanfte und doch prompte Art dauerhaft wiederhergestellt. Dies beeindruckte *Kent* tief. Sein aufrechter, grundehrlicher Charakter zwang ihn, sich bei Dr. *Phelan* bei einer nächstfolgenden Visite zu entschuldigen. Er gestand ihm, wie skeptisch und ohne jegliches Zutrauen er nach der ersten Visite gewesen war und wie sich seine Einstellung durch die glänzende Heilung seiner durch die anderen Kollegen aufgegebenen Gattin geändert habe. Ein solches

Resultat, wie er es nun Tag für Tag hatte deutlicher werden sehen, konnte kein Zufall sein. Wäre die Homöopathie etwa doch eine wertvolle Heilmethode? Diese Heilung beeindruckte ihn so sehr, daß er von Stund an beschloß, diese Therapie von Grund auf zu studieren.

Unter der Anleitung Dr. *Phelans* vertiefte er sich nun in das *„Organon" Hahnemanns*, das Hauptwerk der Homöopathie, arbeitete Tag und Nacht, las alle ihm zugängliche Literatur über diese paradoxe Methode. Man erzählt sogar, er habe wirklich wochenlang alle Nächte, nur mit einem Pardessus gegen die Kälte geschützt, damit zugebracht, die ganze damals bestehende homöopathische Literatur der Vereinigten Staaten durchzuarbeiten.

Dies Studium überzeugte ihn so sehr, daß er erstens seine Anatomieprofessur aufgab und zweitens aus der nationalen Eklektikerärztevereinigung austrat. Von hier an datiert seine Konversion zur Homöopathie. Mit Leib und Seele widmete er sich der neuen Doktrin, deren Wert und tiefe Wahrheit er nun erkannte. Vor allem wußte er jetzt, daß diese Methode als einzige unter allen, die er einst erlernt hatte, ein festes Heilgesetz und deutlich einzusehende Prinzipien ihr eigen nannte, die einen in der Therapie anleiteten. Alle anderen Methoden schienen ihm jetzt nur noch zufällig, unsicher, ihre Anweisungen alle Augenblicke wechselnd. Die allopathischen und eklektischen Schulen erkennen nur die Oberfläche und wirken auch dementsprechend, während er bei der Homöopathie den großen Vorteil sieht, daß sie sich den Grundursachen soweit wie möglich nähert. Und er hatte beobachtet, daß das Einwirkenwollen und Einwirken nur auf Endeffekte, ohne Berücksichtigung des Vorangegangenen, nie wahre Besserung, nie dauerhafte Hilfe und noch weniger endgültige Heilung bedeutete. Er hatte bemerkt, daß alle Methoden, die nur die Endresultate der Krankheiten angriffen, womöglich recht heftig, mit Feuer und Schwert, nur Verdruß brachten. Darum hatte er seine Praxis dem Anatomielehrstuhl geopfert. Und nun kam plötzlich das Erlebnis mit seiner Gattin, das ihn in eine ganz andere Richtung wies. Das Studium der Homöopathie gab ihm so große Sicherheit und Überzeugung, daß er jetzt nichts sehnlicher wünschte, als so schnell wie möglich mit aller Gewissenhaftigkeit und Strenge, die diese Doktrin fordert, die Praxis aufzunehmen. In diesem Entwicklungsabschnitt hatte er auch Gelegenheit, den Unterschied zwischen allen therapeutischen Methoden und der Homöopathie, wie sie *Hahnemann* lehrt, festzustellen.

Er nahm wieder Patienten an, und – nunmehr erleuchtet durch alles, was ihn sein homöopathischer Kollege gelehrt und was er selbst in eiserner Arbeit errungen hatte – erkannte er an vielen Heilungsfällen die vollkommene Wahrheit des Ähnlichkeitsgesetzes, die Notwendigkeit der Individualisation bei der Bestimmung des Heilmittels und den unglaublichen Wert der kleinen Dosen, dank der besonderen Zubereitungsart, die ihnen der Gründer der Homöopathie gegeben hatte.

Seine Praxis blühte sehr schnell. 1882 nahm er den Chirurgielehrstuhl am „Missouri Homoeopathic College" in St. Louis an, eine Wissenschaft, welche er bis 1883 lehrte und ausübte. In diesem Jahr zog sich Dr. *Uhlmeyer*, Professor für Materia medica, vom Lehramt zurück und bat ihn inständig, in Hinsicht auf seine offenkundigen großen Kenntnisse in diesem Fach, seine Nachfolge zu übernehmen, was er zur allgemeinen Befriedigung bis 1888 tat. Da verließ er diesen Posten, um bis 1899 in Philadelphia die Fortbildungskurse für schon fortgeschrittene Mediziner zu leiten, die „Postgraduate School of Homoeopathics". Er lehrte Philosophie und Materia medica und stand der Poliklinik vor. Zugleich versah er die Stelle des Dekans dieser Schule, welche den Ruf hatte, das beste Fortbildungszentrum für *Hahnemann*sche Homöopathie auf Erden zu sein. Um einen Begriff von seiner Aktivität hier zu geben, muß man nur erwähnen, daß er z. B. 1896 und 1897 neben seiner intensiven Privatpraxis 34 800 Poliklinikkonsultationen und -hausbesuche auswies.

Dann verlor er seine Gattin und litt monatelang unter diesem grausamen Schicksalsschlag, ergab sich aber immer eifriger seiner Arbeit als Pionier der Homöopathie, unternahm Arzneimittelprüfungen und suchte pausenlos homöopathische Kunst und Technik zu vervollkommnen. In dieser Zeit studierte er auch *Swedenborgs* Werke. Er schloß sich dieser Bewegung an, die ihm transzendentale Einblicke in die Probleme von Krankheit und Heilung gestattete. Ohne dabei den Boden unter den Füßen zu verlieren, schuf er eine lehr- und praktizierbare Methode des Symptomenstudiums und der Suche des Simillimums.

Damals wurde er zu einer Kranken gerufen, die er lange Zeit zu behandeln hatte und die schließlich seine zweite Gattin, *Clara Louise*, wurde. Sie hatte ihr Medizinstudium mit Erfolg abgeschlossen, fleißig Homöopathiekurse besucht und praktizierte nun selbst. Sie hatte einst die berühmtesten allopathischen Ärzte wegen ihres Leidens konsultiert und dann die bekanntesten Homöopathen in den ganzen Vereinigten Staaten.

Alle letzteren hatten ihr *Lachesis* verschrieben, da sie wirklich viele Symptome für dies Mittel aufwies. Trotzdem half es nicht. *Kent* studierte ihren Fall sehr sorgfältig, überlegte lange und eingehend und kam zum

Schluß, daß sie nun seit mehreren Jahren eine regelrechte Arzneimittelprüfung mit *Lachesis* machte, das heißt, daß sie sich richtig mit diesem Mittel imprägniert hatte, das aber gar nicht ihr Heilmittel war. Die dauernde Gabenwiederholung provoziert Symptome des betreffenden Mittels und führt mit der Zeit zur Arzneikrankheit, die sehr schwer, ja unheilbar werden kann. Er sagte ihr voraus, daß sie als Folge dieser Fehlbehandlung ihr ganzes Leben lang *Lachesis*-Symptome behalten würde, was sich als vollkommen richtig erwies. Und er verbot ihr, je wieder zu diesem Mittel zu greifen. Ihr Leben lang mußten von Zeit zu Zeit toxische *Lachesis*-Symptome antidotiert werden.

Ihre fähige, intelligente Art inspirierte *Kent*, und er erarbeitete mit ihr zusammen seine großen Werke: „Die Philosophie der Homöopathie", seine „Arzneimittellehre" und das „Repertorium", von denen weiter unten noch die Rede sein wird. Die Gegenwart und dauernde Unterstützung dieser Mitarbeiterin war für den Meister äußerst wertvoll. Es gelang ihr allerdings nie, seine dauernde Überarbeitung zu bremsen und seinen unermüdlichen Eifer für die große Sache, die er unternommen hatte, so weit zu zügeln, daß er sich einmal eine Ruhepause gegönnt hätte.

Nach mehreren Jahren intensivster Tätigkeit in Philadelphia wurde er nach Chicago berufen, um seine glänzende Fortbildungsschule für Fortgeschrittene mit derjenigen am „Dunham Medical College" dieser Stadt zu verschmelzen. Hier wurde er zum Dekan und Professor für Philosophie der Homöopathie, Materia medica und Repertorisierkunde ernannt. Die Rivalität zwischen dem „Dunham" und „Hering Medical College" in Chicago wurde allgemein bedauert, von den Homöopathen und auch von denjenigen, welche beide Institutionen unterstützten. Zweck und Prinzipien waren im Grund dieselben, aber zwei Schulen mit doppeltem Personalbestand verursachten doppelte Ausgaben und Doppelspurigkeit im Lehrplan usw. Mit denselben Einnahmen hätte man bei Zusammenlegung mehr herausholen können. 1903 wurden Verhandlungen zwischen beiden aufgenommen und führten zu einer glücklichen Einigung. Man verschmolz die beiden. Das neue Institut nannte sich fortan „Hering Medical College". An demselben wurden nun gelehrt: Das „Organon", homöopathische Arzneimittellehre, Anatomie, Physiologie, Histologie, Pathologie, Physiologische Chemie, Toxikologie, Pharmakologie, Diätetik und Hygiene, Gerichtsmedizin, Allgemeinpraxis, Physikalische und Klinische Diagnostik, Neurologie, Kinderheilkunde, Dermatologie, Herz- und Lungenkrankheiten, Urologie, Geschlechtskrankheiten, Gynäkologie und Geburtshilfe, Ophthalmologie, Otorhinolaryngologie und Chirurgie.

Kents Ruf wurde so groß, daß ehrenvolle Anfragen von allen Seiten an ihn gelangten. Mit 54 Jahren hatte er die Ehre, zum Dekan und Professor am „Hering Medical College" ernannt zu werden und mit 56 Jahren am „Hahnemann Medical College" ebendaselbst. Er lehrte hier Materia medica, das *„Organon"* und den Gebrauch des Repertoriums mit Krankenvorstellungen und -diskussion. In Chicago stand *Kent* auf der Höhe seiner Arbeitsleistung. Auch hier leitet er eine sehr gut frequentierte Poliklinik, wo er fortgeschrittenen homöopathischen Ärzten lehrte, wie man die wesentlichen Symptome eines Falles findet und rasch auswählt. Seine Kurse waren sehr gut besucht. Manchmal stellte er an die anwesenden Ärzte Fragen. Wer keine guten Antworten gab oder überhaupt nicht antworten konnte, wurde nicht mehr gefragt. Das war für jemand, der den Wunsch hatte, ein guter Homöopath zu werden, sehr beschämend.

In seiner Vorlesung über Philosophie der Homöopathie legte er das *„Organon" Hahnemanns* (5. Auflage in *Dudgeons* Übersetzung) aufgeschlagen aufs Pult. Hin und her gehend, die Hände auf dem Rücken, entwickelte er in freier Rede zu jedem der 294 Paragraphen dieses Werkes seine Überlegungen. Allein über den Paragraphen 1, der der kürzeste des ganzen *„Organon"* ist, gab *Kent* zum Beispiel eine Exegese von mehr als einer Stunde Dauer.

Als *Kent* erfuhr, daß seine Schüler die stenographische Nachschrift seines Kurses veröffentlichen wollten, war er sehr unzufrieden, denn er beurteilte seine Ausführungen als noch sehr unvollkommen und nicht druckreif. Nur dank ihrer Beharrlichkeit konnte dies Werk, das Theorie und Praxis der *Hahnemann*schen Doktrin in meisterhafter Weise wiedergibt, erscheinen.[3]

In den Vorlesungen über die Materia medica schlug *Kent* einen der 10 Bände der *„Guiding Symptoms"* von *Hering* vor sich auf, begann in prägnanter, trockener, analytischer Art die Symptome eines Medikaments darzustellen und versuchte für jedes Mittel im Verlauf der Abhandlung so das Wesentliche herauszuheben, daß es schließlich als lebende Persönlichkeit dastand. Jedem behandelten Medikament gab er

---

[3] „Lectures on homoeopathic Philosophy". Es handelt sich um das vorliegende Werk (d. Hrsg.).

ein einprägsames Bild mit allen Charakteristica, Schatten- und Lichtseiten. *Kent* entdeckte auch gewisse Fehler in dieser großen Sammlung. Die 10 Volumen, die von *Kents* eigner Hand korrigiert sind, befinden sich jetzt in meinem Besitz. *Kent* hat auch neue Symptome beigefügt und den Wertgrad von Symptomen an mehreren Stellen nach klinischer Verifikation abgeändert.

Schließlich begann *Kent* sein Repertorium zusammenzustellen, denn er fand nirgends ein dem Stand der Homöopathie seiner Zeit entsprechendes Symptomenverzeichnis, in welchem er schnell jedes gewünschte Symptom eines bestimmten Mittels nachzuschlagen vermochte. Zu seiner Verfügung stand nur das kleine Werk von *Lippe*[4]. Tage und ganze Nächte arbeitete er, seine Gesundheit damit buchstäblich untergrabend, an seinem Plan, das vollständigste und beste Symptomenverzeichnis, das je geschaffen wurde, zusammenzustellen. Es erreicht 1349 Seiten, wir werden unten eingehender davon sprechen. Ca. 200 Ärzte unterschrieben im voraus, das Werk abzunehmen, zum Preis von 30 $ pro Stück. Die Druckkosten der ganzen Auflage allein beliefern sich auf 9000 $. Im Verlauf der Herausgabe haben dann 110 von obigen 200 die Lieferung noch refusiert. *Kent* zahlte darauf aus eigner Tasche die 6300 fehlenden Dollar aus Dankbarkeit gegenüber der Homöopathie, welche ihm so viel geschenkt hatte, und in der Hoffnung, das Werk werde sich als nützlich für den Berufsstand erweisen. Nach vielen Schwierigkeiten kam das Buch dann heraus, *Kent* und seine Gattin mit einer großen Müdigkeit der Augen und des Kopfes zurücklassend, ohne von der intellektuellen und physischen Anstrengung zu reden, die mehr als 17 Jahre fleißiger Arbeit daran bedeuten. Später publizierte er auch noch eine 2. Auflage und mit vielen Zusätzen und Korrekturen und bereitete noch eine 3. Auflage vor, welche leider nicht mehr zu seinen Lebzeiten herauskam und von der unten die Rede sein wird.

Kent pflegte seinen Schülern hauptsächlich zwei Grundsätze ans Herz zu legen, die mir erwähnenswert scheinen. Meine Lehrer, Dr. *Austin* und Dr. *Gladwin*, beides direkte – und zwar von den besten und bevorzugtesten – Schüler *Kents*, übermittelten sie mir wörtlich:

1.: „Wenn man ein, zwei, drei Medikamente verschrieben hat, hauptsächlich bei akuten Leiden – es gilt aber auch für die Behandlung chro-

---

[4] *Lippe*, C.: Repertory of the more characteristic Symptoms of the Materia medica. New York, 1879. 318 Seiten.

nischer Krankheiten – und man hat damit gar nichts erreicht, so bitte nun Stop, meine Herren. Jetzt geben Sie zuerst einmal Placebo, was Sie vernünftigerweise schon zuerst hätten tun sollen und was bestimmt vorteilhafter gewesen wäre als dieses blinde Dreinschießen. Das wäre freilich ein mehr Mut erfordernder Schluß gewesen als einfach irgend ‚etwas' zu geben, und zwar auf ganz unbestimmte Indikationen hin, in der Hoffnung, es schlage hilfreich ein. Haben Sie anfangs die Symptome genau erfaßt? Die wesentlichen, wertvollen Symptome gefunden? Und hat das Mittel, das Sie als erstes gaben, dieselben auch wirklich gedeckt? Nun bitte nichts mehr geben und zuerst nochmals den Fall ganz gründlich studieren. Geduldig die Symptome sich klarer abheben lassen und dann, wie der Jäger die sichere Beute mit der einen Kugel in gutem Licht erlegt, Abgabe der einen Dosis des Simillimums. Sie müssen zu warten und zu beobachten wissen und verlieren Sie nie den Kopf!"

Und 2.: „Jedesmal, wenn Sie einen Fall studieren, um das Konstitutionsmittel herauszufinden, beschränken Sie sich nicht darauf, nur das Similimum zu bestimmen, das heißt das Mittel, das die größte qualitative und quantitative Übereinstimmung mit den Symptomen aufweist, sondern halten Sie es mit Wilhelm Tell, der, als Vogt Geßler ihm befahl, einen Apfel vom Haupte seines Sohnes wegzuschießen, noch einen zweiten Pfeil bereit legte, nachdem er den ersten auf die Armbrust gelegt hatte, mit dem er den getötet hätte, der von ihm diese unmenschliche Tat verlangte, wenn er etwa unglücklicherweise statt des Apfels seinen Sohn träfe. Halten auch Sie stets einen zweiten Pfeil, das heißt ein zweites Mittel bereit, das gleich hinter dem vermeintlichen Simillimum rangiert, so werden Sie nie entwaffnet und ratlos dastehen, wenn Sie eine zweite Verschreibung machen müssen."

Durch seine Lehrtätigkeit, seine Aktivität als Verfasser medizinischer Werke und seine Riesenpraxis, die sich zum Teil aus Hausbesuchen, zum Teil aus Konsultationen in seinem Sprechzimmer zusammensetzte, und durch einen großen täglichen Posteingang, mit Telegrammen zu jeder Tages- und Nachtzeit, um seinen wertvollen Rat einzuholen, überarbeitet, beschloß er endlich, durch seine Schüler dazu angehalten, sich nun erstmal etwas zu erholen und verband damit den Plan, ein wirklich perfektes Werk über die Homöopathie zu schreiben, denn seine zwei Arbeiten über die Philosophie der Homöopathie und die Arzneimittellehre hielt er nur für Gedächtnistützen. Er verließ Praxis und Vorlesungstätigkeit und begab sich, nicht ohne Mühe, in sein Landhaus in Sunnyside Orchard im Staat Montana, bei Stevensville. Kaum hier angekommen, komplizierte sich die katarrhalische Bronchitis, an der er nun schon einige Monate litt, durch eine Nephritis und nach zwei Wochen Krankheit verschied er am 6. Juni 1916 dort, zweifellos in der Folge einer jahrelangen Überarbeitung und Überanstrengung, die ihn völlig erschöpft hatte.

Sein Tod war ein schwerer Schlag für seinen Berufsstand, für seine Freunde und seine unzähligen Patienten und vor allem für seine vielen Schüler, für die er sich, ohne mit Dank zu rechnen, aufgeopfert hatte. *Kent* war Mitglied vieler medizinischer Gesellschaften, zum Beispiel der „Homöopathisch-medizinischen Vereinigung von Illinois“, der „International Hahnemannian Association“, des „American Institute of Homeopathy“, der „Society of Homeopathicians“, die seine Gründung war, ferner korrespondierendes Ehrenmitglied der „Britischen homöopathischen Gesellschaft“, „Präsident des Administrationsrates des homöopathischen Spitals von Chicago“.

Kent, der ohne Zweifel in Amerika und ziemlich sicher sogar in der ganzen Welt, sowohl in der Wissenschaft, als auch in der Kunst der Homöopathie einer der kompetentesten homöopathischen Ärzte war, das heißt auch einer der besten Praktiker, besuchte auch medizinische Kongresse, wo man ihn meist an Ehrenposten stellen wollte, was er aber stets zurückwies, denn er war von Charakter ebenso bescheiden wie weise. Schließlich zog er sich mehr und mehr zurück, um zu arbeiten und sich zu vervollkommnen. Auch haßte er die Phrasendrescherei bei solchen Zusammenkünften, das Anhörenmüssen der Meinungen von Ignoranten und Unzuständigen über unsere Kunst, die durch ihre Sprüche ja nur beweisen, daß sie nicht einmal ihre Grundbegriffe beherrschen. Da er sehr bekannt war, näherten sich ihm auf jedem Kongreß viele, die ihn allerhand fragen wollten. Nichts jedoch ekelte ihn mehr an, als die Herde von Angebern und Pedanten, die ihm primitive Fragen stellten, die zeigten, daß sie überhaupt nichts von echt *Hahnemann*scher Homöopathie verstanden, von *der* Homöopathie, der er von Grund auf zustimmte und die er über alles verehrte.

Auf einem Kongreß kam einmal ein Praktiker mit weißem Bart, der sehr gut reden konnte, in Begleitung anderer Ärzte, um sich vorzustellen und ihn zu fragen: „Welches ist eigentlich Ihr Mittel gegen Syphilis und gegen Ischias und was geben Sie bei Rheumatismus?“

Kent, angewidert durch eine so totale Verkennung der Grundgesetze der Homöopathie, spielte den Einfältigen und antwortete: „Nein, ich weiß wirklich nicht“.

Darauf der andere: „Ich gebe *Bryonia*, wo Verschlimmerung durch Bewegung, und *Rhus toxicodendron*, wo diese bessert."

Worauf *Kent* mit dem unschuldigsten Gesicht: „Ach, danke Ihnen sehr."

Die Gruppe entfernte sich wieder und man hörte nur noch: „Das soll nun diese Zelebrität sein, von der man so viel erzählte. Der ist wirklich kein Licht."

Es ist in der Tat Häresie zu sagen: Ich gebe dies und dies Mittel bei Rheumatismus, dies und dies beim Ekzem usw. Wir behandeln den einzelnen Rheumatiker, den einzelnen Ekzematiker. Seit seiner Konversion zur Homöopathie lehrte *Kent* klar und deutlich, daß wir nie die Krankheit, sondern immer den Kranken behandeln. Diesem Prinzip haben die Ärzte aller Schulen stets angehangen. Aber zum Unterschied von vielen Medizinern, die das so leicht zitieren, ohne es je praktisch zu befolgen, war es für *Kent* in jedem Fall, der ihn konsultierte, die tägliche Wahrheit. Immer wieder wiederholte er es seinen Schülern und hielt es auch in seinen Schriften fest, daß man nie eine „Diagnose" behandeln soll, das heißt eine Etikette, die man dem Fall angehängt hat, sondern daß man jede Krankheit als Syndrom betrachten und daß man die Behandlung nach den persönlichen Modalitäten des Kranken richten müsse. Man müsse studieren, wie jeder Kranke *seine* Krankheit formt, indem man ihn zum Kennenlernen dessen, was jeden Einzelfall charakterisiere, gründlich untersuche, wobei man besonders auf ungewöhnliche, merkwürdige Symptome achten solle; denn das sind die Zeichen, die individuell sind, und gerade sie sind wesentlich. Das nennt man den Kranken und nicht seine Krankheit pflegen, denn letzteres ist oft nur ein vager und sehr allgemeiner Begriff. Freilich, wenn man einen Kranken nach diesen Grundsätzen behandelt, trifft man so auch seine Krankheit. Wie wahr ist es, daß keine Therapie absoluten Wert hat. Was ihren Wert ausmacht, ist ihre Beziehung zum kranken Organismus in einem gegebenen Moment und unter bestimmten Umständen, die durch seinen pathophysiologischen Zustand bedingt sind. Eine solche wesentliche Frage zu verkennen, zeigt, daß man noch im Säuglingsstadium steckt, das heißt die Entwöhnung vom Schoppen noch nicht vollzogen ist.

Man hat viel über den Wert von *Kents* erstaunlicher Persönlichkeit geschrieben. Man sah ihn als einen der unbezweifelten Meister unter den fähigsten Homöopathen an, als einen der besten Repräsentanten der amerikanischen homöopathischen Schule. Er vereinigte in sich, was selten ist, in vorbildlicher Weise die Talente eines hervorragenden Pädagogen und eines unvergleichlichen Praktikers, demonstriert durch seine erstaunlichen Heilungen. Ein tiefes Verantwortungsbewußtsein in allem, was er unternahm, eine unparteiische Haltung, aus seinem aufrechten Wesen herausgeboren, waren die Kennzeichen dieses überlegenen Geistes. Alles, was er tat, war von Grund auf überlegt, denn er wollte nichts annehmen, was er nicht verstand und meisterte, indem er es von seinen Ursprüngen an Schritt für Schritt erobert, bis er das Ganze überschaute. Auf diese Weise prüfte er auch die Homöopathie, verifizierte sie von ihren Fundamenten her, um sie nachher an andere Wahrheitssucher weitergeben zu können.

Seine wissenschaftlichen Beiträge sind in der ganzen Welt durch ihren grundsätzlichen, sowohl praktischen als theoretischen Wert bekannt. Alle diejenigen, welche das Privileg haben, *Kents* Meisterwerke zu besitzen, sie gelesen und verstanden haben und sie zu handhaben wissen, können sich sagen, daß sie wirklich die drei Hauptschlüssel zu den praktisch wichtigen Grundkenntnissen der homöopathischen Doktrin besitzen und dies in reinster und trotzdem moderner, unserer Zeit angepaßter Form.

1. Seine ***„Vorlesungen über Philosophie der Homöopathie“***, welche 4 Auflagen erlebten und zusätzlich noch eine Erinnerungsausgabe. Sie bilden den Inhalt des Buches *„L'Art et la Science de l'Homoeopathie“* von Dr. Pierre *Schmidt*. Es sind Kommentare, sehr interessante Ausführungen über das Hauptwerk der homöopathischen Doktrin, das *„Organon“* Samuel *Hahnemanns*, des Gründers derselben, welches seinerseits 6 Auflagen erlebte und in mehr als 12 Fremdsprachen übersetzt wurde. Paragraph für Paragraph der 294 Abschnitte dieses grundwichtigen Buches, welches jeder Homöotherapie Praktizierende besitzen, gelesen, assimiliert und begriffen haben muß, werden darin kommentiert und ausführlich besprochen. Wo einige Paragraphen denselben Gedanken behandeln, faßt auch *Kent* einige zur Besprechung zusammen. Er hat keine Angst, gerade die schwierigsten zu erklären, mit Kompetenz, Klarheit und durchdringendem Blick, wie sie nur einem überlegenen Geist eigen sind.

2. Seine ***„Vorlesungen über homöopathische Arzneimittellehre“***, die 3 aufeinanderfolgende Auflagen hatten. Sie bilden einen dicken Band, der einzig in seiner Art ist. In ihm sind 183 Hauptmittel der Homöopathie auf 982 Druckseiten abgehandelt. Diese Arzneimittellehre ist nicht analytisch – und das macht ihre Einzigartigkeit aus –, sondern synthetisch, das heißt sie liefert uns lebende, unvergeßliche Bilder von jedem einzelnen Arzneistoff. Jedem hat *Kent* in wirklich meisterhafter Darstel-

lungsweise seine charakteristische Physiognomie gegeben. *Nash* und *Clarke* haben etwas Ähnliches versucht, aber das Resultat ist im Vergleich zu *Kents* Werk nur mäßig. Die von *Kent* gegebenen Bilder sind die Frucht von vielen Opfern *Kents* und seiner Schüler, die sich nicht scheuten, Selbstversuche durchzuführen, um die reiche Symptomatik, welche das Buch wiedergibt, herauszufinden. Sie haben die verschiedensten Drogen eingenommen, um zu erkennen, was für Effekte sie auf gesunde Organismen ausüben, wahre Erkundung des Menschen. Unter *Kents* Feder sind die Arzneimittel zu lebenden Persönlichkeiten geworden, die wir leicht vergleichen können mit dem, was wir täglich um uns sehen. Das ist etwas ganz andres als die wirren Symptomenhaufen, welche andere Arzneimittellehren wiedergeben.

3. Das große, 1423seitige Volumen des ***„Repertoriums der homöopathischen Arzneimittellehre“***[5] eines Symptomenverzeichnisses der aus den Arzneimittelprüfungen hervorgegangenen Zeichen und Empfindungen unserer reichen Materia medica. Alles darin ist intelligent angeordnet und eingeteilt, so daß der Gebrauch leicht ist. Es hat bisher 6 Auflagen erlebt , dazu eine belgische auf dünnem Spezialpapier und drei andere, welche typographisch in Indien verfertigt wurden und soeben herauskamen. *Kent* selbst publizierte auf 2 Auflagen, hinterließ aber drei eigenhändig vollständig korrigierte Exemplare zur Herausgabe einer dritten Auflagen. Meine Lehrerin, Dr. *Gladwin* in Philadelphia, war so glücklich, in den Besitz eines dieser Exemplare zu kommen. Ein zweites kam an Dr. *Pugh* in Amerika und das dritte in die Hände von *Kents* Verleger Ehrhart & Karl in Chicago.

Zu dieser dritten Auflage schrieb *Kent* in seinem Vorwort: „Diese dritte Auflage krönt mein Lebenswerk. Ich habe sie so komplett als möglich gestaltet, indem ich die letzten homöopathischen Neuerscheinungen berücksichtigte, viele Modifikationen durchführte, Rubriken an den richtigen Platz rückte und mannigfaltige Korrekturen anbrachte, sowie viele neue Mittel nachtrug. Ich habe jedes Symptom dieses großen Buches verifiziert. Der Benutzer wird darin alle Mittel von einigem Wert finden. Das Werk ist nun vollständig.“

Es muß unterstrichen werden, daß *Kent* damit ein Werk von äußerster Exaktheit geschaffen hat. Er sparte weder Mühe noch Zeit, noch die

---

[5] Aufgebaut nach den Ideen, die Dr. E. J. *Lee* in seinem kleinen *„Repertory of characteristic symptoms, clinical and pathogenetic of the homoeopathic Materia medica“* 1889 andeutungsweise verwirklichte.

große Anstrengung seiner Augen, um alles zu prüfen und jedes wertvollere Symptom in der homöopathischen Literatur seit 1796, Jahr der Gründung der Homöopathie, zu berücksichtigen.

Erst 8 Jahre nach *Kents* Tode wurde die 3. Auflage publiziert, während die 4., 5. und 6. Auflage nur Photokopien der 3. sind, jedoch mit einigen Korrekturen, die dank der geduldigen Revisionsbemühungen von Dr. *Gladwin*, Madame *Kent* (welche 1943 87jährig starb), mir und noch einigen Kentschülern angebracht werden konnten. Trotzdem haben mein indischer Schüler Dr. *Mittal* und ich nach mehreren Monaten minuziöser Revisionsarbeit, d. h. Vergleichung der letzten amerikanischen Ausgabe mit der zweiten korrigierten Auflage von *Kent* (welche also als 3. Auflage hätte erscheinen sollen) noch eine Anzahl Fehler entdecken können, ganz abgesehen von Auslassungen und Druckfehlern. Dasselbe gilt auch für die neuen indischen Auflagen, welche zwar typographisch sehr sorgfältig gearbeitet sind, aber eben nur Kopien der 6. amerikanischen Auflage darstellen.

Zur Zeit präpariert Dr. *Mittal* unter meiner Anleitung eine 7. Auflage dieses einzigartigen Symptomenverzeichnisses, indem er Wort für Wort, Mittel für Mittel der 6. amerikanischen Ausgabe mit dem Original von *Kents* noch eigenhändig vorbereiteter 3. Auflage vergleicht, – welches ich heute zu besitzen so glücklich bin, und natürlich eifersüchtig hüte.

Diese Trilogie formt, kann man sagen, die Basis dessen, was jeder Arzt, der Homöopathie praktizieren will, wissen sollte, einesteils die Grundlagen der Lehre, dann die Heilmittel und schließlich das Symptomenverzeichnis, mit Hilfe dessen man leicht herausfinden kann, welches Mittel der Symptomatologie des Kranken entspricht.

4. Hier ist auch der Ort, der Zeitschrift zu gedenken, die *Kent* herausgab, des **„Journal of Homoeopathics“**, erschienen von 1897 bis 1903 in 7 Volumen. Sie diente zur Fortbildung schon Fortgeschrittener, bringt viele persönliche Arbeiten *Kents* sowie solche seiner Schüler über die Homöopathie im allgemeinen vom doktrinären, als auch vom therapeutischen Standpunkt aus. Man findet darin ebenso Erstdrucke über die Materia medica und die Philosophie, die später in oben zitierte Werke aufgenommen wurden.

5. Ferner ist hier noch die Broschüre zu erwähnen ***„Was der Arzt wissen muß, um eine treffende homöopathische Verschreibung zu machen“***, die den komplettesten Fragebogen des Arztes für seinen Patien-

ten (22 Seiten), den es gibt, darstellt. Sie ist von belgischen Ärzten ins Französische übersetzt worden.

6. Von 1912 bis 1916 veröffentlichte er mit seinen Schülern die Zeitschrift ***„The Homoeopathican"***, welche *Kents* Round-table-Gespräche mit seinen Schülern wiedergibt, eine „Zeitschrift für reine Homöopathie" in 6 Bänden mit Dr. Julia *Loos* als getreuer Sekretärin. Der hohe Rang dieser Publikation, ihr einwandfreier Druck, die intelligente typographische Anordnung, die Wahl der Arbeiten, der belehrende Wert derselben machen aus ihr die nützlichste und wertvollste Sammlung, die ein Hahnemannianer besitzen kann.

Anzuführen sind ferner die vielen Arbeiten *Kents* in anderen homöopathischen Zeitschriften, die alles Mögliche in Lehre und Praxis der Homöopathie behandeln.

Zu allem ist ein weiterer wertvoller Beitrag *Kents* zu unserer Materia medica beizufügen. Er hat nämlich im Lauf seines Lebens an sich und Schülern ca. 28 verschiedene, darunter 14 gänzlich ungeprüfte Arzneistoffe einer Arzneimittelprüfung unterworfen:

Alumina phosphorica	*Barium jodatum*	*Kali silicatum*
Alumina silicata	*Barium sulfuricum*	*Natrum silicatum*
Aurum arsenicum	*Calcarea silicata*	*Vespa vulgaris*
Aurum jodatum	*Cenchris contortrix*	*Zincum phosphoricum*
Aurum sulfuricum	*Ferrum arsenicum*	

7. Nach seinem Tod erschien 1926 ein Band mit dem Titel **„Neue Heilmittel"**. Er vereinigt alles, was ein paar Schüler in ihren Polikliniknotizen, in seinen zerstreuten Schriften und in verschiedenen homöopathischen Zeitschriften finden konnten. Man findet darin Aphorismen, Aufzeichnungen über Arzneimittelprüfungen an sich selbst und Schülern und Beschreibungen über mehr als 100 klinische Fälle, die unter seiner Aufsicht homöopathisch behandelt worden sind. Leider muß man sagen, daß diese Beschreibungen sehr unvollständig sind und bar jeden *Kent*schen Geistes, weil man alles viel zu rasch herausgab und weil die Notizen zum Teil sehr unvollkommen sind, so daß man vor diesem Buche warnen muß, da es keinesfalls eine richtige Darstellung des Unterrichts dieses großen Arztes gibt. Neben einigen ausgezeichneten Auszügen, die noch aus *Kents* Feder stammen, sowie sehr treffenden Aphorismen und der Liste der Arzneimittelpathogenesien, die er mit seinen Schülern zusammengestellt hatte, bilden der Rest und die klinischen

Fälle geradezu eine Schande für sein Andenken. Eine ernsthafte Säuberung drängt sich bei einer zukünftigen Neuherausgabe auf.

Das ist *Kents* Werk. 35 Jahre seines Lebens opferte er dessen Propagierung. Es war immer seine Freude, seine Funde anderen mitzuteilen. Wer immer den Wunsch äußerte, etwas zu lernen und Homöopathie zu praktizieren, fand bei ihm eine schrankenlose Ergebenheit an die Sache, die er als wahr erkannt und für welche er weder Anstrengung noch Opfer scheute, wenn es galt, die wertvollen Erkenntnisse, die er gewonnen hatte, zu verbreiten. Er zog es sogar vor, lieber mißbraucht zu werden, als Zweifel an der Ehrlichkeit eines Ratsuchenden zu hegen. Nichts freute ihn mehr, als die zahlreichen Fragen seiner Schüler befriedigend beantworten zu können. Er war ein harter Arbeiter, bei dem keine Minute unnütz verstrich, jede wurde benutzt, um etwas zu korrigieren, durchzusehen, zu schreiben oder zu studieren, sei es die Materia medica, sei es die Applikation der homöopathischen Prinzipien, seien es klinische Fälle oder das Repertorium, das er dauernd zu vervollkommnen trachtete, und zwar bis zum letzten Moment seines Lebens. Nichts wurde leichthin gemacht. *Kent* wußte sich mit den besten Originalquellen zu umgeben, das heißt, er schöpfte seine Auskünfte nur aus den absolut sicheren und über jeden Zweifel erhabenen Autoren. Sein ganzes Leben widmete er der Homöopathie. Er durchdrang *Hahnemanns* Gedanken bis in ihre letzten Tiefen, befreite daraus Ideen, die bisher selten richtig verstanden worden waren und setzte dessen Werk fort und dies in so echt *Hahnemann*schem Geist, daß man oft meint, *Hahnemann* selbst zu lesen, wenn man *Kent* liest. Wie *Hahnemann* war auch *Kent* seinen Zeitgenossen geistig weit voraus, vielleicht ein Jahrhundert.

Hahnemann lehrte, was Krankheit ist, ihre Entwicklung bei verschiedenen Individuen, und das berühmte Ähnlichkeitsgesetz, das uns anleitet, das Heilmittel zu finden. *Kent* folgte ihm und baute über ihn hinaus. Er lehrte uns, wie wir den Einzelfall studieren müssen, die Hierarchisation der Symptome, und vor allem, wie wir uns verhalten müssen, wenn einmal die erste Gabe verabreicht ist, das heißt wie die verschiedenen Reaktionen, die darauf erfolgen können, zum Besten des Kranken, den wir auf solid wissenschaftlichem Pfad zur Genesung führen sollen, ausgelegt werden müssen. *Kent* ist es, der uns gelehrt hat zu erkennen, was unterdrückende Wirkung, was echte Heilwirkung ist, ob eine Heilung spontan erfolgte oder Folge der Heilmittelapplikation, und ob ein Fall heilbar oder nicht. Er hat ferner der Homöopathie das Gesetz von den steigenden Dynamisationsgraden geschenkt.

„Dieser sowohl in der Wissenschaft als in der Kunst der Homöopathie gleich vollkommene Meister hat uns“, sagte Dr. *Gladwin*, „dank seiner unermüdlichen Arbeit und seiner außergewöhnlichen Fähigkeiten unvergängliche Werte hinterlassen. Aber darüber hinaus hat er uns das Beispiel unendlicher Geduld und dauernder, unbeirrbarer Liebenswürdigkeit gegeben, mit welchen er unsere wankenden Schritte in die Welt der homöopathischen Wahrheiten begleitete, wofür ihn weder Zeit noch Mühe reute, uns genau zu erklären, wie wir Schritt für Schritt machen sollten, wobei er uns immer und immer wieder ‚drannahm‘ und uns stets wieder auf den rechten Weg brachte, wenn wir an Unwissenheit, Ungeschick oder Nachlässigkeit von demselben abgekommen waren.“

Alle seine Schüler wiederholten seit seinem Tode immer wieder, daß er ihr bevorzugter Lehrer, ihr echter Meister, ihr Inspirator, ihr Freund war. Seine Hilfe war zugleich freundlich und wohlwollend, voll wissenswerter Einzelheiten, von größtem praktischen Wert, so daß man ihn als geistigen Vater oder als einen älteren Bruder empfand, zu dessen hohem Wissen man voll Verehrung aufschaute. Er wurde wirklich geliebt und von allen respektiert. Man kann sagen, daß *Kent* auch für die schwierigsten Fälle, die man ihm vorlegte, immer wertvolle und wirksame Maßnahmen wußte. Meine verehrte Lehrerin, Dr. *Gladwin* in Philadelphia, fügte noch für alle Ärzte – die das Privileg hatten, bei *Kent* zu arbeiten, und deren waren viele – hinzu:

„Sie wissen, daß Sie die besten Resultate dort erhielten, wo Sie *Kents* Direktiven befolgten, und daß nur da Mißerfolge zu verzeichnen waren, wo sie von ihnen abwichen. Ich rufe Ihnen *Kents* eigne Worte ins Gedächtnis: Alle meine letzten Veröffentlichungen, die Arzneimittelprüfungen an mir und meinen Schülern wurden für Sie geschrieben, denn Sie haben sie nötig. Halten Sie nicht da an, wo ich Sie hinführte, Sie sollen weiter fortschreiten, durch eifriges Suchen und Forschen selbst weitere unentdeckte homöopathische Wahrheiten zu finden.“

Ca. 6 Monate vor seinem Tode sagte er, als er von seinem Werk sprach:

„ Ich fühle, daß ich mich dem Ende meiner Aufgabe nähere. Soll mein Werk fortbestehen, so ist es an meinen Schülern, dasselbe aufzunehmen und weiter zu entwickeln.“

Was *Kent* publiziert hat, ist einem Granitdenkmal der homöopathischen Wissenschaft vergleichbar. Das, was den unschätzbaren Wert seines Unterrichts und seines Werks ausmacht, ist seine vollkommene Ehrenhaftigkeit und peinliche Gewissenhaftigkeit in allem, was er weitergab.

Seine Schriften haben alle nur aus den reinsten Quellen der homöopathischen Wissenschaft geschöpft. Alles hat er vor der Wiedergabe selbst verifiziert. Seine Grundlagen sind *Hahnemann*, dann C. *Lippe, Hering,* T. F. *Allen, Hempel, Dudgeon, Dunham,* W. *Wesselhoeft*, – alles homöopathische Ärzte von Ruf, deren intellektuelle Redlichkeit anerkannt ist. Wenn *Kent* wie ein Fixstern am Firmament unseres wissenschaftlichen Himmels strahlt, wäre es ungerecht, diese Persönlichkeiten von hohem Wert, die seine Vorgänger waren, nicht zu nennen. Es wäre schwierig, unter ihnen eine Wertordnung nach der Größe ihrer Homöopathikenntnisse einzuführen, jeder von ihnen ist einem Edelstein in der Krone der Homöopathie vergleichbar. Noch einige weitere berühmte Namen sind zu nennen, denen *Kent* Teile seines reichen homöopathischen Wissens verdankt: Die Dres. E. J. *Lee*, T. *Wilson*, P. P. *Wells*, E. *Bayard*, W. *Guernsey*, A. *Lippe, Fincke, Swan*, C. *Pearson*, H. *Farrington*, vor allem aber den großen H. C. *Allen*, der mit *Hering* und *Kent* zusammen das Triumvirat der drei größten amerikanischen Homöopathen bildet. Drei Genies, denn die Grundprinzipien der Homöopathie waren ihnen in Fleisch und Blut übergegangen, und sie führten das von *Hahnemann* begonnene Werk in des Meisters Sinne weiter.

Kent hatte sich von den verknöcherten Lehrmeinungen der alten Medizin losgesagt, für diese neue Wissenschaft reinen Tisch gemacht, deren wahren und tiefen Wert er begriffen hatte. Heilen und nicht bloß übertünchen, dem Kranken helfen, indem man ihn befreit und nicht indem man seine Krankheit durch ein Vollpfropfen mit allen möglichen giftigen Arzneiprodukten nur noch mehr kompliziert, dabei Gesetzen und Prinzipien folgend und nicht wankenden und wechselnden Meinungen, wie in der offiziellen Medizin.

Das ist der Mann, der nach *Hahnemann*, dem Gründer der Homöopathie, die 3 wichtigsten und grundlegendsten Werke über unsere Methode geschrieben hat, die, wenn sie gut studiert und verstanden wurden, eine fruchtbare klassisch-homöopathische Praxis erlauben.

Jost Künzli von Fimmelsberg:

Vorwort zur deutschen Ausgabe

In fast jedem Gespräch mit homöopathischen Ärzten muß man feststellen, wie sehr vielen von ihnen das Rüstzeug fehlt, das J. T. *Kent* ihnen seinerzeit in seinen *„Lectures on Homeopathic Philosophy"* gegeben hat. Eine deutsche Ausgabe des für die Homöopathie so wichtigen Werkes existiert bisher nicht. Da der englische Originaltext schwerfällig und zu altmodisch in seiner Ausdrucksweise ist, habe ich der Übersetzung den 1958 erschienenen modernen Text der französischen Ausgabe von Dr. Pierre *Schmidt* zugrunde gelegt. Ich habe mit Dr. Pierre *Schmidt* an der Herausgabe des französischen *„Kent"* zusammengearbeitet und weiß, mit welcher Sorgfalt zum Originaltext vorgegangen wurde. Bei manchen etwas schwer verständlichen Passagen hat Pierre *Schmidt* die Ansicht direkter Schüler *Kents* konsultiert. Die Idee *Kents* ist also nirgends verfälscht worden, sondern höchstens da oder dort konturierter dargestellt. Ich habe daher diesen auf den heutigen Stand der Wissenschaft gebrachten französischen *„Kent"* als das Ideal für eine Übersetzung ins Deutsche angesehen.

10. April 1973 Dr. Künzli von Fimmelsberg

Zum Worte „Homöopathie“:

Eine Wortbildung, die auf *Hahnemann* zurückgeht und zum erstenmal 1807 in der in *„Hufelands Journal“* erschienenen Arbeit „Fingerzeige auf den homöopathischen Gebrauch der Arzneien in der bisherigen Praxis“ auftaucht. Das Wort ist abgeleitet vom griechischen *homoios* = ähnlich, und *pathos* = Leiden, Schmerz.
Aber *pathos* kann auch Gemütsbewegung bedeuten. Der Künstler sucht das Pathos, hauptsächlich jener der hellenischen Epoche und sehr viel später jener des Barock. Unsere täglich gebrauchten Worte: „Sympathie“, „Telepathie“ widerspiegeln die letztere Bedeutung von *pathos*. Weiter soll es in der griechisch-römischen Rhetorik eine Gestalt mit Namen „Homöopathie“ gegeben haben (man findet den Ausdruck bei *Macrob*), durch welche der Redner oder Poet beim Auditorium eine günstige Stimmung hervorrufen will, indem diese Gestalt irgendeine Begebenheit heraufbeschwört, welche *Ähnlichkeit mit persönlichen Erlebnissen* der Hörer hat.
Der Ausdruck „Homöopathie“ ist bestimmt sehr alt. Ein brasilianischer Gelehrter, Prof. Sylvio *Braga e Costa*, hat ihn in den berühmten „Magna Moralium“ des *Aristoteles* entdeckt, wo es heißt, dieses Wortes Ursprung gehe weit zurück, so daß niemand ihn bisher ergründen konnte.
„Im Jahre 330 vor Christus (das Datum ist in Olympiaden angegeben, zum besseren Verständnis hier umgerechnet)“, schreibt er, „versammelte *Aristoteles* seine speziell zusammengerufenen Schüler in Athen im peripatos (Hof), um ihnen die Magna Moralium vorzulesen. Hier adoptierte er auch als Sohn das Wort *Homöopathie*, dessen leibliche Vaterschaft nie festgestellt werden konnte. Und sollte jemand als den Vater *Platon* herausfinden, so erklärt *Aristoteles*, habe er als getreuer Schüler nur den Sohn seines verehrungswürdigen Meisters angenommen ...“

Abkürzungen:
B = Besserung
V = Verschlimmerung
P.S. = Pierre *Schmidt*
O = *„Organon“*

Jost Künzli von Fimmelsberg:

Aus dem Vorwort zur 2. Auflage

Die Nachfrage nach homöopathischen Ärzten steigt an. Allgemeine Materia-medica-Kenntnisse genügen aber nicht, um einen guten homöopathischen Arzt auszumachen, ebenso wichtig ist eine solide, klare Ausbildung in der Theorie der Homöopathie. Kein Werk bietet das bis heute besser als die *Kent*'schen Vorlesungen, deren zweite verbesserte Auflage nun hiermit vorliegt.

St. Gallen, 20. Oktober 1979 Dr. Künzli von Fimmelsberg

Dario Spinedi:

Vorwort zur Neuausgabe der „Theorie der Homöopathie" von J. T. Kent

In der Übersetzung von Jost Künzli von Fimmelsberg

Ohne Zweifel ist das vorliegende Werk (1) – wie Pierre *Schmidt* bei der Einleitung der französischen Übersetzung desselben erwähnt (2) – bis zu unseren Tagen bei weitem die beste Theorie der Homöopathie.

Was allerdings bis jetzt gefehlt hat, ist eine kritische Auseinandersetzung mit diesem Buch.

Im Rahmen dieses Vorwortes kann sich die Kritik aber nicht auf alle Punkte erstrecken, sondern nur auf einen, der wegen seiner Wichtigkeit für die Praxis der Homöopathie spezielle Bedeutung verdient, nämlich: die Überbewertung der Geistes- und Gemütssymptome, die *Kent* in seinem Werk vorgenommen hat.

Man kann meines Erachtens *Kents* „Theorie der Homöopathie" nicht kritisch gegenüberstehen, wenn man nicht ihre historische Bedingtheit und den Werdegang ihres Autors etwas näher unter die Lupe nimmt.

Das Buch wurde 1900 veröffentlicht, also 16 Jahren vor dem Tode *Kents*. Es stellt somit nur eine Zeitaufnahme im Werdegang des Meisters dar; denn *Kent* arbeitete unermüdlich an der Verfeinerung seiner Methodik, speziell an der Dosierungslehre, bis zu seinem Lebensende.

Wenn man das Wirken *Kents* genauer studiert (3), frappiert die Diskrepanz zwischen seiner praktischen Arbeit und seinen theoretischen Aufsätzen. Bei der Analyse aller Kasuistiken, die von *Kent* veröffentlicht sind (3), ist mir aufgefallen, daß er sich bei der Lösung der Fälle immer strikt an *Hahnemann* gehalten hat, d. h. er hat meist Symptome im Sinne von Paragraph 153 gewählt zur Mittelbestimmung; selten findet man Geistes- und Gemütssymptome in seinen Krankengeschichten (dasselbe könnte man von den Krankengeschichten *Hahnemanns* und seiner engeren Schüler sagen).

Wenn man hingegen seine theoretischen Aufsätze liest, sieht man, daß er, je nach Epoche andere Ansichten vertreten hat, die in meinen Augen für die Entwicklung der Homöopathie in unseren Tagen schwerwiegende Folgen gehabt haben.

Noch im Jahre 1911, also 5 Jahre vor seinem Tode schreibt *Kent* in einem Aufsatz (3 a):

„1. The centre of man is his loves ...

2. The second point of consideration in the study of the patient is the intellectual functions, the reasoning faculties ...

3. Memory disturbances come next ..."

Frei übersetzt:

„Das Zentrum des Menschen ist das, was er liebt und haßt.

An zweiter Stelle kommen die intellektuellen Funktionen, das Denken.

Als nächstes folgt das Gedächtnis."

Es folgen dann die Allgemeinsymtome.

Irgendwann im Aufsatz taucht dann die Aussage auf, daß *Hahnemann* die größte Bedeutung den auffallenderen, sonderlichen, eigenheitlichen Symptomen gab.

Eine ähnliche Aussage trifft man auch in den *„Lectures of homoeopathic philosophy"* im berühmten Satz:

„The mind is the key to the man." – „Das Gemüt ist der Schlüssel zur Person."

Woher kommt diese Abweichung von *Hahnemann*, der ganz deutlich die auffallenderen, sonderlichen, eigenheitlichen Symptome zuoberst in der Hierarchisierung stellt ?

Man muß wissen, daß *Kent* ein Anhänger der *Swedenborg*-Philosophie war. Die Berührung mit der Philosophie *Swedenborgs* muß in den Jahren 1888–1899 vermutet werden (4), also in der Zeit kurz vor Herausgabe der *„Theorie der Homöopathie"*.

Wie man aus obigem Aufsatz von 1911 sehen kann, hat dieses Gedankengut *Swedenborgs* lange bei *Kent* nachgewirkt.

Der Einfluß *Swedenborgs* ist offensichtlich:

Die hierarchische Einteilung der Psyche in die genannten drei Niveaustufen in *Swedenborgs „Doctrine of the degrees"* (4 a).

Es hat also eine gewisse Überlagerung der reinen Lehre *Hahnemanns* durch die *Swedenborg*-Philosophie stattgefunden und dies hat dazu geführt, daß viele Homöopathen sich auf *Kent* berufend – eben den *Kent* der *Swedenborg*-Periode –, den Geistes- und Gemütssymptomen eine übermäßige Bedeutung beimessen. Ein Trend, der heutzutage erschrekkende Ausmaße angenommen hat und sicher nicht der Homöopathie *Hahnemanns* förderlich ist.

Ich sprach eben von der historischen Bedingtheit dieses Werkes, warum?

Was sagte *Kent* ein Jahr später, 1912, in einem weiteren sehr schönen Aufsatz (3 b):

„Hahnemann's teaching has never been improved upon. We must be guided by the symptoms that are strange, rare, and peculiar. How shall we do this?

By first fixing in mind what symptoms are common, then it will be easy to discover what symptoms are uncommon, on, in other words, strange, rare, peculiar.

Common symptoms are such as are pathognomonic of diseases and of pathology, and such as are common to many remedies and are found in large rubric in our repertories … ."

Es sei mir die Übersetzung dieses sehr wichtigen Abschnittes erlaubt:

„Die Lehre *Hahnemanns* ist bis zum gegenwärtigen Zeitpunkt unübertroffen. Die auffallenderen, seltenen, sonderlichen Symptome müssen uns bei der Mittelwahl führen. Wie sollen wir dies tun?

Zuerst müssen wir uns darüber klar werden, welche Symptome gewöhnlich sind, dann wird es leicht sein, die ungewöhnlichen Symptome zu entdecken.

Gewöhnliche Symptome sind pathognomonische Symptome für die betreffende Krankheit und solche, die vielen Mitteln gemeinsam sind und in den großen Rubriken unserer Repertorien gefunden werden … ."

Jetzt sind wir wieder bei *Hahnemann. Kent* hat auf einem Umweg dank seiner Praxis wieder zurück zu *Hahnemann* gefunden. Es besteht vollkommene Übereinstimmung zwischen dem alten *Kent* und *Hahnemann.*

Aber was für Konsequenzen hat dies für uns? Wenn wir die Lehre *Kents* studieren wollen, dann müssen wir vor allem auch die Schriften aus seinen letzten Lebensjahren berücksichtigen.

Konkret bedeutet dies, daß nebst der *„Theorie der Homöopathie"* von *Kent* auch seine *„Minor Writings"* (3) studiert werden müssen, um den Meister wirklich zu verstehen.

Bei *Hahnemann* trifft dies auch zu. Es würde doch keinem in den Sinn kommen, mit der ersten Auflage des *„Organon“* zu praktizieren. Man studiert die letzte, die 6. Auflage, das letzte Testament des Meisters und nicht irgendeinen Zwischenschritt seiner Entwicklung.

Die Zwischenschritte sind wichtig, um den Werdegang zu verstehen, aber sie sind nicht der Maßstab für die praktische Arbeit.

Dasselbe gilt auch für die Entwicklung in der „*Kent*schen Skala“. In „Theorie der Homöopathie“ findet sich nirgends die Lehre der „*Kent*schen Skala“, weil er diese damals noch nicht kannte.

Durch unglaubliches Arbeiten und Experimentieren an tausenden von Patienten entwickelte *Kent*, offenbar auch durch *Swedenborg* inspiriert (4 b), seine berühmte Skala, welche besagt, daß die Potenzen dann am besten wirken, wenn sie in folgender Reihenfolge verabreicht werden: 30, 200, M, XM, LM, CM, DM, MM.

In einem Aufsatz aus den *„Minor Writings“* (3 c) sieht man sehr schön, wie *Kent* zu dieser Skala gekommen ist .

Das Schicksal des Werkes *Kents* ist, zumindest für den mitteleuropäischen Raum an zwei Namen geknüpft, nämlich:

Pierre *Schmidt* und Jost *Künzli von Fimmelsberg.*

Pierre *Schmidt* lernte Homöopathie bei zwei Schülern *Kents, Austin* und *Gladwin*, in den USA (5), er konnte somit die Entwicklung *Kents* bis zu dessen Tod an der Quelle und unverfälscht erfahren.

Es war Pierre *Schmidt* bewußt, daß die *„Lectures“* ein unvollständiges Werk war. Er fügte somit zahlreiche Bemerkungen hinzu, welche die neueste Entwicklung *Kents* berücksichtigen sollten, z.B. die Bemerkung bezüglich der *Kent*schen Skala und andere mehr, welche für die Praxis sehr relevant sind.

Daher auch der Satz im Vorwort von *Künzli „... auf den heutigen Stand der Wissenschaft“.*

Letzthin traf ich einen Kollegen, der sich eine Neuherausgabe der *„Lectures“* von *Kent* ohne die Kommentare von Pierre *Schmidt* gekauft hatte und mich fragte, wie man denn die Mittel verabreichen solle, es stehe ja nichts im Buche von *Kent*. Ich riet ihm, dieses Buch mit den Kommentaren von Pierre *Schmidt* zu kaufen, dort stehe unter anderem auch die *Kent*sche Skala.

Zurück zu den Quellen! – ein viel gebrauchtes Wort heutzutage – ist schon gut, aber man sollte zu den richtigen Quellen zurückgehen und nicht dort stehenbleiben, wo der Meister erst auf halbem Wege ist.

In einem Interview anläßlich des Ligakongresses in Washington 1974 (6) äußerte sich *Künzli* folgendermaßen zur *„Theorie der Homöopathie“:*

„Dr. Pierre Schmidt und ich haben das ‚Organon‘ ins Französische übersetzt, und er übersetzte auch Kent's ‚Lectures on Homoepathic Philosophy‘. Und diese neue französische Edition ist wunderbar, sie ist wirklich viel besser als Kents Original in Englisch!

Es ist darin absolut nichts geändert worden. Die Sprache macht aber das Werk klarer, die Sätze fließen besser.

Wissen Sie, einer könnte eine Schule der Homöopathie nur mit folgenden Werken eröffnen:

- *Hahnemanns ‚Organon‘*
- *‚Theorie der Homöopathie‘ von Kent*
- *Repertorium von Kent*
- *Materia medica von Kent und*
- *‚Die chronischen Krankheiten‘ von Hahnemann.*

Diese Bücher allein sind das ‚Herz‘ der Homöopathie.

Pierre Schmidt hat dann zur ‚Theorie der Homöopathie‘ noch sehr viele gute Kommentare hinzugefügt. Dieses Buch ist unentbehrlich zum Studium der Homöopathie. Die französische Übersetzung war so gut, daß ich sie als Grundlage für die Übersetzung ins Deutsche übernahm. Dieser ist eben der Text, den wir jetzt da brauchen“.

Jost Künzli: Das Schicksal hatte ihm das große Glück und zugleich die immense Verantwortung beschert, einer der treuesten Schüler Pierre Schmidts zu werden. Er übernahm das ganze Erbe von *Hahnemann*, *Kent* und Pierre *Schmidt* zur Überprüfung in seiner langen Praxis.

Der langjährige Umgang mit Dr. *Künzli* erlaubt mir zu verstehen, was mein Lehrer an der „Theorie“ von *Kent* wertvoll fand, was er kritisierte und was er in seinen Vorlesungen „wegließ“, weil es zu „Spekulationen“ Anlaß gab.

Es ist mir daher ein Anliegen und auch einer der Hauptgründe dieses Vorwortes, die wortwörtliche Meinung von Dr. *Künzli* aus verschiedenen Quellen, Aufsätzen, bzw. Tonbandaufnahmen, bezüglich dieses Werkes wiederzugeben.

Anläßlich des Todes von Pierre *Schmidt* schrieb er (7):

„Einesteils hatte ich Kapitel für Kapitel der Kentschen Vorlesungen zum Vortrag vorzubereiten. Beginn mit Kapitel I. Einige Abende in der Woche konnte ich dann um 20.00, 20.30 zu ihm kommen und ihm das Kapitel vortragen und zwar in Französisch. Die Kapitel jedoch waren in englischer Sprache. Er verlangte gleich, ich müßte auch sofort noch Stenographie lernen. Ich tat, was ich konnte. Sicher sind die ersten Kapitel noch recht dürftig ausgefallen. Aber interessiert hat mich die Materie ungeheuer. Schon vom ersten Kapitel ‚Der Kranke' an.

Das war nun echte Homöopathie durch und durch.

Ich erkannte, wie alles, was ich bisher gelernt und gesehen hatte, recht oberflächlich gewesen war und recht weit von dem entfernt, was Hahnemann so eindringlich empfohlen hatte.

Hier wurde ganz auf Hahnemann abgestellt, hier wurde Hahnemann als der erkannt und anerkannt, der der Medizin neue Horizonte eröffnet hatte. Kein Zweifel und Zögern mehr, sondern volle Annahme seiner Lehre bis in alle Details. Und damit natürlich ein ganz anderes Herantreten an den Kranken, mit ganz anderen Erfolgen.

Hahnemanns und Kents strenge Forderungen haben mir ungeheuer imponiert.

Ich bin ja Sohn eines homöopathischen Arztes und Enkel eines homöopathischen Arztes.

Aber hier war Homöopathie ganz anders, als ich sie erlebt hatte. Viel zwingender, viel sicherer und umfassender. Ich war richtig begeistert."

Weiter unten heißt es im selben Aufsatz (7):

"Die klaren, eindeutigen Gesetze und Richtlinien Kents, die ganz auf Hahnemann aufgebaut sind, haben mir in der Praxis viel geholfen. Ich bin dem Schicksal dankbar, daß es mich auf diese Fährte geführt hat. Wie viele suchen und pröbeln ihr ganzes Leben lang, um am Lebensende vielleicht endlich zu klareren Erkenntnissen zu kommen – oder auch nicht. Wie dankbar kann man sein, wenn man gleich von Anfang an festen Grund unter den Füßen hat. Denn nur so können wahre Fortschritte erfolgen, während andere ihr Leben lang im Nebel wandeln ... .

Auf diese Weise bin ich in meiner Praxis dann deutlich noch näher zu Hahnemann gekommen. Kent war zum Studium Hahnemanns auf z.T. recht schlechte englische Übersetzungen angewiesen.

Hahnemanns reicher Schreibstil dürfte für ihn aber sicher nicht so leicht durch und durch klar gewesen sein. So läßt sich verstehen, daß Kent in einigen Punkten nicht vertritt, was Hahnemanns Ansicht war. Und das meine ich, wenn ich obiges schreibe.“

Wie man sieht eine vorsichtige, aber deutliche Kritik an *Kents* Werk. Er wird weiter unten klarer werden.

Was für ein Glück es bedeutet, von Anfang an den richtigen Weg zu finden, zeigt folgender Brief eines Lesers (8) des obigen Aufsatzes.

„Lieber Dr. Künzli,

Was für ein wunderschönes Gefühl hinterließ in mir dies, was Sie in Ihrem Artikel geschrieben haben! Wie wahr – wie wahr! Die spezielle Bemerkung, die Sie auf Seite 255 machten hat mich so hart getroffen, daß ich in Tränen – trotz meiner 72 Jahre – ausgebrochen bin, in richtige Tränen!

Ja, in der Tat gehöre ich zu denen, von welchen Sie schrieben: ‚So viele suchen ihr ganzes Leben hindurch und gewinnen eine Klarsicht der Dinge erst in hohem Alter, wenn überhaupt‘ … usw.

Sie sind in der Tat sehr glücklich gewesen, von Anfang an auf dem richtigen Pfad geführt worden zu sein – es war Ihr Schicksal, Ihr Karma, wie die Buddhisten sagen würden –, und Ihre Dankbarkeit in der Erkenntnis dieser Tatsache hat mich sehr beeindruckt.

Ich wäre Ihnen sehr gerne begegnet, ich kann leider zur Zeit nicht reisen, wenn es mir aber möglich sein wird, werde ich Sie sicher besuchen und es als ein großes Privilg ansehen, eine Person Ihres Kalibers gekannt zu haben.“

Vor der Versammlung des Schweizerischen Vereins homöopathischer Ärzte im Jahre 1990 sagte Dr. *Künzli* unter anderem (9):

„… Ich basiere ganz genau auf dem Aufbau des ‚Organons‘ und ganz genau auch auf der Kentschen ‚Philosophy‘, denn Kent hat ja seine Vorlesungen auch ganz auf dem ‚Organon‘ aufgebaut. Er hatte vor sich auf dem Pult das ‚Organon‘ aufgeschlagen und darin einen Paragraphen gelesen und dann die Exegese dieses Paragraphen gegeben. Es beruht also ganz genau auf dem ‚Organon‘. Und darum kann man eben vieles, was in der Kentschen ‚philosophy‘ enthalten ist, auch heute noch nehmen. Es hat Kapitel darin, die behalten ewig ihre Gültigkeit. Auch wenn Sie sie in tausend Jahren lesen, werden sie noch genauso gültig sein wie heute. Und diese Kapitel haben wir in Zürich beibehalten.“

Es waren folgende Kapitel:

1) Das Krankenexamen

2) Der Wert der Symptome

3) Die homöopathische Verschlimmerung

4) Prognose aus der Reaktion auf die erste Gabe

Zu diesem letzten Kapitel Dr. Künzli:

„... Das ist nun ein sehr, sehr schönes Kapitel, vielleicht das schönste in der ganzen Kentschen Philosophie.

Da sind 12 Reaktionen, die man beobachten kann. Das ist heute auch noch ein bißchen weiterentwickelt worden, aber diese 12 Reaktionen, das ist der Grundstock, an denen läßt sich nicht herumdoktern ...“

5) Die zweite Verschreibung.

Diese Kapitel machten das Kernstück seiner Zürcher Vorlesungen aus.

Die ersten Kapitel der „*Theorie*“ über die mehr philosophischen Aspekte erwähnte er in seinen Vorlesungen nie, da er vor allem praktische Gesichtspunkte für eine korrekte Therapie besprechen wollte.

Dr. *Künzli* war sehr nüchtern, er hat sich immer, wie *Hahnemann*, ausschließlich an Tatsachen und Beobachtungen gehalten.

Nicht einverstanden war er auch mit der übertriebenen Bedeutung, die den Geistes- und Gemütssymptomen in der „Philosophy of Homoeopathy“ beigemessen wird (10):

„Und schließlich geht aus dem Werk ganz klar hervor, daß Kent den auffallenderem, sonderlichen, eigenheitlichen Zeichen und Symptomen den allerersten Platz in der Rangordnung der Symptome zuweist, nicht den Geistes- und Gemütssymptomen, und darin genau Hahnemann folgt. Das ist von enormer praktischer Bedeutung. Wird das mißachtet, erleidet die Homöopathie wieder einmal Schiffbruch, wie schon geschehen. Es ist eine Fehlinterpretation Kents, wenn man die Gemütssymptome an die Spitze tut. Die Wurzel dazu liegt in der ‚Philosophy‘, wo der berühmte Satz ‚the mind is the key to the man‘ steht.“

An anderer Stelle (11) schreibt er:

„Wie schon bei Hahnemann (Organon, § 153) nachzulesen ist und wie Kent es eindeutig auch wieder angibt, sind die auffallenderen, sonderlichen, eigenheitlichen (charakteristischen) Zeichen und Symptome Spitzenreiter in der Hierarchie der Symptome.

Erst an zweiter Stelle kommen dann die Geistes- und Gemütssymptome.

Es ist ein Irrtum, wenn man diese ganz nach vorne stellt, was z.B. in Deutschland sehr beliebt ist, und was auch die südamerikanische Schule so eindeutig macht.

Dieser Irrtum stammt z.T. aus einer Fehlinterpretation Kents, die heute, nachdem die ‚Minor Writings' erschienen sind, nun korrigiert werden kann.

In diesen nimmt Kent ganz eindeutig Stellung (3 b). Aus diesem Licht heraus erscheint nun auf einmal klar, daß auch in der „Philosophy" diese Hierarchieordnung bewahrt ist:

Das Kapitel XXXI ‚Charakteristika', geht eindeutig ganz alleine voraus, dann erst folgen die Kapitel XXXII–XXXIII, ‚Der Wert der Symptome'.

In der Zürcher Vorlesung (9) interpretiert er den Paragraphen 211 des „*Organon*", der oft falsch verstanden wird:

„... Bezüglich der Wertigkeit der Geistes- und Gemütssymptome ist eine Irrmeinung verbreitet. Viele halten die Gemütssymptome für die wichtigsten, dabei bezeichnet Hahnemann ausdrücklich die auffallenden Symptome als die wichtigsten. Die Geistes- und Gemütssymptome sind keineswegs die wichtigsten Symptome, sondern sie sind manchmal so etwas wie das Zünglein an der Waage.

Hören Sie, wie Hahnemann sich ausdrückt. Im ‚Organon' spricht er zuerst über die Gemüts- und Geisteskrankheiten, und sagt dann im Paragraphen 211:

‚... Dies geht so weit, daß bei homöopathischer Wahl eines Heilmittels, der Gemütszustand des Kranken oft am meisten den Ausschlag gibt, als Zeichen von bestimmter Eigenheit, welches dem genau beobachtenden Ärzte unter allen am wenigsten verborgen bleiben kann ...'.

Das gibt oft den Ausschlag! Bei einem Fall sind sie im Zweifel und denken z.B., das könnte entweder Sulfur oder Nux vomica sein. Aber der Geistes- und Gemütszustand ist bei beiden Mitteln sehr verschieden; dann gibt eben der Gemütszustand den Ausschlag, entweder für Sulfur oder für Nux vomica. Das gibt den letzten Anstoß! Als letztes schauen Sie den Patienten an: Wie schätzen Sie seinen Gemütszustand ein? Ist er ein Melancholiker, ist er phlegmatisch usw? Aufgrund dessen entscheiden sie sich vielleicht für ein Mittel und lassen ein anderes fallen, das diesem Gemütszustand nicht entspricht.

Die Gemütsverfassung gehört also absolut nicht an die höchste Stelle. Das müssen sie sich unbedingt merken!

Wenn sie nämlich den Gemütszustand als Wichtigstes nehmen, besteht die Gefahr, daß sie ganz gewöhnliche Geistes- und Gemütssymptome auflisten und mit denen repertorisieren. Dieser Fehler wird häufig begangen: es werden einfach viele Geistessymptome entweder am Computer oder von Hand zusammengestellt; dann wird nach diesen Symptomen ein Mittel bestimmt, ohne auf die anderen Symptome zu achten. Das geht ganz daneben, auf diese Art und Weise werden Sie kein Simillimum finden! So geht es nicht. Die Geistes- und Gemütssymptome stehen unbedingt erst an zweiter Stelle …"

Wie man sieht, hat *Künzli* immer wieder versucht, Klarheit zu schaffen bezüglich der Wertigkeit der Geistes- und Gemütssymptome bei der Hierarchisierung. Grund genug, seine Worte sehr ernst zu nehmen.

Ein weiterer Punkt, den *Künzli* in der „Theorie" kritisierte, ist die falsche Auslegung der Wertigkeit der Symptome im Repertorium. (1 a)

Die Wertigkeit der Symptome erklärt sich nicht durch die Häufigkeit des Auftretens desselben während der Arzneimittelprüfung, sondern darin, wie oft ein Symptom klinisch verifiziert wurde.

Z.B. das Symptom „Hochmut" von *Platina* ist nur bei einem Prüfer aufgetreten, aber dieses Symptom wurde dann klinisch viele Male verifiziert, somit steht *Platina* dreiwertig beim Symptom „Hochmut" (siehe 12).

Künzli hat sich von *Kent* auch bezüglich Auslegung der Psoratheorie distanziert.

Er hat sich strikt an die Aussagen Hahnemanns im Band I *„Chronische Krankheiten"* (13) gehalten, wobei er speziell Wert auf die Liste der Symptome der „latenten" und der „manifesten Psora" legte. Anhand eines Aufsatzes im Jahre 1964 (14) hatte er schon auf die Wichtigkeit dieser Symptomenlisten hingewiesen.

Das Kapitel „Sykosis" erweiterte er beträchtlich durch das Sammeln des ganzen Materials von *Hahnemann* über *Kent* und *J.H.Allen* (15). Er stellte, wie *Hahnemann* es für die Psora getan hatte, eine ziemlich vollständige Liste der verschiedenen Stadien der Sykosis zusammen und publizierte sie erstmals (16).

Es gäbe bestimmt andere Punkte im vorliegenden Werk, die man genauer unter die Lupe nehmen und kritisieren könnte; aber die für die Praxis wesentlichste Fehlinterpretation *Kents* besteht, wie gesehen, in der übertriebenen Gewichtung der Geistes- und Gemütssymptome, was die heutige Homöpathie, wie schon erwähnt, auf gefährliche Pfade geführt hat. Es schien mir daher berechtigt, vor allem diesen Aspekt zu beleuchten, so daß jeder, der sich mit diesem Werk beschäftigt, sich auch kritisch seine persönliche Meinung bilden kann.

Diese punktuelle Kritik an den *„Lectures“* von *Kent* kann jedoch die immense Bedeutung dieses Mannes für die Entwicklung der Homöopathie nicht im geringsten angreifen. Damit dies nochmals deutlich zum Ausdruck kommt, sei ein weiteres Zitat von *Künzli* aus dem oben erwähnten Interview (6) angeführt:

„Sie haben während des Kongresses in Washington und San Francisco gesehen, wieviel Konfusion dort geherrscht hat. Es war schrecklich zu hören, was da alles im Namen der Homöopathie erzählt wurde. Wenn man ein Zentrum oder Institut gründen möchte, müßte man eine ganz klare Methode haben, und ich sehe nur eine solche: dies ist Kent's Methode. Man muß die Prinzipien, die uns Kent gegeben hat, ganz genau lernen.

Es herrscht zuviel Unklarheit über das, was unter Homöopathie zu verstehen ist.

Hahnemann ist perfekt logisch, klar, kohärent gewesen. Es ist kein Platz für Interpretationen oder eigene Meinungen.

Alles, was Kent so schön später formulierte, ist in den Schriften Hahnemanns alles schon formuliert. Das eine fließt harmonisch in das andere über.

Wenn man Homöopathie akzeptiert, akzeptiert man automatisch, was Hahnemann uns gelehrt hat, und sobald man soweit ist, gibt es keine Diskussion mehr darüber, ob man Kent akzeptiert oder nicht.

Wenn einer denkt, er könne nach Belieben dies oder jenes verwerfen – nur aus Sympathie oder Antipathie – beweist das, daß er das Wesentliche in der Homöopathie nicht verstanden hat. Wenn einer Kent meistert, was reine Homöopathie ist, dann kann er auch andere Dinge versuchen, wenn er will: Wenn aber einer diese Methode meistert, wird er sehen, daß er kein Bedürfnis mehr hat, anderes zu probieren! Er wird bei dieser reinen Homöopathie bleiben, davon bin ich überzeugt. Leute, die Kent nicht akzeptieren und nicht nach seiner Methode praktizieren, da bin ich mir sicher, haben seine Methode nicht begriffen. Und sie haben sie nicht begriffen, weil sie sich nicht die Zeit genommen haben, sie genau zu lesen. Wenn sie sie lesen würden, müßten sie sie verstehen! Sie kritisieren Kent, ohne zu wissen, was sie sagen, da bin ich sicher. Ich glaube kaum, daß diese Leute jemals ein Buch von Kent geöffnet haben. Wenn jemand mit dem Wort ‚Kentianer‘ anfängt, um diese reine Homöopathie zu kritisieren, weiß ich sofort, daß sie Kent nicht kennen.

Und so kritisieren sie auch Hahnemann, weil sie das ‚Organon' nie gelesen haben."

Orselina, 1.1.1996 Dr. Spinedi Dario

1) „Zur Theorie der Homöopathie" J.T. Kents Vorlesungen über Hahnemanns Organon, übersetzt von Jost Künzli von Fimmelsberg, Verlag Grundlagen und Praxis

1a) a.a.O. Seite 292–294

2) J.T. Kent, „La science et l'art de l'homoeopathie" traduction par le Dr. Pierre Schmidt, Maisonneuve, 57 Sainte Ruffine, France, 2e Edition 1969

3) Kent's Minor Writings on Homoeopathy, compiled and edited by Klaus-Henning Gypser, M.D., Karl F Haug Publishers. Heidelberg 1987

3a) „The trend of thoughts necessary for the comprehension and retention of homoeopathy" TRS (Transaction of the Society of Homoeopathicians), 1 (1911) 17–23

3b) „The view for successful prescribing" HPS (Homoeopathician), 1 (1912) 140–143

3c) „Series in degrees" HPC, 2 (1912) 77–79

4) „Swedenborg und Kent. Über den Einfluß von Emanuel Swedenborg auf die homöopathische Philosophie des James Tyler Kent". ZKH, 39 (1995) 1, Seite 23

4a) ZKH, 39 (1995) 1, Seite 25

4b) ZKH, 39 (1995) 1, Seite 26

5) „Editorial" ZKH, 31 (1987) 6, Seite 222

6) Alain Naudé, „Interview with Dr. Jost Künzli from St. Gall, Switzerland, during his brief visit to San Francisco to attend the International Homeopathic Congress". Homoeotherapy. San Francisco, San Diego, Ecinatas, Dallas. 1 (1974), issue 1, page 3–7

7) „Wie Pierre Schmidt die Homöopathie lehrte". ZKH, 31 (1987) 6, Seite 255

8) Aus dem Nachlaß von Dr. J. Künzli von Fimmelsberg

9) Zitiert nach: Dario Spinedi, „Laudatio zum Tode von Dr. Jost Künzli von Fimmelsberg". In: Franz Swoboda (Hrsg.): Documenta Homoepathica, Band 12. Verlag W. Maudrich, Wien, München, Bern 1992. Seiten 7–74

10) „Kent's Minor Writings on Homoeopathy" ZKH, 1 (1988) 1, Seite 37ff.

11) „Zur hierarchischen Stellung der Geistes- und Gemütssymptome" ZKH, 33 (1989) Seite 16off.

12) Einführung von Künzli zum Kent – Repertorium, Band I, neu übersetzt und herausgegeben von Dr. med. Georg von Keller und Dr. med Künzli von Fimmelsberg. Karl F. Haug Verlag, Heidelberg, 3. Auflage 1979

13) Samuel Hahnemann, Chronische Krankheiten, Band I, unveränderter Nachdruck der Ausgabe letzter Hand mit einem Vorwort von Jost Künzli von Fimmelsberg, Organon-Verlag, Berg am Starnberger See 1983

14) „Hahnemanns Psoratheorie, anhand der Entwicklung einer chronischen Krankheit illustriert". ZKH 8 (1964) 195–204

15) J. Henry Allen, M.D., „The Chronic Miasm“: Psora and Pseudo-Psora, Volume I, Second Indian Edition, Roy & Company, Princess Street, Bombay (India) 1960
16) „Die Sykosis“, Deutsches Journal für Homöopathie, Verlag Barthel & Barthel, New-York, Jahrgang 1983, Seiten 6o-65/146–153/258–264

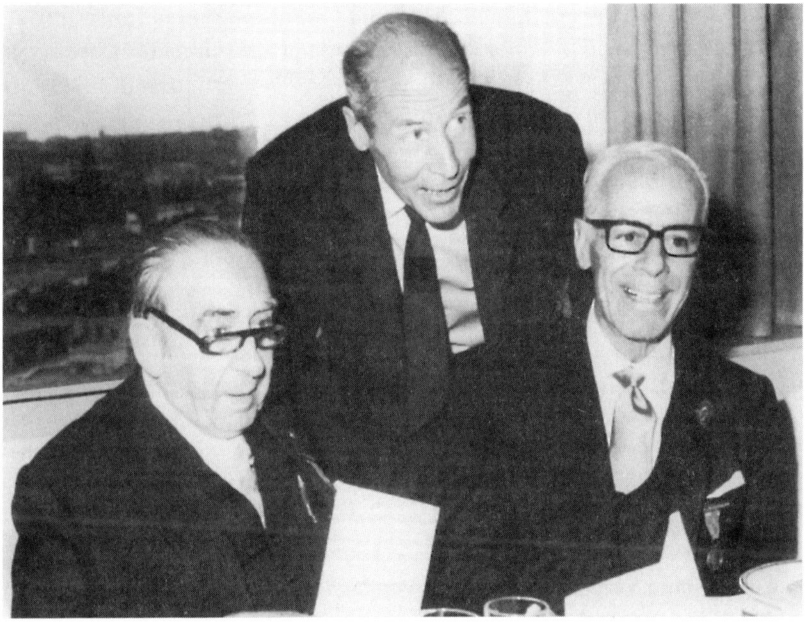

P. Schmidt, J. Künzli, und T. P. Paschero; Liga-Kongreß in Brüssel 1972

Danksagung

Wenn Dr. *Künzli* noch mitten unter uns wäre, würde er es nicht versäumen, Frau Margarethe *Harms* zu danken, daß sie im Jahre 1973 die Herausgabe des vorliegenden Werkes in ihrem Verlag „Grundlagen und Praxis“ ermöglichte.

Die „Theorie der Homöopathie“ stellte während vieler Jahre (1977–1992) die Grundlage seiner Züricher Vorlesungen dar. Auch während der Spiekerooger Wochen stützte sich Dr. *Künzli* beim Besprechen der Theorie auf dieses Werk von *Kent*.

Um den Inhalt übersichtlicher zu gestalten, hat Frau *Harms* Untertitel eingefügt, die auch in die Neuherausgabe mit ihrer Erlaubnis übernommen werden konnten.

Es sei ihr also an dieser Stelle nochmals ausdrücklich gedankt für ihren weitsichtigen Einsatz zugunsten der reinen Lehre.

Orselina, 2.4.1996
Dr. Spinedi

1. Der Kranke

Homöopathie als rationelle Heilkunst – Exegese des Paragraphen 1 des *„Organon"*

Die Homöopathie betont und lehrt, daß die Praxis der Heilkunst sich nach bestimmten festen **Grundsätzen und Gesetzen** richtet.

Man darf schon sagen, daß die Ärzte bis zu *Hahnemann*[1] nichts solches allgemein anerkannten, und selbst bis in unsere Tage gibt die alte Schule, das heißt die offizielle Richtung in der Medizin, sowohl in ihren Schriften als auch in ihren Arbeitsmethoden ein absolutes Fehlen solcher leitenden Prinzipien zu.

Die allopathische Schule[2] erklärt, daß die Praxis der Medizin allein auf dem Tierexperiment beruhe und auf der darauf folgenden klinischen Beobachtung am Krankenbett, das heißt der nachherigen Verabreichung des im Tierexperiment erforschten Stoffes an kranke Menschen.

Das rasche Aufgeben ihrer wechselnden Methoden, ihre unstabilen Hypothesen und flüchtigen Entdeckungen beweisen zur Genüge, daß obige Feststellung und obiges Zugeständnis ernst gemeint sind. In diesem Punkte scheiden sich Homöopathie und Allopathie voneinander, hier ist die Wurzel zum großen Schisma zwischen den beiden Richtungen.

Die Homöopathie andererseits betont, daß Prinzipien existieren, die alte Schule verneint deren Bestehen – wenn man letztere nach ihrer Praxis und ihren Methoden beurteilt, so scheint sie Recht zu haben.

Die Parteigänger des *Galenismus* kümmern sich nur um die letzten Folgen langer Entwicklungen, beobachten nur die objektiven, materiellen Endresultate der Krankheiten. Sie verkennen oder verneinen das, was das Wesen des Menschen ausmacht, was er ist, wo er herkommt, wie er sich in Krankheit und Gesundheit verhält. Wenn sie von kranken Menschen sprechen, so unterhalten sie sich nur über die materiellen Bestandteile seines Körpers – seine Gewebe. Für sie charakterisieren die geweblichen Veränderungen die Krankheit, sie machen Alpha und Omega alles dessen aus, was sich als Krankheit darstellt, von deren An-

---

[1] Samuel *Hahnemann*, Begründer der Homöopathie, sächsischer Arzt, geboren in Meißen 1755, gestorben in Paris 1843.

[2] Allopathie: Ausdruck, von *Hahnemann* eingeführt, aus dem griechischen *alloion* = verschieden, anderer Art, ohne direkte Beziehung zum Kranken, und von *pathos* = Schmerz, Leiden; zur Bezeichnung der herrschenden, offiziellen Medizin.

fängen bis zu deren Ende. Sie erklären, jede Krankheit sei ein Ding ohne tiefere Grundursache[1].

Die Jünger *Galens* anerkennen nur, was ihre Finger tasten, was ihre Augen sehen; alles, was ihre Sinne – ohne oder mit Unterstützung perfekter Instrumente – nicht erkennen können, existiert für sie nicht. Das Mikroskop erweitert ihre Erkenntnismöglichkeiten und verfeinert ihr Wahrnehmungsvermögen. Die mikroskopisch sichtbaren Gewebeveränderungen sind für sie Beginn und Ende jeder Krankheit, als Resultate ohne immaterielle Ursachen. Das ist kurz zusammengefaßt, was die Allopathie von der Natur der Krankheit lehrt.

Im Gegensatz dazu erkennt die Homöopathie etwas, was diesen Folgezuständen vorangeht. Sie verläßt die Materie, um zum Immateriellen aufzusteigen, das heißt das Räumliche, um zum Räumlich-Energetischen (P.S.) vorzustoßen. Alle experimentellen Disziplinen und jede wissenschaftlichen Charakter tragende Forschung beweisen, daß nichts ohne Vorhergehendes existiert. Nur auf diesem Wege können wir die Spuren zwischen Ursache und Effekt als eine Serie von Entwicklungsstufen von Anfang bis Ende erkennen und wieder zurückverfolgen vom Ende bis zum Ursprung. Auf diese Weise gelangen wir so weit, nicht mehr auf Vermutungen angewiesen zu sein, sondern zu wissen.

Dies erklärt uns, warum der § 1 des *„Organon“*[2] von einem unerfahrenen Beobachter, einem Anfänger auf die eine Weise, von einem erfahrenen Homöopathen aber auf eine ganz andere Weise verstanden wird.

---

[1] Die vorgegebenen Ursachen der klassischen Schule sind in Tat und Wahrheit niemals die wirklichen Grundursachen, welche mit Sicherheit bei jedermann wieder dieselben Effekte auslösen können. Fast immer sind jene schon Resultate, wahrscheinliche, mögliche, hypothetische „Ursachen“ oder zufällige sekundäre Ursachen (P.S.).
P.S. = Ausdruck oder Anmerkung von Pierre *Schmidt*, Übersetzer der *Kent*schen Vorlesungen über Homöopathie ins Französische, erschienen unter dem Titel „La Science et l' Art de l' Homoeopathie“ 1958 bei S.F.E.R., 90, Rue de la Victoire, Paris.

[2] *„Organon der Heilkunst“*: Darstellung der Doktrin der homöopathischen Heilkunst, das Werk, welches die Gesetze und fundamentalen Grundsätze der Homöopathie darstellt. 1810 in seiner ersten Auflage vom Begründer der Homöopathie, S. *Hahnemann*, herausgegeben. Es wurde ins Französische, Englische, Italienische, Spanische, Holländische, Dänische, Schwedische, Polnische, Russische, Ungarische und ins Urdu übersetzt. Das Werk hat sechs Auflagen erlebt, deren letzte ins Französische übersetzt, 1952 bei Vigot, éditeur, Paris, unter dem Titel *„Doctrine Homeopathique“* herauskam.

„Organon", § 1

„Des Arztes höchster und einziger Beruf ist, kranke Menschen gesund zu machen, was man heilen nennt." [1]

Niemand gibt sich wohl beim oberflächlichen Lesen Rechenschaft, daß schon hier eine Kontroverse möglich ist. Solange der esoterische Sinn, den Hahnemann dem Ausdruck „der Kranke" unterlegt, nicht voll und deutlich verstanden wird, werden alle Ärzte, welcher Schule sie auch angehören mögen, mit diesem Wortlaut einstimmig einverstanden sein.

Die präzise und wahre Bedeutung des Wortes **„der Kranke"** wird hier zum Zentrum der Diskussion – dessen Interpretation wird je nach Auffassung beim einen total anders als beim andern ausfallen. Solange diese Interpretation eine Frage von persönlichen Meinungen ist, wird der Ausdruck ganz verschieden verstanden werden. Der homöopathische Arzt soll deshalb sichere Gründe suchen statt Meinungen und persönliche Ansichten einzelner Forscher.

Alles, was über Ätiologie in der Allopathie gelehrt wird, beruht auf Glauben *in verba magistri* und persönlichen Urteilen, und ihre Praktiker bestätigen, daß ihre Wissenschaft nur auf dem *consensus opinionum* aufgebaut ist. Das ist aber tatsächlich ein recht unwürdiges und unstabiles Fundament für eine Wissenschaft, deren Ziel die Heilung des Kranken ist.

Es wird niemals möglich sein, ein rationelles Heilsystem zu errichten, solange wir Tatsachen nach dem, wie sie dem einen oder anderen erscheinen, diskutieren, statt nach dem, was sie in Tat und Wahrheit *sind.* Die Tatsachen, so wie sie sich darstellen, werden vom Prisma menschlicher Meinungen verzerrt beschrieben und ausgelegt; aber die nackten Tatsachen, so wie sie sind, das sind positive Gegebenheiten und Wahrheiten, auf welchen eine Lehre festen Fuß fassen und sich entwickeln kann. Eine solche Lehre wird uns die Phänomene der Natur im Bereich von Krankheit und Gesundheit zu erklären und aufzudecken erlauben. Darum: In der Wissenschaft ist Mißtrauen gegenüber Menschen-Meinungen und Glaubenssätzen von menschlichen Größen angebracht.

Hahnemann hat uns Prinzipien hinterlassen, die wir studieren können, nach denen wir arbeiten und uns vervollkommnen können. Die Welt wird von bestimmten Gesetzen regiert und nicht von Meinungen, wechselnden Ansichten und Hypothesen. Nur wenn wir uns aufs Gesetz stel-

[1] Beachte die Wiederholung dieses Paragraphen am Ende des § 17 des *„Organon"*.

len, besitzen wir eine solide Ausgangsbasis für unsere Propositionen. Unsere erste Aufgabe ist, Gesetze anzuerkennen und achten zu lernen. Solange wir uns nur auf menschliche Belege stützen, werden wir nie eine sichere Grundlage haben, denn menschliche Hypothesen wechseln und haben nur sehr vorübergehende Dauer. Suchen wir deshalb, Autorität zu erkennen!

Homöopathischer Arzt ist derjenige, welcher die Homöopathie im Sinne ihres Gründers und seiner Lehre ausübt, nicht aber bloß homöopathisch genannte Medikamente auf diagnostische Bezeichnungen hin anwendet, er ist *derjenige*, der weiß, was er meint, wenn er vom *„Kranken“* spricht, während der Allopath sich darüber keine Rechenschaft gibt. Der letztere meint, es sei nur „das Haus“, in welchem der Kranke lebt, seine Wohnstätte, die, nun erschüttert, Risse aufweist oder gar in Ruinen zerfällt, welche die ganze Krankheit repräsentiere, personifiziere und symbolisiere. Mit anderen Worten, er glaubt, die Gewebsveränderungen, welche in Tat und Wahrheit nur *Resultate der Krankheit* sind, drückten alles aus, was den kranken Menschen ausmache, das heißt **diese** seien die Krankheit.[1]

Welche wunderbaren Veränderungen, welche glücklichen Wendungen erlebt der homöopathische Arzt von der Wirkung seiner dynamisierten Arzneien! Dadurch zum Nachdenken gebracht, gibt er sich Rechenschaft, daß massiv dosierte Drogen den Kranken nicht heilen können, da die Effekte, welche letztere im kranken Organismus haben, nicht von wahrem, grundlegendem Wert sind im Sinne wahrer Heilung, sondern nur vorübergehende Scheinerfolge.

Die moderne Physiologie lehrt uns nichts vom Vitalismus, damit fehlt aber die Basis, auf welcher eine Arbeitshypothese sich gründen könnte. Die Lehre von der Lebenskraft findet kein Echo bei den Meistern der Physiologie. Deshalb kommt der Homöopath zur Einsicht, daß die echte Wissenschaft vom Leben und den organischen Funktionen noch nirgends gelehrt wird. Die Kenntnis einer Lebenskraft, das Konzept einer Elementar-, einer Ursubstanz (engl. simple substance, frz. substance élémentaire, originale[2]), der tiefere Begriff von dem, was Innen und was Außen darstellt, all das ist in der Tat notwendig, um eine Ursache und eine Beziehung Ursache – Effekt zu erkennen.

---

[1] Heute beginnen sie auch, ans Funktionelle zu glauben (P.S.).

[2] Siehe Vorlesung 8. über die Elementarsubstanz.

Untersuchen wir nun, was das Wort *„krank“* eigentlich bedeutet. Es ist der Mensch selbst, der krank ist und der wieder zur Gesundheit gebracht werden soll, und nicht sein Körper, noch seine Gewebe. Mancher sagt: „Ich fühle mich schlecht, ich bin krank“. Er zählt eine Menge Symptome und Leiden auf, welche notiert, Seite um Seite füllen; sein Aussehen ist nicht gesund, und doch sagt er: „Ich habe die hervorragendsten Ärzte konsultiert, man hat meine Lungen auskultiert, ich habe auch einen Neurologen gesehen, mein Herz wurde von einem bekannten Spezialisten bis in alle Details kontrolliert, der Augenarzt hat meine Augen untersucht – („Auch eine gynäkologische Untersuchung habe ich durchführen lassen“, sagt die Frau) – kurz, mein Körper wurde von Kopf bis Fuß durchuntersucht, und doch haben mir alle Untersuchenden bis zum Überdruß wiederholt: „Ihnen fehlt absolut nichts, Sie sind nicht krank“.

Wie oft habe ich diese Geschichte schon hören müssen, nachdem ich drei oder vier Seiten Symptome zusammengebracht habe! Was bedeutet das? Wenn es beim Patienten so weitergeht, werden wir unfehlbar eines Tages doch greifbare Beweise von der Krankheit in der Hand haben, ich will sagen, Beweise, auf die der nach objektiven Zeichen fahndende, gewöhnliche, materialistische Arzt bei der Durchuntersuchung des Patienten sehr wahrscheinlich stoßen wird. Heute noch erklären die Spitzen der Profession, der Patient sei nicht krank. „Aber“, meint der sich trotzdem krank Fühlende, „was bedeuten denn all diese Symptome[1]? Nachts finde ich den Schlaf nicht, ich leide an allen möglichen Schmerzen und Unbehagen: meine Därme funktionieren nicht. ...“. „Nun Sie sind eben verstopft.“ Der Patient atmet auf: „Endlich eine Diagnose gefunden“!

Existieren alle diese Beschwerden denn ohne Ursache? Die eine Meinung scheint die Verstopfung als die Krankheit *per se* anzusehen, eine an-

[1] Heutzutage würde man antworten: „Sie sind ein vegetativ Labiler, ein Funktioneller, ein Dystoniker“, und mit dieser Diagnosestellung gibt sich der Arzt zufrieden. Mit anderen Worten: Dem Kranken fehlt nichts, er ist uninteressant; man muß das Stadium der Gewebsveränderungen abwarten, um ihn ernst zu nehmen. Ein bißchen *Sympatol* oder *Belladenal*, und solche Routinearbeit vermag den modernen Arzt zu befriedigen. Der homöopathische Arzt aber rebelliert hier, da er weiß, daß die jetzt wohl noch subjektiven Beschwerden immer der Anfang schwerer Krankheitszustände sind, die mit Sicherheit kommen werden. Auch die subjektiven Beschwerden müssen deshalb unbedingt individualisiert und behandelt werden; denn die Invasion ist nicht der Beginn der Krankheit, sondern deren Anfänge müssen in der ganzen funktionellen und präfunktionellen Symptomatologie gesucht werden (P.S.).

dere wird sie als Ursache der Krankheit des obigen Patienten bezeichnen. Die „Diagnose“ paßt sowohl im einen als im andern Fall. Das ist nur so ein kleines Beispiel für die Studierstubenweisheiten, welche in der Schulmedizin an der Tagesordnung sind. Sind diese Symptome in Tat und Wahrheit nicht die Sprache der Natur, welche uns sozusagen die inneren Vorgänge im Kranken ausdrücken und sie uns im klarsten Licht erscheinen lassen, welchem Geschlecht er auch angehöre?

Wenn dieser Zustand sich weiterentwickelt und eines Tages die Lungen angegriffen erscheinen, dann, ja dann sagt der Arzt plötzlich: „Ah, Sie haben eine Tuberkulose“, oder wenn ernsthafte Störungen der Leberfunktion bemerkbar werden: „Man findet nun eine fettige Degeneration des Leberparenchyms“. Wenn Eiweiß im Urin erscheint, erklärt der Mann der Wissenschaft: „Ah, jetzt weiß ich, was Ihnen fehlt, jetzt kann ich Ihr Leiden benennen: Sie haben eine der klinischen Formen von *Bright*scher Krankheit.“

Begreifen wir die Absurdität einer solchen Wissenschaft, die es weit von sich weist, zu sehen und anzuerkennen, daß der *Patient längst krank ist, bevor die Krankheit sich irgendwo lokalisiert* hat? Sticht es nicht in die Augen, daß dieser Patient längst krank war, sogar sehr krank, vielleicht seit seiner Kindheit?

Nach den traditionellen Methoden muß man zuerst die Diagnose stellen, bevor man eine Behandlung einleiten kann; aber in den meisten Fällen kann man eine einwandfreie Diagnose erst stellen, wenn die Krankheit schon recht fortgeschritten, ja vielleicht irrevisibel, d.h. unheilbar geworden ist!

Nehmen wir als anderes Beispiel das nervöse Kind: Es schießt aus dem Schlaf auf, hat Albträume, einen unruhigen Schlaf, ist aufgeregt, zeigt als „hysterisch“ bezeichnete Reaktionen. Man untersucht alle seine Organe. Sehr wahrscheinlich findet man nichts. Noch ist kein Organ nachweisbar befallen. Läßt man die Symptome des Kindes ihren Lauf nehmen, läßt man sie sich entwickeln, 10, 20, 30 Jahre lang, da können auf einmal pathologische Resultate beobachtet werden. Wenn dann endlich die Organe befallen sind, wird man sagen: Dieser Körper ist krank. Aber ist dies Kind in der Tat nicht schon krank seit seiner Geburt? Bestimmt ist es krank seit dem ersten Auftreten von Symptomen.

Die ganze Frage hängt davon ab, von welchem Punkte wir ausgehen. Wir müssen wissen, ob wir mit der Betrachtung der Krankheitsresultate beginnen wollen oder ob wir zuerst deren Ursachen studieren sollen, aus denen sie ihren Ursprung nahmen.

Wenn wir materialistische Ideen bezüglich der Krankheit haben, werden auch materialistische Ideen bezüglich der Mittel zur Heilung uns beherrschen. Solange wir glauben, ein Organ sei krank und daß dies allein die Krankheit ausmacht, werden wir als bestes Mittel zur „Heilung" die Entfernung dieses Organs ansehen.[1]

Denken wir uns einen Patienten mit einer Gangrän einer Hand: Wenn wir der Ansicht huldigen, daß hier allein die Hand krank sei, dann glauben wir, durch deren Amputation Heilung herbeizuführen. Nehmen wir an, die Zerstörung sei karzinomatöser Natur. Nach obiger Idee ist die Affektion rein lokal, da allein die Hand ergriffen ist. Da wir wissen, daß dieser Krebs an der Hand früher oder später sich ausdehnt und auf den übrigen Organismus übergreifen und schließlich zur Lebensbedrohung werden kann, so werden wir in voller Überzeugung das Glied amputieren im Glauben, den Kranken dadurch geheilt zu haben. Wenn es sich um einen Hautausschlag handelt, werden wir Lokalapplikation mit den verschiedensten Salben betreiben, um ihn zu unterdrücken. Diese Art Therapie ist auf die Idee gegründet, der Hautausschlag sei nur oberflächlicher Natur, ohne tiefere Ursache, und wir glauben ehrlich, den Kranken mit obigen Maßnahmen geheilt zu haben.

Aber dies ist eine *reductio ad absurdum*, denn nichts existiert ohne vorangehende Ursache. *Die Organe sind nicht der Mensch.* Der Mensch kommt vor seinen Organen. Die Entwicklung einer Krankheit ebenso gut wie der Heilungsprozeß verfolgen eine bestimmte Linie, die von einem Ausgangspunkt an zum Endpunkt verläuft: vom Menschen zu seinen Organen, und nicht umgekehrt von den Organen zum Menschen.

Aber was ist denn nun der Kranke? Gewebsveränderungen können erst entstehen, wo *vorangehend schon anderes gestört* war. Was ist es in diesem Wesen, das man mit den Worten „der innere Mensch" bezeichnen kann? Was enthält die physische Hülle? Jenes Etwas, welches beim Tode entweicht, während dann, was somatisch, materiell ist, allein zurückbleibt – was ist es?

---

[1] S. *Hahnemann: „Heilkunde der Erfahrung"*, 1805, und Etudes de Médecine homoeopathique I. S. 304 und Anmerkung 1: „Lokalkrankheiten". Rufen wir hier in Erinnerung die neuerliche Bestätigung der von Homöopathen schon lange gemachten Beobachtung über die Entwicklung einer Lungentuberkulose bei Gastrektomierten, vom Allopathen *Olmer* 1947 zum ersten Male festgestellt – Beobachtungen, welche *Rentchnick* und *Demole* als unzweifelhaft anerkennen (Schweiz. med.Wschr. 83, Mai 1954).

Man sagt, der Mensch stirbt; ohne Zweifel stimmt das so, aber im Sterben läßt er seinen Körper in dieser physischen Welt zurück. Wir können denselben sezieren, alle Organe bloßlegen. Alles, was mit unseren Sinnen faßbar ist, das ist der physische Mensch; das, was wir von ihm mit unseren Fingern tasten, mit unseren Augen sehen, ist das, was er beim Tod zurückläßt. Das aber, was wahrhaft den kranken Menschen ausmacht, kommt vor seinem kranken Körper, und so gelangen wir zum Schluß, daß der kranke Mensch, um es so zu sagen, etwas außerhalb seines Sarges sein muß. Was beim Tod verschwindet und nicht in der irdischen Hülle zurückbleibt, ist primär, geht vor – und was dabei verlassen wird, ist Späteres, Finales (Sinne, Lebensäußerungen).

Wir sagen, der Mensch riecht, schmeckt, sieht, hört. Er denkt und lebt. Dies alles sind nur äußerliche Manifestationen des Lebens und der Gedanken. Der Mensch will, wünscht und versteht. Die Leiche kann weder wollen, noch wünschen, noch verstehen. Daraus folgt, daß, was beim Tode entschwindet, was man Leben nennt, beim lebenden Wesen durch Wille und Vernunft[1] dargestellt wird; und genau dies ist es, von dem wir uns vor allem Rechenschaft geben müssen und auf das wir Bezug nehmen können, welches also im Vergleich zum physischen Körper von überwiegender Bedeutung ist, vorgeht.

Die Kombination dieser beiden Attribute oder Eigenschaften, des Willens und der Vernunft, macht den Menschen aus, vereint regeln sie Leben und Tätigkeit, beherrschen das physische Gerüst und sind Ursache jeglicher Entwicklung im Organischen. Der gesunde Mensch ist das Produkt eines harmonischen Zusammenwirkens von Willen und Vernunft.

Wir suchen hier nicht weiter, was auch hinter Wunsch und Verstand wieder stehe; auch sie haben wieder ihre Ursache. Hier genüge es festzustellen, daß sie geschaffen wurden. Wille und Intelligenz sind der Mensch, sein Körper ist nur die Wohnung, darin er lebt.

Wenn wir wissenschaftliche Homöopathen sein wollen, müssen wir uns Rechenschaft darüber geben, daß Nerven, Muskeln, Sehnen und andere Teile des menschlichen Körpers ein objektives Ganzes bilden und dem intelligenten Beobachter ein materielles Abbild vom „inneren Menschen" geben.

---

[1] Prof. *Weiss*: *„Handbuch der Ethik"*, 1905. Die christliche Philosophie erkennt der Seele zwei Vermögen zu: den Willen = das Begehrungsvermögen, und die Vernunft = das Erkenntnisvermögen.

Es ist am Platze, sowohl die Leiche als auch den lebenden Körper zu studieren, aber beginnen wir nicht bei der sterblichen Hülle, sondern beim Menschen im Zustand des Lebens, und erst nachher folge das Studium des Toten!

Wenn jemand den Unterschied zwischen zwei menschlichen Physiognomien feststellen soll, ihren Ausdruckcharakter beschreiben, und alles, was er beobachtet, so wird die Darstellung kaum etwas anderes als nur deren Willen, deren Wünsche und Verlangen ausdrücken. Die letzteren widerspiegeln sich im Gesicht, ihre Beweggründe zeigen sich in der Physiognomie: *vultus indicat mores;* denn im Gesicht zeichnen unsere Leidenschaften ihre Züge. Habt ihr je die Züge eines Individuums studiert, das in einem Mörder- und Verbrechermilieu lebte und aufwuchs? Der gierige, eifersüchtige, egoistische, lüsterne Mensch ist psychologisch häßlich, und diese Häßlichkeit offenbart sich auch in äußerlichen Charakteristiken. Gibt es keinerlei Unterschied zwischen seinem Gesichtsausdruck und jenem eines Wesens, das nur Gutes zu tun wünscht und in Ehren seine Lebenstage hinbringt? Besucht die Armenviertel und Elendsbehausungen unserer Großstadt und studiert dort ein bißchen die Gesichter derer, die dort hingehen. Es sind bei Nacht lebende Typen, die das Böse suchen. Und suchen wir ihren Gesichtsausdruck zu verstehen, werden wir lernen, daß ihre Gefühle und ihre Krankheiten in direkter Beziehung zu ihrer Lebensweise stehen. Sie tragen deren Stempel und Maske im Gesicht. Pervers sind ihre Neigungen, pervers ist ihre Physiognomie: Der Gesichtsausdruck ist deshalb der Spiegel des Gewissens.

Die allopathische Pathologie will nur den menschlichen Körper anerkennen, und wir können einen Allopathen leicht verwirren, wenn wir ihm die Frage stellen: Was ist das Denken des Menschen, was ist der Mensch? Diese Dinge muß der Homöopath beherrschen, bevor er sich eine Idee von der wahren Ursache aller Krankheit bilden kann und wirklich verstehen will, was Heilung ist.

Die einzige Aufgabe des Arztes ist es, den Kranken zu heilen.

Diese Aufgabe besteht nicht darin, die Krankheitsresultate zu heilen, sondern die Krankheit *per se*, und wenn der Mensch selbst die Gesundheit wiedererlangt hat, wird wieder Harmonie in den Funktionen seiner Organe und Gewebe eingekehrt sein. Daraus folgt, daß die einzige Aufgabe des Arztes ist, im Innern des Menschen Ordnung zu schaffen, das heißt die Harmonie zwischen Willen und Vernunft wieder herzustellen.

Die Gewebsveränderungen und -zerstörungen haben nur Beziehung zum physischen Körper und sind erst entferntere Effekte, Resultate der Krankheit, sie sind nicht die Krankheit selbst. *Hahnemann* hat an einer Stelle gesagt: „Es gibt keine Krankheiten, es gibt nur kranke Menschen.“ Das zeigt deutlich, daß *Hahnemann* unter den bekannten Krankheitsnamen wie *Bright*sche Krankheit, Hepatitis usw. ... nur grobe Materialisationen, pathologische Endresultate verstand, mit anderen Worten: nur sichtbar gewordene Entwicklungsstufen der betreffenden Krankheiten.

Die ganze menschliche Physiologie wird von den höchsten Kommandozentralen des Gehirns geleitet und geregelt, und jede Krankheit ist Folge einer primären Störung in diesen neurovegetativen Zentren. Am Anfang stehen zentrale Störungen, deren Auswirkung von innen nach außen geht, vom Zentrum zur Peripherie, endlich materialisieren sie sich dann und kommen in diversen Gewebsveränderungen zutage. Diese Konzeption einer zentralen Leitung vermissen wir in der ganzen zeitgenössischen medizinischen Praxis, welche nur den sichtbaren Gewebsveränderungen Rechnung trägt.

Derjenige, welcher nur die Effekte, die Resultate der Krankheit als die Krankheit selbst ansieht und erwartet, diese zu heilen, wenn er jene irgendwie beseitigen kann, ist wirklich wenig verständig. Das ist eine verrückte Utopie der Medizin, ein Irrweg, Resultat einer *„déformation professionelle“*, sie führt zur Entfremdung von der Wirklichkeit und ist absurd.

Die Mikroben sind nur die Folgen der Krankheit. Später werden wir in der Lage sein zu beweisen, daß diese mikroskopisch kleinen Organismen auf keinen Fall die primäre Ursache der Krankheit sind, sondern erst nach dem Hauptausschlag erscheinen[1]; sie sind nur die reinigenden Elemente, welche die Krankheit begleiten, und müssen in jeder Hinsicht als harmlos angesehen werden[2]. Sie sind Bestandteil des materiellen Krankheitsprozesses und finden sich überall, wo dieser sich festgesetzt hat. Der Gebrauch des Mikroskops hat erlaubt herauszufinden, daß jeder pathologische Prozeß auch seine zugehörige Mikrobe hat.

Die alte Schule betrachtet die Mikroben als Ursache der Krankheit, aber wir werden nachweisen können, daß die Krankheitsätiologie etwas viel

---

[1] Sie sind den Opernpolizisten zu vergleichen, welche auch erst kommen, wenn die Schäden schon angerichtet sind (Prof. *Bard*).

[2] Siehe spätere Anmerkung.

Subtileres ist als alles, was mikroskopisch unterscheidbar ist. Desgleichen werden wir durch logische Schlüsse, Schritt für Schritt, präzise aufzeigen, wie verrückt es ist, die Ursache der Krankheit mit den so beschränkten Möglichkeiten unserer Sinne erjagen zu wollen.

In der Anmerkung zum Paragraphen 1 führt *Hahnemann* aus:

„Nicht aber (womit so viele Ärzte bisher Kräfte und Zeit ruhmsüchtig verschwendeten) das Zusammenspinnen leerer Einfälle und Hypothesen über das innere Wesen des Lebensvorgangs und der Krankheitsentstehung im unsichtbaren Innern ...[1]“.

Wir wissen, daß die Leute heutzutage vollkommen zufrieden sind, wenn sie den Namen der Krankheit, an der sie zu leiden scheinen, finden können. Eine hübsch applizierte Interpretation mit einigen hochtönenden technischen Floskeln befriedigt sie.

Ein alter Ire kam eines Tages zur Poliklinik und fragte, nachdem er seine Symptome angegeben hatte: „Nun, Doktor, was habe ich?“ Der Arzt antwortete: „Sie haben *Nux vomica*“ (das war der Name seines Heilmittels). Auf das hin replizierte der Alte: „Wahrhaft, ich habe schon gedacht, daß ich eine von diesen außergewöhnlichen Krankheiten habe, also hab' ich mich nicht getäuscht.“ Dies eine Illustration zu dieser Modetorheit, jede Krankheit mit einem Namen bezeichnen zu wollen.[2] Abgesehen von einigen Fällen akuter Krankheiten kann oft gar keine Diagnose[3] gestellt werden, wenn man ehrlich sein will; und man braucht auch oft gar keine, außer der, der Patient sei eben krank.

Je mehr man sich auf die Idee versteift, einer Krankheit einen Namen geben zu wollen, desto mehr trübt dies den Blick für das Auffinden des echten Heilmittels, denn der Suchende klammert sich dann zu sehr an die Resultate der Krankheit, statt daß er die Ursache derselben ergründet und das Symptomenbild unvoreingenommen auf sich einwirken läßt.

---

1 *Hahnemann* hat diese Anmerkung in der 1., 2. und 3. französischen Auflage und in der 6. deutschen Auflage untergebracht. In der französischen 4. und 5. Auflage befindet sich diese Anmerkung im Text des Paragraphen 1 (P.S.).

2 siehe *„Organon“*, § 81, Anmerkung 2.

3 Eine Diagnosestellung, wie sie die heutige Medizin betreibt, ist in *Hahnemanns* Augen vollkommen ungenügend und unvollständig. Da wird eine hypothetisch mögliche Verallgemeinerung geboten, welche nur eine zeitlich beschränkte Gültigkeit hat, während doch die Diagnose des Kranken als Gesamtheit nötig wäre und nicht bloß die Teilbezeichnung einer momentan gerade hervorstechenden, aber beschränkte Zeit dauernden Affektion. Indessen lehnt *Kent* die relative Nützlichkeit der pathologischen Diagnose, wie jeder seriöse Homöopath, absolut nicht ab, welches mehrere Stellen in diesem Werk zeigen (P.S.).

Ein junger Mann von 25 Jahren, mit sehr belasteter Familienanamnese, dessen Symptomatologie, vor allem funktioneller Natur, mehr als 20 Schreibseiten voll ergibt – Symptome, die man subjektiv nennen würde und die im jetzigen Zeitpunkt noch unerklärlich, aber Ausdruck seiner Krankheit sind –, ist vollkommen heilbar, wenn er sich zur rechten Zeit dem Arzt anvertraut. Nach der angezeigten Behandlung wird es bei ihm dann nicht zu pathologischen Resultaten kommen. Er wird ein hohes Alter ohne jegliche krankhafte Gewebsveränderung erreichen. Aber derselbe Kranke wird tatsächlich Gewebsschäden bekommen, die in Beziehung zu seinen Lebensumständen und seiner Erbmasse stehen werden, wenn er nicht, wie oben beschrieben, frühzeitig behandelt und in den Anfangsstadien ausgeheilt wird. Unter den Lebensumständen ist folgendes gemeint: Ist er beruflich Kaminfeger, wird seine Anlage sich zu einer der Kaminfegerkrankheiten entwickeln; handelt es sich um eine Hausangestellte, so werden es Hausangestelltenkrankheiten sein, usw. Hat dieser Patient denn nicht mehr dieselbe Krankheit, mit der er schon geboren wurde, die damals aber noch so unscheinbar und gutartig war, daß sie gar nicht entdeckt wurde? Verrät diese Symptomenreihe nicht die wahre Krankheit; ist sie nicht das nach außen reflektierte Bild derselben Krankheit, sei sie nun schon oder noch nicht beim Stadium der Gewebsläsionen angelangt?

Hat er tatsächlich schon Leberschäden, Hirnschäden oder anderweitige Gewebsveränderungen, welche gemeinhin als Krankheit anerkannt werden, dann muß der homöopathische Arzt in die Vergangenheit des Kranken eindringen, mit ihm sein Leben rückwärts durchgehen, um das erste Glied der Kette seiner Symptomatologie zu finden, bevor er eine rationelle Verschreibung machen kann.

Verschreiben für pathologisch-anatomische Endresultate mag wohl Veränderungen an diesen selbst hervorbringen, aber keinesfalls Veränderungen an der Krankheit selbst in ihrer Gesamtheit, und das führt nur zu einer ungünstigen Beschleunigung ihrer Weiterentwicklung.

Man kann in vielen Familien Charakteristika und Besonderheiten im Erbgang weitergehen sehen. Zuerst sind es subjektive Symptome, später objektive, durch welche sich die Anfangsstadien jeder Krankheit ausdrücken, und es ist nicht selten, daß die ganze Familie dasselbe oder ein demselben verwandtes Medikament braucht, um sie zu heilen. Aber während sich beim einen Familienmitglied die pathologische Anlage Schritt für Schritt zum Krebs entwickelt, kann dieselbe Anlage bei einem anderen Familienmitglied zur Tuberkulose führen usw. ... Alles aber wie gesagt aus derselben Anlage. Es ist sehr wichtig, diese Grundbedingung für alle Krankheiten der menschlichen Rasse richtig verstanden zu haben. Ohne dieses Verständnis können auch die akuten (miasmatischen) Krankheiten nicht begriffen werden, die später abgehandelt werden.

Wir wissen alle, daß es Personen gibt, welche auf bestimmte Einflüsse in besonderer Weise reagieren, während dieselben Einflüsse bei anderen gar keine Reaktion auslösen. Bei der Ausdehnung einer Epidemie in einem bestimmten Landstrich erkennt man, daß gar nicht jedermann befallen wird. Warum läßt sie die einen aus? Warum befällt sie die anderen? Diese Fragen müssen im Lichte der homöopathischen Lehre beantwortet werden. Man muß in diesem Fall dem Unverträglichkeitsphänomen Rechnung tragen.[1] Die Zahl der Ärzte ist groß, welche ihre Zeit damit verlieren, vermutlichen Krankheitsursachen ihrer Patienten nachzujagen. Der Kranke wird unter allen Umständen erkranken, während der Gesunde auch in einem Lazarett sich ungestraft seiner Gesundheit erfreuen darf!

Die Hauptaufgabe des Arztes soll nicht darin bestehen, im Wasser, in ungesunden Wohnungen oder in der Nahrung, die wir zu uns nehmen, die Grundursache, die wahre Ursache unserer Krankheiten zu suchen. Es versteht sich freilich von selbst, daß er solche zufälligen Ursachen fernhalten soll, aber seine Hauptaufgabe ist vor allem das Aufspüren der Symptome der Krankheit, nach denen er dann, geleitet vom Similegesetz, das Heilmittel bestimmen kann. Dasjenige Mittel ist Meister der Situation, welches am Gesunden ein möglichst ähnliches Symptomenbild erzeugen kann; es ist im gleichen Atemzug das nötige Antidot – wo es etwas zu antidotieren gibt –, aber auch das Mittel, welches die Krankheit zu Boden zwingt, wieder Harmonie ins Gemüts- und Geistesleben bringt und demzufolge den Patienten heilt.

Die wahre Natur des menschlichen Organismus mehr und mehr verstehen zu lernen und von da mit Verstandesschlüssen dem Wesen der Krankheit näher zu kommen, öffnet uns ein wissenschaftlich außerordentlich anziehendes Arbeitsfeld. Man kann Krankheit auch studieren, indem man die Arzneimittelprüfungen an Gesunden durchforscht. *Hahnemann* bediente sich auf diese Weise gewonnener Einsicht, als er be-

---

[1] Nach *Tzanck* ist Unverträglichkeit eine spezielle Reaktionsbereitschaft, die konstitutionell oder erworben sein kann und welche Begriffe wie Allergie, Hyperergie, Sensibilisation, Überempfindlichkeit, Anaphylaxie und Idiosynkrasie in sich schließt (P.S.).

tonte: „Die Geistes- und Gemütssymptome sind der Schlüssel zur Person." Die Geistes- und Gemütssymptome[1] werden von ihm und seinen echten Schülern als wichtigste Symptome angesehen, und zwar sowohl die im Arzneimittelversuch produzierten als diejenigen, die sich im Verlauf einer Krankheit manifestieren. In der Tat ist *der Mensch durch seinen Geist und sein Herz, durch das, was er denkt und was er liebt,* d.h., was er anstrebt, gekennzeichnet und durch nichts anderes sonst.

Wenn diese zwei Hauptelemente, die den Menschen ausmachen, Gemüt und Geist, uneins miteinander werden, auseinander streben, so bedeutet dies Geistesverwirrung, Unordnung, Tod ... Alle Heilmittel wirken primär auf den Geist, d.h. auf Willen und Vernunft (oft in intensiver Weise auf beide zugleich). So beeinflussen sie den Menschen in erster Linie in seinen Gedanken, Verlangen und Wünschen und in zweiter Linie in seinen Funktionen und Gefühlen. Erst zuallerletzt beeinflussen sie seine Gewebe.

Das Studium von *Aurum* zum Beispiel zeigt uns, wie sehr dies Medikament die Affektivität des Menschen zutiefst berührt. Seine Liebe zum Leben, die tiefste und stärkste des menschlichen Herzens, wird von Aurum so sehr zerstört, daß die Weiterexistenz zum Ekel wird, zu einem Zustand führt, den er durch Suizid beenden will.

Argentum, als ein anderes Beispiel, erschüttert die menschliche Intelligenz in solchem Grade, daß jedes Denken unmöglich wird. Das Gedächtnis gibt schrittweise bis zum völligen Auslöschen nach. Genau so ist es mit allen weiteren Mitteln unserer Materia medica: Als erstes ist es der Geist des Menschen, den sie beeinflussen, seinen Geistes- und Gemütszustand, seine Sensibilität, denn von da aus springt die Wirkung weiter und weiter peripheriewärts bis zuäußerst hinaus in Haut, Haare, Nägel.

Wenn unsere Medikamente nicht auf diese Weise studiert werden, wird man sie nie so verstehen, daß man Nutzen aus ihnen ziehen kann, werden sie uns nicht vertraut. Meine Arzneimittellehre ist nach diesem Prinzip abgefaßt.

Man muß also die Krankheit so studieren, daß man peinlichst genau zwischen Krankheitssymptomen und Arzneimittelprüfungssymptomen Verbindungslinien zieht.

Je mehr Arzneimittelprüfungen am Gesunden bis in ihre letzten Möglichkeiten, d.h. bis zu greifbaren Resultaten vorgetrieben wurden, desto

---

[1] Siehe *„Organon"*, § 211.

aussichtsreicher wird die Heilmittelsuche nach dem **Ähnlichkeitsgesetz,** indem wir, immer mit dem Blick auf die Arzneimittellehre, die Krankheiten studieren, um ein dieselben deckendes Mittel zu finden. Endsymptome, funktionelle Symptome, Symptome der Sinnesorgane, Geistes- und Gemütssymptome, alle haben ihren Nutzen, und keine Art soll vernachlässigt oder ignoriert werden.

Wir müssen die Krankheiten des Menschen an dem, was unsere Materia medica uns offenbart, durchschauen und verstehen lernen. Ebenso, wie wir in einem Arzneimittelbild eine Krankheit unseres Nächsten erkennen können, so sollen wir die Natur eines Wesens, das Heilung bei uns sucht, erkennen.

Daraus folgt, daß unsere Auffassung von Pathologie an unsere Materia-medica-Erkenntnisse angepaßt werden muß und wir klar erkennen, in welchen Punkten Übereinstimmung herrscht, damit wir Kranke heilen können. Die Gesamtheit der Symptome, sorgfältig aufgezeichnet, ist alles, was wir von der intimen Natur der Krankheit erfahren. Daraus geht hervor, daß die passende Anwendung der nach dem Ähnlichkeitsgesetz gewählten Arznei unsere Heilkunst ausmacht.

2. Das höchste Ideal der Heilung

Unser heutiges Thema betrifft die Heilung oder genauer die Natur des Heilungsvorganges.

***„Organon"*, Paragraph 2:**

„Das höchste Ideal der Heilung ist schnelle, sanfte, dauerhafte Wiederherstellung der Gesundheit oder Hebung und Vernichtung der Krankheit in ihrem ganzen Umfange auf dem kürzesten zuverlässigsten, unnachteiligsten Wege, nach deutlich einzusehenden Gründen."

Fragt man einen nicht homöopathisch geschulten Arzt, was eine Heilung sei, so kreisen seine Gedanken nur um die Idee, daß Heilung Verschwinden des pathologischen Zustands sein müsse. Wenn es sich zum Beispiel um die Heilung eines Hautausschlags handelt, glaubt er, sei die Unterdrückung desselben durch seine Behandlung Heilung. Handelt es sich um Hämorrhoiden, so wird er ihre Exzision als Heilung bezeichnen. Die Entleerung der Eingeweide bedeutet Heilung der Verstopfung, die Amputation oberhalb des Knies Heilung eines Knieleidens.

Diese in ärztlichen Kreisen weit verbreitete Konzeption wird im allgemeinen auch vom Laien geteilt. Sehr oft staunt der Kranke, wie rasch der Dermatologe seinen Hautausschlag wegbrachte. Wenn nachher ernste Leiden, ja lebensbedrohliche Gewebszerstörungen als Folge dieser Unterdrückung auftreten, geht er wieder in seine Behandlung. Aber eines Tages kommt er nicht darum herum zu sagen: „Sie haben mir doch meinen Hautausschlag so wunderbar rasch weggebracht, warum können Sie mir nun nicht auch bei meinem Leberleiden helfen?" Sein wohl sehr wissenschaftlicher, dennoch unwissender Arzt hat hier seiner wahren ärztlichen Aufgabe schwer zuwider gehandelt. Er hat hier ein relativ leichtes in ein schwereres Leiden umgewandelt, sonst nichts. Er hat, was an der Oberfläche und damit relativ harmlos war, in die Tiefe hineingedrückt, und als Folge dieser wissenschaftlichen Ignoranz befindet sich der Kranke nun auf dem Pfad zum Tode.

Drei verschiedene Punkte behandelt dieser Paragraph des *„Organon"*; diese wollen wir nun hier besprechen.

1. **Wiederherstellung der Gesundheit und nicht Symptomenunterdrückung.**

Die Gesundheit wiederherstellen, heißt Wiederaufrichten von Ordnung und Harmonie im kranken Organismus. In der Tat ist nur die äußere, sichtbare Manifestation da. Unterdrückt man sie, so trägt man dem wahren Wesen der Affektion nicht Rechnung: Unterdrückung der Verstopfung, der Hämorrhoiden, der weißen Kniegeschwulst, des Hautausschlags und jeglicher anderer Lokalmanifestation oder auch eines einzelnen Symptoms der Krankheit oder einer isolierten Symptomengruppe, all dies dient nicht der Wiederherstellung der Gesundheit, wenn man den Menschen *als Ganzes* nimmt. Wenn die Unterdrückung von Symptomen nicht die Wiederherstellung eines harmonischen Gesundheitszustands zur Folge hat, so kann man auf keinen Fall von Heilung sprechen.

In der ersten Vorlesung haben wir gelernt:

„Des Arztes höchster und einziger Beruf ist, kranke Menschen gesund zu machen."

Es ist also nicht sein Beruf, Symptome nur zu ersticken oder ihren Aspekt zu verändern, noch die Krankheit einfach in ihrer Erscheinung abzuändern in der Vorstellung, so die Harmonie wieder hergestellt zu haben. Welcher Ignorant kann in seiner Einbildung auch nur einen Moment annehmen, auf solche Weise etwas Nützliches geleistet zu haben! Wie anders würde er handeln, wüßte er, daß jede heftige Veränderung, die er am Aspekt der Krankheit hervorbringt, nur deren innere Natur verschlimmert und dem Leidenden eine Vermehrung seiner Leiden bringt!

Im Laufe einer Behandlung muß es der Kranke merken und angeben, daß er sich, seinem Gefühl nach, der Gesundheit nähert, wenn Symptome verschwinden. *Gelingt es, ein äußeres Symptom wegzubringen, so muß es von einer Besserung des Allgemeinbefindens begleitet sein,* und dies wird auch immer dann der Fall sein, wenn eine Krankheit wirklich richtig geheilt wird.

2. Eine perfekte Heilung wird also in der Wiederherstellung der Gesundheit bestehen, und dies soll auf möglichst schnelle, sanfte und dauerhafte Weise geschehen, sagt Paragraph 2 ferner. Die Heilung soll prompt erfolgen, so rasch, als es den Umständen entsprechend möglich ist. Sie soll sanft, ohne Gewaltmittel, erfolgen und dann dauerhaft, solide sein. Immer wenn sichtbare Symptome durch heftige Mittel verschwinden oder unterdrückt werden – wie zum Beispiel drastische Abführmittel bei Verstopfung –, kann man nicht von sanfter, dauerhafter Heilung sprechen, auch wenn das Resultat rasch erreicht war. Jedesmal, wenn heftig wirkende Medikamente gebraucht werden, kann die Wirkung oder die Reaktion darauf auf keinen Fall mild sein.

Zur Zeit, als der zweite Paragraph des *„Organon“* geschrieben wurde, waren die therapeutischen Prozeduren dem äußeren Anschein nach gar nicht so harmlos wie die heutigen. Der Aderlaß, Schwitzprozeduren usw. waren zu *Hahnemanns* Zeiten große Mode. Die Medizin hat sich seither in ihrem äußeren Aspekt geändert, die Ärzte von heute verschreiben in Zucker gehüllte Dragées, die entweder sehr gut schmekken oder doch zumindest gut eingenommen werden können. Der Inhalt aber besteht zum Beispiel aus hochkonzentrierten Alkaloiden. Ist diese Änderung aus Prinzip erfolgt? Absolut nicht. Keine Entdeckung eines Prinzips hat bewirkt, daß Aderlaß und Schwitzprozeduren verlassen wurden; übrigens bedauern alte Ärzte auch heute noch deren Verschwinden und hoffen immer, sie wieder zu Ehren kommen zu sehen.

Vergessen wir nicht, daß die heutzutage verwendeten Drogen zehnmal stärker sind als jene von einst, da viel konzentrierter. *Cocain, Sulphonal*[1], alle die synthetischen Produkte und eine große Menge moderner, konzentrierter Arzneimittel, welche von einer Reihe von bedeutenden chemisch-pharmazeutischen Unternehmen fabriziert werden, sind außerordentlich gefährlich[2]; ihre tatsächliche Wirkung und ihre Nachwirkung bleiben oft lange Zeit verborgen. So hat gerade zum Beispiel die Entdeckung aller möglichen Petrolderivate den Weg zur Verdummung des Menschen geöffnet, Verstand und Wille des Konsumenten werden nämlich davon sukzessive abgebaut; schleichend entwickeln sich außerordentlich heftige und gefährliche Spätaffekte[3]. Zur Zeit, als man noch unmittelbar schwer und heftig wirkende Mittel verwendete, sah man deren Nachteile sofort klar und deutlich vor Augen: Aber der Kranke von heute wird einer nicht weniger gefährlichen Therapie unterworfen, nur merkt man lange nichts, da die Drogen seine geistigen Fähigkeiten herabsetzen.

Die trügerischen Vorteile dieser Mittel sind übrigens nie von langer Dauer. Manchmal scheinen sie Vorteile zu haben, dies ist aber nur des-

---

[1] *Cortison, ACTH, Sulfonamide, Antibiotika, Tromexan, Dicumarol* und andere *Antikoagulantien, Insulin* usw.

[2] Zum Teil sind sie sogar lebensgefährlich: *Streptomycin, Cortison, Dicumarol* (P. Schmidt, XV. Internationaler Homöopathiekongreß, Lausanne 1951).

[3] Schwere Hautaffektionen nach *Radium*, Schwerhörigkeit nach *Streptomycin*, ferner Endarteritiden, Gangrän, Mykardinfarkte, Hirnblutungen, Nephropathien mit Eiweiß im Urin, Ophthalmopathien, zum Beispiel Iridozyklitis, Neuropathien mit Lähmungen, Muskelatrophien, Pseudotabes, von *Insulin* provoziert (*Constam*, von *Sinner*: Prognose des Diabetes. Endokrinologiekongreß, Zürich, Juli 1954).

halb, weil der Organismus in diesen Fällen von einer neuen, einer durch das Medikament erzeugten Kunstkrankheit imprägniert ist, welche hinterhältiger, subtiler, aber auch anhänglicher als die objektiven Manifestationen der vorangehenden Naturkrankheit ist, und es ist nur Folge dieser Imprägnation, daß die ursprünglichen Symptome sich nicht mehr zeigen. Die Krankheit selbst ist im wesentlichen nicht verändert worden, sie ist weiter präsent, sie verfolgt weiter ihr zentripetales Zerstörungswerk im Innern des Patienten; nur ihr äußerer Aspekt ist abgeändert und eine Arzneikrankheit ernsterer Natur hat sich zur vorangehenden Naturkrankheit hinzugesellt[1].

Der Heilungsprozeß kann nur dann sanft sein, wenn er nicht gegen den Strom natürlicher Reaktion geht; er stellt die Ordnung nach dem Heringschen Heilungsgesetz her. Auf diese Weise verschwindet die Krankheit. Die Richtung, der die offizielle Medizin folgt, geht gegen den gesunden Menschenverstand; bei deren Betrachtung denkt man unwillkürlich an die Katze, die am Schwanz den Hügel hinauf gezogen wird, während eine sanfte, angenehme und dauerhafte Heilung den Naturheilprozessen nicht entgegenarbeitet, sie absolut nicht stört. Sie stellt das innere Gleichgewicht wieder her, und dadurch kehren auch die äußeren Manifestationen wieder zur Ordnung zurück. Heilung erfolgt auf zentrifugalem Weg vom Innern des lebenden Organismus aus.

Das Medikament, welches heilt, wirkt nicht brutal auf den Organismus. Hingegen muß man wissen, daß die Reaktion darauf ab und zu recht heftig, wie ein wirklicher Sturm, ausfallen kann, wenn auch die Wirkung des Medikaments selbst ganz sanft und schmerzlos vor sich ging. Das ist vor allem dann der Fall, wenn wir Einflüsse der traditionellen Medizin antidotieren oder neutralisieren müssen, um zur Heilung durchzubrechen.

3. „Nach deutlich einzusehenden Gründen“[2]

Das bedeutet Gesetz, fest gegründete Prinzipien, ein Gesetz, so wohlfundiert und eindeutig wie das Gravitationsgesetz. Nicht Meinen und Wäh-

---

[1] Siehe § 41 des „*Organon*“.

[2] Die englischen Ausgaben haben das deutsche Wort „Gründe“ mit „principles“ wiedergegeben und die alten französischen Ausgaben mit „induction“, welches die Operation bedeutet, die zwischen der Feststellung einer oder mehrerer Beziehungen besonderer, ähnlicher Art bis zur Aufstellung eines Gesetzes vor sich geht. Wir ziehen indessen den Ausdruck „Prinzip“ vor, was die Basis einer Sache bezeichnet, ohne die dieselbe nicht existieren könnte (P.S.).

nen, Empirik, sinnlose Nachbetermethodik, noch Anwendung von Drogen nach den suggestiven Empfehlungen der Fabrikanten. Unsere Prinzipien haben niemals gewechselt, und sie können nicht wechseln; sie waren immer dieselben und werden es auch stets bleiben.

Diese Doktrin und ihre Prinzipien, die festgegründeten Tatsachen und die Medikamente, welche nie ihre Eigenschaften ändern, kennenzulernen und mit ihrer Aktionsweise vertraut zu werden, das ist der erste und hauptsächlichste Zweck des Studiums der Homöopathie. Wenn man diese Prinzipien erlernt hat und sie in die Praxis umsetzt, werden sie für uns immer klarer und zuverlässiger in dem Maße, wie man Erfahrung erwirbt und sie immer besser kennenlernt. Die Anwendung dieser festen Prinzipien führt zur Vernichtung der Krankheit, zur Wiederherstellung der Gesundheit, und dies auf sanfte, prompte und dauerhafte Weise.

Wenn man einen allopathischen Arzt, der diesen Kurs besucht, fragt, wie er beweisen könne, daß er jemanden geheilt habe, so wird seine Antwort nicht anders ausfallen als oben angegeben, nämlich, daß der Kranke nicht gestorben sei oder daß die Krankheitserscheinungen nach Applikation des Mittels verschwunden seien.

Stellt man dieselbe Frage an einen Arzt, der sich in seiner Praxis auf die homöopathischen Prinzipien stützt, so wird man bemerken, daß er eindeutige Kriterien anführen kann, die ihm die Feststellung erlauben, daß es seinem Kranken besser geht. Da eine jede Krankheit mit einer Störung der Ordnung im subtilsten Inneren des Menschen beginnt, das heißt in der Einheit seiner moralischen und intellektuellen Qualitäten und nicht zuerst im materiellen Teil des Körpers, ist mit Recht anzunehmen, daß auch die Heilung in erster Linie mit der Herstellung des Gleichgewichts im Gebiete von Moral und Intellekt beginnen muß.

Es ist vor allem das *Wollen*, das den Menschen ausmacht, das vor allem und in erster Linie kommt, d.h. was seinen Willen und seine Wünsche darstellt; in zweiter Linie kommt dann das *Verstehen*, die Vernunft; und endlich an letzter Stelle seine äußere Hülle, sein *Körper*. Wir schreiten also vom Zentrum peripheriewärts vor und von seinen Organen bis in die äußersten Teile seines Körpers, wie Haut, Nägel usw. Ist dies so, so muß auch die Heilung vom Zentrum ausgehen und in die Peripherie hinausdringen. Vom Zentrum zur Peripherie bedeutet: *von oben nach unten, von innen nach außen*, von den lebenswichtigen Organen zu den weniger lebenswichtigen, vom Kopf zu den Extremitäten. Jeder homöopathische Arzt, der die Kunst zu heilen versteht, weiß, daß Symptome, die auf diese Weise verschwinden, nie mehr zurückkommen werden. Und noch viel mehr, er weiß, daß *Symptome, die in umgekehrter Reihenfolge ihres Auftretens verschwinden, auch für immer wegbleiben werden.* So ist er in der Lage, genau zu beobachten, daß der Kranke seine Besserung nicht der Natur allein, sondern eindeutig der Mittelwirkung zu verdanken hat.[1]

Wenn der homöopathische Arzt am Krankenbett beobachtet, wie die ersten Symptome sind und welchen Verlauf dann die Krankheit nimmt, und wenn er dann nachher sieht, daß die Symptome nach Applikation seines Mittels nicht obigen Verlauf[2] nehmen, so weiß er sofort, wie wenig Wert seine Intervention hatte. Wenn er im Gegenteil nach Applikation seines Mittels ein Zurückgehen der Symptome in der umgekehrten Reihenfolge ihres Auftretens bemerkt, dann weiß er, daß sein Medikament einen glücklichen Einfluß auf den Kranken ausübt; denn wäre die Krankheit sich selbst überlassen, so würde sie sich weiterentwickeln, und man sähe niemals dasselbe Resultat.

Die Entwicklung chronischer Krankheiten ist zentripetal, von außen nach innen, von der Peripherie zum Zentrum hin[3]. Alle chronischen Krankheiten zeigen sich zuerst an der Oberfläche, und von da aus fressen sie sich in die lebenswichtigen Zentren hinein. Daraus folgt, daß der

---

1 Es ist *Hering*, der dieses Gesetz über das Verschwinden der Symptome formuliert hat, man nennt es deshalb das *Heringsche Gesetz*. Es lautet: Bei einer echten Heilung verschwinden die Symptome fortschreitend:
von oben nach unten,
von innen nach außen und
in der umgekehrten Reihenfolge ihres Auftretens.
Eine wirklich heilende Therapie läßt die Krankheit in sukzessiven Etappen wieder durch die früheren Entwicklungsstufen zurückgehen. Wie im Spiegel läßt sich die pathologische Vergangenheit ablesen sowie der Wert der angewandten Therapie; sie bestätigen sich gegenseitig.

2 Man muß wissen, daß die Richtung, welche die Symptome bei der Heilung einschlagen, nicht im selben Moment alle drei Kriterien zusammen zeigt, sondern daß im allgemeinen nur *eine* der angegebenen Möglichkeiten jedesmal in Erscheinung tritt, das heißt also zum Beispiel das Verschwinden von oben nach unten, oder dasjenige von innen nach außen, oder die dritte Art, in der umgekehrten Reihenfolge des Auftretens. Als allgemeine Regel für das Verschwinden der Symptome gilt, daß das wichtigste Kriterium das Wiederauftreten alter Symptome ist, das nächstwichtige die zentrifugale Richtung der Symptome und das letzte die Richtung von oben nach unten (P.S.).

3 *Kent* muß hier sehr genau gelesen werden, damit man nicht dem Irrtum verfällt, er widerspreche sich an dieser Stelle. Das ist nämlich nicht der Fall, aber die Unterscheidung ist sehr subtil. Auf vorangegangener Seite heißt es, daß die

Kranke sich im selben Maße seiner Gesundheit nähert, als seine Krankheit wieder zur Oberfläche zurückkehrt. Dies ist die Reaktion, vielleicht stürmischer Art (momentane Verschlimmerung), welche aufs homöopathische Heilmittel erfolgt, von welcher wir oben gesprochen haben. Unwissende Kranke lieben es nicht, ihre alten äußeren Symptome wiederauftreten zu sehen, selbst wenn sie schon gehört haben, daß es keinen anderen Heilweg gibt. Herz-, Lungen-, Hirnstörungen müssen – soll die Gesundheit wiederhergestellt werden – von äußeren Manifestationen begleitet sein, zum Beispiel an den Extremitäten, an der Haut und ihren Anhangsgebilden (Nägel, Haare). Wir werden sehen, wie die äußeren Teile mit zunehmender Besserung der Krankheit befallen werden, Haarausfall beginnt, irgendein Ausschlag erscheint auf der Haut usw. Bei Rheumatikern mit Herzleiden zum Beispiel wird man beobachten, daß mit zunehmender Besserung des Kranken wieder eine Rheumaattacke in den Knien, wie er sie früher hatte, kommt, und man wird ihn seinem Arzt vorwerfen hören: „Doktor, bei der letzten Konsultation konnte ich noch prima laufen, aber jetzt sind meine Gelenke so geschwollen, daß ich sie kaum mehr bewegen kann."

Was bedeutet das nun? Daß der Kranke auf dem besten Weg zur Heilung ist! Ist dem Arzt diese Interpretation fremd, wird er sich nun beeilen, seinem Patienten ein Mittel zu geben, welches ihm diese Schmerzen nimmt, damit wird dann die Krankheit erneut von den Extremitäten aufs Herz zurückgetrieben, und damit ist die Chance der Heilung dahin, dem Kranken geht es wieder schlechter und schlechter, früher oder später erfolgt dann sein Ableben. Muß hier extra betont werden, daß der Arzt der alten Schule von all' dem nichts weiß, da er doch sozusagen in jedem solchen Falle nach seinem systematischen Behandlungsplan vorgeht und damit aber eben in unschuldigster Weise seinem Kranken schadet? Das ist ein einfaches Beispiel, wie Krankheiten von innen nach außen getrieben werden können.

Es gibt Fälle, in welchen nie komplette Heilung erreicht werden kann, wo der Krankheitszustand, wie man sagt, nicht mehr „reversibel" ist,

---

Störung der Ordnung von innen nach außen zu gehe, hier aber steht, die Krankheit dringe von außen tiefer und tiefer hinein. Das wäre in der Tat ein Widerspruch, wenn die beiden Worte „Störung der Ordnung" und „Krankheit" denselben Sinn hätten. Aber vorn handelt es sich um die ätiopathogenetischen Anfangsursachen der Krankheit, die innen im Innersten entstehen und zentrifugal wirken, hier nun ist es die Entwicklung der sichtbaren Krankheitszeichen, welche gemeint ist, das heißt die Antwort auf obige Ursachen, welche stets zentripetal verläuft (P.S.).

trotzdem ist obiges die einzige Möglichkeit, die einzige Richtung, eine Krankheit wirklich zu heilen. Es gibt keinen anderen Weg als dieses „Herauswerfen" der Krankheit an die Oberfläche in Form von längst vergangenen, ehemaligen, äußeren Manifestationen derselben. Ist der Kranke unheilbar und sind die angewandten Heilmittel auch sanft in ihrer Wirkung, so kann doch die Wiederherstellung einer auch nur halben Gesundheit in solchen Fällen von recht unangenehmen Leidenszuständen begleitet sein. Es ist durchaus möglich, daß er seine Kur als absolut nicht mild bezeichnet, obwohl die verwendeten Mittel keinerlei aggressiven oder heftigen Charakter aufweisen. Es liegt nicht am Mittel, daß der Kranke so reagiert, sondern an seiner schon allzu weit vorgeschrittenen Krankheit, so daß von seinem Organismus eine viel zu große Heilanstrengung verlangt wird.

Bei akuten Krankheiten beobachten wir in der Regel nichts von solchen Stürmen, die wir bei alten, unheilbaren Krankheitsfällen mit Gewebsschäden oder sehr lang dauernden, tief verwurzelten Krankheiten so oft sehen. Da, wo äußere Affektionen an den Extremitäten unterdrückt wurden, wird man dieselben wiederkommen sehen. Zur Illustration des Gesagten zitiere ich hier all die Fälle von Patienten, die an Rheumatismen der Hände, der Füße, der Handgelenke, der Knie oder Ellbogen litten und selbige mit stark wirkenden Einreibemitteln und Linimenten aller Art, mit *Chloroform, Salicyl, Menthol, Senf* behandelten und aufstachelten, bis sie glücklich ihre Rheumatismen von den Extremitäten weggetrieben hatten. Weiß aber nicht jeder Arzt, daß man vom Moment des Verschwindens der Rheumatismen an mit Herzsymptomen rechnen muß? Wenn man diesem Patienten nun dann das richtige Heilmittel verschreibt, so muß das Rheuma der Gelenke wiederkommen, vorher wird sich das Herz nicht bessern. Das stimmt für alle Fälle, in welchen periphere Symptome durch Lokalbehandlung zentralwärts getrieben wurden, in welchen also Versetzung der Krankheit ins Innere, Metastasierung ins Innere, „Zurücktreten" der Krankheit ins Innere stattgefunden hat.

Wer nach *Hahnemanns* Lehre vorgeht, wird diese Wirkungsweise der homöopathischen Heilmittel am Menschen erleben, dieses Herauswerfen innerer Leiden an die Oberfläche in Form ehemaliger Krankheitsmanifestationen. Der Kranke wird einmal in der Sprechstunde erscheinen und sagen: „Doktor, diese jetzigen Symptome hatte ich einst, als ich bei Dr. X für Rheumatismus in Behandlung stand." Fast täglich wird man solches hören können. In einem solchen Fall ist es das Beste, dem

Kranken einige Erklärungen zu geben. Ist er intelligent genug und will verstehen, wird er das Mittel ruhig weiter wirken lassen. Denkt der Arzt hingegen nur an seine Geldtasche und an sein Prestige, wird er sich sagen: „Verschreibe ich ihm nun nicht etwas Schmerzstillendes zum Einreiben auf sein krankes Gelenk, so wird er mich verlassen und einen anderen Arzt aufsuchen." Hier möchte ich eine Warnung aussprechen, denn wer so anfängt zu denken, der ist verloren, von dem Moment an wird er keine gute Arbeit mehr leisten. Man muß an die menschliche Vernunft appellieren und auf des Patienten Intelligenz vertrauen, dann wird man sehen, daß der Patient treu bleibt und auch geheilt wird! Wer gelernt hat, für den Kranken zu verschreiben, auch wenn das ab und zu durch Leidenszeiten führt, wer die Prinzipien und Gesetze, die befolgt werden müssen, kennt und doch nicht danach handelt, der verletzt sein Gewissen. In der letzten Zeile dieses Paragraphen des *„Organon"* steht:

„Nach deutlich einzusehenden Gründen."

Gehorcht man seinem Gewissen nicht, denkt man, tun zu können, was einem gefällt, so verläßt man alles, was mit den Prinzipien zusammenhängt; damit zerstört man aber jede Chance zum Erfolg. Derjenige aber, der die Prinzipien in die Praxis umsetzt, der sich mit der Arzneimittellehre durch stetes Studium ständig inniger vertraut macht und seine Kenntnisse dann mit Überlegung anwendet, wem die Ausübung dieser Prinzipien innerstes Bedürfnis geworden ist, der erreicht ein Ziel, das ihn voll befriedigt: Er sieht sich imstande, seine Kranken zu heilen und erwirbt die Liebe und den Respekt einer Gruppe von Menschen, die seine Arbeit wert sind. Und viel mehr noch, er hat ein reines Gewissen und ist frei von Schuld. Immoralität, Sittenverwilderung, das Fehlen jeder Selbstdisziplin, das Nichtanerkennen der tieferen Ursachen und Gründe aller Naturgesetze, der *Neo-Malthusianismus*[1], alles sind Hindernisse für die Heilung chronischer Krankheiten. Der seiner Berufung würdige Arzt wird sie bei jeder Gelegenheit verurteilen und ablehnen.

Das *sine qua non* zu jeder perfekten und vollständigen Heilung einer chronischen Krankheit ist eine hygienisch und moralisch einwandfreie Lebensführung. Unsere Aufgabe als Ärzte ist, deren Prinzipien bei unseren Kranken zu verbreiten, um sie zu einem aufrechten Leben zu bringen. Der Arzt, der nicht klar weiß, was ehrlich und aufrecht ist, verdient kein Vertrauen.

---

[1] *Malthusianismus:* Reduktion der Zahl der Heiraten; *Neo-Malthusianismus:* Methode, die als Ziel die Reduktion der Geburtenzahl hat (P.S.).

Die Aufgabe des Arztes besteht im Verfolgen zweier großer Leitideen und vor allem im Zurückgehen zu den Quellen, d.h. dem Aufsuchen der Urgründe des Krankwerdens im Gewissen des Kranken, dort, wo die erste Störung des Gleichgewichts auftrat. In zweiter Linie muß dann die ebenfalls wichtige Passage von dieser primären Gleichgewichtsstörung zur manifesten Krankheit verfolgt werden, indem man alle durchlaufenen Stadien festzustellen sucht. Ist es so weit, kann er nun in Kenntnis der Ursache alle für die Wiederherstellung der Gesundheit nötigen Mittel einsetzen. Diese Wiederkehr zur Gesundheit muß, um perfekt zu sein, auf sanfte und doch methodische Art, ohne unnötigen Zwang vor sich gehen, so wie die Lebenskraft selbst wirkt. Unabänderliche Prinzipien als Leitstern, das sorgfältig ausgewählte homöopathische Medikament als Mittel, damit wird der Arzt die Harmonie im Gewissen und das Gleichgewicht in den Funktionen des kranken Menschen wiederherstellen.

3. Schloß und Schlüssel in der Heilkunst Hahnemanns

Die Individualisation

„*Organon*", § 3

„Sieht der Arzt deutlich ein[1]*, was an Krankheiten, das heißt, was an jedem Krankheitsfalle insbesondere zu heilen ist* **(Krankheits-Erkenntnis, Indikation)***, sieht er deutlich ein, was an den Arzneien, das heißt, an jeder Arznei insbesondere, das Heilende ist* **(Kenntnis der Arzneikräfte)***, und weiß er nach deutlichen Gründen das Heilende der Arzneien dem, was er an dem Kranken unbezweifelt Krankhaftes erkannt hat, so anzupassen, daß Genesung erfolgen muß, anzupassen sowohl in Hinsicht der Angemessenheit der für den Fall nach ihrer Wirkungsart geeignetsten Arznei* **(Wahl des Heilmittels, Indikat)***, als auch in Hinsicht der genau erforderlichen Zubereitung und Menge derselben (rechte* **Gabe***) und der gehörigen Wiederholungszeit der Gabe: – kennt er endlich die Hindernisse der Genesung in jedem Falle und weiß sie hinwegzuräumen, damit die Herstellung von Dauer sei:* **so versteht er zweckmäßig und gründlich zu handeln und ist ein echter Heilkünstler.**"[2]

Der englische Übersetzer hat mit Recht hier das Wort „perceive", hineinsehen, verstehen, verwendet. Es handelt sich nicht um gewöhnliches Sehen, d.h. etwas mit den physischen Augen sehen, sondern um Erfassen mit Intelligenz und Vernunft, um klares Verstehen. Hätte *Hahnemann* „sehen"[3] statt „einsehen" gesagt, so könnte man auf den Gedan-

---

[1] Der weitere Sinn des deutschen Wortes „einsehen" ist hineingehen, d.h. den Sinn verstehen, erfassen, begreifen. Der Ausdruck wurde in allen englischen Ausgaben mit „perceive" übersetzt, mit Ausnahme der 5. Auflage von *Wesselhöft*, welche „verstehen" enthält. Die fünf ersten französischen Auflagen geben „apercevoir" an, was nicht ganz dem deutschen Wortsinn entspricht (P. S.).

[2] Siehe § 71, *„Organon"*.

[3] *„Sehen"* bedeutet ein sichtbares Objekt mit den Augen erkennen. *„Entdecken"* bezeichnet, was man leicht und deutlich erkennen kann. *„Bemerken"* heißt, etwas mit Aufmerksamkeit betrachten. Auch besteht eine leichte Differenz zwischen „wahrnehmen" und „merken", der Sinn des letzten Wortes hält etwas von Konstatieren, Beobachten, das heißt durch Tat und Geist entdecken. *„Begreifen"* ist Erfassen mit den Sinnen (*Larousse*).

ken kommen, er meine damit das visuelle Unterscheiden, zum Beispiel eines Tumors, der herausoperiert werden muß, das Sehen der kranken Niere mit den Augen, nachdem man das Abdomen zu diesem Zweck eröffnet hat, das Konstatieren von Eiweiß und Zucker im Urin bei dessen Untersuchung, und daß der Kranke nachher auf irgendeine mysteriöse Weise geheilt werde, wenn man diese Dinge entweder entfernt oder unterdrückt. Das Lesen dieses Paragraphen zeigt uns klar und deutlich, daß *Hahnemann* die pathologisch-anatomischen Veränderungen nicht als die wesentlichen Indikatoren zur Heilmittelwahl auffaßt.

Der Arzt muß an der Krankheit erkennen, was zu heilen ist. Es ist die *Gesamtheit der Symptome*, welche in jedem Fall das Heilmittel indiziert. Die Krankheit drückt sich in der Gesamtheit der Symptome aus – das ist die Sprache der Natur. Jedoch personifiziert dieses Symptomenbild nicht das eigentliche Wesen der Krankheit, sondern es ist nur der äußere Ausdruck der inneren Störungen. Die Gesamtheit der Symptome ist das äußerlich Sichtbare, die äußerliche Manifestation der Krankheit; die Form, die sie annimmt, ist alles, was der Arzt von den inneren Veränderungen fassen kann.

Kommt ein Kranker zum Arzt, so stellen sich dem letzteren vor allem die beiden Fragen:

1. Welche pathologische Diagnose muß gestellt werden? Davon hängt die Unterscheidung in pathognomonische und nicht-pathognomonische Symptome ab.
2. Welches sind die Symptome unter den nicht-pathognomonischen, welche zur Heilmittelwahl leiten?

Nicht jede beliebige Manifestation einer krankhaften Störung im Organismus ist eine Heilanzeige. Diejenigen Symptome, welche durch Gewebsschäden dargestellt werden, also objektive Symptome in chronischen Krankheiten wie zum Beispiel Geschwülste, Krebs usw. werden für sich allein niemals auf die Heilmitteldiagnose verweisen. Der homöopathische Arzt muß absolut unterscheiden können, was an einem Fall heilbar ist, was noch als reversibel gilt, also vom Heilmittel noch materiell erfaßbar ist. Das sind echte Heilanzeigen.

Der Arzt muß eine sehr klare und deutliche Vorstellung von den Gesetzen und Regeln haben, welchen jede organische Funktion unterliegt. Er muß wissen, daß die *Ursache aller Krankheit von innen nach außen geht*, vom Zentrum zur Peripherie, von den edelsten inneren Organen bis hinaus in die abgelegensten Körperpartien. Stehen wir unter einem Gesetz, das uns regiert, so herrscht dieses Prinzip über jeden Vorgang in unserem Organismus. Der Regierung gehorcht alles vom Zentrum aus bis zu den entlegensten Grenzen. Vergleiche man mit der Politik: In Ländern, in welchen man sich der Regierung nicht unterwirft, verliert sich das Vertrauen, und bald herrscht überall Anarchie. Auch im Handel sehen wir Zentren: London, Paris, New York werden allgemein als solche anerkannt, jedes mit seiner individuellen Einflußsphäre. Auch die Spinne in ihrem Netz regiert ihr Reich vom Zentrum aus.

Existieren zwei Regierungen in einem Land nebeneinander, so führt dies zu Verwirrung. Das Prinzip der Einheit ist die Basis zu jedem Modell, zu jedem festen Maß und Gewicht. Beim Menschen ist das Gehirn dieses Zentrum, von hier wird jeder Nerv, jede Zelle geleitet. Von diesem Zentrum aus geht alles, hier beginnt, was gut ist, hier beginnt aber auch, was sich schlecht entwickelt; hier beginnen sowohl Ordnung als Unordnung. Hier beginnt auch Krankheit, genau so wie Heilung von hier aus ihren Ursprung nimmt.

Nicht von äußeren Ursachen wird der Mensch krank, nicht von Mikroben, nicht einmal von Umwelteinflüssen, sondern nur von Ursachen, die in ihm selbst liegen. Begreift der homöopathische Arzt dies nicht, so fehlt ihm eine echte und wahre Vorstellung von der Krankheit. Entgleisung, Störung im Innersten, im leitenden Zentrum – ein Zuwenig oder Zuviel –, das ist die erste Etappe zur Krankheit, darauf folgen dann die ersten äußeren Anzeichen, und zwar zuerst in Form subjektiver, später dann objektiver Symptome.

Um zu einer vollständigen, perfekten Auffassung dessen zu kommen, was an einer Krankheit zu heilen ist, geht man am besten von der Betrachtung des Allgemeinen zu der des Speziellen, d.h. man studiert die Krankheit in ihren großen, allgemeinen Zügen, nicht am einzelnen Individuum, sondern an der Gesamtheit der menschlichen Rasse.

Epidemische Erkrankungen

Um diese Ideen klar zu machen, wenden wir uns beispielsweise einer Infektionskrankheit zu – von *Hahnemann* „miasmatische Krankheiten" genannt –, zum Beispiel einer Scharlach-, Grippe-, Röteln- oder Choleraepidemie, nicht in diagnostischer Absicht, was einfach wäre, sondern in therapeutischer. Wenn dieser Epidemie nichts gleicht, was schon in unserem Landstrich geherrscht hat, wird sie uns auf den ersten Blick recht konfus erscheinen. Nach den ersten Fällen, die der Arzt gesehen hat, kann er sich nur eine vage Idee von der Epidemie bilden, da er erst nur ein Fragment derselben sieht, erst einen Teil der Symptome derselben erhalten hat. Aber die Epidemie dehnt sich aus, der Arzt sieht viele Fälle, von denen er etwa zwanzig genauer untersucht. Wenn er deren Symptome schriftlich zusammenstellt und sie nach dem *Hahnemann*schen Schema klassifiziert, also aller untersuchten Patienten Geistes- und Gemütssymptome unter dem Titel „Geistes- und Gemütssymptome“ sammelt, alle Kopfsymptome unter dem Titel „Kopf“ usw., von oben nach unten, von den Geistes- und Gemütssymptomen zu „Schwindel“, „Kopf“ usw. bis hinunter zu den Füßen, um mit „Haut“, „Schlaf“ und Allgemeinreaktionen in bezug auf Zeit, Lateralität, Klima, meteorologische Einflüsse usw. abzuschließen, so wird diese gesamte Symptomentabelle ein derartiges Allgemeinbild von dieser Epidemie vermitteln, als ob ein einziger Patient es von seiner Krankheit geliefert hätte. Auf diese Weise hat der Arzt die Physiognomie dieser speziellen Epidemie in Schemaform vor sich.

Notiert er nun hinter jedem Symptom die Zahl der Kranken, die es gezeigt haben, so wird er sehr rasch die charakteristischen Symptome der Epidemie heraus haben, die wesentlichen Züge der Epidemie entdekken. Haben 20 Kranke zum Beispiel über Knochenschmerzen geklagt, so gibt der Arzt sich unmittelbar Rechenschaft, daß dies ein wesentlicher Zug der Epidemie ist. Haben alle Untersuchten an Konjunktivitis gelitten, an einem masernähnlichen Ausschlag, so müssen auch diese Symptome ins Schema eingeordnet werden, und zwar sind dies dann pathognomonische Symptome. Hat er das Schema dann komplett, und studiert er es als ein Ganzes, als wenn ein einziger Kranker mit seinen persönlichen Symptomen es geliefert hätte, so ist er in der Lage zu erkennen, wie diese neue Infektionskrankheit die Menschen im allgemeinen, aber auch jeden Kranken für sich angreift. Auf diese Weise ist er in der Lage zu unterscheiden, was bei der Krankheit allgemein ist und was individuell.

Jeder neue Kranke wird nämlich einzelne Symptome nennen, die nur *er* hat, die also der Krankheit seinen persönlichen Stempel aufdrücken. Diejenigen Symptome, welche bei allen Erkrankten gefunden werden, charakterisieren die Epidemie – man nennt sie pathognomonische; diejenigen Symptome, welche nur selten, ausnahmsweise beobachtet werden, charakterisieren den einzelnen Kranken, der sie aufweist – man nennt sie individuelle Symptome. Die Tabelle der gesamten Symptomatologie enthüllt der menschlichen Intelligenz, soweit dies möglich ist, die Natur dieser Krankheit; für die Therapie muß dies Gesamtbild vor den Augen des Therapeuten stehen.

Gehen wir nun zur folgenden Etappe, die im Auffinden der Heilmittel besteht, welche dieser Epidemie im allgemeinen entsprechen. Mit Hilfe eines Repertoriums notiert man nun neben jedem Symptom die Liste der Medikamente, die das betreffende Symptom beim Gesunden erzeugt haben. Wenn man das ganze Schema auf diese Weise durchgearbeitet hat, so kann man nun zur praktischen Auswertung die weniger auffallend angezeigten, weniger häufig vorkommenden Medikamente streichen, und man wird dann auf sechs, sieben Mittel kommen, die überall durchgehen und deshalb der gesamten Natur der Epidemie entsprechen. Man kann die Auswahl dann nennen: Gruppe der für diese Epidemie typischen Heilmittel – mit deren Hilfe der Arzt fast alle Fälle dieser Epidemie heilen kann.

Es fragt sich nun, welches Heilmittel dem einzelnen Kranken gegeben werden muß. Hat man die Gruppe von etwa sechs Epidemiemitteln beisammen, so tut der Praktiker gut, diese in der Arzneimittellehre zu studieren, um sich das individuelle Bild jedes einzelnen möglichst klar und komplett einzuprägen, um sie nachher nutzbringend anzuwenden. Auch hierbei geht man vom Allgemeinen zum Speziellen, das ist die einzige Methode, die etwas wert ist; es gibt keine bessere.

Wird er zu einer Familie gerufen, in der ein halbes Dutzend Familienglieder von der Epidemie ergriffen sind und wo die einzelnen Kranken doch einzelne charakteristische, individuelle Symptome aufweisen, da wird eines der Epidemiemittel auf den einen passen, ein anderes beim zweiten mehr indiziert sein. Etwa jedem einzelnen Familienglied systematisch dasselbe Mittel zu geben, da die Krankheitsdiagnose ja für alle dieselbe ist, das ist gegen das homöopathische Prinzip. Im allgemeinen wird schon ein einzelnes Mittel der Gruppe von epidemischen Mitteln, die man gefunden hat, häufiger indiziert sein als die andern. Es können aber auch einzelne Fälle vorkommen, die überhaupt keines aus dieser Gruppe brauchen. In letzterem Fall muß der Arzt sein Schema nochmals vornehmen und schauen, welches Mittel, das er ausgeschieden hat, am besten auf diesen speziellen Fall paßt. Es ist selten, daß ein Mittel angezeigt ist, welches überhaupt nicht im Schema erscheint.

Schloß und Schlüssel; Typhus und Masern als Beispiele

Jedes in der Arzneimittelprüfung erforschte Medikament zeigt seine individuellen Züge, durch die es sich von anderen unterscheidet; und auf der anderen Seite hat auch jeder Kranke seine individuellen Charakteristika, die ihn von anderen unterscheiden. Diese Eigenheiten hier und dort sind es, nach denen wir das Heilmittel für diesen Kranken auswählen, vergleichbar Schloß und Schlüssel.

Niemals darf ein Heilmittel bloß deshalb angewendet werden, weil es nun da in der Liste der Epidemiemittel figuriert; diese Liste wurde nur zur Erleichterung des Studiums dieser Epidemie angefertigt, sie ist das Destillat einer großen, fleißigen Arbeit. Wer es nicht scheut, sich zu Beginn einer Epidemie an diese Arbeit zu machen, der wird seine Mühe reichlich belohnt sehen, da er nachher in der Praxis die Mittelwahl erstaunlich rasch und leicht treffen kann. Die Kranken werden bei seiner Therapie nicht allein gesund, sondern viel rascher gesund als Patienten von Kollegen, die nicht nach dieser Methode arbeiten. Schwere Fälle werden einfach, und man verhütet auf diese Weise auch Komplikationen der Krankheit, zum Beispiel nach Scharlach; Typhusfälle werden innerhalb einer Woche unter Kontrolle gebracht und remittierende Fieber schon in einem Tage zur Entfieberung.

Bringt der Arzt obiges Schema nicht zu Papier, so muß er die Arbeit im Kopf machen, ist er aber von Patienten überhäuft und muß eine Riesenzahl Kranke besuchen, so kann er das Resultat seines Studiums unmöglich frisch im Kopfe behalten. Hat man es hingegen schriftlich festgelegt, wird man staunen, wie lange es einem gegenwärtig bleibt, ja vielleicht für immer. Habe ich das Schema etwa ein Dutzendmal zum Studium eines einzelnen Falles wieder vorgenommen, dann war es später nicht mehr nötig, da ich nachher alles auswendig wußte.

Man mag mich fragen, wie dieser Rat z. B. bei Typhus anzuwenden sei? Beim Typhus handelt es sich ja nicht um eine neue, unbekannte Krankheit, sondern um eine längst bekannte. Der alte Praktiker hat die Anamnese all' seiner Fälle längst im Kopf, ganz unbewußt speicherte sein Gedächtnis alle Daten und hält sie ihm bei jeder neuen Epidemie zur Verfügung. Es fällt ihm leicht, die Epidemiemittel aufzuzählen; aus dieser Gruppe wählt er sein Heilmittel. Genau so ist es beispielsweise mit Masern – gewisse Mittel passen mehr als andere zur Erscheinung dieser Krankheit, nicht zum Krankheitsnamen „Masern“, sondern zum jeweiligen Symptomenbild. Natürlich kommt dann und wann einmal ein Ausnahmefall vor, der ein Mittel braucht, das nicht in der Liste der meistgebrauchten Medikamente figuriert. Man muß sich durch diese Liste der sogenannten Masernmittel oder Mittel einer anderen Krankheit nicht den Blick trüben lassen. So können die meisten Kranken einer Epidemie *Pulsatilla* benötigen, da dieses Mittel in seinem Erscheinungsbild sehr auf Masern paßt. Aber man soll nie in Routine verfallen[1], nur noch einige Lieblingsmittel gebrauchen – unter Ausschluß anderer ebenso wertvoller. Bei jeder Applikation eines Mittels muß man darauf achten, ob die Indikationen auch wirklich dafür sprechen. Jeder erfahrene Praktiker denkt an *Apis, Ailanthus, Belladonna* und *Sulfur,* wenn er einem malignen Scharlach begegnet; es kommt jedoch oft vor, daß er seine Wahl außerhalb dieser Gruppe treffen muß.

So muß der Arzt also in jedem Falle zu erfassen suchen, welches die Heilanzeigen desselben sind. Das kann er ja nur dann, wenn ihm die Symptomatologie der epidemischen Krankheiten geläufig ist, wenn er weiß, wie Scharlach, Masern, Typhus aussehen und verlaufen und welche Komplikationen möglich sind, wie Sepsis, hämorrhagische Syndrome usw. Er muß also seine Pathologie *intus* haben, so daß er am Krankenbett sofort weiß, womit er es zu tun hat.

Zum Beispiel erwartet er in der Weiterentwicklung eines Typhus tympanitisches Abdomen, kontinuierliches Fieber, dann die Roseolen, darauf Delirium und Koma. Er weiß, daß dies die typische Verlaufsform eines Typhus ist. Setzt er sich hinter seine Arzneimittellehre, so hat er dieses Bild vor Augen, und da findet er dann, daß diesem Bild am besten die Arzneimittelbilder von *Phosphorus, Rhus toxicodendron, Bryonia, Baptisia, Arsenicum* usw. entsprechen. Sie passen auf diesen schleichenden Fieberverlauf und das ganze Typhusbild. Tanzt der Kranke symptomatologisch aus der Reihe, paßt keines dieser Mittel genügend, dann muß der Arzt sein Mittel halt außerhalb der üblichen Mittel suchen, jenes Mittel, welches auf diesen einen Kranken wie zugeschnitten ist, aber auch ganz allgemein der Typhusnatur entspricht. Bei dieser Wahl kommt es gar nicht auf die Diagnose „Typhus“ an, wie schon oben bei „Masern“ ausgeführt, sondern ganz allein auf die persönlichen Symptome, welche die epidemische Krankheit bei diesem einen Kranken auszeichnen.

---

[1] *„Organon“*, §§ 82, 257, 258.

Therapeutische Indikationen, Arzneimittelprüfungen, Arzneimittelbild

Ich habe mich bemüht, mit diesen Ausführungen klar zu machen, was wir unter therapeutischen Indikationen bei unseren Kranken verstehen. Zuerst erfaßt man das Krankheitsbild in seinen großen Zügen; befällt die Krankheit dann ein einzelnes Individuum, ist für uns das Wichtigste, wie dieses Individuum darauf reagiert, seine persönliche Reaktionsart – d.h. welches individuelle Gesicht die Krankheit bei diesem einen Kranken aufweist.

Dem Homöopathen ist es zur Gewohnheit geworden, auf die feinsten Nuancen zwischen zwei an derselben Krankheit Erkrankten zu achten, auch kleinste Einzelheiten können bei der Heilmittelwahl den Ausschlag geben. Würden wir die Krankheiten nur so oberflächlich betrachten wie der Schüler der offiziellen Medizin, könnten wir keinerlei Unterscheidungen feststellen. Der Homöopath ist in der Lage, seine Fälle zu individualisieren, da er beim einzelnen Patienten die kleinsten Eigenheiten beachtet, die eben Ausdruck seiner Individualität sind, seiner Art zu denken und zu leben.[1]

„... Sieht der Arzt deutlich ein, was an den Arzneien, das ist an jeder Arznei insbesondere, das Heilende ist (Kenntnis der Arzneikräfte) ..."

Auch hier geht *Hahnemann* vom Allgemeinen zum Speziellen, umgekehrt wie die klassische Medizin, welche vom Speziellen ausgeht und von da zum Allgemeinen vorstößt. Von den allgemeinen Symptomen, welche den Kranken als Ganzes affizieren, den Symptomen, provoziert zum Beispiel durch Kälte, Körperlage, Bewegung usw., geht es zu den Lokalsymptomen. Genauso beim Studium der Medikamente: Man kann keine genaue Kenntnis von der Wirkung eines einzelnen Mittels bekommen, solange man keine Idee von der generellen Wirkung der Mittel im allgemeinen hat. Zuerst Studium der generellen Wirkung, nachher Eingehen aufs Detail. Damit ist das Studium der Arzneimittelprüfungen gemeint.

Nehmen wir an, wir wollen zusammen eine Arzneimittelprüfung eines noch unbekannten Arzneistoffs unternehmen. Es ist nicht anzunehmen,

---

[1] Bei der Allopathie wird verallgemeinert, bei der Homöopathie individualisiert, sowohl bei der Diagnose als auch bei der Therapie! Wir behandeln Kranke und nicht Krankheiten (*R. Del Mas*).

daß jeder von uns dieselben Symptome bekommen wird, indessen werden die großen Züge der Arzneimittelwirkung sich bei allen Prüfern abzeichnen. Jedes Individuum wird indessen seine persönlichen Charakteristika entwickeln: Prüfer Nr. 1 wird zum Beispiel die Gemüts- und Geistessymptome des Stoffes deutlicher als Nr. 2 zeigen; Prüfer Nr. 2 dafür die abdominellen Symptome deutlicher als Prüfer Nr. 1; Nr. 3 wird vielleicht die Kopfsymptome des Mittels besonders deutlich bekommen usw. Werden alle Symptome der Prüfer nun tabellarisch zusammengestellt, als ob ein einziger Prüfer sie alle wiedergegeben hätte, bekommen wir damit das Bild, die Physiognomie dieser bis dahin unbekannten Arzneisubstanz. Sind es an die hundert Prüfpersonen gewesen, wird uns die ganze Natur der Prüfsubstanz ziemlich klar geworden sein, so daß wir deutlich erkennen und beurteilen können, wie und wie weit diese Substanz den Menschen beeinflussen kann. Wir erkennen den Arzneistoff durch eine solch umfassende Prüfung als unverwechselbare Einheit, als Individuum.

Was oben über das Studium der Natur der Krankheit gesagt wurde, gilt auch für das Studium der Arzneimittel. Ein Mittel ist dann für das Studium in seiner Gesamtheit vorbereitet, wenn alle von ihm provozierten Symptome schriftlich in einer Tabelle niedergelegt sind, in der jedes Symptom in eine bestimmte Rubrik eingeordnet ist: zuvorderst die Geistes- und Gemütssymptome, dann die Symptome am Kopfe und dann weiter vom Kopf bis zu den Füßen hinunter, von den geistigen zu den physischen Symptomen, nach dem sogenannten *Hahnemann*schen Schema. Dieses Arzneimittelbild können wir dann studieren, dasselbe in fleißiger Arbeit erweitern und entwickeln, indem wir die hervorstechenden Symptome herauslesen.

Kein Medikament kann als ausgeprüft gelten, solange wir nicht Symptome von allen Körperregionen und -organen besitzen; auch müssen wir wissen, wie es auf die verschiedenen Menschentypen und -rassen einwirkt. Erst wenn das erreicht ist, ist es zu Studium und Heilanwendung bereit.

Eine große Zahl unserer Arzneimittelprüfungen – auch Pathogenesien genannt – sind sehr lückenhaft und unvollständig. Sie stehen in unseren Büchern als Fragmente und sind als solche zu bewerten. *Hahnemann* hat alle Arzneimittel, die er uns hinterließ, voll ausgeprüft – es sind mehr als hundert; von allen wissen wir, wie sie den gesamten Menschen affizieren. Jedes einzelne Mittel soll so geprüft werden, damit man weiß, wie es die menschliche Rasse beeinflußt.

Um die Natur unserer chronischen Krankheiten, Psora, Syphilis und Sykosis (*Hahnemanns* „chronische Miasmen“) zu verstehen, muß der homöopathische Praktiker analog vorgehen wie beim Studium der akuten Miasmen. *Hahnemann* hat uns ein komplettes Bild der Psora hinterlassen. 12 Jahre lang sammelte er alle Symptome von Patienten, die unzweifelhaft psorisch waren; diese Symptome gruppierte er in ein Schema, bis die Natur dieses bedeutendsten chronischen Leidens ersichtlich war.[1] Anschließend veröffentlichte er dann eine Liste homöopsorischer Heilmittel, d. h. von Arzneimitteln, die in ihrer Natur Ähnlichkeit mit dem Psorabild haben.

Um ein wirklich erfolgreicher Arzt zu werden, soll der Homöopath die zwei anderen großen Miasmen, Syphilis und Sykosis, auf gleiche Weise bearbeiten.

Wenn der Arzt die Natur einer Krankheit – die Physiognomie einer Krankheit – wie ein Bild vor sich sieht und wenn er auf dem laufenden ist über alle Krankheiten, denen wir unterworfen sind, wenn er andererseits die Mittel, die am häufigsten gebraucht werden, gut kennt, wird er beim Anhören seines Patienten bald merken, um welche Krankheit es sich handelt, und unverzüglich werden ihm die Medikamente in den Sinn kommen, welche in der Arzneimittelprüfung am Gesunden ein ähnliches Bild erzeugt haben.

Das ist, was uns der Paragraph 3 lehrt. Der Zweck dieses Paragraphen ist, den Arzt fähig zu machen, am Krankenbett sowohl den Krankheitsprozeß als auch die Natur des Heilmittels klar zu sehen; und zwar „sehen“ im Sinn von „verstehen, erkennen“, d. h. sehen mit seiner Intelligenz und seinem Verstand.

Kein Arzt ist wirklich fähig und kompetent, solange er nicht gleicherweise die Natur einer Krankheit kennt und die Natur des Heilmittels, das ihr entspricht.

---

[1] Siehe „*Organon*“, § 80.

4. Erfahrung und Beobachtung in der Medizin

„Wir sollen die Ideen unserer Väter nicht wie Kinder annehmen, d. h. nur weil unsere Väter sie gehabt haben und sie uns hinterließen, sondern wir sollen sie prüfen und darauf der Wahrheit folgen.“ (*Louis XVI.*)

„*Organon*“, § 3 (Ende)

„... kennt er endlich die Hindernisse der Genesung in jedem Falle[1] *und weiß sie hinwegzuräumen, damit die Herstellung von Dauer sei: So versteht er zweckmäßig und gründlich zu handeln und ist ein echter Heilkünstler.“*

Grundprinzipien und Erfahrung

Betrachten wir zuerst noch den letzten Abschnitt des Paragraphen 3, der sich über die *Grundprinzipien* ausspricht, die den praktischen Arzt leiten sollen. Mit Ausnahme dessen, was die homöopathische Doktrin lehrt, war die ganze Medizin in der Vergangenheit Erfahrungssache; mit Ausnahme der Homöopathie ist sie es auch heute noch[2].

Es ist einleuchtend, daß zur Einführung in die Lehren der Doktrin eine Definition der exakten Stellung der Erfahrung in der Wissenschaft gehört. Würde die wahre Auffassung von Gesetz und Doktrin, von Ordnung und Leitung im menschlichen Geist vorherrschen, so würden wir nicht alle Augenblicke neue Theorien aufkommen sehen; denn solche wären dann überflüssig, der Mensch wäre dann hellsichtig genug, Wahrheit und Unsinn klar zu unterscheiden.

Freilich hat die Erfahrung ihren Platz in der Wissenschaft[3], ihre Stellung ist aber nur eine bestätigende. Sie kann nur sanktionieren, was mit Hilfe von Prinzipien oder Gesetzen gefunden wurde, die uns in bestimmter Richtung führten. Die Erfahrung für sich allein führt zu keiner richtigen

---

[1] Mangel an Hygiene, vorübergehendes Übelbefinden, Fremdkörper, Steine, Mißbildungen, Verletzungen etc. ...

[2] *Hahnemann*: Heilkunde der Erfahrung, 1805; Etudes homoeopathiques, vol. I, S. 291.

[3] *Hahnemann*: Geist der homöopathischen Heil-Lehre, Reine Arzneimittellehre 2. Teil, 3. Aufl., Dresden und Leipzig, 1833, S. 1 und Etudes homoeopathiques, vol. I, S. 282 (1813).

Entdeckung; aber wenn wir solide Prinzipien besitzen, können Dinge, die wir durch Erfahrung beobachten, Tatsachen bestätigen, die in Übereinstimmung mit dem Gesetz sind.

Wer weder Doktrin noch Gesetz kennt, sich nicht bei jeder Gelegenheit aufs Gesetz stützt, bildet sich ein, er könne auf Erfahrung fußend Entdeckungen machen. Von erworbenen Erfahrungstatsachen ausgehend, versucht er, etwas zu erfinden. Seine Erfindungen verlieren sich dann in alle denkbaren Richtungen. So sehen wir in unserem Jahrhundert Kongresse mit Tausenden von Medizinern, von denen jeder vorgibt, sich nur auf Erfahrung zu stützen. Einer ergreift das Wort und gibt seine Erfahrung wieder, ein anderer spricht von der seinigen und so fort, jeder weitere Redner diskutiert seine eigene Erfahrung. Aber nicht zwei von ihnen haben dieselbe Meinung! Am Ende des Kongresses vergleichen sie ihre Erfahrungen, und auf was sie sich dann einigen, wird mit dem Namen Wissenschaft getauft, wäre es auch das pure Gegenteil der Wahrheit. Im folgenden Jahr kommen sie wieder zusammen, bringen neue Ideen und Erfahrungen, die von denen des Vorjahres abweichen, und da wird man dann erleben, daß verdammt und verworfen wird, was im Jahr vorher Zustimmung fand. Das ist diese vielgerühmte „Heilkunst der Erfahrung". Diese Mediziner, diese Kongresse bestätigen nichts, aber aus diesen Erfahrungen entspringen immer neue Serien von Erfindungen und Theorien. Das ist der falsche Weg.

Die Grundlagen, auf welchen die medizinische Wissenschaft aufgebaut werden kann, müssen solid sein, müssen der Wahrheit entsprechen. Um einer Sache sicher zu sein, muß man sie beobachten, aber es besteht ein Unterschied zwischen der wahren Beobachtung einer Wissenschaft, die auf Gesetz und Prinzipien fußt, und der Erfahrung eines Menschen ohne Gesetz und Prinzip. Die klassische Medizin, d. h. die alte Schule, negiert die Existenz von Grundsätzen und Gesetzen, sie nennt ihr System „Heilkunst der Erfahrung" und darum sind ihre Lehren kaleidoskopisch, wechseln jedes Jahr und erscheinen nicht zweimal auch nur ähnlich.

Noch einmal betone ich, wie notwendig es ist, sich mit dem Begriff der „inneren Leitung" des menschlichen Wesens vertraut zu machen, um verstehen zu können, wie Krankheit beginnt und sich entwickelt. Betrachten wir eine x-beliebige Regierung, sei es jene des Universums, sei es eine politische oder kommerzielle oder sonst eine unserer materiellen Welt, überall erkennen wir ein Zentrum, welches regelt und kontrolliert. Dies ist die oberste Autorität. Jeder Mensch besitzt in sich als

Geschenk der Vorsehung ein oberstes Leitungszentrum, im Grau der Hirnrinde lokalisiert, das heißt im edelsten Teil dieser Substanz: Das ist das Hirnzentrum. Alles, was den Menschen ausmacht und was in ihm vorgeht, hängt in erster Linie von diesem Zentrum ab; dessen Einfluß erstreckt sich bis in die Peripherie des Organismus hinaus, bis in dessen äußerste und entlegenste Partien.

Eine äußerliche pathologische Affektion – zum Beispiel eine Verletzung an einem Finger – wird normalerweise rasch heilen. Das Ordnungsprinzip, das im menschlichen Organismus vom Zentrum in die Peripherie hinaus wirksam ist, wird jeden Schaden rasch beheben, den die äußere Hülle durch von außen einwirkende Gewalt erlitten hat. Ob es sich nun aber um innere oder äußere Läsionen handelt, die Reihenfolge in den Heilungsvorgängen ist dieselbe. Trauma ist Resultat von äußerer Gewalteinwirkung, Krankheiten aber sind Ausdruck innerer Ordnungsstörungen, letztere führen zu Krankheit. Alle Krankheiten im eigentlichen Sinn des Wortes entwickeln sich auf zentrifugale Art, im Zentrum beginnen sie, und von da aus schreiten sie zur Peripherie vor. *Hahnemanns* „Miasmen" haben diesen Charakter, sie sind echte Krankheiten.

Wille, Denken; Lebenskraft; materieller Körper

Es ist ein Triumvirat, welches die Leitung des menschlichen Organismus innehat, eine erste, eine zweite, eine dritte Instanz – wenn wir diesen Vergleich ziehen dürfen. Wir haben das Großhirn, das Kleinhirn und das Rückenmark, oder kollektiver, allgemeiner: Hirn, Rückenmark und peripheres Nervensystem. Von einem andern Standpunkt aus können wir unterteilen in Wille und Überlegung, welche innig verflochten sind – Wille und Denken, welche das ausmachen, was man den „inneren Menschen" nennen kann; dann zweitens die Lebenskraft (auch Vizeregent der Seele nennbar, Limbus oder belebende Materie, formende Kraft), welche immateriell ist und welche als räumlich-energetisch angesehen werden kann; und drittens der materielle, räumliche Körper. Die Ordnung und Wirkungsrichtung ist also so: Im Innersten der Wille, das wollende Prinzip als höchste Leitung, dann durch den Limbus, Ursubstanz oder Lebenskraft hinaus bis in die äußersten Manifestationen, in die lebende materielle Substanz des Menschen, die in jeder Zelle sitzt. Dieses Triumvirat findet sich in jeder einzigen Zelle des Körpers wieder, keine einzige Zelle ist ohne ihren Willen, ihre Intelligenz, ihre lebende Materie, ihren Limbus oder ihre Ursubstanz und ihren materiellen Anteil – ihren Kern, die Zentrosomen und das Protoplasma.

Krankheit folgt in ihrer Entwicklung dieser Ordnung, von innen nach außen, es gibt keinen zentripetalen Verlauf. Der Mensch ist gegen jeden Einfluß, der von der Peripherie auf das Zentrum eindringen will, geschützt. Erinnern wir uns, daß alle Krankheiten sich zentrifugal entwickeln, von den innersten Partien zu den äußersten, auch kann keine medizinische Substanz den Menschen heilen oder krank machen, solange sie nicht eine Spezialbehandlung erfahren hat, durch die sie in den Stand gesetzt wird, ebenfalls so und in dieser Richtung zu wirken, das heißt solange sie nicht dynamisiert ist, um dadurch auf derselben subtilen Ebene zu wirken, wie die immaterielle, nicht materielle Grundursache der Krankheiten.

Akute und chronische Erkrankungen

Im Universum existieren „Miasmen" – krankmachende Entitäten. Wir teilen sie in akute und chronische ein. Von den chronischen Miasmen, die wir später behandeln, kennen wir drei: Die Psora, die Syphilis und die Sykosis. Alle drei haben keinerlei Selbstheilungstendenz.

Einerseits müssen wir die akuten sowie die chronischen Miasmen auf ihren Ursprung und ihre Entwicklung hin ergründen und andererseits dann ihre Effekte untersuchen, welche als objektive Krankheitszeichen imponieren. Die Miasmen sind ansteckend, ihre Wirkung ist zentrifugal. Sie pflanzen sich von innen nach außen fort, und obwohl sie in den Organen existieren, sind sie doch unsichtbar und unfaßbar; denn nur in dieser allersubtilsten Form können sie des Menschen physische Natur im Innersten angreifen. Was dieses Innerste, Tiefste ist (des Menschen Wille und Vernunft), kann nicht mit unsern Sinnen erfaßt werden, weder mit den Augen, noch mit den Fingern, noch mit einem anderen Sinnesorgan, so wenig wie die fundamentalen Grundursachen der Krankheiten mit Hilfe eines Mikroskops gefunden werden können. Nur in ihrer weiteren Entwicklung, in ihren Resultaten verrät sich eine Krankheit unseren Sinnen. Sie wächst subtil, von innen nach außen, vom Zentrum zur Peripherie, vom Zentralsitz der Regierung hinaus bis an die äußersten Grenzen. Darum muß auch die Heilung nach dem Ähnlichkeitsgesetz zentrifugal verlaufen. Wie die Ursache des Übels muß sie von innen nach außen fortschreiten.

Grundprinzipien ähnlich wie im Staat

Sehen wir hier nicht eine Ähnlichkeit zu unseren zivilen Regierungen? Wenn in Washington, dem Sitz der Regierung, schwere Unruhen ausbrechen, so sieht man diese rasch wie der Blitz auch aufs weitere Land übergreifen, hinaus bis in die entferntesten Teile. Der ganze Staat gerät ins Wanken – wie bei einer Krankheit –, wenn in der Regierung Uneinigkeit, Bestechung, Verderbtheit ihre Störaktionen entfalten. Ist die Regierung auf der Höhe ihrer Aufgabe, herrscht überall Ordnung und jedermann profitiert vom dauernd besseren Geschäftsgang. Werden die großen Handelszentren, wie London, Paris, New York, von irgendeiner schweren Krise oder einem Debakel erschüttert, so werden alle Regionen, die von den betreffenden Zentren abhängen, die Auswirkungen verspüren, auch hier werden Erschütterungen folgen. Jedes, auch das kleinste öffentliche Amt hier bei uns hängt von Washington ab, und diese Ordnung muß sorgfältig gewahrt bleiben. Der Sheriff und der Constable, der Richter und der Gerichtshof bilden ihrerseits überall wieder eine kleinere Regierung für sich, nach dem vom Staate aufgestellten Gesetz. Das Gesetz verlöre aber Autorität und Wert von dem Moment an, in welchem eine fremde Regierung die Regierung von Washington absetzen würde.

Alle Gesetze, alle Prinzipien, welche in Pennsylvania gelten, hängen von der Stabilität und guten Haltung der Zentralregierung in Washington ab; Harrisburg hängt von Washington ab und Philadelphia von Harrisburg, jedes ist ein Glied in der Kette.

Jedermann wird nun begriffen haben, was Ordnung und Richtung bedeuten, und erfaßt haben, daß bestimmte Richtungen innegehalten werden. Nichts was äußerlich ist, kann sich nach innen in die Tiefe, ins Zentrum des lebenden Organismus fortpflanzen und ihn krank machen. Unordnung an einem der Gerichtshöfe Philadelphias stört weder die Nation als Ganzes noch unsere konstitutionelle Regierung. Wenn man sich an einem Finger brennt, so berührt dies die Hauptzentren, welche unseren Organismus dirigieren, nur insoweit, als es zur Heilung des Schadens nötig ist. Das ist aber keine Krankheit, keine Erschütterung des ganzen Organismus. Erst was unsere gesamten Stoffwechselvorgänge und unsere zentrale Leitung in Unordnung bringt, verdient die Bezeichnung „Krankheit“. Man kann jemandem eine Hand amputieren. Deswegen braucht nicht sein ganzes System aus der Ordnung zu kommen. Ergreift ihn aber zum Beispiel eine kleine gutartige Infektionskrankheit, wie beispielsweise einfache Masern, so wird sich diese Krankheit vom Zentrum zur Peripherie ausbreiten und den gesamten Körperhaushalt beeinflussen.

Die alte, die offizielle Medizin spricht von Erfahrung, doch die Erfahrung, die sie meint, hängt vom Sehen und Betasten ab. Damit kann man sich jedoch enorm täuschen. Untersucht man eines der akuten Miasmen, so kann man wohl sehen, was materiell an ihm ist, aber sein Wesen erfaßt man deswegen doch nicht, da es von keinem unserer fünf Sinne erfaßt werden kann.

Das unwandelbare Prinzip der Homöopathie

Wir haben nun gesehen, daß alles in unserem Organismus vom Zentrum aus gesteuert wird. Daraus schließen wir, daß alles, was dem Gesetz folgt, von einem Prinzip abhängt, vom Zentrum ausgeht, der Ordnung entsprechend abläuft und von der Erfahrung bestätigt werden kann. In konkreteren Worten heißt das: Was wir durch die Anwendung des homöopathischen Gesetzes lernen, was wir beobachten, nachdem dieses Gesetz uns vertraut geworden ist, was es uns lehrt: Alle diese Fakten, jede weitere Erfahrung, die wir machen, bestätigen nur erneut die Prinzipien. Zum Beispiel macht uns jede weitere Erfahrung mit *Bryonia* um so besser bekannt mit diesem Mittel. Die Erfahrung stärkt und macht sicherer, hat nicht mit persönlichen Kaprizen zu tun, sondern konsolidiert die Prinzipien; sie macht denjenigen unerschütterlich, der das Gesetz kennt und befolgt.

Wen jeder Windhauch einer anderen Meinung in Aufregung oder in Verwirrung versetzt, der befindet sich nicht in einem guten Gleichgewicht oder ist sogar geistesgestört oder beides zusammen. Wer sich nur auf die Erfahrung verläßt, kommt wahrhaft nie zu echten Erkenntnissen, seine Vorstellungen schwanken dauernd, sind nie dieselben, da sie eben auf keiner soliden Basis stehen. Solide Basis ist aber unabdingbare Voraussetzung für jede wissenschaftliche Disziplin. Der homöopathische Arzt darf sich nicht auf wandelbare menschliche Meinungen stützen, sondern nur aufs unwandelbare Gesetz, denn *alles Menschliche ist unstabil.*

In der Homöopathie ist es das Prinzip, das unwandelbar ist. Alles, was nicht in Übereinstimmung damit ist, soll verworfen werden.

Krankheitsursachen, dynamisierte Arzneien, Krankheitszeichen

Diese Betrachtungen zwingen uns zur Anerkennung der Notwendigkeit der *Attenuation*[1] und *Dynamisierung* der Arzneien. Es muß aber unterstrichen werden, daß die Verdünnungstechnik, das heißt die Technik der Materieteilung, wertlos ist, wenn dabei dem Arzneistoff nicht *Stöße* versetzt werden (Schütteln), eine Technik, die wir *Hahnemann* verdanken. Dieses doppelte Verfahren des Verdünnens plus Schütteln nennt sich *Dynamisieren* und das Resultat *Dynamisation.* Wird diese sehr weit getrieben, spricht man von *hoher Dynamisation* (Hochpotenz).

---

[1] Deutsch „Verdünnung".

Die Krankheitsursachen sind so feinen Charakters, so subtiler Natur, daß sie von den neurovegetativen Zentren aus wirken können, vom Innersten des „innern Menschen“ aus bis hinaus in die äußersten und abgelegensten Grenzbezirke. Um auf so subtile Ursachen einwirken zu können, lehrt die Homöopathie, braucht es auch notwendigerweise Produkte hochdynamisierter Arzneiverteilung. Das *Hahnemann*sche Vorgehen der Verdünnung, gekoppelt mit repetierten Schüttelschlägen, erlaubt einen weitgehenden Abbau der Materie bis zu einem oligomolekularen Zustand, der offenbar physiologischen Proportionen angepaßt ist. Das Entfernen der Moleküle voneinander ist unabdingbar und grundlegend wichtig, wo man sehr spezielle und wichtige Funktionen beeinflussen will. Die physikochemische Zusammensetzung der Nervenzentren verlangt gebieterisch nach diesen hohen homöopathischen Dynamisationen, nur sie passen in die physiopathologischen Krankheitsprozesse hinein und entsprechen demzufolge den therapeutischen Anforderungen, die sich davon ableiten[1].

Rohere, unverfeinerte Stoffe können nicht durch die Haut eindringen. Die menschliche Haut ist eine schützende Hülle gegen jede materielle, grobe Art von Ansteckung; aber gegen immaterielle Einflüsse ist der Mensch nur so lange geschützt, als er sich in perfekter Gesundheit befindet. In einem Moment herabgesetzten Widerstands können sie eindringen, und dann wird er krank. Dies ist die Natur des Erkrankungsvorgangs, und was dabei vor sich geht. Im Lebenszentrum beginnt dann eine Störung, und von da aus breiten sich die Störungen zur Peripherie aus. Die zentrale Leitung stören, heißt die Ordnung stören und Verwirrung stiften; das ist die Grundbedingung der Krankheitsentstehung. Nach dieser Auffassung verstehen wir, wie „das Haus“, in dem der Mensch lebt, und die Zellen, die es bilden, gestört und in Unordnung gebracht werden. Die strukturellen Veränderungen in den Zellen sind das Werk der Zerstörungsarbeit der Krankheit, die schließlich zu organischer Degeneration in verschiedenster Form – zum Beispiel Eiterbildung – führt; alle diese degenerativen Prozesse sind nichts anderes als das Endresultat der Unordnung. Solange Ordnung und Harmonie herr-

---

[1] So präpariert können die homöopathischen Medikamente im Hirnzentrum auf derselben Ebene einwirken wie die Krankheitsursache. Sie können quasi „ohne anklopfen zu müssen“ eintreten, da diese Mikrodosen der subtilen Ebene der Krankheit am besten angepaßt sind, während die Drogen der üblichen Medizin wohl anklopfen, aber ohne eintreten zu können, da sie vom Körper nicht assimiliert werden; so folgt auf ihre Anwendung nur ein bedauernswerter Schock, der dann rascher oder langsamer vorübergeht (P.S.).

schen, sind die Gewebe gesund, die Zellmetamorphose nimmt ihren natürlichen Verlauf, die Stoffwechselaustauschvorgänge verlaufen geregelt und das physiologische Gleichgewicht bleibt erhalten.

Um sich eine exakte Idee von der Natur der Krankheit zu machen und der Modifikationen, die sie in den Geweben mit sich bringt, muß man zum Ausgangspunkt des Übels vordringen. Das Studium der Ätiologie in der offiziellen Medizin ist von notorischer Insuffizienz, da viel zu oberflächlich und nur auf die Resultate ausgerichtet.

„Kein Effekt ohne Ursache“: Auch die Krankheiten haben also ihre Ursachen, so verborgen sie uns in den meisten Fällen auch sein mögen.

Die Zahl der Wörter läßt sich berechnen, welche aus einem Alphabet von 24 Buchstaben zusammengesetzt werden können, so groß auch diese Zahl ist; wer vermag aber die Menge jener *ungleichartigen* Krankheiten zu berechnen, da unser Körper von unzählbaren, größtenteils noch unbekannten Einflüssen äußerer Agenzen affiziert werden kann und von fast eben so vielen Potenzen von innen?

„Alle Dinge, welche nur irgend wirksam sind (ihre Zahl ist unübersehbar)[1], *vermögen auf unseren,* innigst mit allen Teilen des Universums

[1] „Einige derselben sind zum Beispiel die unzähligen Mengen von Gerüchen, die mehr oder weniger schädlichen Ausdünstungen aus leblosen oder organischen Substanzen, die so verschiedentlich reizenden, mancherlei Gasarten, die in der Atmosphäre, in unseren Werkstätten und Wohnungen auf unsere Nerven ändernd wirken, oder uns aus Wasser, Erde, Tieren, Pflanzen entgegenströmen; – *Mangel an dem unentbehrlichen Nahrungsmittel* für unsere Vitalität, der *reinen, freien Luft* – Übermaß oder Mangel des *Sonnenlichts,* Übermaß oder Mangel der beiden Arten *elektrischen Stoffs,* abweichende Druckkraft der Atmosphäre, ihre Feuchtigkeit oder Trockenheit, die noch unbekannten Eigenheiten hoher Gebirgsgegenden gegen die in niedrigen Orten und tiefen Tälern, die Eigenheiten der Klimate und anderer Ortslagen auf großen Ebenen, auf gewächs- oder wasserlose Einöden hin, gegen das Meer, gegen Sümpfe, Berge, Wälder, gegen die verschiedenen *Winde* – Einfluß sehr veränderlicher oder allzu gleichförmig lange anhaltender Witterung, Einfluß der *Stürme* und mehrerer Meteore – allzu große Wärme oder Kälte der Luft, Blöße oder übertriebene künstliche Wärme unserer *Körperbedeckung* oder der Stuben, Beengung einzelner Glieder durch verschiedene Anzüge – der Grad der Kälte und Wärme unserer Nahrungsmittel und Getränke, Hunger oder Durst oder Überfüllung mit Speisen und Getränken und ihre schädliche, arzneiliche, den Körper umändernde Kraft, die sie teils für sich besitzen (wie Wein, Branntwein, die durch mehr oder weniger schädliche Kräuter gewürzten Biere, das mit fremdartigen Stoffen geschwängerte Trinkwasser, der Kaffee, der Tee, die ausländischen und inländischen Gewürze und Gewürzkräuter und die damit reizend gemachten Speisen, Saucen, Liköre, Schokolade, Kuchen, die unerkannte Schädlichkeit oder Gesundheit verändernde Kraft einiger Ge-

in Verbindung und in Konflikt stehenden *Organismus einzuwirken* und Veränderungen hervorzubringen – jedes eine verschiedenartige, so wie es selbst verschiedenartig ist." (*Hahnemann: „Heilkunde der Erfahrung"*).

Die Behauptung, die Gewebsveränderungen seien die Krankheit, ist eine wirklich sehr oberflächliche Annahme. Die Lehren der Homöopa-

---

müse und Tiere im Genusse), teils sie durch nachlässige Zubereitung, Verderbnis, Verwechslung oder Verfälschung bekommen (z. B. schlecht gegorenes und unausgebackenes Brot, halbgekochte Fleisch- und Gewächsspeisen oder andere vielfach verdorbene, gefaulte, verschimmelte oder durch Gewinnsucht verfälschte Nahrungsmittel, in metallenen Geschirren zubereitete oder aufbewahrte Speisen und Getränke, gekünstelte, vergiftete Weine, mit ätzenden Substanzen verschärfter Essig, Fleisch kranker Tiere, mit Gips oder Sand verfälschtes Mehl, mit schädlichen Samen vermischtes Getreide, mit gefährlichen Gewächsen aus Bosheit, Unwissenheit oder Dürftigkeit vermischte oder vertauschte Gemüse) – Unreinlichkeit des Körpers, der Körperbedeckung, der Wohnungen, nachteilige Substanzen, die durch Unreinlichkeit oder Nachlässigkeit bei der Zubereitung und Aufbewahrung in die Nahrungsmittel geraten – der auf uns eindringende Staub mancherlei schädlichen Gehalts von den Stoffen unserer Fabrikationen und Gewerbe – Vernachlässigung mehrerer Anstalten der Polizei zur Sicherung des allgemeinen Wohls – allzu heftige Anspannung unserer Körperkräfte, allzu schnelle aktive oder passive *Bewegung,* übermäßige Exkretionen einzelner Körperteile, widernatürliche Anstrengung einzelner *Sinnesorgane*, mancherlei unnatürliche Lagen und Stellungen, welche die verschiedenen Arbeiten mit sich bringen – *Mangel des Gebrauchs* einzelner Teile oder allgemeine untätige Körperruhe – ungeregelte Zeiten der Ruhe, der Mahlzeiten, der Arbeit – Übermaß oder Mangel des Schlafs – Anstrengung in Geistesarbeiten überhaupt oder in solchen, welche einzelne Seelenkräfte besonders erregen oder ermüden oder widrig und gezwungen sind, empörende oder entnervende Leidenschaften, durch Lesereien, Erziehung, Angewöhnung und Umgang erregt – Mißbrauch des Geschlechtstriebs – Gewissensvorwürfe, drückende Lage des Hauswesens, kränkende Familienverhältnisse, Furcht, Schreck, Ärgernis usw.
Wie abweichend voneinander müssen nun nicht die Erfolge der Einwirkung dieser Potenzen sein, wenn ihrer mehrere zugleich und in verschiedener Sukzession und Stärke auf unsere Körper influieren, da letztere zugleich selbst so verschiedenartig organisiert sind und in den mancherlei Zuständen ihres Lebens sich dergestalt abändern, daß kein menschliches Individuum dem andern ganz gleich ist in irgendeiner erdenklichen Hinsicht!
Daher kommt es, daß – mit Ausnahme jener wenigen eigenartigen Krankheiten – alle übrigen *ungleichartig* und *unzählbar* sind und so verschieden, daß jede derselben fast nur ein einziges Mal in der Welt vorkommt und *jeder vorkommende Krankheitsfall als eine individuelle Krankheit angesehen (und behandelt) werden muß,* die sich noch nie so ereignete als heute, in dieser Person und unter diesen Umständen, und genau ebenso nie wieder in der Welt vorkommen wird."
Das Individualisieren wird von allen homöopathischen Ärzten als eine sehr wesentliche Frage angesehen (P.S.).

thie zeigen uns, daß jede objektive pathologische Manifestation jeglicher Lokalisation nur als Effekt, als Resultat der Krankheit angesehen werden kann.

Jede heilbare Krankheit verrät sich dem Arzt durch subjektive und objektive Symptome. Wenn die Krankheit sich durch keinerlei Symptome[1], durch keinerlei äußere Manifestation kundtut und doch im Innern fortschreitend wächst, erkennen wir bald, daß dieser Patient in einem sehr beklagenswerten Zustand ist. Es ist schon so, daß unheilbare Zustände sehr oft jeder äußeren Manifestation entbehren.

---

[1] *Kent* versteht hierunter nicht überhaupt kein Symptom, sondern Absenz wesentlicher, für eine Verschreibung nützlicher Symptome, da es ja in einer Krankheit immer Symptome gibt, auch in einer unheilbaren. Aber je objektiver, materieller sie sind, um so weniger therapeutische Heilanzeigen liefern sie.
Ch. Nicolle (Compt. rend. Acad. sc. 1931: 192, 1070) spricht von einer gewissen menschlichen Krankheit ohne Symptome. Aber wenn auch der gewöhnliche Mediziner an derselben keine klinischen Symptome entdecken kann und auch das Laboratorium keine solchen zutage bringt, so würde doch ein homöopathischer Arzt feine Modifikationen des Nervensystems vor allem in Bereich von Gemüt und Geist finden, und ein guter Biologe würde auch im Blut und Urin bestimmt Veränderungen sehen, die bei den gewöhnlichen Routineuntersuchungen übersehen wurden. *Portie* hat ein ganzes Buch den klinisch nicht in Erscheinung tretenden polyinfektiösen Krankheiten gewidmet (Paris 1951. Maloine éd.) und gibt darin an, daß Sven *Gard* am IV. internationalen Neurologenkongreß (Paris, Sept. 1949) darauf hinwies, daß schon *Melnik* die Zahl der Virusträger der Poliomyelitisviren *ohne pathologische Symptome* auf das 400fache der Zahl der typisch Erkrankten schätzte. Anderenteils hat *Sabin* bemerkt, daß durch die Komplementbindungsmethode von Serumantikörpern nachweisbar ist, daß relativ viele Leute Nervensystemaffektionen vom Mumpsvirus haben, ohne je ein Symptom von seiten der Speicheldrüsen gezeigt zu haben oder mit Mumpskranken Kontakt gehabt zu haben. Man hat auch gefunden, daß 40% der Menschen vom Mumpsvirus infiziert worden sind, ohne daß klinisch etwas bemerkbar war ... Aber auch hier untersucht der gewöhnliche Arzt in Unkenntnis des Paragraphen 5 des *„Organon" Hahnemanns* zu ungenau. Wo man bei genauester Untersuchung keinerlei Symptome entdecken kann, wo der Kranke kein solches bemerkt, kann man doch durch genauere, detailliertere Laboratoriumsuntersuchungen noch solche finden oder durch Befragung der Angehörigen des Kranken: bizarres Verhalten, nächtliche epileptische Krisen usw. (P.S.).

Ursache echter Krankheit im Innern; verschlimmernde Störfaktoren von außen

In § 4 sagt *Hahnemann*:

„Er ist zugleich ein Gesundheits-Erhalter, wenn er die Gesundheit störenden und Krankheit erzeugenden und unterhaltenden Dinge kennt und sie von den gesunden Menschen zu entfernen weiß."

Glaubt der Arzt, die Krankheitsursachen seien äußerlich, glaubt er, daß die rein organischen Veränderungen dasjenige sind, was die Gesundheit stört, und daß sie die Ursache der Krankheit sind, so wird er natürlich versuchen, dieselben zu beseitigen; darum operiert er Hämorrhoiden weg, praktiziert die Exstirpation von Tumoren usw. Dies ist aber keineswegs, was *Hahnemann* als Ausgangspunkt der Krankheiten ansieht. Was *Hahnemann* darunter versteht, das sind unsichtbare Dinge, die wir – es sei hier wiederholt – nur an den subjektiven und objektiven Symptomen des Einzelfalls erkennen können.

Es versteht sich von selbst und ist logisch, daß der Arzt von seinem Kranken alle Ursachen und Dinge entfernt, die ihm schaden können, aber – man kann dies nie genug betonen – das ist nicht die Krankheit selbst. Solche Einflüsse beeinträchtigen und stören das Befinden, machen in einem gewissen Maße krank und verschlimmern solcherweise des Patienten chronisches „Miasma", welches dadurch zu weiteren Zerstörungen angestachelt wird. Alle diese äußeren Dinge müssen als Hindernisse angesehen werden, sie sind nicht die Krankheit selbst, wenn sie auch den Menschen empfänglicher für akute „Miasmen" machen können.

Was eine Krankheit unterhält, hat vor allem Beziehung zu äußeren Faktoren (causa occasionalis, nicht tiefere, essentielle Ursache). Es gibt mannigfache Umstände im Leben des Menschen, die eine krankhafte Störung unterhalten und begünstigen. Die letztere geht in der Tat vom Innern aus, aber es gibt eine große Zahl von verschlimmernden Störfaktoren, die von außen einwirken. Die Ursache echter Krankheit liegt im Innern; sie ist von solcher Art, daß sie die zentrale Leitung des Körpers angreift. Die materiellen, gröberen Dinge aber stören vorzüglich den materiellen Körper, so zum Beispiel ungeeignete Nahrung, feuchte Wohnung usw. Wir müssen wohl hier nicht näher auf letztere Dinge eingehen, da jeder einigermaßen gut ausgebildete Arzt ja genügend Hygienekenntnisse hat, um solche Gesundheitshindernisse von seinem Patienten wegzuräumen.

Akute und chronische Erkrankungen – ihre Manifestationen

In § 5 sagt *Hahnemann*:

„Als Beihülfe der Heilung dienen dem Arzte die Data der wahrscheinlichsten Veranlassung der akuten Krankheit[1]*...“*

Die wahrscheinliche auslösende Ursache – causa occasionalis – ist eine zentripetale Einwirkung einer unsichtbaren, immateriellen Substanz, die sich in den lebenswichtigen Zentren festsetzt. Von hier aus geht nun eine zentrifugale Wirkung in die äußeren Teile des Körpers, welche zu immer neuen Störungen führt. Jedes „Miasma“ braucht eine bestimmte Zeit der Einwirkung auf die lebenswichtigen Zentren, bis seine zerstörerische Tätigkeit in den äußeren Partien des Organismus manifest wird. Man nennt diese spezielle Latenzzeit „Prodromalzeit“ oder Prodrome.

Dieselbe beobachten wir sowohl bei Psora, Syphilis und Sykosis als auch bei allen bekannten akuten Infektionskrankheiten. Solange sich deren Einwirkung auf die lebenswichtigen Zentren richtet, läßt sich nichts bemerken, sobald aber die zentrifugale Wirkung auf Nerven und Gewebe anhebt bis hinaus in die äußersten Partien des Körpers, werden deren spezifische Charaktere sichtbar. Jedes „Miasma“ erzeugt sein spezifisches Krankheitsbild, genau wie auch jedes Arzneimittel bei der Prüfung am Gesunden ein spezifisches Vergiftungsbild hervorruft.

Hahnemann lehrt, daß dieser spezifische Charakter erkannt werden muß, daß der homöopathische Arzt über mögliche Krankheitsursachen auf dem laufenden sein soll, daß er die Krankheitsmanifestationen richtig einschätzt und auch die Arzneimittelbilder vom Experiment am gesunden Menschen kennt, um die Krankheiten nach festen und sicheren Prinzipien heilen zu können. Auf diesem Gebiet haben weder Hypothesen noch Meinungen etwas zu sagen, noch oberflächliche Erfahrungen. Behandelt der Praktiker akute Krankheiten, so soll er deren Natur Rechnung tragen, und dasselbe kann auch von den chronischen Krankheiten gesagt werden.

---

[1] Der Ausdruck *„causa occasionalis“* ist in der englischen Übersetzung der 6. Auflage des *„Organon“* nicht genau übersetzt. Die englischen Übersetzer schreiben „erregende Ursache“, aber das deutsche „wahrscheinlichste Veranlassung“ bedeutet Motiv, welches provozierte – die wahrscheinlichste Ursache, wie es in der amerikanischen Ausgabe von *Wesselhöft* richtig heißt. In der 3. amerikanischen Ausgabe von *Hering* ist die Rede vom „wahrscheinlichsten Ursprung“ (P.S.).

Es ist selbstverständlich, daß der Arzt seine Pathologie kennen muß, daß er die Symptomatologie vieler Fälle beobachten konnte und dadurch in der Lage ist, eine jede Krankheit sofort zu erkennen, wenn sie ihm begegnet. Erst dann, wenn er alle Krankheiten gründlich kennt, welche den Menschen befallen, ist er genügend vorbereitet auf das Studium der Materia medica.

Alle „Miasmen" – pathogenen Infektionserreger – haben ein ihrem Krankheitsbild in Ähnlichkeit entsprechendes Medikament[1]. Es gibt kein „Miasma" des Menschen, das nicht in der homöopathischen Arzneimittellehre sein Spiegelbild fände. Die aus dem Tierreich bezogenen Arzneimittel haben ihre spezifischen Wirkungsbilder, diejenigen aus dem Pflanzen- und Mineralreich wieder andere, ebenfalls spezifische. Wenn wir die pathologischen Effekte (Pathogenesien) aller Substanzen dieser drei Reiche einst perfekt und vollständig kennen, werden wir in der Lage sein, jede uns begegnende Krankheit des Menschen zu heilen.

Durch anhaltende Aufmerksamkeit und dauernden Fleiß muß der Arzt die Krankheitsbilder der menschlichen Rasse immer besser kennenlernen. Die Symptomatologie, das heißt die Symptomenbilder aller Krankheiten, die Krankheitsphysiognomien möglichst vollständig zu kennen, macht den guten Arzt aus.

Die Kunst der Beobachtung

Die zeitgenössische medizinische Literatur unserer Fakultäten ist mangelhaft; denn die gesamte Symptomatologie mit ihren vielfältigen Modalitäten wird sehr vernachlässigt, die Beschreibungen, die man darin findet, geben keinerlei exaktes und komplettes Bild von irgendeiner Krankheit[2]. Man findet dicke Werke über Pathologie, über Erbleiden, in denen sehr wenig Platz dem Kranken selbst gewidmet ist. Schauen wir uns bei früheren Autoren um, die schrieben, als die Mikroskopie noch kaum in den Kinderschuhen steckte und man noch wenig Wert darauf legte, die ja doch

[1] Sie haben dieses entsprechende Medikament sei es in der Reihe der durch Arzneimittelprüfungen am Gesunden erforschten oder in der Reihe der noch unerforschten Arzneimittel. Die Möglichkeiten der Arzneimittelprüfung sind unbegrenzt, durch sie wird die gewünschte Ähnlichkeit ans Licht gebracht (P.S.).

[2] Dieser Vorwurf, vor einem halben Jahrhundert (1900) angebracht, ist heute nicht mehr voll berechtigt, da moderne Werke doch ausgezeichnete Krankheitsmonographien enthalten, die sogar öfters eine gute Beschreibung der subjektiven Symptome bringen, welche früher weggelassen wurden (P.S.).

bloß vermutete Krankheitsursache zu suchen, sondern viel mehr Beachtung dem Kranken selbst schenkte; da finden wir noch viel bessere Krankheitsbeschreibungen, wie zum Beispiel im Werk *„Watson's Practice"*. *Watson* beobachtete die Kranken aufs genaueste und beschrieb sie dann höchst gewissenhaft, und deshalb hat sein Werk für uns homöopathische Ärzte solch hohen Wert. Auch *Chambers* zeigt in seinen Vorlesungen im St. Marys Hospital in London dieselbe Genauigkeit der Beobachtung.

Hahnemann hat in seinem 1825 veröffentlichten Aufsatz *„Der ärztliche Beobachter"*[1] unvergeßliche Worte über die Kunst der Beobachtung und die Notwendigkeit einer soliden Allgemeinbildung für den seiner Kunst würdigen Arzt niedergelegt, von denen wir hier einen Teil wiedergeben:

„Die Beobachtung des Heilkünstlers setzt eine bei gemeinen Ärzten auch nicht in mittelmäßigen Grade anzutreffende Fähigkeit und Übung voraus, die Erscheinungen bei den natürlichen Krankheiten sowohl, als bei den durch Arzneien in ihrer Prüfung am gesunden Körper künstlich erregten Krankheitszuständen genau und treffend wahrzunehmen und mit den passendsten, natürlichen Ausdrücken zu bezeichnen. Um das am Kranken zu Beobachtende genau wahrzunehmen, muß man alle seine Gedanken darauf richten, sich gleichsam aus sich selbst setzen, und sich, sozusagen, an den Gegenstand mit aller Fassungskraft anheften, damit uns nichts entgehe, was wirklich da ist, zur Sache gehört und durch jeden offenen Sinn empfangen werden kann.

Da muß die dichterische Einbildungskraft, der gaukelnde Witz und die Vermutung einstweilen verstummen, und alles Vernünfteln, Deuteln und Erklärenwollen muß unterdrückt bleiben. Der Beobachter ist bloß da, um die Erscheinung und den Vorgang aufzufassen; seine Aufmerksamkeit allein muß wachen, daß ihm von der Gegenwart nicht nur nichts entschlüpfe, sondern daß auch das Wahrgenommene so richtig verstanden werde, als es wirklich ist. Diese Fähigkeit, genau zu beobachten, ist wohl nie ganz angeerbt[2]; sie muß größtenteils durch Übung erlangt, durch Läuterung und Berichtigung der Sinne, das ist, durch strenge Kritik unserer schnell gefaßten Ansichten der Außendinge vervollkommnet, und die dabei nötige Kälte, Ruhe und Festigkeit im Urteile muß unter steter Aufsicht eines Mißtrauens in unsere Fassungskraft gehalten werden.

Die hohe Wichtigkeit dieses unseres Gegenstandes muß Leib und Seele auf die Beobachtung hin richten und eine vielfach geübte Geduld, von

---

[1] Reine Arzneimittellehre, Bd. IV, 2. Aufl., S. 21.
[2] Bedeutet: „bloß ererbt".

Kraft des Willens gestützt, muß uns in dieser Richtung bis zur Vollendung der Beobachtung erhalten.

Uns zu dieser Fähigkeit zu erziehen, dient Vertrautheit mit den besten Schriften der Griechen und Römer, um die Geradheit im Denken und Empfinden, so wie die Angemessenheit und reine Einfachheit im Ausdrucke unserer Empfindungen zu erlangen; es dient hierzu die nachahmende Zeichenkunst, welche unser Auge, und somit auch die übrigen Sinne, schärft und übt, die Gegenstände wahr aufzufassen, und das sinnlich Aufgefaßte richtig und rein und ohne Zusatz der Phantasie darstellen lehrt, so wie die Mathematik uns die nötige Strenge im Urteile verschafft.

So ausgerüstet wird der ärztliche Beobachter seinen Zweck nicht verfehlen, besonders wenn ihm zugleich die erhabene Würde seiner Bestimmung – als Stellvertreter des allgütigen Vaters und Erhalters, seinen lieben Menschen in schaffender Erneuung ihres durch Krankheit zerrütteten Daseins zu dienen – unablässig vor Augen schwebt. Er weiß, daß Beobachtungen arzneilicher Gegenstände in lauterer und heiliger Gemütsstimmung, wie vor den Augen des allsehenden Gottes, des Richters unserer Gedanken, verfaßt und mit redlicher Zustimmung eines zarten Gewissens niedergeschrieben werden müssen, um sie der Welt mitzuteilen, in dem Bewußtsein, daß *keines unter allen irdischen Gütern eines angestrengten Eifers würdiger ist, als das Leben und die Gesundheit unserer Nebenmenschen (...).*

Noch kein Gesichtszeichner (Porträtmaler) ist so nachlässig gewesen, daß er die bestimmte Eigenheit der Gesichtszüge der treffend darzustellenden Person unbeachtet gelassen oder es für hinlänglich gehalten hätte, bloß so im allgemeinen ein paar rundliche Öffnungen, wie Augen, unter der Stirne anzubringen, dazwischen etwas länglich Herablaufendes, wie eine Nase, immer von gleicher Gestalt herunterzuführen, und unter dieser querüber einen Spalt anzubringen, der den Mund bei diesem, wie bei allen anderen Gesichtern bedeuten solle; kein Zeichner, sage ich, ist so fabrikmäßig und leichtsinnig mit Zeichnung der Gesichter der Menschen umgegangen, kein Naturbeobachter in Beschreibung irgendeines Naturerzeugnisses, kein Zoologe, kein Botaniker, kein Mineraloge.

Nur die Semiologie der gemeinen Medizin ging fast auf diese Art zu Werke, wenn sie die Krankheitserscheinungen beschreibt. Da werden die so unendlich voneinander abweichenden Empfindungen und die namenlos verschiedenen Beschwerden der mancherlei Kranken so wenig durch Sprache und Schrift nach ihren Abweichungen und Verschiedenheiten, nach ihren Eigentümlichkeiten, nach der Zusammengesetztheit der Schmerzen aus mehreren Arten von Gefühlen, ihren Abstufungen und Schattierungen, so wenig durch genaue, vollständige Beschreibung ausgedrückt, daß man alle diese unendlich mannigfachen Leiden nur in den wenigen kahlen, nichts sagenden, allgemeinen Worten hingeworfen sieht, wie:

Schweiß, Hitze, Fieber, Kopfschmerz, Halsweh, Bräune, Engbrüstigkeit, Husten, Brustbeschwerde, Seitenstechen, Bauchweh, Mangel an Appetit, üble Verdauung, Verdauungsbeschwerden, Rückenschmerz, Hüftweh, Hämorrhoidal-Beschwerden, Harnbeschwerden, Gliederschmerz (nach Belieben bald *gichtisch*, bald *rheumatisch* genannt), *Hautausschlag, Krämpfe, Konvulsionen* usw. – mit flachen Ausdrücken, sage ich, werden die unzählig verschiedenen Leiden der Kranken in den sogenannten Beobachtungen abgefertigt, daß (– ein oder das andere große, auffallende Symptom in diesem oder jenem Krankheitsfalle etwa abgerechnet –) fast jede angeblich beschriebene Krankheit der anderen wie ein Daus ähnlich sieht, ähnlich wie die Bildlein des Maler-Sudlers einander gleichen an Flachheit und Charakterlosigkeit.

So oberflächlich und nachlässig kann das wichtigste aller irdischen Geschäfte, *die Beobachtung der Kranken und der unendlichen Verschiedenheiten ihres abgearteten Befindens* nur von *Menschenverächtern* getrieben werden, denen es weder darum zu tun ist, die Krankheitszustände nach ihrer Eigentümlichkeit zu unterscheiden, noch für die Besonderheit des Falles das einzig angemessene Heilmittel wählen zu wollen.

Der gewissenhafte Arzt, der im Ernst die zu heilende Krankheit in ihrer Eigenheit aufzufassen strebt, um das treffende Heilmittel ihr entgegensetzen zu können, wird unendlich sorgfältiger in der Unterscheidung des Wahrzunehmenden zu Werke gehen; ihm wird kaum die Sprache zureichen, um die zahllosen Abweichungen der Symptome im kranken Menschenbefinden durch angemessene Worte auszudrücken; ihm wird keine, auch noch so sonderbare, Empfindung entgehen, welche die an ihm selbst versuchte Arznei in seinem Gefühle erzeugte, die er nicht durch den passenden Ausdruck in der Sprache wiederzugeben vermochte, um beim Heilen auf das treffend gezeichnete Krankheitsbild die treffend ähnlich wirkende Arznei anpassen zu können, wodurch, wie er weiß, einzig geheilt wird.

So wahr ist es, daß *nur der sorgfältige Beobachter ein echter Heilkünstler wird.*" (S. *Hahnemann*).

Heutzutage sagt der allopathische Arzt nach flüchtiger Untersuchung des Kranken noch öfters zu diesem: „Ihre Symptome interessieren mich nicht, hier mein Rezept, lassen Sie sich es vom nächsten Apotheker zubereiten.“ So weit sind wir heute, man wirft einen Blick auf die Gesichtszüge, palpiert kurz den Puls und dann heißts: „Nehmen Sie das“, indem man dem Kranken ein Rezept aushändigt, das er in der Apotheke ausführen lassen kann. Darf man dies „Beobachtung des Kranken“ nennen? Glauben wir, daß diese eilige, oberflächliche Methode, ein leidendes Wesen zu untersuchen, dem Arzt das Recht gibt, sich als Wächter der Gesundheit anzusehen, da es doch in Wirklichkeit viel mehr Zeit braucht, um alle, auch die kleinsten Details einer Krankheit zu suchen und zu erheben?

„Es lassen sich fast ein Dutzend Menschengesichter in einer Stunde auf Papier oder Leinwand hinwerfen, wenn man nicht auf Ähnlichkeit sieht, aber eine einzige treffende Porträtskizze erfordert wenigstens eben so viel Zeit und ungleich mehr Beobachtungsgabe und Treue in der Darstellung.“ (Hahnemann: „Heilkunde der Erfahrung“)

5. Ätiologie – Chirurgische Fälle – Mikroben

Ätiologie

Kehren wir für einen Moment nochmals zum Paragraph 4 des *„Organon"* zurück, wo *Hahnemann* sagt:

„Er (Der Arzt) ist zugleich ein Gesundheits-Erhalter, wenn er die Gesundheit störenden und Krankheit erzeugenden und unterhaltenden Dinge kennt und sie von den gesunden Menschen zu entfernen weiß."

Der homöopathische Arzt wird viele Mißerfolge haben, wenn er die Fähigkeit zur Unterscheidung nicht besitzt. *„Gebt dem Kaiser, was des Kaisers ist"* – jedem Ding den richtigen Platz zu geben, um alles in Ordnung zu halten, das scheint der erste Grundsatz zu sein, den er lernen muß.

Dieser kleine Paragraph scheint nur mit dem Hygienebegriff zu tun zu haben. Als elementarste Regel empfiehlt er jenen, welche ihre Gesundheit durch die Vernachlässigung der notwendigsten Hygiene beeinträchtigen, in erster Linie mit ihren üblen Gewohnheiten oder Lebensumständen zu brechen. Feuchte Wohnungen müssen aufgegeben werden, schlecht funktionierende Abwasserverhältnisse müssen saniert und mangelhafte Ofenabzüge überwacht werden, um lecke Stellen sofort zu verstopfen, damit nicht Kohlenoxyd und schädliche Abgase zu Vergiftungen führen. So etwas versteht sich von selbst, ist elementarste Aufgabe jedermanns, vor allem aber des Arztes. Enthaltsamkeit im Kaffee- und Essigkonsum und im Verbrauch anderer schädlicher Substanzen jenen Personen zu raten, welchen diese Reizmittel schaden, ist gewiß etwas Banales und nicht sehr Tiefsinniges, aber nützlich, wenn der Arzt, dessen erste Rolle diejenige eines guten Hygienikers ist, dadurch Gesundheit bewahren kann. Schon auf diesem Gebiet ist also Unterscheidung von erstrangiger Bedeutung.

Ganz allgemein könnte man sagen, daß derjenige, welcher Gewissensbisse hat, nicht des Chirurgen bedarf, sondern sich besser an den Priester wendet. Wer hingegen mit inneren Gesundheitsstörungen zu kämpfen hat, d.h. mit anderen Worten, wessen Lebenskraft in ihrer Tätigkeit gestört ist, der hat den Arzt nötig. Wer andererseits eine Riß-Quetschwunde aufweist, an einem Knochenbruch oder einer Mißbildung leidet, der muß beim Chirurgen Hilfe suchen. Für eine Zahnextraktion wendet man sich an den Zahnarzt. Was würde man von einem Verunfallten sagen, der sich zur Behandlung seiner Fraktur statt zu einem Chirurgen zu einem Dachdecker begibt, um von ihm die Reparatur seines Daches zu verlangen? Ist's nur das Haus dieses Menschen, das geflickt werden muß, so muß ein Handwerker her und nicht ein Chirurg. Der Arzt muß unterscheiden können zwischen dem Menschen als denkendem Wesen und seinem Körper, der ihm zur Wohnung dient, zwischen den Reparaturen, die den Menschen selbst betreffen und dem, was am Haus, in dem er wohnt, zu flicken ist.

Es ist vollkommen unsinnig, eine infizierte Wunde allein durch interne Medikation heilen zu wollen oder eine tiefe, klaffende Wunde allein durch eine Dosis Medizin *per os*. Läsionen von schneidenden oder stechenden Instrumenten betreffen das Gerüst, das Haus, in welchem der Geist des Menschen wohnt, und bedürfen daher zur Heilung des Chirurgen. Wenn jedoch die Effekte materieller Traumen, verursacht durch äußere Einflüsse, sich durch innere Reaktionen komplizieren, dann muß zur internen Medikation gegriffen werden. Übt der Arzt sowohl Medizin als auch Chirurgie gleichzeitig aus, so muß er wissen, wann er als Chirurg eingreifen soll und wann er den Chirurgen in den Hintergrund stellen und als Mediziner handeln muß. Er soll eine Wunde nähen können, soll sich jedoch hüten, ein Geschwür mit Höllenstein[1] zu verätzen. Kann er nicht unterscheiden, bedeckt er jedes Geschwür mit Salben und Pflastern aller Art, so ist er tatsächlich kein Gesundheits-Erhalter mehr.

Den Arzt soll man dann um Hilfe ersuchen, wenn Symptome vorhanden sind, seien es subjektive oder objektive; denn Symptome kommen vom Innern, sind Äußerungen innerer Störungen. Ist jedoch eine Affektion einzig durch äußere Gewalteinwirkung verursacht, so soll der Mediziner seinen Platz vorübergehend dem Chirurgen abtreten.

---

[1] Die Kauterisation von Geschwüren, Wunden, Abschürfungen oder von Geschwulsten ist *Hahnemann*scher Praxis entgegengesetzt, da solche Affektionen als krankhafte Lokaläußerungen einer inneren Krankheit betrachtet werden, welche nach geeigneter innerer Behandlung verlangt. Unterdrückt man obige äußere Manifestationen durch äußerliche Lokalbehandlung, so beraubt man den Arzt der Anzeiger, die ihm sagen, wie weit seine innerliche Behandlung wirksam und erfolgreich ist, und darüber hinaus riskiert man Metastasen oder Versetzungen der Krankheit an andere Orte, was unbedingt vermieden werden sollte (P.S.).

Wie oft sehen wir leider um uns Kollegen, die das Haus, in welchem das menschliche Wesen haust, buchstäblich bombardieren und gar nicht daran denken, den Menschen selbst zu pflegen. Sie sind nicht mehr als Handwerker, sie versuchen, das Dach zu reparieren, legen Bretter und Bänder auf, und selbst wenn ihr Patient von Kopf bis Fuß verbunden ist, ist dies doch nicht echte Pflege des Patienten, wie sie sein soll.

Der Arzt muß kennen, was die Gesundheit stört, und muß wissen, wie sie wieder hergestellt werden kann. Verursacht die Wurzel eines schlechten Zahnes anhaltende Kopfschmerzen, so muß diese Ursache beseitigt werden. Wer ein Medikament für Nervenschmerzen verschreibt, welche nur Ausdruck einer Reizung des Nervs durch einen Fremdkörper sind, ohne den Reizverursacher in der Wunde zu beseitigen, gibt nicht nur einen Beweis von Stupidität, sondern macht sich auch einer schweren beruflichen Nachlässigkeit schuldig. Des Arztes Aufgabe ist Unterscheidung: Beseitigung äußerer Krankheitsursachen, Wiederherstellung der Ordnung bei den inneren.

Ein Kranker kommt zur Behandlung; er nährt sich nur von Krebs mit scharfen Saucen, von Hummersalat mit starken Gewürzen, von zu lang gelagerten Nahrungsmitteln und anderem unverdaulichem Zeug, so daß selbst ein Hundemagen Mühe mit der Verdauung hätte. Wenn man dem Manne nur dauernd *Nux vomica* verschreibt, ist so etwas unsinnige Praxis.

Für denjenigen, der seine Fehler einsieht und seine schlechten Gewohnheiten aufgibt, besteht Hoffnung, daß ihm geholfen werden kann und daß ihm die Behandlung gut tut; dem Arzt aber, der solche schädlichen, äußeren Einflüsse nicht unterdrückt, fehlt absolut jedes Unterscheidungsvermögen. Gesundheitsschädliche Gewohnheiten, ein ausschweifendes Leben, die Verletzung elementarster Hygieneregeln sind alles nächstliegende, äußere Krankheitsursachen, welche zu allererst korrigiert werden müssen. Wenn ein Mensch alle solche äußeren Einflüsse meidet, ein einfaches, sauberes Leben führt, sich richtig ernährt, in einem gesunden und komfortablen Haus wohnt und trotz dieser günstigen Umstände doch leidend und kränklich ist, ist eine innere Behandlung angezeigt.

Wir wissen alle, wie gerne man uns verleumdet und lächerlich macht, und wir kennen den Witz über jenen sektierischen homöopathischen Kollegen, von dem man erzählt, er habe eine Beinfraktur mit einer 100.000 Dynamisation von *Mercurius* heilen wollen. Welch' ein

Narr![1] Aber auch außer in solchen eindeutigen Fällen ist die Unterscheidung von größter Bedeutung. Vor allem in Augenblicken größter beruflicher Beanspruchung soll man das nie vergessen, um keine Fehler zu begehen. Diese Art Diagnose ist von grundlegender Bedeutung; denn sie allein erlaubt zu unterscheiden, was äußerlich und was innerlich ist. Sie steht hoch über der nosologischen Diagnose, die einfach Krankheiten mit einem Namen versieht. Nicht jeder Arzt hat diese Gabe der Unterscheidung, sonst würden nicht so viele schädliche Kataplasmen, Salben und Pasten verwendet. Unter denjenigen, welche nicht zu unterscheiden verstehen, finden sich solche Praktiker, die ihre Arzneien *loco dolendi* applizieren, neben der inneren Verabreichung (siehe *„Organon“*, §§ 194–197 und 284, wo *Hahnemann* solche Simultanverabreichung gründlich untersucht und verurteilt).

Wenden wir uns nun dem Paragraphen 5 des *„Organon“* zu, welcher lautet:

*„Als Beihülfe der Heilung dienen dem Arzte die Data der wahrscheinlichsten **Veranlassung**[2] der akuten Krankheit, sowie die bedeutungsvollsten Momente aus der ganzen Krankheitsgeschichte des langwierigen Siechtums, um dessen **Grundursache**, die meist auf einem chronischen Miasma beruht, ausfindig zu machen, wobei die erkennbare Leibes-Beschaffenheit des (vorzüglich des langwierig) Kranken, sein gemütlicher und geistiger Charakter, seine Beschäftigungen, seine Lebensweise und Gewohnheiten, seine bürgerlichen und häuslichen Verhältnisse, sein Alter, und seine geschlechtliche Funktion, usw. in Rücksicht zu nehmen sind.“*

Akute und chronische Erkrankungen

Unser Wissen über die Ätiologie der Krankheiten, über die krankheitsauslösenden Faktoren ist noch sehr ungenügend. Die akuten Krankheiten können in zwei Klassen unterteilt werden:

---

[1] Es versteht sich von selbst, daß ein strikter Homöopath nicht vorgeben wird, die Chirurgie durch die Homöopathie z. B. bei einem Beinbruch ersetzen zu können, aber er glaubt doch, ihr durch ein gut gewähltes Mittel unter die Arme greifen zu können, wo eine konstitutionelle Schwäche den Heilprozeß hemmt, und seine Medikation kann ohne Zweifel das Heilbestreben der Natur im Granulationsprozeß, in der Osteogenese bei einer Fraktur, in der Haemopoese nach einer Blutung wirkungsvoll stimulieren, wohlverstanden anschließend an die Arbeit des Chirurgen, anschließend an die materielle Reparatur (P.S.).

[2] D. h. die Ätiologie.

1. die „miasmatischen“, d. h. infektiösen, die akuten Krankheiten im engeren Sinne und
2. die akute Krankheiten nachahmenden Affektionen, welche wir uneigentliche oder unechte akute Krankheiten nennen können. Die letzteren werden nicht durch immaterielle Ursachen erzeugt. Sie verdanken ihren Ursprung einzig äußeren Einflüssen, zum Beispiel Wohnen in feuchten Häusern, Modetorheiten, Folgen von Sorgen, Kummer usw. Beseitigung der Ursache läßt den Kranken zur Gesundheit zurückkehren.

Aber die erstere Klasse von Krankheiten miasmatischen Ursprungs hat ganz anderen Charakter: Ihre Entwicklung verfolgt stets einen ganz bestimmten Kurs: Zuerst durchlaufen sie ein *Prodomal*stadium, dann folgt die Periode des *Anstiegs*, und darauf eine des Zurückgehens und Erlöschens, sofern die Affektion nicht so schwer ist, daß sie zum Tode führt. Masern, Scharlach, Keuchhusten, Pocken usw. sind Beispiele für solche akuten „Miasmen“.

Der Arzt soll auch vertraut sein mit den chronischen „Miasmen“, Psora, Syphilis und Sykosis, welche wir später studieren werden. Auch letztere haben ihr Prodomalstadium wie die akuten Miasmen, dann ein Anstiegsstadium, aber im Gegensatz zu den akuten Miasmen haben sie kein drittes Stadium, kein Stadium des Zurückgehens. Sind Umstände und Bedingungen günstig, so beruhigt sich die Aktivität der chronischen Miasmen, wird unmerklich still, latent; ungünstige Umstände aber wekken ihre Tätigkeit wieder, und jedes neue Aufflammen ist um etwas schlimmer als das vorangehende.

In diesem Paragraphen lehrt *Hahnemann,* daß die akuten Miasmen den chronischen Miasmen ihre Existenz verdanken, d. h. es ist die Natur der chronischen Miasmen, den Menschen für akute Krankheiten empfänglich zu machen; letztere sind dem Öl zu vergleichen, das auf ein dauernd glimmendes Feuer geschüttet wird.

Die akuten Krankheiten sind deshalb das Resultat des Zusammenwirkens von spezifischen Ursachen mit der Krankheitsempfänglichkeit des Individuums. Wir erkennen Masern und Scharlach nur an den Erkrankten. Das infektiöse Agens mag in der Atmosphäre schweben, es entgeht daselbst aber unseren Sinnen[1].

---

[1] „Das Ansteckungsprinzip von Masern oder Scharlach ist unwägbar, immateriell so wie dasjenige von allen Miasmen“ (*R. Del Mas).* Die Medizin ist weit entfernt davon, für diese Affektionen einmütig eine mikrobielle Ursache oder ein unsichtbares Virus anzuerkennen; nichtsdestoweniger setzt sich dieses unsicht-

Wir würden also von der Existenz dieser Krankheiten gar nichts wissen, wenn wir nicht deren Opfer, die von ihnen befallenen Subjekte, vor uns sähen. Ohne für die Masern empfängliche Kinder wüßten wir nichts von Masern, und ohne chronische Miasmen gäbe es gar keine Krankheitsanfälligkeit ganz allgemein. Später werden wir das Thema der Krankheitsempfänglichkeit wieder aufnehmen.

Die Psora

Die Psora ist Ursache jeglicher *Ansteckung.* Ohne sie hätte das menschliche Wesen sich auch die zwei anderen Miasmen nie zugezogen[1]; die Psora, das erste und älteste Miasma, wird zum Nährboden auch für die Entwicklung der anderen, die Psora ist die Basis. Die Ärzte unserer Zeit verstehen die *Hahnemann*sche Definition der Psora nicht; sie glauben, es handle sich dabei bloß um Skabiesbläschen oder um eine Art Hautausschlag. Sie betrachten die Krätze nur als Resultat der Tätigkeit eines kleinen Spinnentiers, eines mikroskopisch kleinen Insekts, des *Acarus,* der seine Gänge in die Epidermis bohrt und kleine Bläschen und Papeln erregt – seine äußeren, sichtbaren Daseinszeichen. Diese Auffassung verträgt sich ausgezeichnet mit der modernen Forschungsmode, die nur das anerkennt, was sicht- und greifbar ist[2]. Die *Hahnemann*sche Vorstellung von Psora ist aber etwas ganz anderes, wie wir sehen werden, wenn wir sie studieren. Die Psora stellt einen Zustand des Organismus dar, in welchen der Mensch gerät, wenn er seinen Körper so weit zerstört und abbaut, daß er schließlich auf die geringsten umgebenden Einflüsse empfindlich wird und mit Krankheit reagiert[3].

---

bare Prinzip in der Atmosphäre auf einer lebenden Person fest und wird nun in Form des spezifischen Exanthems sichtbar (P.S.).

[1] Siehe *„Organon“*, § 206, wo *Hahnemann* davon spricht, daß diese zwei Miasmen nur höchst selten allein, d.h. ohne Psora angetroffen werden (P.S.).

[2] Die Forschung im biologischen Bereich beruht vor allem auf dem Sichtbaren, auf Mikroskop, Elektronenmikroskop, Studium aufgezeichneter Graphiken, Kurven, Enzephalogramm, Elektrokardiogramm, Hysterogramm usw. Der Mensch vernachlässigt seinen Intuitionssinn und die Überlegungen, zu welchen höhere Zentren unserer Intelligenz fähig sind, um die extremen Feinheiten des *Bios* zu erfassen. Wie viel sensibler ist dasselbe, als wir mit den relativ beschränkten Möglichkeiten fassen können, die uns unser Gesichts-, unser Gehörs-, unser Tastsinn usw. bieten. Das *Thomistische* „Sehen“ statt „Glauben“ gehört oder sollte schon teilweise einem in puncto Denken höher entwickelten Zeitalter angehören (P.S.). (*„Thomistisch“* bezieht sich auf den Philosophen des Hochmittelalters, *Thomas von Aquin*).

[3] Diese sehr wichtige Stelle verdient oft und lang überdacht zu werden (P.S.).

In einer vorangehenden Vorlesung sprach ich von der Staatsleitung, zog einen Vergleich, indem ich erklärte, daß da, wo in der Zentralregierung Anarchie herrsche, sich Unordnung bis in die entlegensten Orte des Staates fortpflanze. Genauso – fuhr ich fort – sei es dort, wo der Mensch verderbt und korrupt in seinen Gewohnheiten, in seinen Wünschen und Gedanken, d. h. bis in sein Gewissen sei, dort sei auch sein Wesen regellos und seine Lebensweise davon gezeichnet. Wenn die Menschen während Tausenden von Jahren falsche Theorien formulieren und diese in die Praxis umsetzen, so wird auch ihr Leben ohne Ordnung sein.

In der Tat werden wir zeigen, daß dieser gestörte und regellose Zustand des menschlichen Wesens die Grundlage, die Basis der Natur der Psora ist; deren Endresultate äußern sich als pathologisch-anatomische Strukturveränderungen. Stellt euch einen Menschen vor, der plötzlich der Ansicht ist, daß er sich von einigen Nahrungsmitteln ernähren soll, vor denen ihn im Grunde ekelt; mit kleinen Mengen beginnt er und nährt sich schließlich ganz davon, und eines Tages glaubt er – nach der Überzeugung, die er sich zurechtgelegt hat –, daß er sie wirklich gern habe. Nun, der Moment wird kommen, wo seine äußere Erscheinung so von Krankheit gezeichnet sein wird, wie es sein Denken ist. Wenn die Psyche eines Individuums abnorm, krank ist, so ist es nur noch eine Frage der Zeit, bis auch sein Körper die Resultate seiner Abirrung widerspiegelt; denn das Innere des Menschen zeichnet das Äußere nach seinem Bild, das Äußere gleicht dem Inneren. Ist die Psyche aus dem Gleichgewicht, weicht auch das Äußere von der Norm ab und wird zum Spiegelbild des sinn- und regellosen inneren Lebens. Ist das Innere anormal, modifiziert sich, entartet auch das Äußere derart, daß auch der Körper, wenn man so sagen kann, anormal wird. Wir ziehen hier Analogieschlüsse; die Wahrheit und Richtigkeit dieser Lehre ist aber unmittelbar einzusehen.

Das heißt also: Alles, was sich unseren Augen zeigt, ist nur Repräsentation seiner Ursache; auch die Krankheiten im eigentlichen Sinn des Wortes haben keinerlei anderen Ursprung als ihre innere Ursache. Diese Ursache wirkt nicht zentripetal, sie dringt nicht von außen nach innen vor; denn der Mensch ist gegen eine solche Art von Eindringen geschützt. Die eigentlichen Ursachen existieren in für unsere Sinne unfaßbar subtilen Formen. Es existiert keine Krankheit, deren echte, innerste Ursache dem bloßen, aber auch dem mit einem Mikroskop bewehrten Auge sichtbar wäre. Die Ursachen sind viel, viel delikater und feiner, als daß wir sie auch mit unseren perfektesten Präzisionsinstrumenten registrieren könnten. Sie sind so sehr immateriell, daß sie der intimen Natur des menschlichen Wesens entsprechen. Daselbst greifen sie an; sie wirken aufs Innerste in den tiefsten Tiefen des menschlichen Organismus. Ihre Resultate kommen als pathologisch-anatomische Veränderungen ans Licht, und letztere sind das erste, was sichtbar ist. Wir müssen die organischen Gewebsveränderungen ausschließlich als die krankhaften Endresultate der Krankheiten betrachten. Der Arzt, der dies nicht anerkennt, ist niemals in der Lage zu sehen oder zu erkennen, was eine Krankheitsursache ist, was Krankheit ist, was die Dynamisation eines Medikamentes ist und schließlich, was die eigentliche Natur des Lebens ist. Dies ist *Hahnemanns* Ansicht über die Grundursachen, denen wir in den chronischen Miasmen begegnen.

Vorrangigkeit der psychischen Symptome

Sobald der Mensch ein regelloses Leben führt, wird er empfänglich für äußere Einflüsse, und je mehr seine Lebensart zu wünschen übrig läßt, um so mehr unterliegt er schädlichen äußeren Einflüssen vonseiten der Umgebung, in der er lebt. Wie er denkt, so sein Leben. Ein regelloser Geist führt ein regelloses Leben, und die Leiden, die daraus hervorgehen, werden proportional zu seiner ordnungslosen Denk- und Lebensweise sein. *Hahnemann* kennt diesen gestörten geistigen Gleichgewichtszustand bestimmt; denn an sehr vielen Orten seiner Lehre insistiert er darauf, dem geistigen Zustand des Kranken größte Aufmerksamkeit zu widmen.

Immer müssen wir unsere Untersuchung damit beginnen, jene Symptome zu suchen, welche dem Geist als Ursprung der Krankheit imponieren. Dieser Ursprung findet sich genau da, wo sich ein Abirren im Psychischen bemerkbar macht, ob sich dies nun durch Geistes- und Gemütssymptome oder durch physische Symptome manifestiert. Nehmen sie ihren Lauf, werden wir früher oder später konkreteren Manifestationen begegnen, schließlich materiellen Veränderungen in den organischen Geweben. Je mehr eine Krankheit sich materialisiert in tast-, fühl- und greifbaren Resultaten, desto mehr objektiviert sie sich. Aber je materieller diese äußeren Manifestationen sind, desto weniger nützlich sind sie dem Arzt als Indikationen und Führer in der Heilmittelsuche[1].

---

[1] Wichtiger Abschnitt. Bei den Geisteskrankheiten muß man sich jedoch merken, daß deren Geistes- und Gemütssymptome nicht als **echte therapeutische Indikationen verwertbar sind, da sie hier pathognomonische Symptome darstellen. Hingegen bilden auffallender, sonderliche, seltene Symptome, welche nicht zur diagnostizierten Geisteskrankheit gehören, wertvolle und nützliche Elemente in der Suche nach dem passenden Heilmittel (P.S.).**

Im Gegensatz dazu kann man sagen, je mehr Geistes- und Gemütssymptome in einem Krankheitsfall vorhanden sind, desto mehr Indikationen für die Wahl des richtigen Heilmittels stehen dem Arzt zur Verfügung.

„… wobei die erkennbare Leibes-Beschaffenheit des (vorzüglich des langwierig) Kranken … in Rücksicht zu nehmen" (ist) („Organon", § 5).

Hier ist schon die Rede vom zweiten Stadium, welches auf das erste Stadium, das Stadium der Unordnung, folgt. Dies hat Bezug zu dem, was unsere Sinne vom Kranken an seinem Äußern fassen. Bei jedem Studium muß man sowohl den inneren als den äußeren Menschen beobachten, d.h. die Ursachen, welche im gestörten Innern wirken, in Betracht ziehen und darauf alles bis in die entferntesten Effekte jener Ursachen: die Auswirkungen, die Resultate, welche die äußere Erscheinung ausmachen, und dies vor allem, wenn die Affektion einen chronischen Einschlag hat.

Zwei Dinge verdienen deshalb unsere sorgfältige Prüfung:

1. die Natur – das Wesen – der Krankheit,
2. ihre Erscheinungsform.

Unsere klassischen Werke beschreiben die Krankheiten nach ihrer Erscheinungsform und nicht nach ihrer Natur, ihrem eigentlichen Wesen. Daraus folgt, daß die Krankheitsnamen, die pathologischen Benennungen, die Krankheits„etiketten", kurz alles, was die Nosologie betrifft, täuschend ist und nichts als die objektiven Endresultate bezeichnet. Diese Bezeichnungen geben höchstens den Namen der Krankheit, sagen aber in Tat und Wahrheit nichts über den kranken Menschen aus. Wenn die Krankheit sich in der Leber festsetzte, so wird sie die verschiedensten Leberkrankheitsnamen tragen. Wenn sie sich zuletzt in Herz oder Nieren festsetzte, so werden andere Termini angewendet, und so sind es tatsächlich überall erst diese zuletzt auftretenden organischen Veränderungen, welche als die Krankheit angesehen werden. „Die sogenannte Diagnose, die meist so viel Bewunderung findet, gibt uns tatsächlich nur einen Teilaspekt der Krankheit und trägt in keiner Weise der individuellen Art Rechnung, in der jeder Patient seine Krankheit durchmacht" (P.S.). Die Phthise zum Beispiel ist ein tuberkulöser Zustand der Lunge, der sich erst nach langen vorangehenden Gewebszerstörungen im Innern des Organismus deutlich zeigt.

Mikroben

Unsere zeitgenössischen Ärzte behaupten zwar, an die Quelle des Übels zu gehen und ätiologische Therapie zu treiben, in Wahrheit aber zeigen sie uns keinerlei echte Ursache; sie kleben nur an oberflächlichen Faktoren, z. B. im Falle des Phthisikers bloß an Faktoren, die die Krankheit verschlimmern, die aber absolut nicht die tiefere Ursache darstellen. Sie behaupten, der *Koch*sche Bazillus sei die Ursache der Tuberkulose. Ohne Empfänglichkeit vonseiten des Organismus könnte er aber nichts ausrichten. In Wahrheit ist die Entwicklung der Tuberkel primär, erst nachher kommen die Bazillen. Niemals werden Bazillen vorgängig dem Tuberkelknötchen gefunden, nein, sie folgen ihnen erst nach und spielen dann eine reinigende Rolle, vergleichbar der Kehrichtbeseitigung. Die tiefere Ursache der Tuberkelbildung liegt in der Psora – dem chronischen Miasma. Die Mikroben sind nicht die Ursache der Krankheiten, sie erscheinen erst, wenn letztere schon deutlich ausgebrochen sind. [1]

Die Allopathen verwechseln Ursache und Wirkung, nehmen den Effekt für die Ursache und verfallen so einer falschen Theorie, der Theorie der bakteriellen Erreger. Man kann die Mikroben zerstören, ohne daß indessen die Krankheit vernichtet wird. Die Krankheitsempfänglichkeit bleibt dieselbe, und allein diejenigen, welche empfänglich sind, können die Krankheit bekommen. Auch die Mikroben haben ihren Daseinszweck; denn es existiert nichts in der Welt, was nicht seinen bestimmten Zweck zu erfüllen hätte. Weder Mikrobe noch Virus sind auf unsere Erde versetzt mit der ausdrücklichen Bestimmung, das menschliche Wesen zu zerstören. Die Bakterientheorie will uns glauben machen, die göttliche Vorsehung hätte diese unendlich kleinen Wesen geschaffen, den Menschen krank zu machen[2]. Wir sehen an diesem Paragraphen,

---

[1] Siehe 1. Vorlesung.

[2] Das solide verankerte, aber inexakte Konzept der Monovalenz der Infektionserreger, der dem Menschen feindlichen Mikroben, ihrer ausschließlich schädlichen Wirkung, das Konzept, welches fortfährt, die ganze heutige Medizin bewußt oder unbewußt zu inspirieren, sollte durch den Begriff der biogen-physiogenen oder pathogenen Ambivalenz ersetzt werden, Ambivalenz je nach den Modifikationen des Milieus, auf dem sie sich entwickeln. Jedermann schreit, wenn es gelinge, die Bakterien zu zerstören, heile der Patient. Aber nichts ist weniger wahr als dies. Erinnern wir uns, daß diese sogenannten Infektionserreger Leben spenden und die ganze physiologische Chemie ohne sie nichts wäre; sie wirken mit dem gesunden Menschen in perfekter Harmonie oder Symbiose zusammen und halten Gleichgewicht und Gesundheit aufrecht (*Portie*, Maladies poly-infectieuses inapparentes, Maloine, éd. 1951).

daß *Hahnemann* die Ansicht von der bakteriellen Ätiologie der Krankheiten nie geteilt hat.

Dieses Thema wird im Verlauf der Vorlesungen noch weiter entwickelt und reichlich illustriert werden; hier sei es nur gestattet, noch etwas Material zum Nachdenken anzuführen.

Wir wissen, daß eine bei einer Sektion zugezogene Wunde sehr ernsthafter Natur ist, wenn der Sezierte erst kürzlich verstorben ist. Man könnte annehmen, daß dies die Wirkung irgendeines Bazillus sei, dessen Virulenz so groß sei, daß er im Organismus eine Art Streptokokkenvergiftung erzeuge, die vernichtend ins Blut einbreche und das Individuum in einer Art Septikämie zum Erliegen bringe. In Wahrheit ist es aber anders. Sofort nach dem Tode bilden sich Ptomaine, Leichengifte von Alkaloidcharakter, während von Bakterien keine Spur nachweisbar ist. Es ist also ein Gift da, und verletzt man sich beim Sezieren, ohne der Wunde sogleich die nötige Beachtung zu schenken, so läuft man Gefahr, sehr schwer, ja vielleicht tödlich krank zu werden. Ist hingegen der Kadaver so weit in Zersetzung übergegangen, daß alles von Bakterien wimmelt, so ist in diesem Stadium eine Verletzung beim Sezieren nicht mehr gefährlich.

Je mehr Mikroben vorhanden sind, um so weniger Toxine. Ein frisch gelöster Typhusstuhl enthält nur wenig Bazillen, ist hingegen sehr toxisch; wenn man jedoch wartet, bis er durch und durch voller Bakterien ist, dann ist er relativ gutartig. Warum nimmt die Virulenz nicht mit der Bakterienzahl zu? Man kann, wie ich es tat, ein Stück tuberkulöser Lunge, in welchem sich reichlich *Koch*sche Bazillen finden, dynamisieren, indem man es zuerst sorgfältig mit Milchzucker zu einer gleichförmigen Masse trituriert. Dann wird man sehen, daß das resultierende Produkt noch sehr kräftige Symptome von Tuberkulose hervorrufen kann[1]. Man kann tuberkulösen Eiter mit Alkohol ausfällen, d.h. alle lebende Materie töten und die Flüssigkeit, welche den Überstand bildet, zur C 30 dynamisieren. Obwohl dynamisiert und verdünnt bis zu einem Punkt, an dem keinerlei Spur von Bazillen mehr enthalten sein kann, erzeugt diese C 30 beim Versuch am gesunden Menschen die ursprüngliche Form der Krankheit, diejenige, welche den objektiven Manifestationen der Phthise vorangeht. Wir finden deshalb die Ursache der Phthise gar nicht in den Mikroben, sondern im Virus, welches zu zerstören die Aufgabe der Mikroben ist. Das menschliche Wesen lebt länger mit Bak-

---

[1] D.h. das dynamisierte Produkt – ohne jeglichen Mikrobengehalt – kann noch reichlich Tuberkulosesymptome erzeugen, wie sie der Patient hatte, von dem das Gewebestück mit den vielen Tuberkelbazillen stammt (P.S.).

terien als ohne. Könnten wir ins Blut eines Phthisikers ein Antisepticum einspritzen, das alle *Koch*schen Bazillen *in vivo* abtöten würde, würde der Kranke sehr rasch danach sterben[1].

Die Krankheiten in ihren Grundursachen und in ihren scheinbaren Ursachen zu studieren, ist eine sehr wichtige Aufgabe. Wir können das Problem der Ätiologie nicht betrachten, solange wir den Begriff der Leitung in Verbindung mit dem Gesetz nicht gut verstanden haben. Zu beachten ist: *Das Gesetz leitet, die Erfahrung bestätigt.*

Das Gesetz ist nichts anderes als ein geordneter Zustand der Leitung, nach hierarchischen Bahnen vom Zentrum zur Peripherie wirkend, einer Leitung mit einer Führungsspitze. Zeigt man uns eine Kompanie ohne Hauptmann, dann erblicken wir eine Kompanie ohne Zucht und Ordnung. Die Ordnung setzt sich von oben nach unten durch, vom Zentrum zur Peripherie.

Und nun sind wir an dem Punkt angelangt, wo man sich fragen kann, ob der Mensch nicht den falschen Weg geht, wenn er die Wahrheit nur mit den Möglichkeiten, die seine Sinnesorgane ihm bieten, finden will. Als Homöopathen laßt uns zuerst unser Privatleben in Ordnung bringen, dann sind wir vorbereitet, der menschlichen Rasse Ordnung zu bringen. Unser Plan ist, die Dinge *ab ovo*, im Stadium ihrer Entstehung zu studieren und dann ihre Entwicklung bis zum Ende zu verfolgen.

Kein menschliches Wesen ist Autorität, nur Grundsätze und Gesetz sind unsere Autorität. Wenn das nicht verstanden wird, ist's ganz unnütz, im Studium der Homöopathie fortfahren zu wollen. Wer diese Begriffe nicht erfassen kann, wird die Notwendigkeit der Harmonie vom Zentrum zur Peripherie, entsprechend dem Zentrifugalgesetz, nicht erkennen. Er wird die Notwendigkeit einer zentralen Leitung mit einer Führungsspitze nicht verstehen können. Dann hat aber das Studium des menschlichen Körpers mit dem Ziel, ihm Medikamente zu verabreichen, gar keinen Zweck für ihn, ist vollkommen nutzlos. Die oben gegebenen Richtlinien müssen in dieser Fassung anerkannt werden, sonst wird der Arzt einst nicht befriedigt sein, seine Erwartung wird enttäuscht werden und seine Hoffnungen werden zerschellen; er wird nur das bittere Resultat erkennen, welches die Allopathie angerichtet hat, nämlich den ganzen menschlichen Organismus in Verwirrung zu bringen.

---

[1] *Streptomycin, Rimifon, Isoniazid* usw. … töten nicht direkt die *Koch*schen Bazillen, sondern wirken auf das Ferment, welches die Bazillen nährt. Diese Nuance ist nicht unwichtig (P.S.).

6. Semiologie

Vorurteilsfreie Beobachtung erforderlich

Der vorurteilslose Beobachter nimmt nichts als die durch Symptome angezeigten Veränderungen im Befinden des Leibes und der Seele wahr.

Es gibt etwas, das ist härter und stärker als Bronze und Marmor: ein Vorurteil. Horaz

„Organon", § 6

„Der vorurteilslose Beobachter – die Nichtigkeit übersinnlicher Ergrübelungen kennend, die sich in der Erfahrung nicht nachweisen lassen – nimmt, auch wenn er der scharfsinnigste ist, an jeder einzelnen Krankheit nichts als äußerlich durch die Sinne erkennbare Veränderungen im Befinden des Leibes und der Seele, ***Krankheitszeichen, Zufälle, Symptome*** wahr, das ist Abweichungen vom gesunden, ehemaligen Zustande des jetzt Kranken, die dieser selbst fühlt, die die Umstehenden an ihm wahrnehmen und die der Arzt an ihm beobachtet."

Dieser Paragraph lehrt uns, daß die Symptome in ihrer Gesamtheit dem intelligenten Arzt alles über die Natur einer Krankheit sagen, was er zu wissen nötig hat – sie drücken die Gleichgewichtsstörung im Innern des Organismus aus –, sie beweisen, daß Krankheit nur eine Zustandsänderung ist; und die einzige Aufgabe des Arztes besteht darin, diesen gestörten Zustand wieder in Ordnung zu bringen.

Es scheint uns, *Hahnemann* will hier sagen, es sei sinnlos, ja absurd, einen Kranken zu untersuchen, alle seine Organe abzutasten und abzuhören, um sich dann aus den Resultaten eine Theorie zu brauen, ob nun der Magen den Patienten krank mache oder ob hier etwa die Leber die Ursache allen Übels sei oder ob gar der Magen die Leberstörung verursacht habe oder ob im Gegenteil die Leber für die Magenstörung verantwortlich sei[1]. Solange wir solcherart räsonieren, können wir uns nur verirren. Solange wir unsere Aufmerksamkeit nur auf einzelne Organe heften, die wir wechselseitig für ihre funktionellen Störungen oder pathologischen

---

[1] Eine Theorie, die den Arzt berechtigen würde, in jedem Falle dieses oder jenes Organ zu bezichtigen, die Ursache der Krankheit dieses oder jenes anderen Organs zu sein *(Del Mas)*.

Zustände verantwortlich machen, solange ist Verwirrung unser Erbteil. Das wird sich erst dann ändern, wenn wir die Symptome nach sorgfältiger schriftlicher Aufzeichnung unseren Überlegungen unterwerfen und sie als integrale Repräsentanten der Natur der Krankheit anerkennen.

Hahnemann beginnt den Paragraphen, indem er vom „vorurteilslosen Beobachter" spricht. Es scheint heutzutage tatsächlich fast eine Unmöglichkeit, einen Menschen zu finden, der diese Qualifikationen verdient. Es gibt keinen Menschen ohne Vorurteile mehr[1]. Jedermann hat seine fertigen Ansichten über Politik, über Religion; ebenso ist es in der Medizin, und alle diese Vorurteile hemmen leider jedes selbständige Denken. Spricht man mit ihm auch nur einen Augenblick von diesen Dingen, so wird er sofort mit seinen eigenen Ansichten kommen, uns seine eigene Meinung vortragen, als wären seine Ideen und seine Ansicht das letzte Wort in dieser Sache. Viele unter uns kennen die großen Gesetze nicht mehr und darum haben sie Vorurteile. Weiß der Mensch aber eine Autorität, auf die er sich verlassen kann, dann kann er die Vorurteile fahren lassen.

Nehmen wir an, wir haben ein großes Wörterbuch, das als Autorität in Orthographiefragen gilt. Wenn ein literarischer Verein von 150 Mitgliedern sich das Wörterbuch anschafft, dasselbe an sicherem Ort aufbewahrt und ausgibt: „Dies ist unser Ratgeber in Orthographiefragen", so anerkennt dieser Verein die Autorität dieses Werkes. Von diesem Moment an gibt es im Verein keine Diskussionen mehr, wie dieses oder jenes Wort geschrieben wird. Ganz anders verhielte es sich, wenn diese Autorität nicht anerkannt würde. Das eine Vereinsmitglied schriebe ein Wort auf diese, ein anderes auf jene Weise, es gäbe keine einheitliche Schreibweise, kein Modell; das aber würde Anarchie bedeuten. Genau dies ist der Zustand

[1] „Nein, bloß die jungen, noch nicht mit dem Wuste der Alltagsdogmen überschwemmten und angefüllten Köpfe, denen noch nicht Millionen Medizin-Vorurteile in allen Adern rinnen, bloß solche jungen, unbefangenen Leute, denen Wahrheit und Menschenbeglückung noch etwas gilt, bloß diese sind offen für unsere einfache Lehre des Heils, bloß diese bestreben sich aus freiem Triebe, wie ich an meinen Schülern zu bemerken das Vergnügen habe, jene Schätze der Arzneiwirkungen, jene seit Anbeginn vom Aberwitze und der Selbstgenügsamkeit in der Nacht der Unwissenheit liegen gelassenen unermeßlichen Schätze mit Selbstaufopferung zutage zu fördern, und ich glaube, einige von ihnen schon ziemlich weit in dieser Beobachtungsübung gebracht zu haben – und so wird das Gute sich bestocken –, aber nur auf tauglichem Grund und Boden."
(S. *Hahnemann* an Dr. *Stapf*, am 17.12.1816).

unserer heutigen Medizin: sie hat keinerlei anerkannte Autorität. Das eine Werk ist Autorität an der einen Universität, ein anderes an einer anderen. Auf diese Weise entsteht die größte Verwirrung.

Der Mensch kann sich nicht von seinen Vorurteilen lösen, solange er keine Autorität gewählt und anerkannt hat. In der Homöopathie sind es Gesetz und Prinzipien, Grundsätze, welche solche Autorität darstellen, und wenn sie uns vertraut geworden sind, ist es uns leicht, sie anzuerkennen. Da sie aber wenig oder nicht bekannt sind, fehlt ihre Autorität und jeder bleibt stur bei seinen Vorurteilen.

Wie oft fragt man uns: „Doktor, welches sind Ihre homöopathischen Theorien? Welches sind Ihre medizinischen Theorien?" Ich habe keine Theorien. Für mich ist die Medizin eine durch eine Lehre und durch Grundsätze bestimmte Frage, und Theorien ignoriere ich.[1]

Heute morgen kam eine Patientin in die Sprechstunde, welche mir sagte: „Doktor, ich wurde bisher immer nur durch Allopathen behandelt, aber diese Herren waren sich nie einig, ob meine Leber den Magen krank macht oder ob es der Magen ist, der die Leber krank macht." All' das ist doch nur Konfusion über Konfusion. Kein Organ kann den Körper krank machen. Der Mensch geht seinen Organen vor. Man kann gewisse Teile oder Organe unseres Körpers herausschneiden, und trotzdem bleibt der Mensch am Leben. Daß ein Organ ein anderes krank mache, diese Idee hat absolut keine Existenzberechtigung.[2]

---

[1] Die Idee *Kents* hier ist richtig. Um sie zu verstehen, muß man nur das Wort Theorie durch den Ausdruck Spekulation ersetzen. Theorie ist der Gegensatz von Praxis und bezeichnet eine Summe von rein verstandesmäßigen Erkenntnissen, die so dargestellt sind, daß sie als Grundlage für ein künstlerisches oder wissenschaftliches System dienen. Spekulation setzt nicht wie Theorie etwas Objektives voraus, welches man für sich betrachtet, sondern ist eher etwas Subjektives, eine subjektive Anschauung über ein bestimmtes Subjekt. Sie setzt allgemeine Prinzipien voraus, die in Beziehung zum Geist des Beobachtenden oder dessen, der sie macht, steht. Man sagt: die Musiktheorie, die Elektrizitätstheorie, also ein Resultat eingehender Studien; aber: die Spekulationen eines Gelehrten, eines Philosophen, und meint damit seine Versuche, seine tastenden Schritte, seine Forschungen (*Lafaye*).

[2] Sicherlich, die Krankheit entwickelt sich weiter und weiter, ergreift ein Organ um's andere, aber kein einzelnes Organ kann Krankheitsursache sein. Zum Beispiel eine Tuberkulose der Lunge, die zu einer Darmtuberkulose führt, ein Tumor, der Metastasen bildet, all' dies wird von einer tieferen Grundursache ausgelöst, es ist nicht das einzelne Organ, welches die wirkende Ursache ist. Es handelt sich dabei nur um eine Lokalisation der Krebskrankheit oder der Tuberkulose (P.S.).

Entwicklung der Krankheit zur Peripherie hin Organ- und Gewebsveränderungen sind Endresultate

Wenn wir erkannt haben, daß die Krankheit sich vom Zentrum peripheriewärts entwickelt, müssen wir notgedrungen annehmen, daß die Störungen, die nun Magen und Leber erreicht haben, vom Zentrum herkamen und nicht, daß diese Organe sich wechselseitig krank machen. Derjenige, den aber solche Ansichten gelehrt wurden, hat große Mühe, sich von ihnen zu lösen, nur nach und nach kann er sich langsam davon befreien. In Wahrheit braucht es Jahre, um von diesen Illusionen und willkürlichen Ansichten, die einem seit dem Wiegenalter eingeimpft wurden und welche Teil der Mitgift menschlicher Glaubenssätze sind, loszukommen. Um loszukommen, muß man sie zuerst erkennen lernen.

In diesem Paragraphen spricht *Hahnemann* nicht von Gewebs- und Organveränderungen, sondern von der Veränderung des Allgemeinzustands. Die geweblichen Veränderungen sind objektiv, sicht- und tastbar, aber in den Augen des intelligenten Arztes stellen sie nicht die Natur oder tiefere Ursache der Krankheit dar. Sie verraten ihm nur einige Krankheitsendresultate, Folgen von inneren Ordnungsstörungen.

Der vorurteilslose Beobachter kann festellen, daß die Pathologie nicht die Natur einer Krankheit darstellt, denn vielerlei verschiedene Krankheitsbenennungen können zu derselben Pathologie und zu denselben Phänomenen führen. Das Unglück ist nur, daß es so wenig vorurteilslose Beobachter gibt und daß es so schwierig ist, sich von den tief eingewurzelten, übernommenen Ansichten zu befreien, Ansichten, die mit der Zeit zu Glaubenssätzen werden, die tief im Unterbewußtsein fortvegetieren.

Vorurteile – Hindernisse für wissenschaftliche Betrachtung

„Ich weiß wohl, daß zu Geistesgebrechen gediehene Vorurteile, die uns schon des grauen Altertums wegen heilig geworden sind, Heldenmut erfordern, um sie an uns selbst zu heilen, und daß eine nicht gemeine Stärke des Geistes dazu gehört, um alle Torheiten, die unserer jugendlichen Empfänglichkeit als Orakelsprüche eingepredigt worden waren, aus unserem Gedächtnis zu vertilgen und gegen neue Wahrheit zu vertauschen.

Doch der Eichenkranz, der uns ein schönes Bewußtsein darreicht, belohnt solche Selbst-Überwindungen tausendfach!

Sieh! werden denn alte, uralte Unwahrheiten zu etwas Besserem – etwa zur Wahrheit – durch ihr bemoostes Altertum? Hat denn die Wahrheit, selbst wenn sie erst vor einer Stunde gefunden worden wäre, nicht ihre Ewigkeit in sich? Wird sie etwa durch die Neuheit ihrer Entdeckung zur Unwahrheit? Oder wo gibt es eine Entdeckung oder eine Wahrheit, die nicht anfänglich auch neu gewesen wäre?" [aus „Eine Erinnerung" v. *S. Hahnemann].*

Etwas vom ersten, was der Homöopathie Studierende tun muß, ist, sich von Vorurteilen freizumachen. Ich bitte Sie darum, beiseitezulegen, was Sie sich bisher vorgestellt haben oder welche Schlüsse Sie gezogen haben; lassen Sie das, was Sie bisher glaubten, was Sie bisher schätzten, Ihre Urteile, Ihre Ideen und alle rein persönlichen Ansichten draußen. Alle diese Dinge, die Sie von Menschen oder aus Büchern gelernt haben, stellen Sie beiseite und suchen Sie fortan nur Gesetz und Grundsätzen zu folgen, Dingen, die weder täuschen noch sich ändern können.

Aber sogar Gesetz kann den mit Vorurteilen Durchtränkten täuschen, da er es in seinen Vorurteilen falsch auslegt, genau wie er auch Lehrsätze falsch auslegen kann; so einer kann schwarz für weiß ansehen. Die Vorurteile sind Ursache der Umkehrung jedes Bildes in seinem Kopf; er faßt die Dinge nur mit seinen Sinnen. Seine Augen aber sehen und seine Finger tasten ja nur den äußeren Anschein der Dinge. So sagen wir, da unsere Augen uns diesen Eindruck vermitteln: Die Sonne steigt am Himmel auf, während wir doch intelligenzmäßig wissen, daß dies in Wahrheit gar nicht der Fall ist. Wer sich nur auf seine Sinne verläßt, riskiert eine x-beliebige menschliche Meinung als Wahrheit anzusehen. Wären die sensoriellen Funktionen bei jedermann dieselben, dann würden unsere Sinne uns nicht täuschen, die Menschen wären alle immer einig, aber sie sind leider variabel und unsicher, sie täuschen uns, und nie werden zwei Menschen über alle Dinge genau gleicher Meinung sein.

Die Beobachtungen weichen voneinander ab, deshalb variieren auch die Ideen und die Theorien, welche aus ihnen abgeleitet werden.

Wir müssen uns bemühen, unsere teils traditionellen, teils erworbenen Vorurteile abzustreifen, um die Grundsätze und Lehren der Homöopathie zu prüfen und sie zu verifizieren suchen. Wem diese Emanzipation nicht möglich ist, dem werden die Prinzipien als Naivitäten ohne Wert vorkommen: Haltet fest, daß einzig der Vorurteilsfreie ein guter Wissenschaftler ist.

„Der Wahn der bisherigen Arzneischulen lehrt ja doch nicht, wie man mit Gewissenbefriedigung Menschen gesund machen könne, sondern nur, wie man sich vor den Leuten den Anstrich von gelehrter Weisheit und tiefer Einsicht zu geben habe. Nur dem Schwachherzigen sind schädlicher Wahn und Vorurteile deshalb heilig und unverletzlich, weil sie nun einmal in die Welt eingeführt sind – weil sie mit dem Moos der Verjährung überzogen sind; der echte Weise hingegen zermalmt Wahn und Vorurteile freudig unter seinem kraftvollen Tritte, um Raum für den Altar der ewigen Wahrheit zu gewinnen, die keines antiken Rostes zur Beglaubigung ihrer Echtheit, keines Reizes der Neuheit oder der Mode, keines vielbändigen, wortreichen Systems zur ängstlichen Verdeutlichung, keiner Sanktion von imponierenden Autoritäten bedarf, sondern selbst mündig, mit der Stimme der Gottheit stark und tief in das Herz des Vorurteilsfreien spricht mit unauslöschlichem Eindrucke.

Endlich einmal mußte doch einer die Bahn brechen, und ich brach sie.

Der Weg liegt nun offen da. Jeder aufmerksame, eifrige und gewissenhafte Arzt kann ihn frei betreten.

Wenn aber dieser von mir, unter Niederdrückung aller gangbaren Vorurteile, in stiller Betrachtung der Natur gefundene, einzig mit Sicherheit und Gewißheit zu Heil und Gesundheit führende Weg allen Dogmen unserer Arzneischulen gerade ins Angesicht widerspricht, wie einst ***Luthers*** *an der Schloßkirche zu Wittenberg mutig angeschlagenen Sätze der den Geist verkrüppelnden Hierarchie widersprachen – so können doch weder meine noch* ***Luthers*** *Wahrheiten etwas dafür. Das wenige Positive in der ungeheuren Menge arzneilicher Schriften besteht in der von ungefähr aufgefundenen Heilart zweier bis dreier aus einem stets sich gleichbleibenden Miasma entspringenden Krankheiten, dem herbstlichen Sumpfwechselfieber, der Venusseuche und der Krätze der Wollarbeiter; man müßte dann jenen großen Glücksfund, die Schützung vor Menschenpocken durch Vaccine, noch dazu zählen. Und diese drei bis vier Heilungen geschehen doch nur nach meinem Prinzip, similia similibus. Mehr Positives aber kann die ganze Arzneikunde seit* ***Hippokrates*** *Zeiten nicht aufweisen; die Heilung aller übrigen Krankheiten blieb unbekannt", Auszug eines Briefes a.e. Arzt v.h. Range ü.d. höchst nötige Wiedergeb. d. Hk. – 1808 – S. HAH.*

„Der vorurteilsfreie Beobachter nimmt – auch wenn er der scharfsinnigste ist – an jeder einzelnen Krankheit nichts als äußerlich durch die Sinne erkennbare Veränderungen des Leibes und der Seele, ***Krankheitszeichen, Zufälle, Symptome*** *wahr, das ist Abweichungen vom gesunden, ehemaligen Zustande des jetzt Kranken."*

Psychosomatische Störungen – Anamnese

Solche psychosomatischen Störungen sind es, wenn der Kranke uns klagt, er sei vergeßlich, sein Gehirn funktioniere nicht mehr wie früher, oft komme er in einen Zustand der Leere und Verwirrung, wenn er etwas erklären sollte, ein Teil dessen, was er sagen wolle, entwische ihm und die Idee verflüchtige sich, oder er sei so zornmütig geworden, während er früher doch immer guter Laune war, er bemerke Charakterveränderungen an sich, Veränderungen in seinen Verlangen und seinen Abneigungen.

All dies kommt von Störungen des Allgemeinzustands her; noch sind keine krankhaften Gewebsveränderungen zu erkennen, es ist einzig ein Abweichen von der Regel, ein Mangel an Harmonie. *Fincke* nennt es Disharmonie, Dissonanz, „distunement".

Nachdem der Patient alles über die Veränderungen oder Modifikationen in seinem Gesundheitszustand erklärt hat, was er kann, kann der Arzt noch Zusätzliches erfahren, wenn er die den Kranken umgebenden Personen anhört, zum Beispiel seine Eltern, die ihn anteilnehmend bewachen und ihm wohlwollen. Ist es der Gatte, der krank ist, so ist es stets gut, auch die Meinung der Gattin zu kennen.

Nachdem der Arzt alle diese Bemerkungen notiert hat – indem er die Anleitungen von Paragraph 84 über die Aufnahme einer Anamnese befolgt –, fügt er auch seine eigenen Beobachtungen über alles bei, was ihm an dem Kranken auffällt, vor allem über das, was der Kranke zu verbergen trachtet oder nicht sagen kann, da er sich dessen gar nicht bewußt ist, es gar nicht weiß[1].

Viele Kranke wissen nicht, daß sie ungeschickt sind oder daß sie sich beim Arzt komisch oder auffallend benehmen – Dinge, welche sie im gesunden Zustand nicht zeigten und welche die eingetretene Veränderung, die Abweichung im Gesundheitszustand deutlich machen.

Der Arzt notiert ebenfalls, was er sieht, die Gerüche, die er wahrnimmt, die Auskultations- und Perkussionsgeräusche von Herz und Lungen, die Höhe des Fiebers, welche er mit der Hand oder besser mit dem Thermometer mißt usw., und wenn er dann seine komplette Krankenuntersuchung überschaut, das Gesamtbild dessen, was diese Krankheit repräsentiert, vor sich hat, dann hat er alles, was für ihn wirklichen Wert hat, beisammen.

---

[1] *Hahnemann* führt im Paragraph 93 a im Detail solche Symptome auf, die der Kranke verheimlicht, da er sich derselben schämt (P.S.).

Pathologische Zeichen – keine Anhaltspunkte für Arzneimittelfindung

Was dann, wenn er objektive pathologische Zeichen findet? Man muß sich erinnern – und ich repetiere es noch des öfteren –, daß nichts in der Natur einer pathologischen Gewebsveränderung eine Indikation für ein tiefwirkendes Heilmittel[1] abgibt, da wir es hier nur mit Krankheitsendresultaten zu tun haben. Nehmen wir an, der Patient weise einen Tumor oder ein Adenom in einer Brust auf. Das Feststellen des Tumors und die Untersuchung der äußeren Erscheinungsform hilft absolut nicht aufhellen, welcher Natur die pathologische Störung ist, die ihm zugrunde liegt. Die sichtbaren, objektiven Manifestationen, das heißt die pathologisch-anatomischen Gewebsveränderungen, sind die am wenigsten wertvollen Elemente für die Wahl einer heilenden Therapie. Im Gegensatz dazu ist *das, was man am Kranken selbst bemerkt,* die Art, wie er sich benimmt, wie er handelt, sich bewegt, seine persönlichen Funktionen und Gefühle, Zeuge dessen, was in seinem Innern vorgeht. Die Natur der Störung, die die Krankheit brachte, zeigt sich dem Beobachter durch Symptome, sei es subjektiver, sei es objektiver Art, und diese muß er zum Führer für seine Verschreibung nehmen.

Man denke sich einen Fall, der noch nicht bis zu pathologischen Gewebsveränderungen vorgeschritten ist, der noch keine pathologisch-anatomischen Befunde aufweist, einen Fall, der sich ganz allein aus funktionellen Störungen zusammensetzt: Die Gesamtheit der Symptome dieses Patienten zeigt dem intelligenten Arzt die Natur des Krankheitszustandes und setzt ihn in die Lage, das Heilmittel klar wählen zu können. Erhält der Kranke dies Mittel nicht, was passiert dann? Die Krankheit wird sich eine Zeitlang weiterentwickeln, vielleicht zwei, drei Jahre, und dann enthüllt eine neue Generaluntersuchung zum Beispiel Kavernen in der Lunge, einen Abszeß in der Leber, Eiweiß im Urin usw. Ist letzteres der Fall, so muß nach den Ansichten und Theorien der alten

---

[1] *Kent* versteht hier Heilmittelindikation und nicht bloß eine Palliativmittelindikation. Sicherlich, ein Urin voll Kolibazillen, ein Staphylokokkenabszeß, ein Blut, welches Treponemen enthält, Sputum mit reichlich Kochschen Bazillen oder ein krebsig entartetes Gewebe können *Colibacilin, Staphylococcin, Syphilin, Tuberkulin oder Carcinomin* indizieren, speziell wenn der betreffende Kranke neben dieser pathologischen Indikation auch sonst noch ein oder mehrere Symptome von der betreffenden Nosode aufweist. Aber obwohl diese Medikamente wertvoll sind und in vielen Fällen deutlich wirken, sie haben doch bloß palliativen Charakter (P.S.).

Schule nun die Therapie für die Brightsche Krankheit einsetzen. Hat die alte Schule eine Ahnung davon, daß das Mittel, an das man vor zwei, drei Jahren oder früher schon gedacht hat und welches damals dem Fall gut angepaßt schien, dasjenige ist, welches auch jetzt dem Kranken gegeben werden muß?

Dieser Kranke hätte das betreffende Mittel in Wahrheit schon seit seiner Kindheit haben sollen, und schon damals hätte man es bestimmen können, nach den damals vorhandenen Symptomen, die schon das Abweichen vom Gesunden zeigten, damals als noch keinerlei anatomische Gewebsveränderungen nachweisbar waren. Denken wir, weil die Krankheit nun Fortschritte gemacht und sich bis zu objektiven pathologischen Störungen entwickelt hat, wo nun Organe degenerieren und der Kranke bald sterben wird, daß dies den ursprünglichen Zustand änderte? Der Kranke braucht auch heute noch dasselbe Mittel, dieselbe Behandlung, die schon seit seiner Kindheit indiziert ist.

Auch heute noch muß die Krankheit gleich aufgefaßt werden wie vor dem Auftreten objektiver pathologischer Manifestationen. Die Brightsche Krankheit ist keine Krankheit, sondern das Endstadium, der organische Endzustand, zu dem sich die Veränderungen der ursprünglichen Krankheit entwickelten. Unter anderen Umständen hätte die Krankheit auf die Leber oder auf die Lunge schlagen können.

Die pathologischen oder objektiven Störungen sind also keine Indikatoren für das Heilmittel, und deshalb sollen wir als Ärzte die Symptome erkennen lernen, welche den organischen pathologisch-anatomischen Veränderungen vorangehen, zurückgehen in die Anamnese, zurück bis zur ursprünglichen Ursache.

Funktionelles Stadium vor den Gewebsveränderungen wichtig

Ein solcher Patient, wie ich ihn beschrieb, muß vor allem über das funktionelle Stadium genauestens examiniert werden, das der Komplikation, dem läsionellen Stadium voranging. Damit allein läßt sich das Heilmittel finden, sowohl für die *Bright*sche Krankheit wie für jedes andere organische Leiden. Unsere Medikamente müssen auf jenes Stadium passen, das der Bildung der objektiven Krankheitsresultate voranging. Durch die Weiterentwicklung der Krankheit zur pathologischen Materialisation wird die Indikation für sie keineswegs hinfällig, sie bleiben indiziert und passen auf den Kranken ebenso gut nach Etablierung pathologisch-anatomischer Manifestationen wie vordem. Können wir den Beginn, den Ursprung, nicht klären, so können wir auch nie daran denken, die

Endzustände, die Krankheitsresultate, in intelligenter Weise zu behandeln.

In einer Anmerkung zum Paragraphen sagt *Hahnemann*:

„Ich weiß daher nicht, wie es möglich war, daß man am Krankenbette, ohne auf die Symptome sorgfältigst zu achten und sich nach ihnen bei der Heilung genau zu richten, das an der Krankheit zu Heilende bloß im verborgenen und unerkennbaren Innern suchen zu müssen und finden zu können sich einfallen ließ, mit dem prahlerischen und lächerlichen Vorgeben, daß man das im unsichtbaren Innern Veränderte, ohne sonderlich auf die Symptome zu achten, erkennen und mit [ungekannten!] Arzneien wieder in Ordnung bringen könne und daß so etwas einzig gründlich und rationell kurieren heisse?"

Ich höre jenen Professor einer modernen allopathischen Medizinschule sagen: „Oh, Ihre Symptome sind mir vollkommen gleichgültig, was geht es mich an, daß Sie sich reizbar und vergeßlich finden. Wenn Sie nicht schlafen können, gebe ich Ihnen etwas, von dem Sie dann schon schlafen, aber man muß nun Ihre Leber untersuchen, denn sie ist die Ursache aller ihrer Übel, und ich werde Ihnen auch ein Lebermittel verschreiben." Er glaubt, die Leber sei die Ursache aller Störungen, und ist der Meinung, durch seine Leberbehandlung den Kranken heilen zu können. Welcher Irrtum, welch falsche Auffassung! Seine Verstandesschlüsse beruhen auf trügerischen Theorien.

Anatomische Befunde zeigen Endzustände – Man muß sie kennen

Es ist Brauch, Kranke, von denen man nicht weiß, an was sie starben, einer Autopsie zuzuführen, um so die Ursache zu finden. Dabei stellt man dann gewisse pathologisch-anatomische Affektionen fest. Auch der Arzt am Krankenbett ist stets auf der Suche nach solchen. Die Autopsie zeigt dem Arzt alle möglichen Gewebszerstörungen und erklärt ihm auf diese Weise manches. Da habe ich gar nichts dagegen. Es gibt Umstände, unter denen ich sogar das Studium der pathologischen Anatomie sehr unterstützen würde. Der Arzt kann nie zu viel über die Konsequenzen, die Endresultate der Krankheiten wissen. Es wäre durchaus wünschbar, daß er gründlich im Bild ist über das, was unter gewissen Umständen, bei gewissen Vorkommnissen in den Geweben vorgeht. Die pathologische Anatomie aber mit dem Ziel studieren, durch dieses Mittel Kranke heilen zu lernen oder daß die Aufschlüsse, welche Autopsien geben, für die Arzneimittelverschreibung wichtig sein könnten, welche

Verirrung. Es ist wahrhaft erstaunlich, daß Ärzte erwarten, aus Autopsien, aus dem pathologisch-anatomischen Untersuchen der Organe, therapeutische Möglichkeiten für die Kranken zu finden.

Die klinische Diagnose für sich und in ihrer Bedeutung ist unbestritten. Durch ins Detail gehende klinische Untersuchung und zahlreiche Laboratoriumsmethoden kann der Arzt zur Kenntnis von Organmodifikationen gelangen, kann er sich Rechenschaft geben über den Fortschritt und die Entwicklung der Krankheit, kann er sich klar werden, ob der Fall heilbar oder unheilbar ist. Ferner ist sie wichtig, um den Sanitätsbehörden die verlangten Angaben machen zu können. Sie entscheidet auch unsere Wahl des Therapiewegs, ob er echt heilend sein darf oder nur palliativ. Aber das Studium der Pathologie ist etwas anderes und unterscheidet sich wesentlich vom Studium der Arzneimittellehre.

Unnötige Untersuchungen, rein lokale Betrachtungsweise

Wie häufig werden unangebrachte und unnötige Untersuchungen durchgeführt: es gibt Spitäler, in denen das Genitale mit dem Spekulum abgesucht wird, ohne daß bei der Untersuchten vorher ein einziges Symptom erhoben worden wäre; ist die Genitalschleimhaut rot, wird schematisch *Hamamelis* appliziert und mit fünf, sechs Mitteln werden routinemäßig alle vorkommenden Krankheiten der Patientinnen,die sich zur Konsultation einfinden, behandelt. Ein halbes Dutzend Mittel und nicht mehr sind das ganze Gepäck der meisten eminenten Gynäkologen. Solche Praxis heilt nicht, ja oft lindert sie nicht einmal für kurze Zeit die Beschwerden; solche Praxis ist ganz unwürdig.

Jedoch ist diese schlechte Methode noch kein so schwerwiegender Fehler wie derjenige jenes Arztes, der diese diversen gynäkologischen Affektionen als rein lokal anschaut. Derselbe bildet sich bei einer Kauterisation ein, er heile damit die Patientin; keinen Moment gibt er sich Rechenschaft, daß alle solche Störungen von einer Ursache herkommen und daß es Aufgabe des Arztes ist, vor allem die Ursache zu behandeln und nicht bloß deren Endresultate. Aber solches lehrt die alte Schule!

Anzeichen für Gewebsveränderungen wesentlich, bieten aber nicht das eigentliche Symptomenbild des Patienten

Wenn also die subjektiven und objektiven Symptome die einzigen Manifestationen sind, welche dem Arzt anzeigen, wessen der Patient bedarf, solange diese Symptome nur in Beziehung zu funktionellen Störungen und nicht zu organischen Gewebsveränderungen stehen, so gibt es doch auch Anzeichen, die Schlüsse auf materielle Gewebsveränderungen erlauben. Derjenige, welcher mit den Symptomen auf vertrautem Fuß steht, weiß durch sie, daß da eine Zustandsänderung in den Geweben vor sich geht. So gibt es zum Beispiel objektive Zeichen, die eine Bildung von Eiter in den Geweben anzeigen, es gibt deutliche Phänomene, die dem erfahrenen Arzt vorauszusehen erlauben, daß pathologische Resultate im Anzug sind. Diese für die Diagnose sehr nützlichen Elemente haben indessen für die Heilmittelwahl keinen Wert, sie zeigen bloß gewisse Umstände, gewisse Stadien der Krankheit an. Der Arzt muß sie von den Symptomen, die das Bild des Patienten widerspiegeln, unterscheiden können.

Wir sind nun am Punkt angelangt, wo wir verstehen können, daß jener Kranke, dessen Heilung von der Ursache heraus zum Effekt erfolgte, auch geheilt bleiben wird. Das bedeutet, daß wenn die ursprüngliche innere Störung in Ordnung gebracht wurde, dies die definitive Heilung ist, denn ist Ordnung innen, so wird sie auch außen folgen, zuletzt wird sie ihren eigenen Rhythmus und ihr Gleichgewicht allen Funktionen des Organismus mitgeteilt haben. Das vitale Gleichgewicht wird auch in den Geweben Ordnung und Norm wiederherstellen, denn dieses Gleichgewicht wirkt sich bis in die äußersten Teile des Organismus aus, und was es leitet und was es belebt, steht unter einer strikten Disziplin. Wenn die Heilung sich in Richtung von Ursache zu Effekt anbahnt, weitergeht und sich vollendet, das heißt von innen nach außen, so wird dieser Patient dann auch geheilt bleiben.

In unheilbaren Fällen können Krankheitseffekte, pathologische Resultate vorübergehend ausgelöscht oder erleichtert werden, aber der Kranke ist nicht an der Quelle seines Übels geheilt und infolge der Tatsache, daß hier von Heilung keine Rede mehr sein kann, werden die alten pathologischen Gewebsveränderungen wieder zum Vorschein kommen und sich verschlimmern, denn es ist eben die Natur der chronischen Krankheiten, dauernd Fortschritte zu machen.

Erst den ganzen Menschen behandeln, nachher das lokale Leiden

Wenn gewisse Krankheitsresultate doch noch übrigbleiben, wenn der Kranke geheilt ist, so können dieselben operiert werden, wenn solches nötig ist. Das ist dann eine chirurgische Indikation. Aber es ist nicht ratsam, den chirurgischen Eingriff vor Heilung des Patienten selbst vorzunehmen. Weist ein Patient eine Krankheit der Fußknochen als Folge einer schweren Verletzung auf und kann sein Fuß nie mehr ganz wiederhergestellt werden, da heile man zuerst den Patienten und nachher, ist sein Fuß unbrauchbar, so daß er eine Prothese vorzieht, so führe man dann die Amputation durch. Hat man mit einer *Gonitis tuberculosa* zu tun, welche das Knie absolut unbrauchbar macht, heilt man zuerst den Patienten und nachher, hat sich das Knie nicht gebessert und bleibt unbrauchbar, das Bein kalt, die Muskeln schlaff, prüft man die Frage eines künstlichen Glieds. Wenn der Organismus nach Wiederherstellung der Gesundheit doch das Knie nicht zur Heilung bringt, wird nichts, was man auch versuchen wird, das Knie heilen können. Lokalisiert sich die Krankheit an den Extremitäten, heilt zuerst den Kranken. Sagt nicht, der Patient ist krank, weil er einen *Tumor albus* hat, sondern der *Tumor albus* ist da, weil der Patient krank ist.

7. Vorübergehendes Übelbefinden und Symptomatologie

Übelbefinden bei psorischen Patienten – Pseudokrankheiten; echte Krankheiten – miasmatische Krankheiten

In einer Anmerkung zu § 7 schreibt *Hahnemann*:

„Daß jeder verständige Arzt diese [die offenbar veranlassende oder unterhaltende Ursache] zuerst hinwegräumen wird, versteht sich: dann läßt das Übelbefinden gewöhnlich von selbst nach."

Man ist, so scheint mir, zu dem Schluß gekommen, daß es „Pseudokrankheiten" gibt, rein funktionelle Störungen, die man vorübergehendes Übelbefinden nennen könnte. Ein psorisches Individuum hat seine Zeiten, zu denen es sich schlecht fühlt, die rein von äußeren Ursachen abhängen, aber es sind nicht diese äußeren Ursachen, welche ihm die Psora brachten[1].

Ein solcher Patient kann zu Magenstörungen neigen, von zu viel oder zu wenig Nahrung, welche bei ihm zu einem, wie wir es nennen, vorübergehenden Übelbefinden führt. Diese Übelbefindenszeiten imitieren, ahmen die Miasmen nach (*mimicing* im amerikanischen Sprachgebrauch), das heißt die Symptome, durch welche sie sich auszeichnen, sind miasmatischen Manifestationen zum Verwechseln ähnlich, jedoch mit der Differenz, daß in der Regel die Beseitigung der äußeren Ursache die Wiederherstellung des Patienten erlaubt.

Geschäftliche Mißerfolge, deprimierende Umtriebe, unerwiderte Liebe, Quelle des Leidens besonders bei jungen Mädchen, bilden anscheinend Krankheitsursachen, sind in Tat und Wahrheit aber nur Indispositionen auslösende Ursachen. Die tiefere, essentielle wahre Ursache liegt im Innern, und diese ist der prädisponierende Faktor; die anscheinende, zufällige, sich überlagernde Ursache ist außen. Wäre das Individuum nicht psorisch, wäre es nicht innerlich krank infolge eines tiefgehenden miasmatischen Einflusses, so würde es sich von seinen Geschäftssorgen

[1] Denn diese Indispositionen sind nicht echte Krankheit, sondern Masken von Krankheiten (*Carton*), Krankheiten nachahmende Zustände, sie sind zentripetal, wenn man so sagen kann, nicht zentrifugal wie die echten Krankheiten. Sie haben keinerlei Charaktere der Psora, können ihre Effekte nur deshalb manifestieren, weil das Individuum psorisch ist (P.S.).

selbst befreien; Stürme solcher Art brächten es weder aus dem seelischen noch körperlichen Gleichgewicht. Und die junge Liebende würde nicht so maßlos unter ihren Herzensnöten leiden, ihr Gleichgewicht bliebe stabil. Der Arzt muß also unterscheiden können zwischen äußeren, anscheinend evidenten Ursachen und den wahren, tiefen Ursachen der Krankheiten. Letztere stoßen zentrifugal von Zentrum zur Peripherie vor.

Überall, wo *Hahnemann* von echter Krankheit spricht, verwendet er den Ausdruck miasmatische Krankheit. Hier braucht er im Gegensatz dazu einen andern Ausdruck: „Dann läßt das Übelbefinden", sagt er, „gewöhnlich von selbst nach." Wenn der latente psorische Zustand ein wenig aufgestört wurde, wird die auf diese Weise geschaffene leichte Störung mit einigen Dosen des angezeigten homöopathischen Mittels wieder zum Verschwinden gebracht.

Nehmen wir ein Beispiel: Wenn ein Mensch Fehler in seiner Nahrungsmittelwahl macht und nun am Magen leidet, wird es genügen, wenn er seine Fehler aufgibt, um wieder in Ordnung zu kommen. Wenn die Beschwerden aber anhaltender sind, wird zum Beispiel eine Dosis *Nux vomica* oder eines anderen, den Indikationen angepaßten Mittels den Kranken von seinen Magenstörungen heilen, und er wird keinerlei Beschwerden mehr haben, wenn er von nun an konsequent hygienisch lebt.

„Er wird", sagt *Hahnemann*, „die Ohnmacht und hysterische Zustände erregenden, stark duftenden Blumen aus dem Zimmer entfernen."

Gewisse nervöse, junge Mädchen sind so empfindlich auf Blumengerüche, daß deren Duft sie fast ohnmächtig macht. Es gibt andere Individuen, die sind in einem solchen Grade psorisch, daß sie nicht in der normalen Atmosphäre leben können wie andere. Die einen muß man in die Berge schicken, andere in warme Länder, andere wiederum in kalte Gegenden: Das nennt man Ausschaltung der zufälligen, die Krankheit offensichtlich verschlimmernden Ursache.

Ein Tuberkulöser in fortgeschrittenem Stadium, dessen Leiden in Philadelphia zum Beispiel rasch fortschreitet, muß in ein Klima gesandt werden, wo er sich wohler fühlt, wo es für seinen Gesundheitszustand günstiger ist. Die äußere, anscheinende Ursache, die für seinen Krankheitszustand störende Ursache, wird auf diese Weise behoben, aber die wahre Ursache seiner Krankheit ist ja schon viel länger in seinem Inneren. Der Arzt verschreibt seinem Patienten eine Orts- oder Klimaveränderung nicht, um ihn zu heilen, sondern nur um ihn damit in klimatische Bedingungen zu bringen, die für ihn günstiger sind.

„Er wird den Augen-Entzündung erregenden Splitter aus der Hornhaut ziehen, den Brand drohenden, allzu festen Verband eines verwundeten Gliedes lösen und passender anlegen, die Ohnmacht herbeiführende, verletzte Arterie bloßlegen und unterbinden, verschluckte Belladonna-Beeren usw. durch Erbrechen fortzuschaffen suchen. ... "

Nun, ohne die Umstände und Bedingungen zu nennen, wo *Hahnemann* all dieses anführt, hat man bezüglich dieses Satzes glauben machen wollen, er habe Brechmittel empfohlen, wie es zu seiner Zeit Mode war. Männer, die sich den Titel Ärzte anmaßten, haben sich dieser Anmerkung des Vaters der Homöopathie als einer Art Mäntelchen bedient, um damit ihr schlechtes Gewissen zu verdecken, eine rein äußerliche Therapie zu rechtfertigen. Sie repetieren bis zum Ekel, daß *Hahnemann* diese Praxis empfehle, aber man sieht hier deutlich, wie sein Gedanke verdreht wurde, und daß ihre Behauptung Lüge ist.

Teiltherapie, Folgen davon

Hier eine andere Anmerkung:

„Von jeher suchte die alte Schule, da man sich oft nicht anders zu helfen wußte, in Krankheiten ein ***einzelnes*** *der mehreren Symptome durch Arzneien zu bekämpfen und womöglich zu unterdrücken – eine Einseitigkeit, welche, unter dem Namen:* ***Symptomatische Kurart****, mit Recht allgemeine Verachtung erregt hat."*

Dieses Vorgehen, das man Teiltherapie nennen könnte, besteht darin, einen kleinen Teil der Symptome für sich zu betrachten, von den andern abzutrennen und sie allein zu behandeln, wie wenn dieser kleine Teil die ganze Krankheit repräsentieren würde. Eine solche Art Therapie ist völlig falsch, da sie sich nicht mit der Gesamtheit des Patienten befaßt. Eine solche Gruppe von Symptomen kann immer stärker werden und sich an bestimmten Organen manifestieren, zum Beispiel an Uterus und Vagina. Wenn man der Ansicht huldigt, von der wir oben sprachen, wird das Ziel sein, eine Symptomengruppe isoliert zu unterdrücken. Nach dieser Tat glaubt dann der betreffende Gynäkologe, er habe das Übel samt der Wurzel entfernt und die Kranke geheilt. *Hahnemann* verdammt diese Doktrin, deren Unlogik ja in die Augen springt.

In vielen Fällen sieht man zu gleicher Zeit Herz- und Leberbeschwerden auftreten, man spricht dann von „Herzleiden", „Leberkrankheit" usw. (um die Ausdrücke der alten Schule zu gebrauchen, obwohl wir genau wissen, daß diese Manifestationen für uns absolut keine Krankheit sind), und dann wird ein Spezialist nach dem anderen konsultiert, und jeder richtet seinen Angriff auf diejenige Region, welche seine Spezialität ist. Der Kranke macht auf diese Weise die Runde bei allen Spezialisten, und man muß sich dann nicht wundern, wenn eines Tages des armen Mannes Todesanzeige in den Zeitungen steht.

Ein alter Allopath rühmte sich eines Tages, bei einer Pneumonie, die er behandelte, innerhalb weniger Stunden das Fieber herabgebracht und so die Krankheit kupiert zu haben. „Ja", sagte ihm ein Kollege, „die Pneumonie ist geheilt, aber der Kranke ist jetzt im Sterben." Das ist sehr oft die Richtung, welche die Krankheit nimmt, wenn man eine isolierte Gruppe von Symptomen unterdrückt. Man kann Verstopfung durch Abführmittel beseitigen, Leberstörungen können manchmal mit einer starken Dosis *Calomel* vorübergehend beschwichtigt werden, torpide Geschwüre können stimuliert werden, daß sie zuheilen, aber der Kranke selbst ist nicht geheilt. *Hahnemann* erklärt es als befremdlich, wenn der Arzt nicht begreifen könne, daß die Unterdrückung von regionalen Symptomen keine echte Heilung sei, sondern der Kranke sich in der Folge schlechter befinde, wie eine gewissenhafte Untersuchung einem zeige.

Viele Patienten sind so schwer krank, als daß sie unmittelbar die schlechten Folgen zum Beispiel der operativen Schließung einer chronischen Analfistel spürten[1], ist ein Kranker aber zugleich schwind-

---

1 M.A.M. – 43jährig, Hydrozelen- und Hernienoperation als Kleinkind. Später Anginen unterworfen. Mit 26 Jahren Primäraffekt der rechten Lungenspitze, 33jährig eine Gehirnerschütterung. Seit 10 Jahren Analfistel.
Sein Arzt schickt ihn zum Chirurgen, es gebe keine andere Lösung als die Operation. Der letztere bestätigt die Ansicht und fügt bei, daß nur die Operation ein befriedigendes Resultat gebe, daß alle anderen Methoden nur Mißerfolge hätten und wenn er noch lange zuwarte und noch solche Sachen probieren wolle, so werde die Operation nur schwieriger, ja vielleicht unmöglich. Der erschreckte Kranke willigt in die Operationsvorbereitung ein und der Chirurg kauterisiert die Fistel mit Höllenstein, was sehr schmerzhaft war, und anschließend unterzieht er sich der Radikaloperation, welche also die Heilung bringen soll.
Aber die Wundheilung ist schlecht, der Chirurg behauptet, der Patient habe sich infiziert. Nach einem Monat fließt es immer noch. Wieder sehr schmerzhafte Behandlung mit Höllenstein. Einen Monat später Zustand stationär: Fistel wie vorher, wenn nicht noch mehr eiternd als früher.
Neue amerikanische Lokalbehandlung, welche das Fließen für zwei Wochen stoppt, nachher aber kommt es um so stärker wieder. Nach drei Monaten sogenannter postoperativer Behandlung ist die Fistel immer noch da, immer noch reichlich fließend, einen penetranten Gestank verbreitend, der des Kranken

suchtgefährdet oder sehr asthenisch, so wird die Schließung dieses fistulösen Ventils am Anus seinen Zustand brüsk verschlimmern, kann sogar seinen Tod innerhalb etwa ein, zwei Jahren nach sich ziehen. Ist der Patient robuster, kann er noch Jahre überleben und wird dann als beweisendes Beispiel einer glänzenden Heilung hingestellt.

Diese übrigens recht gebräuchliche Behandlungsweise gründet sich nicht auf Prinzipien; eine sorgfältige Untersuchung wird jeden Denkenden von deren Nutzlosigkeit, ja, Gefahr überzeugen. Die Fistel hat sich nur zum Besten des Körpers an dieser Stelle gebildet, und hätte man sie ruhig fließen lassen, während man aber den Allgemeinzustand des Kranken sorgfältig in Behandlung nahm, ohne die ungestüme künstliche Schließung der Fistel zu betreiben, wäre sie bestehen geblieben als Ableitung, als Sicherheitsventil bis zur Heilung des Kranken, worauf sie dann als zwecklos von selbst zuginge. Ist der Kranke selbst geheilt, ist die Fistel nicht mehr nötig und schließt sich dann selbst. Das *„Organon"* verurteilt prinzipiell jede Unterdrückung äußerer Krankheitsmanifestationen durch jede Art äußerer Behandlung.

Die äußeren oder traumatischen Ursachen sind extrapsorisch, zufällig, sekundär. Die Psora ist unabhängig von diesen Ursachen, welche ebensogut einen Nicht-Psorischen wie einen Psorischen angreifen können.

Gemüt ganz herunterbringt und den Chirurgen bei jeder Konsultation reizbar und unzufrieden macht; er behauptet, dies sei sein erster Fall, der so schlecht auf die Operation reagiere und schiebt die Schuld dem Patienten zu.
Angesichts dieses brillanten Resultats erinnert der Patient den Chirurgen an seine Worte bei der ersten Konsultation, daß die Operation die einzige Methode sei, die befriedige und daß jede andere Methode nur Mißerfolge aufzuweisen habe. Worauf der Chirurg antwortet, das sei vollkommen wahr, da alle medizinischen Maßnahmen, die er nun auch noch angewendet habe, sich absolut negativ ausgewirkt hätten. Er schickt den Patienten zu seinem Arzt zurück, dieser wiederum erklärt, so etwas sei nicht sein Gebiet, er sei nicht Spezialist für Analaffektionen.
Silicea XM, welches sehr gut auf den konstitutionellen Zustand des Patienten paßt, trocknet die Fistel schon in der ersten Dosis aus.
Fünf Wochen später brauchte es noch eine zweite Dosis, zwei Monate später noch *Silicea LM,* Einzeldosis. Seither ist der Kranke nicht nur von seiner Fistel geheilt, sondern sein ganzer Allgemeinzustand hat sich sehr vorteilhaft verändert; er erklärt sich entzückt, erfreut sich bester Gesundheit. Nur die Homöopathie, getreulich der Doktrin ihres Gründers folgend, kann ein solches Resultat ergeben (P.S.).

Es ist möglich, daß der Kranke korrekte und mäßige Lebensgewohnheiten hat, soweit dies heutzutage durchführbar ist. Es ist möglich, daß er sich normal und vernünftig verhält, weder Tee noch Kaffee trinkt oder wenigstens nicht große Quantitäten, vorsichtig in seiner Ernährung ist, jede äußere Ursache meidet, welche zu einer Gesundheitsstörung führen könnte, und trotzdem kann auch ein solcher Mensch krank sein. Die individuellen Symptome, an denen dieser Patient leidet, tragen den wahren Stempel der inneren Natur seiner Krankheit, sind deren nach außen reflektiertes Bild.

„Da man nun an einer Krankheit, von welcher keine sie offenbar veranlassende oder unterhaltende Ursache *(causa occasionalis)* zu entfernen ist, sonst nichts wahrnehmen kann, als die Krankheitszeichen, so müssen, unter Mithinsicht auf ein etwaiges Miasma und unter Beachtung der Nebenumstände, es auch einzig die Symptome sein, durch welche die Krankheit die zu ihrer Hilfe geeignete Arznei fordert und auf dieselbe hinweisen kann.“

Symptomenbild, Laboratoriumsuntersuchungen

Hahnemanns Lehren zeigen uns, daß dieses Symptomenbild seine praktische Anwendung hat und daß jede heilbare Krankheit dem intelligenten Arzt sich durch die Gesamtheit der subjektiven und objektiven Symptome offenbart, sich erkennen läßt. Das Studium einer langen Reihe von Symptomen ruft im Geist unmittelbar das Bild der inneren Störung hervor, welche sie erzeugt, und diese Gesamtheit der faßbaren Manifestationen bildet für den umsichtigen Arzt den einzigen und Hauptweg zur Auffindung des für diesen Fall notwendigen Heilmittels, und das ist alles, was nötig ist, seinen Kranken zu heilen.

Die anderen diagnostischen Elemente, welche uns Laboratoriumsuntersuchungen liefern: Urin-, Blut-, Sekretuntersuchungsresultate, Röntgen- und andere Resultate bringen keine wahren therapeutischen Elemente bei, sind aber nützlich für Hygieneüberlegungen, Isolation des Kranken, Diätanweisungen, und um die Krankheitsphase festzustellen, um daraus die mögliche Prognose abzuleiten (P.S.).

Homöopathie als Wissenschaft und Kunst

Diese Betrachtungen führen uns zur Teilung der Homöopathie in zwei Sparten: Wissenschaft und Kunst. Die Wissenschaft behandelt Fragen der Lehre, sie befaßt sich mit den Prinzipien, mit der biologischen Ordnung – man könnte es die *Physiologie* nennen; sie befaßt sich ebenfalls mit der physiopathologischen Störung der Ordnung im Organismus, hervorgerufen ebenso gut durch natürliche als durch künstliche, zum Studium der Arzneimittelwirkung auf den menschlichen Körper provozierte Krankheiten.

Das ist die *Pathologie* (die Pathologie der Krankheit ist absolut nicht identisch mit der pathologischen Anatomie). Ferner beobachtet die Wissenschaft mit großer Sorgfalt den Heilprozeß, um ihn von Übertünchung und Unterdrückung zu unterscheiden. In erster Linie muß die Wissenschaft der Homöopathie studiert werden, um auf die Anwendung derselben vorzubereiten; und das stellt dann die Kunst der Homöopathie dar.

Wenn wir ein wenig die Leute beobachten, welche eine homöopathische Bildung besitzen, die Autodidakten und diejenigen, die ihre Kenntnisse auf irgendeine andere Weise erworben haben, sehen wir, daß einzelne sehr geschickt sind im Auswendiglernen, die Wissenschaft gut im Gedächtnis behalten, zuletzt sehr viel wissen und ausgezeichnete Prüfungen ablegen, aber nachher absolut unfähig sind, diese Wissenschaft anzuwenden oder, mit anderen Worten, die Heilkunst zu praktizieren. Eine gute Therapie besteht tatsächlich vor allem darin, wie die Wissenschaft angewendet wird.

Wir studieren die Krankheit als Unordnung im menschlichen Organismus, durch Symptome manifestiert, wir studieren sie ebenfalls an Hand der Symptome, welche Ausdruck von Störungen sind, welche wir künstlich mit Medikamenten im Organismus verursachen; wir betreiben eine wahre Erforschung der Geheimnisse des menschlichen Körpers. In der Tat können wir Natur und Qualität der Krankheit ebensogut an Hand der Arzneimittellehre studieren, d.h. dem Erforschen künstlich erzeugter Krankheit, als durch die Beobachtung der Symptome, welche uns die natürlichen Krankheiten bieten. Deshalb nützen wir Momente, in denen wir gerade keine Symptome von Kranken zu studieren haben, am besten dazu, uns (mit Verständnis) die Symptomatologie der Arzneimittellehre anzueignen. Die wahre Wissenschaft der Homöopathie besteht in der Art, wie wir mit aller wünschbaren Fassungskraft Kenntnisse über die Natur unserer Arzneimittel erwerben, über ihre Qualitäten, ihre Erscheinungsform, ihre an diese und jene Krankheit erinnernde Physiognomie und über ihre Beziehungen zum kranken Individuum. Und weiter besteht sie darin, Krankheit in der großen menschlichen Familie zu studieren, um diesen pathologischen Zustand mit den Symptomen unserer Materia medica zu vergleichen. Auf diese Weise werden wir das Heilgesetz kennen lernen und alles, was zu ihm Beziehung hat, und wir werden dann Lehrsätze formulieren können, wie das Gesetz angewendet und nützlich gemacht werden kann, indem wir die Wahrheit so darstellen, daß der menschliche Geist sie fassen kann. Das ist indessen nur die Wissenschaft und trotz aller Kenntnisse, die sie uns bringt, können wir doch am Krankenbett scheitern. Wir können Kollegen beobachten, die trotz großen homöopathischen Wissens am Krankenbett eine recht ärmliche Figur machen und in größte Schwierigkeiten kommen, wenn sie eine passende Arzneimittelverschreibung machen sollen. Sie scheinen unfähig zu sein zu erkennen, was an einem Medikament ähnlich zu einer gegebenen Krankheit ist. Ich glaube, würden sie ihren Auftrag richtig lieben, würde dieses Hindernis verschwinden, aber leider denken sie vor allem an ihren Geldbeutel. Der erfolgreichste Arzt, der am meisten Heilungen vollbringt, ist stets einer, der vor allem aus Liebe zum Heilberuf heilen will, der in erster Linie zu seiner Vervollkommnung praktiziert, seine Kenntnisse verifizieren will, er ist ein Mensch, der seine Pflicht aus Liebe zum Beruf erfüllt. Ich habe noch keinen solchen scheitern sehen. Diese Liebe treibt ihn an, vorwärts zu schreiten, Fortschritte zu machen, und verhindert, daß er den Mut bei den ersten Mißerfolgen, die auch ihm begegnen, schon sinken läßt; sie führt ihn zum Erfolg, zuerst in einfachen Fällen, später auch in komplizierteren Situationen. Würde ihn zur Erfüllung dieser Aufgabe nicht eine außergewöhnliche Liebe anfeuern, er würde nicht durchhalten.

Jemand fragte einst einen Künstler, wie er es denn mache, seine Farben so schön zu mischen. Er antwortete: „Mit dem Herzen, mein Herr". Und so kann jemand alle Kenntnisse der homöopathischen Wissenschaft, die ein Mensch nur fassen kann, besitzen und in der Praxis, in der Anwendung der homöopathischen Kunst, ein Stümper sein. Empfindet man weder Neigung noch Liebe für seinen Beruf, so wird er zur reinen Gedächtnissache, eine Angelegenheit rein oberflächlicher Kenntnisse. Der Arzt, der seinen Beruf lieben lernt, den sein Beruf in Gedanken dauernd beschäftigt, Teil seines Lebens ist, gelangt dahin, ihn als Kunst zu verstehen und diese Kunst in vollendetster Art anzuwenden. Das dauernde und methodische Befassen mit seiner Arbeit wird jeden Arzt auch mittlerer Intelligenz zu einer so fein empfindenden Auffassungsgabe bringen, daß er an Hand der Symptome alles erkennen kann, was im Innern des Organismus vorgeht. Und liest er Arzneimittelprüfungen, wird er die wahre Natur der Krankheit, die darin zum Ausdruck kommt, unmittelbar erkennen. Bei einer so hoch entwickelten Auffassungsgabe ist es ihm möglich, das sogenannte „nach außen reflektierte Bild“ zu sehen.

Man muß nicht lange unter Ärzten weilen, um zu erkennen, daß viele von ihnen nur rein äußerliche Materia-medica-Kenntnisse besitzen – wenn man sich so ausdrücken will –, daß sie aber nicht die mindeste Idee von der Natur der Medikamente haben, die sie anwenden, noch genügend Urteilskraft, die Qualität und die Effekte, welche die Heilmittel haben, zu erkennen. Das Arzneimittelbild stellt sich ihrem Geiste nicht wie ein Meistergemälde dar, sondern ist ihnen etwas Kaltes, Fernes. Ein Künstler arbeitet an seinem Gemälde so intensiv, daß er es Tag und Nacht vor sich sieht, er stellt es sich mit aller Liebe vor, deren er fähig ist, er konzipiert im voraus jeden Pinselstrich, den er am folgenden Tag setzen will, er stellt sich vor sein Bild und beschaut es, versunken in Entzücken. Er liebt es.

Genauso ist es mit der Physiognomie eines Medikaments. Sie soll ebenso vor dem Geiste stehen, als nach außen projiziertes Bild seiner inneren Natur, so wie seine innere Natur sich in einer Arzneimittelprüfung (engl. „proving“) äußert. Wenn der Arzt sich kein deutliches, klares Bild von den beobachteten Symptomen macht, bleibt ihm sein Patient ein Rätsel und dessen Heilmittel ebenfalls. Das ist vielleicht nicht gleich verständlich. Man kommt offenbar aus einer Welt, in der es galt, Symptome auswendig zu lernen, Formeln herzusagen und Verschreibungen, die man auswendig gelernt hat, ohne viel dabei zu denken; das Gedächtnis ist mit einer Vielfalt von Daten überhäuft, die man herzusagen gelernt hat, welche aber keinerlei direkte praktische Anwendungen haben.

All dies ist im Grunde nur ein Irrgarten, in welchem der Mensch von einem Irrtum zu einem noch größeren taumelt. Es gibt keinerlei Ordnung darin.

Im § 7 sagt *Hahnemann*:

„So muß, mit einem Worte, die Gesamtheit der Symptome für den Heilkünstler das Hauptsächlichste, ja Einzige sein, was er an jedem Krankheitsfalle zu erkennen und durch seine Kunst ***hinwegzunehmen*** hat, damit die Krankheit geheilt und in Gesundheit verwandelt werde.“

Auf diese Weise muß die äußere Harmonie wiederhergestellt, die innere Unordnung verwandelt werden, nach den Indikationen, die wir vorangehend auseinandergesetzt und erklärt haben. Dann wird richtige, echte Heilung erfolgen, wobei die Symptome

von oben nach unten,
von innen nach außen

und in der umgekehrten Reihenfolge ihres Auftretens verschwinden.

8. Die Elementarsubstanz[1] (simple substance *Kents*)

§ 9

„Im gesunden Zustande des Menschen waltet die geistigartige, als Dynamis den menschlichen Körper [Organism] belebende Lebenskraft[2] [Autokratie] unumschränkt und hält alle seine Teile in bewunderswürdig harmonischem Lebensgange in Gefühlen und Tätigkeiten, so daß unser inwohnender, vernünftiger Geist sich dieses lebendigen, gesunden Werkzeugs frei zu dem höheren Zwecke unseres Daseins bedienen kann."

Dieser Paragraph macht uns mit der Lebenskraft bekannt und erläutert sie uns. Es scheint kaum möglich, daß *Hahnemann* schon zu seiner Zeit eine so reiche und fruchtbare Idee in so wenigen Zeilen darlegen konnte. Im 7. § der 1. Ausgabe des *„Organon"* schrieb er:

„In den Arzneien muß ein heilendes Prinzip vorhanden sein; der Verstand ahnet es."

Nach einigen Auflagen seines Werks änderte er den Text etwas ab, und in der 6. Auflage, welche im Februar 1842 zum Druck bereit lag, bezeichnet er es eindeutig als „Lebensprinzip"[3], das heißt eine den ganzen Organismus durchströmende einheitliche Wirkung.

Man kann vielleicht nach einigen seiner Ausdrücke die Harmonie selbst als die Lebenskraft auffassen, aber ich denke nicht, daß *Hahnemann* dies meinte. Das Lebensprinzip ist nicht einfach dasselbe wie die Harmonie, noch ist die Harmonie ein Prinzip. Das Prinzip ist etwas, was der Harmonie vorgeht. Die Harmonie ist das Produkt von Prinzipien oder Gesetzen.

---

[1] Die deutsche Übersetzung, wie die französische folgen nicht genau dem englischen Text, beide sind nicht absolut wörtlich, wir haben einfach so getreu wie möglich *Kents* Gedanken, welche an Abstraktion und Philosophie grenzen, auszudrücken gesucht.

[2] In der 2. Auflage des *„Organon"* spricht *Hahnemann* von Lebenskraft oder geistartiger Kraft, und in der 4. Auflage nennt er sie immaterielle Kraft. Schon *Hippokrates* spricht in seinen Werken von der „immateriellen Substanz", die er *enormon* nennt (P.S.).

[3] Mehr als 120 Paragraphen des *„Organon"* erwähnen die Lebenskraft. *Hahnemann* nennt sie da Kraft, dort Prinzip, geistartige Lebenskraft (Lebensprinzip), das heißt spirituelle, immaterielle Lebenskraft oder Lebensprinzip (P.S.).

Hahnemann war in der Lage, dieses immaterielle Lebensprinzip zu erkennen. Zu dieser Erkenntnis war er selbst gekommen, durch eigene Überlegung und Intelligenz. Zu seiner Zeit herrschte ein richtiger Mangel an originellen Ideen: Ich meine damit Konzepte außerhalb der damaligen offiziell anerkannten Wissenschaft. Aber Hahnemann war ein großer Denker und durch Reflexion und Meditation gelangte er zur Idee, welche erst in der letzten deutschen Auflage des *Organon* von 1842, im Druck 1921 erschienen, ihren Ausdruck findet:

„Im gesunden Zustande des Menschen waltet die geistartige, als Dynamis den materiellen Körper (Organism) belebende Lebenskraft (Autokratie) unumschränkt."

Hätte er hier den Ausdruck „immaterielle Lebenssubstanz" gebraucht, so wäre dies das noch stärkere Wort gewesen, denn später werden wir sehen, daß es sich hierbei tatsächlich um eine Substanz[1] handelt.

Heute sprechen die führenden Physiker vom *vierten Zustand der Materie*, welcher durch die *immaterielle Substanz* dargestellt werde. Sie nehmen heute vier Zustände der Materie an: den festen, den flüssigen, den gasförmigen und den strahlenden. Substanz in ihrer ursprünglichen Form ist eine so positive Substanz wie Materie in konkreter Form[2].

Und jetzt wollen wir die Frage studieren, welche die größte Aufmerksamkeit verdient und Objekt dieser Darstellung ist: Die Frage der Lebenskraft oder, anders ausgedrückt, der Lebensenergie. Welches ist ihr Charakter, ihre Qualität, ihr Wesen? Ist es wahr, daß nur der Mensch sie besitzt? Kein Tier, kein Mineral?

Seit Jahren diskutiert man schon über den Begriff Kraft als Kraft, ohne ihren Ursprung in Betracht zu ziehen. Man sieht sie einfach als Energie an, als formende Kraft. Aber der Begriff der Kraft ohne etwas, das ihr vorangeht, das vorher ist, ist eine für den menschlichen Geist gefährliche Konzeption. Soll der Mensch sich Energie als etwas Substantielles vorstellen, gelingt ihm dies nicht leicht; er kann sich besser etwas Sub-

---

[1] Im 6. § des *„Organon"* – Auflage von 1832, von *Jourdan* ins Französische übersetzt, spricht *Hahnemann* tatsächlich von der unsichtbaren Substanz (P.S.).

[2] Für *Kent* bedeutet das Wort Substanz, daß es sich um etwas Reelles handelt, zum Unterschied von Scheinbarem; sie ist die Grundlage jeder äußeren Manifestation, das dauernd vorhandene Subjekt der Ursache aller materiellen und spirituellen Phänomene. Sie ist nicht allein die Essenz von etwas Lebendem, Existierendem, sondern ist Essenz plus Existenz, das Wesentliche jedes Dings, das wichtigste Element jeglicher Existenz. Obwohl immateriell, muß man sie sich nicht als raumlos vorstellen, sondern als räumlich energetisch (P.S.).

stantielles vorstellen, das Energie besitzt. Wenn er an etwas von bestimmter Natur denkt, an eine gegenwärtige Entität, so muß er dieses *esse* als lebende Realität auffassen, welche etwas Vorangehendes hat; ein Beginn, die Objektivierung, die materielle Existenz nimmt irgendwo ihren Anfang, hat einen Ausgangsort, einen Ursprung, also eine Ursache; er muß eine Finalität und ein Ende annehmen. Er muß sich die Dinge als Reihe, als Serie vorstellen, in welcher die Ursachen wie die Glieder einer Kette ineinandergreifen und so die Effekte nach sich ziehen. Denkt er nicht auf diese Weise, so zerstört er die Auffassung vom Influx und dessen tiefer Natur, ebenso wie den Begriff der Fortdauer.

Ignoriert der Mensch das Prinzip ununterbrochener Folge der Dinge, erkennt er nicht, daß es Ursprung, Anfang, intermediäre Phasen und Endeffekte und Endresultate gibt, so kann er nicht nachdenken; bei einem solchen sind die Grundlagen des Denkens zerstört.

Kette als Symbol für Influx

Was verstehen wir unter Influx? Wenn wir ein allgemein bekanntes, leicht verständliches Symbol dafür geben wollen, denken wir an eine Kette. Was verbindet das letzte Glied derselben mit dem ersten? Die Zwischenglieder, wird man sogleich sagen. Und wie halten sie zusammen, vom ersten zum letzten? Jedes Kettenglied wird von den beiden Nachbargliedern an seinem Platz gehalten, und so ist es vom ersten bis zum letzten Glied. Sehen wir also die gegenseitige Abhängigkeit, die vom ersten bis zum letzten Kettenglied besteht? Weist die Kette an einem Ort eine Unterbrechung auf, so wird diese Unterbrechung so total als nur möglich sein, jeder Influx vom ersten bis zum letzten Glied wird dann aufgehoben sein. Gleicherweise verlieren wir die Beziehung vom einen Ding zum anderen aus den Augen, sobald wir die Dinge aus ihrem Zusammenhang herausreißen. Einheit muß in allem herrschen, wenn nicht, zerreißt die Kette und jeglicher Influx hört auf.

Was den Menschen betrifft, wissen wir, daß er existiert, da wir seinen physischen Körper sehen, aber bis heute haben wir noch nicht alle subtilen Strebungen seiner Existenz und ihre Finalität erfassen können.

Glauben, daß unser kurzes Erdenleben ohne Zweck und Ziel sei und nichts habe, das ihm voranging, verneinen, daß das lebende Wesen dauernd und stets von seinem Ausgangspunkt an diesem Influx unterliegt, dank dessen er weiter lebt, ist vollkommen irrational.

Wir haben mit unsern Sinnen noch nie den Beweis erbringen können, daß, was es auch sei, existieren könne, ohne dauernd wirkende Kraft zu enthalten, die dessen Dauer gewährleistet. Weshalb sollen wir deshalb, wenn wir in die immaterielle Welt vorstoßen, annehmen, daß die Energie das am Anfang Stehende ist? Wir werden durch ein vertieftes Studium der Frage der Elementarsubstanz zum Schluß kommen, daß wir mit einigem Recht sagen, daß Energie nicht einfach Energie sei, sondern eine sehr kräftige, intelligenzbegabte Substanz.

Gott als erste aller Substanzen

Will der Materialismus seinen Prinzipien treu bleiben, muß er Seele und substantiellen Gott negieren, denn die Energie, aus der er solch Wesen macht, bedeutet ihm im Grunde nichts. Er folgert, daß Gott nicht ist, daß es keinen gebe. Wem aber Intelligenz und Verstand gegeben sind, der gelangt zur Erkenntnis, daß ein höchstes Wesen existiert, ein substantieller Gott, ein Gott, der Substanz ist, die erste aller Substanzen, die Quelle, aus der alle anderen hervorgehen. Alles strahlt von ihm aus, kommt von ihm und die ganze Reihenfolge vom Absoluten bis zur letzten und differenziertesten Materie bildet auf diese Weise eine ununterbrochene Kette. Es ist sicher, daß beim leichtesten Hiatus, beim leichtesten Auseinanderklaffen von Kettengliedern die Kontinuität des Influx, welche sich vom ersten bis zum letzten Glied fortpflanzt, unterbrochen wird, aufhört. Der Zusammenhalt, die wahre und reale Einheit der vielen Elemente, welche unsere materielle Welt ausmachen, wird durch die Elementarsubstanz gewährleistet.

Spezifische Form als Gemeinsames von Kristallen und Organismen

Zwei Welten präsentieren sich dem Geist des Menschen, die Welt der Gedanken und die Welt der Materie: mit anderen Worten, die Welt der immateriellen Substanz und die Welt der materiellen Substanz. In letzterer herrschen Ordnung und Harmonie. Alles, was unsern Augen sichtbar ist, hat einen Ursprung. Lebende Wesen wie Kristalle scheinen etwas gemeinsam zu haben: die spezifische Form. Diese ist harmonisch; jedes Metallsalz kristallisiert nach einer ganz bestimmten Ordnung. Sind die Formen des menschlichen Körpers, wie sie uns die Anatomie enthüllt, nicht ebenfalls harmonisch? Indessen sehen wir nichts in dieser materiellen Welt, was die Ursache dieser wunderbaren Ordnung sein könnte, wir erkennen nur, daß jedes Ding an seinem Platz gehalten wird durch einen kontinuierlichen Influx, der sich vom ersten bis zum letzten Kettenglied erstreckt, vom Prinzip, vom Ursprung bis zur Vollendung. Nirgends ein Bruch in der Kette, nirgends ein Unterbrechen im Energiestrom, der vom Anfang bis zum Ende fließt. Nichts kann bestehen, ohne daß eine Ursache da ist, die sich stets erneuernd ausströmt. Sehen wir nicht, wie alles, was des Menschen Hand schafft, mit der Zeit nach und nach zerfällt, zur Ruine wird? Schauen wir aber das an, was sich durch einen lebendigen Influx erhält, schauen wir diese Ordnung, schauen wir diese Harmonie in Zeit und Ewigkeit, immer nach demselben Plan und derselben Ordnung arbeitend.

Der Elementarsubstanz werden verschiedene Qualitäten zugeschrieben. Wir werden zehn derselben untersuchen:

1. *Die formgebende Intelligenz,* welche in allem, was Form annimmt, wirksam ist.
2. *Die Variabilität,* Ordnung oder Unordnung, normaler oder pathologischer Zustand.
3. *Die Durchdringung,* wie beim Magnetismus oder der Kohäsion.
4. *Die Überlegenheit* durch die Beherrschung und die Kontrolle, die sie über den Körper, den sie besetzt, ausübt.
5. *Die Reduktibilität,* nicht hingegen Restitution.
6. *Die Spezifität.*
7. *Die qualitative Eigenschaft,* Basis des Dynamisierungsprinzips.
8. *Die Anpassung* an die Umgebung (die *Aura).*
9. *Die aufbauende und regenerierende Eigenschaft.*
10. *Die energetische Eigenschaft* in aufsteigender Serie.

1. *Die formgebende Intelligenz*, welche in allem, was Form annimmt, wirksam ist

Das erste Attribut der Elementar- oder Universalsubstanz, welches wir erörtern wollen, welches unsere Aufmerksamkeit vor allem weckt, ist ihre formgebende Intelligenz. Durch intelligente Wirkkräfte leitet sie den Evolutionsvorgang und gibt der Architektur in Tier-, Pflanzen und Mineralreich das Gesicht. Alles, was eine äußere Gestalt, eine Form hat, entwickelt sich nach ganz bestimmtem Plan und fährt fort, seinen eigenen Zustand fortzupflanzen, denn die Form ist erblich, genau wie die anatomische Organisation, die ihr zugrunde liegt. Durch chemische Analyseverfahren kann der Mensch alle Elemente einer Verbindung herausfinden, da sie von einförmig gleicher Struktur sind und sich nicht verändern; so weit sind die Gesetze der Chemie dem Menschen offenbar. Die Elementarsubstanz verleiht jedem Ding seine eigene Existenz, seine eigene Individualität, gibt ihm unterscheidende Charaktere, bestimmt seine Identität, durch welche es sich von allen anderen unterscheidet. So hat jeder Kristall in der Natur seine eigene Identität und besitzt eine spezifische Affinität; er ist imprägniert mit Elementarsubstanz, welche ihn von anderen Reichen unterscheidet, ihm seine Identität gibt, so daß er sich auch im eigenen Reich von allen anderen Kristallen unterscheidet.

Es ist in Wahrheit die formgebende Intelligenz der Elementarsubstanz, die solches bewirkt, welche sich von der ersten Ursache, vom Ausgangspunkt bis zum Endresultat, dem Schlußpunkt in ununterbrochener Folge fortpflanzt. Die Bewunderung, welche wir stets empfinden, wenn wir an einer gefrorenen Fensterscheibe die zierlichen Eisfiguren sehen, gilt rein nur der formgebenden Intelligenz, die darin zum Ausdruck kommt. Die Pflanzen entwickeln auch ihre ganz bestimmten, festen Formen. Genauso ist es beim Menschen, von seiner Geburt bis zum Tode durchströmt ihn dauernd ein kontinuierlicher Influx von seiner Quelle, seiner Ursache her. Mensch und alles, was Form hat auf dieser Welt, ist den Gesetzen des Influx unterworfen. Solange der Mensch durch die höchste Eigenschaft der Intelligenz, den Verstand, geleitet gerecht, gerade, vernünftig ist, wird sein Wunsch sein, sich in einem Zustand von Ordnung und Harmonie zu erhalten, seine Gedanken unter Kontrolle des Verstands zu bewahren; aber er kann frei wählen, so daß er auch eine gegensätzliche Haltung einnehmen kann, ja, wenn er will, den Verstand ganz beiseite stellen.

2. *Die Variabilität*, Ordnung oder Unordnung, normaler oder pathologischer Zustand

Diese Substanz ist Veränderungen unterworfen, mit anderen Worten, sie kann sich in harmonischer, geordneter Weise äußern oder aber konfus, ordnungslos; sie kann einen normalen Kurs oder aber einen pathologischen verfolgen, und die Veränderungen können in großem Ausmaß von jedem menschlichen Wesen beobachtet oder sogar erzeugt werden.

3. *Die Durchdringung*, wie beim Magnetismus oder der Kohäsion

Die Elementarsubstanz kann die ganze Masse einer objektiven Materie durchdringen, ohne sie zu desorganisieren oder deren Ort, deren Lage zu verändern. Magnetismus kann einen festen Körper besetzen, dadurch scheint aber nichts in ihm verschoben zu werden, keinerlei Veränderung an seinen Partikeln oder Kristallen zu resultieren. Die Kohäsion ist eine Elementarsubstanz, auch sie zeigt keinerlei Tendenz, den besetzten Körper zu stören oder zu verschieben. Die allererste Substanz, die Elementarsubstanz, Ursubstanz, existiert also in allen konkreten wachsenden Formen, deren materielle, konkrete, individuelle Entität wird aber dadurch nicht gestört, noch versetzt. Die Elementarsubstanz kann deshalb die materielle Substanz besetzen, ohne sie zu verändern, noch durch sie verändert zu werden.

4. *Die Überlegenheit* durch die Beherrschung und die Kontrolle, die sie über den Körper, den sie besetzt, ausübt

Ist die Elementarsubstanz aktiv, beherrscht und kontrolliert sie den Körper, den sie einnimmt. Sie gibt ihm ihre Energie. Ein Körper kann sich nicht bewegen, noch denken, noch wirken, wenn in seinem Innern nicht etwas an Elementarsubstanz steckt, welche auf den Organismus dauernd in bewundernswürdiger Weise einwirkt. Sobald der Körper aber von seiner Elementarsubstanz, die ihm den Charakter gibt, getrennt wird, hört jeder lebendige Influx auf.

Die Energie, welche aus der Elementarsubstanz hervorgeht – eine räumlich-energetische Realität –, hält alle Dinge in Ordnung. Durch sie werden alle organischen Funktionen in Harmonie erhalten, sowie die Fortdauer der Formen und Proportionen bei jedem Tier, jeder Pflanze, jedem Mineral garantiert, so wie wir es beschrieben. Alle Wirkungen und möglichen Manifestationen gehen von der alles beherrschenden Elementarsubstanz aus, und durch sie wird jeder Teil des Universums, ja das Universum selbst in jener harmonischen, nützlichen und methodischen Anordnung gehalten, die wir bewundern, Resultat der Unterwerfung unter die Gesetze der Natur, Ordnung genannt. Sie wirkt nicht allein auf jedes materielle Objekt, sie ist auch die wahre Ursache des Zusammenwirkens aller Dinge.

Betrachten wir das Universum, die Erde in ihrer Rotation um die eigene Achse und um die Sonne, während der Mond um die Erde kreist, die Sterne im weiten Raum mit den Galaxien, die sie bilden. Diese Gestirne stören sich gegenseitig keineswegs, sie gehorchen natürlichen Gesetzen und verfolgen in Ordnung ihre Bahnen. Die Elementarsubstanz ist es, die alles in Harmonie erhält. Wir konstatieren dies Zusammenwirken auf allen Stufen, diese Zusammenarbeit, die in der Tiefe wirkt und auf eine reibungslose Regulation hinausläuft; wir sehen Menschen kommen und gehen, wir beobachten die tausend und ein Dinge, die sich um uns und an unserer Seite abspielen, wir bemerken, wie die Bäume des Waldes in ihrem Wachstum sich gegenseitig Platz für Licht lassen, wir hören die Geräusche des Waldes und der Natur wie eine süße Musik[1]. All dies geht in perfekter Harmonie vor sich; dieses *Zusammenklingen ist* Resultat des Wirkens der Elementarsubstanz.

Nichts ist bewunderungswürdiger als die in unserem Organismus zu beobachtende Koordination zwischen Wille, Intelligenz und Aktivität. Die Elementarsubstanz ist es, die dieselbe sichert. Ohne sie ist alle Materie tot und kann nicht mehr den höheren Zwecken ihres Daseins dienen. Dank dem Mitwirken der Elementarsubstanz kann der Schöpfer allen Wesen und allen Formen helfen, ihre Rolle, so hoch sie auch sei, zu erfüllen.

5. *Die Reduktibilität*, nicht hingegen Restitution

Die Materie ist reduktibel. Sie kann in ihrer Masse reduziert werden, immer mehr und mehr, bis zu dem Punkt, an welchem nur noch die Elementarsubstanz übrigbleibt. Hingegen kann sie sich von diesem Punkt aus, von der Elementarsubstanz aus nicht mehr restituieren[2]. Keine Substanz kann zu hochdifferenzierter Endform zurückkehren, wenn sie einmal bis zur Primitivform abgebaut war. Es liegt nicht in des Menschen Macht, die Dinge vom Anfangsstadium ins Endstadium zu versetzen, d. h., er hat weder die Kraft noch das Geheimnis, die Elementarsubstanz spezifisch zu einem bestimmten Ziel zur Entwicklung zu bringen. Das ist nur des Höchsten Kraft möglich, von dem aus kontinuierlich Energie durch die Elementarsubstanz bis hinaus in die

---

[1] Leben ist nicht Schweigen, aber es drückt sich nicht in Schreien, sondern in Gesang aus. Der Mensch muß von ihm lernen, daß er selbst Teil jener Harmonie ist; er muß den Gesetzen der Harmonie gehorchen lernen. Dieser Gesang, der dauernd durch die Sphären hallt, vibriert im Ohr des Menschen, der aber leider dessen Schönheit nicht hören will. Er umschließt das tiefe Brausen des Meeres, die Seufzer des Windes in den Bäumen, das Heulen des Sturmes, der von den Bergen herunterstürzt, das Murmeln des Bächleins, das Rauschen des Flusses, des Wasserfalls, die alle zusammen mit vielen anderen Geräuschen ihn während seiner Existenz als mächtiger Gesang der Natur begleiten. Dieser Gesang ist nur Ausdruck einer großen Harmonie im Universum, der Sphärenharmonie (C. *Leadbeater*).

[2] Ein Protoplasmamolekül kann in alle seine Eiweißbestandteile zerlegt werden und darüber hinaus bis in seine Atome. Aber diese Bestandteile dann wieder zusammengebracht, werden doch nicht wieder Protoplasma bilden und werden es auch nie können, mit anderen Worten: Leben kann nur aus Leben entstehen.

äußersten, höchsten Entwicklungsstufen strömt. Begreifen wir nun, daß alle Dinge, welche ohne Finalität sind, in Wirklichkeit nichts sind? Versuchen wir dies mit anderen Worten auszudrücken: Am Ursprung eines Dinges steht die Intention, dieses Ding zu schaffen, steht der Daseinszweck. Nichts hier auf Erden wurde erschaffen ohne Ziel und Zweck. Wenn nicht in allen Dingen eine ununterbrochene Wirkungskette von Anfang bis Ende bestehen würde, hätten sie keinen Daseinszweck, wären vollkommen unnütz. Das Ende ist schon im ersten Glied der Kette vorgesehen, ist es auch in jedem folgenden Glied, da sie alle miteinander zusammenhängen, vom ersten bis zum letzten, und das letzte hat diejenige Form, die es für seinen Zweck haben muß. Schmiedet man den ersten Ring der Kette, hat man schon den folgenden Ring im Sinne.

6. *Die Spezifität*

Die Elementarsubstanzen können in einfachem, zusammengesetztem oder komplexem Zustand vorkommen, aber in keinem stören sie die Harmonie der Substanzen, welche sie durchdringen. Jede entwickelt sich und erfüllt ihre Aufgabe bis zum Ende. Das Studium der Chemie erlaubt uns, solche Kombinationen zu erkennen. Sehen wir z.B. Jod sich mit einer Base vereinen: Zwei einfache Substanzen, in Harmonie mit ihrem individuellen Plan vereinen sich in bestimmten, festen Proportionen, nach Maßgabe ihrer gegenseitigen Affinität. Wenn Körper sich so kombinieren, wird die Elementarsubstanz des einen diejenige des andern keineswegs stören, nichts wird zerstört, sowohl Jod als Base bewahren ihre eigene Identität im neuen Körper, den sie zusammen bilden. Sie können wieder in den Ausgangszustand, in Jod und Base, zurückgeführt werden, durch diverse chemische Reaktionen und geeignete chemische Reagenzien.

Verfolgen wir unsere Untersuchungen weiter: Wir sehen, daß alle diese chemischen Substanzen, jegliche imprägniert mit ihrer Elementarsubstanz in unserem Körper die verschiedensten Kombinationen eingehen; jede behält dabei ganz ihre Identität, wo sie sich auch befinde. Hierbei handelt es sich indessen erst um einfache Kombinationen; die einen können aber einen höheren Rang als die anderen einnehmen, es gilt eine bestimmte Hierarchie, das gibt dem Ganzen einen recht komplexen Charakter. Es handelt sich um Kräftegruppen, welche durch das Leben im Gleichgewicht gehalten werden.

Die Elementarsubstanzen sind ihrer Finalität entsprechend also oft einander untergeordnet, die eine Funktion kann wichtiger sein als die andere. Die Lebenskraft, selbst eine Elementarsubstanz, ist auch einer anderen untergeordnet, welche höher ist: der Seele.

Viele Philosophen haben die Frage schon studiert und sie zu lösen versucht. Sie haben den Sitz der Seele lokalisieren wollen; was aber hier gesagt wurde, zeigt uns, daß sie sich nicht an einem bestimmten Platz des Körpers finden läßt.

Bei Betrachtung der Elementarsubstanz verblassen die Begriffe Zeit, Ort und Raum, da wir damit nicht mehr im Bereich der Mathematik sind, noch in den beschränkten Grenzen der räumlichen und zeitlichen Gegebenheiten. Wir sind hier im Reich der Elementarsubstanz, welches über die restriktiven Begriffe von Raum und Zeit hinausgeht.

7. *Die qualitative Eigenschaft*, Basis des Dynamisierungsprinzips

Der Begriff der Quantität läßt sich nicht auf die Elementarsubstanz anwenden, nur derjenige der Qualität, welcher ihr in verschiedenen Feinheitsabstufungen, Feinheitsgraden innewohnt. Die Wichtigkeit dieser Überlegungen in ihrem speziellen Bezug auf die Homöopathie gibt uns Gelegenheit, hier ein Exempel einzuflechten. Wir verschreiben einem Patienten *Sulfur* 55 000[1] in großen zeitlichen Abständen. Die ersten Gaben wirken sehr gut und stark, aber die folgenden bleiben ohne Effekt. In diesem Moment geben wir dann die 100000. Dynamisation (CM), und sofort sehen wir an der Antwort, daß die Heilwirkung unseres Mittels nun wieder weitergeht. Sehen wir daran nicht, daß wir da in eine neue Region eindringen, eine subtilere Region, wo wir es mit mehr und mehr verdünnten Abstufungen zu tun haben, bei welchen aber nur noch das Element „Qualität“ eine Rolle spielt?

---

[1] Diese Dynamisation 55000 (= 55 M = 55 mille), welche in den USA einen großen Ruf hatte, war mit *Finckes* Potenziermaschine (nach der Fluxionsmethode) hergestellt; *Fincke* war einer der ersten, welcher in Amerika hohe Dynamisationen herstellte, Dynamisationen, die mit äußerster Sorgfalt präpariert wurden; da er aber durch seine Praxis sehr ausgefüllt war, konnte er die Maschine manchmal nicht im gewünschten Moment abstellen und dadurch sieht man in der Literatur dieser Epoche des öfteren Ziffern wie 33 M, 55 M, 96 M, 103 M. Diese Produkte wurden von *Fincke* vielen Homöopathen geliefert und haben manche Heilung vollbracht; man betrachtete sie als speziell günstig wirkend und aktiv. Erst später hat *Kent* seine eigene Maschine konstruiert, die gestattet, präzise Dynamisationen, 200, M, XM, LM, CM usw. herzustellen (P.S.).

8. *Die Anpassung* an die Umgebung (die Aura)

Die Elementarsubstanz besitzt noch die Eigenschaft, welche man *Adaptation* nennt[1]. Hier kommen gedankenmäßige Überlegungen ins Spiel, aber leider täuschen die Erscheinungen. Die genannten Überlegungen beruhen auf der Umgebungs-Theorie, der Theorie der Einflußsphäre. Es steht außer Zweifel, daß das Individuum die Fähigkeit der Anpassung an seine Umgebung hat; aber was ist es, das sich an die Umgebung anpaßt? Der Leichnam kann es nicht. Schließen wir vom Innern aufs Äußere, so sehen wir, daß es die Elementarsubstanz ist, welche sich anpaßt und unsere materielle Hülle an die Umgebung anpaßt. Sie ist es, die den menschlichen Körper in einem Zustand von Ordnung und Gleichgewicht hält, sei es kalt, sei es heiß, sei es feucht, herrsche Regen, kurz, herrschen Zustände, wie sie wollen. Das äußere Milieu wirkt nicht, es bildet bloß Umstände, Konstellationen.

Die Lebenssubstanz im Innern des Körpers ist der Vizeregent der Seele, aber vergessen wir nicht, daß die Seele selbst auch Elementarsubstanz ist. Alles, was zur Seele gehört, wirkt im Innern jedes der Elemente, die den menschlichen Organismus ausmachen. Diese Elementarsubstanz übt ihre Wirkung als Lebenskraft aus. Die Seele, lateinisch *anima*, atmet, lebt, paßt den menschlichen Körper an alle Zwecke und Ziele an, für die er bestimmt ist, eingeschlossen selbst die allerhöchsten.

Die Elementarsubstanz erhält den Körper, in welchem sie haust, am Leben und in Bewegung, vervollkommnet sein Funktionieren, beherrscht und leitet alle seine Teile; und zur selben Zeit gleicht sie die Leistungen des Geistes und des Willens aus. Läßt man die leichteste Störung im Influx aufkommen, wird man nicht lange danach sehen, mit welcher Geschwindigkeit sich Unordnung anbahnt. Wirkt diese Lebensenergie in kontinuierlicher, regelmäßiger und normaler Art, ihre Qualität betreffend, wie es im Zustand voller Gesundheit zutrifft, dann herrscht zwischen allem harmonische Koordination. Was gibt es Vollkommeneres als den menschlichen Körper in guter Gesundheit, und was gibt es Deutlicheres an Elend, an wirklichem Unglück, als wenn er nicht mehr gesund ist?

9. *Die aufbauende* und regenerierende Eigenschaft

Wir bemerken ebenfalls, daß diese Lebenskraft im natürlichen Zustand, im Kontakt mit dem menschlichen Körper stehend, *konstruktiv* ist.

---

[1] Die Adaptation beherrscht jede Evolutionstheorie (P.S.).

Sie unterhält dauernd dessen Wachstumsprozesse und begünstigt seine Regenerationsvorgänge. Aber es ist eine blinde Kraft[1], und fehlt sie, zieht sie sich aus irgend einem Grunde zurück, dann sehen wir sofort die Kräfte, welche unseren Organismus beleben und die nun ihre Richtung verloren haben, anarchisch und zerstörend werden. Sind sie nicht mehr vom lebendigen Influx beherrscht und kontrolliert, so tendiert der menschliche Körper zum Zusammenbruch und zum raschen Zerfall.

---

[1] Man darf Lebenskraft nicht mit *natura medicatrix* verwechseln. Die Lebenskraft ist tonangebend, sagt *Granier*, für die Erhaltung des Lebens, sie beherrscht den Organismus in seiner Gesamtheit, und auch die Naturheilkraft ist unter ihrer Befehlsgewalt, ist nur ein Teil von ihr. Die Lebenskraft belebt den ganzen Organismus, sie ist der Hauptmotor der physiopathologischen Mechanismen in unserem Körper in gesunden und kranken Tagen.
Die Naturheilkraft sucht nur Störungen zu beheben, welche dadurch entstehen, daß im Organismus infolge Krankheit Unordnung herrscht.
Die antike Medizin schrieb alle Heilkraft bei allen Krankheiten dem lebendigen Körper zu. „Die Natur“, sagt *Hippokrates*, „genügt dem Tier für alles: Sie weiß selbst, was ihr nötig ist, ohne daß man sie es lehren muß und ohne es von jemand gelernt zu haben ... Sie ist der erste Arzt bei allen Krankheiten; haben wir als Ärzte einmal einen Erfolg, so ist es ein Fall, in dem wir einfach ihre Bestrebungen unterstützen.“
Die Natur heilt Krankheiten dank der Lebenskraft, dieses Dogma anerkennen wir voll. Wir anerkennen, daß der Arzt da, wo er einen Kranken rettet, nur Diener der Natur war. Man muß indessen sagen, daß diese These nur sehr allgemeinen Wert hat. In einigen Fällen nämlich wechseln die Rollen: Der Diener wird zum König, und die Natur gerät unter den Befehl des Arztes. Die Natur wirkt immer, aber nicht immer auf normale Weise, nicht immer in proportioneller Stärke zur schädigenden Kraft.
Ist die Natur zu schwach im Kampf gegen das krankheitsauslösende Agens, da liegt es am Arzt, ihr zu Hilfe zu kommen, ihr medikamentöse Kräfte zu liefern, die sich ihren eigenen Kräften beigesellen. Da wird der Triumph der Natur das Resultat dieser vereinten Kräfte sein.
Andere Male wirkt die Natur auf blinde oder selbst störende Weise. In diesen Fällen macht sie Gebrauch von den direktest zum Tode führenden Mitteln im Bestreben, den Kranken zu retten. Auch hier ist es am Arzt, sie in normale Bahnen zu leiten, sie zu lenken. Der Arzt gleicht da einem Kapitän. Das Schiff besitzt die nötige Kraft zur Handlung, aber von sich aus ist es unfähig, die richtige Richtung einzuschlagen, mitten in den hohen und wilden Wogen des Sturmes. Es ist Sache des Kapitäns, Befehle zu erteilen, damit man mit geschickten Manövern in einem sicheren Hafen landet.
In anderen Fällen geht die Natur schon den rechten Weg, aber so langsam, so zögernd. Auch hier ist es Sache des Arztes, ihre Aktivität zu beschleunigen.
Und in anderen Fällen endlich läßt sich die Natur ganz ruhig vom Krankheitserreger angreifen und, statt sich sofort schon beim ersten Befall zu wehren, scheint sie in gefährlichster Gleichgültigkeit zu schlafen. Auch hier wieder

Also ist die Lebenskraft gleichzeitig konstruktiv und formativ, während ihr Fehlen Zerstörung und Tod bedeutet.

Untersuchen wir die primitivste Form organischen Lebens, das Protoplasma, so beachten wir, daß es alle notwendigen Elemente zum Leben besitzt, die besonderen Eigenschaften aller lebenden Dinge, auch der höchstentwickelten. Es besitzt die Qualitäten der Lebenskraft des Menschen und der Tiere, es pflanzt sich fort, bewegt sich, es ist durchströmt vom Influx, und endlich kann es zerstört, getötet werden. All dies erkennen, heißt der Elementarkraft viele Attribute zuerkennen, sie im gleichen Atemzug mit höchsten und primitivsten Eigenschaften ausstatten. In ihnen erweist sich ihre Identität; sie ist der Assimilation und der Bewegung fähig, sie kann sich reproduzieren und kann getötet werden. Keine chemische Analyse kann diese Identität demonstrieren, da eine solche sie zerstört. Das Protoplasma ist nur, solange es lebt, Protoplasma. Vom rein chemischen Standpunkt aus reduziert sich seine Zusammensetzung auf die Elemente C, O, H, N und S; aber die Lebenskraft, die es belebt, kann auf diese Weise nicht entdeckt werden.

---

muß der Arzt die Lebenskraft aufrütteln, alarmieren und sie in diejenige Stellung bringen, aus der die ersten Abwehrbewegungen erfolgen sollen.

In allen diesen Fällen bedient sich der Arzt der Natur, um ans Ziel, zur Heilung, zur Wiederherstellung des vom Krankheitsagens gestörten lebendigen Gleichgewichts zu gelangen. Das ist, vor allem in unserer Schule, die Lehre von der *natura medicatrix.*

Auch dieser Lehre mußte es wie jeder Lehre passieren, was täglich jeder Art Dogma zustößt: Die einen weisen sie zurück, die anderen übertreiben sie.

Diejenigen, welche sie zurückweisen, handeln nach ihren vorgefaßten Ideen und ihrem blinden Exklusivismus, genau wie die modernen Materialisten, welche jede geistige oder gar flüssige Kraft aus dem lebenden Körper hinausweisen, wie sie am liebsten jede göttliche Kraft aus dem Universum verweisen würden. Diejenigen, welche die Lehre von der Naturheilkraft übertreiben, trauen ihrer Kraft und ihrer üblichen Wirkungsrichtung zu viel zu und stehen nach dem Beispiel des illustren *Stahl* in gefährlichem oder unheilvollem Nichtstun Gewehr bei Fuß am Krankenbett. Sie können als ruhige und indifferente Zuschauer mit verschränkten Armen dem Gefecht zwischen Natur und Krankheitsagens beiwohnen. Ist die Krankheit heilbar, wird die Natur sie schon selbst heilen, ist sie nicht heilbar, wozu soll man da noch etwas tun? Und indem sie sich auf das weiche Ruhekissen dieses Dilemmas stützen, schlafen diese Mediziner – nicht Praktiker – in der schuldigsten Indifferenz ein. In *medico virtus,* wie stets schon und weiterhin.

Handeln wir, wo gehandelt werden muß. Zähmen wir unseren Aktionsdrang, wo es nötig ist. Seien wir aber immer aufmerksam auf die Bewegungen des Feindes, des Krankheitsagens, die Bewegungen der Natur, und gehorchen oder handeln wir, je nach der Lage (*Granier*: Homoeolexique, Paris 1874).

Mischen wir 54 Teile Kohlenstoff, 21 Sauerstoff, 16 Stickstoff, sieben Wasserstoff und zwei Schwefel, was erhält man dann? Eine genau bestimmte Mischung chemischer Stoffe, welche aber bei weitem nicht an die Komplexität, welche wir als Protoplasma identifizieren, erinnert. Was ist aus dieser Energie im Verlauf der Analyse des Protoplasmas geworden? Das Gewicht der Protoplasmabestandteile, die aus der Analyse hervorgehen, ist das genau gleiche wie das des Protoplasmas vor der Analyse, denn die Lebenskraft, diese Elementarsubstanz kann nicht gewogen werden. Die Begriffe Gewicht, Zeit und Raum lassen sich nicht auf sie anwenden, sie untersteht nicht den Gesetzen der Physik, wie zum Beispiel dem der Gravitation.

10. *Die energetische Eigenschaft* in aufsteigender Serie

Wenn wir diese Substanz als Energie, Kraft oder *dynamis* – das heißt ein Element, das Kraft besitzt – ansehen, wird die Sache verständlich. Untätige Elemente ohne Aktivität und Bewegung enthalten ihre eigene Elementarsubstanz in verschiedenen Dichtegraden, in verschiedenen Gradabstufungen. Genauso ist es mit unserem eigenen Körper, der von verschiedenen Arten von Elementarsubstanzen belebt wird, jede erfüllt ihre spezifische Rolle. Die subtilsten Grade entsprechen Wille und Intelligenz, die am wenigsten feinen Grade besetzen die gröberen Gewebe des Organismus. Es besteht also eine kontinuierliche, qualitativ abgestufte Reihenfolge von Elementarsubstanzen, welche sich von der Struktur der Zelle bis zu den äußersten Manifestationen des menschlichen Körpers erstreckt. Jede lebende Zelle enthält dieselbe Hierarchie, welche Grad für Grad, Stufe für Stufe vom Innersten bis zum Äußersten, vom Zentrum bis zur Peripherie geht. Es gibt keine lebende Materie, so grob sie auch sei, welche nicht auch ihre feinen subtilen Elemente besäße. Die äußeren Hüllen werden durch Elementarsubstanzen weniger feiner Art beherrscht, während die höchstentwickelten, wesentlichsten, innersten Partien des lebenden Wesens den delikatesten und feinsten Elementarsubstanzgraden vorbehalten sind.

Jeder Teil des menschlichen Körpers hat eine Form und eigene Qualitäten, und im äußeren Aspekt jedes Teils bis hinein in die innerste Intimität desselben können alle diese Grade erkannt werden. Wäre es nicht so, könnte die Seele ihre beherrschende Kraft und ihre Kontrolle über den Organismus nicht ausüben. Die Lebenskraft findet sich im Innern aller unserer Gewebe, deren jedes seine spezifische Funktion hat.

Auch untätige Substanzen besitzen ihre eigenen Grade. Der Grad von Elementarsubstanz, welcher sich zum Beispiel in *Silicea* befindet, kann durch den Potenzierungsvorgang (Dynamisierungsvorgang), wie ihn die Homöopathie kennt, entdeckt und entwickelt werden. Durch dieses Verfahren kann die untätige Masse schrittweise reduziert und unterteilt werden, bis sie immer feiner und feiner wird – auch über den Kolloidalzustand hinaus. Auf diese Weise kann jedes Teilchen einer Trituration oder Dynamisation durch einen kontinuierlichen Prozeß den inneren, feineren und subtileren Elementarsubstanzgraden des menschlichen Organismus angepaßt werden; für alle verschiedenen Grade kann die entsprechende Dynamisation hergestellt werden. Die 30. Potenz von *Silicea* zum Beispiel wird in dieser Form genügen, ähnlich genug sein, um einige Krankheiten des Menschen heilsam zu beeinflussen; unter anderen diejenigen, welche nur oberflächlicher sind, eine weniger tiefliegende Ebene erreicht haben, also diesem weniger weit getriebenen Dynamisationsgrad in qualitativer Ähnlichkeit entsprechen. Nach einer gewissen Zeit wird aber *Silicea* als C 30 nicht mehr wirken. Dann muß das Heilmittel höher dynamisiert (potenziert) werden, um in qualitativer Ähnlichkeit auch verfeinerten Zuständen der Materie näher zu kommen, ja so hoch potenziert, daß es schließlich den durchdringendsten und höchsten Graden der Elementarsubstanz angepaßt ist. Es stellt dann Infinitesimalität und Unwägbarkeit in einem dar[1].

Jedes Ding im Universum hat seine Atmosphäre, seine *Aura*[2] sozusagen. Jeder Stern, jeder Planet hat seine Atmosphäre. Die Atmosphäre der Sonne besteht aus Licht und Wärme. Auch jedes menschliche Wesen hat seine Atmosphäre, seine *Aura*, wie auch jedes Tier. In Wahrheit besitzt jede Entität ihre *Aura*. Wie können wir zum Beispiel die *Aura* von *Moschus* beschreiben? Es handelt sich dabei um eine starke physische *Aura*, eine Ausdünstung, die jedermann wahrnimmt. Man hat zu Versuchszwecken in einem Fläschchen ein einziges Korn *Moschus* 17 Jahre lang aufbewahrt, und auch nach 17 Jahren hat dieses Korn noch seine riechbare Dunstatmosphäre um sich, ohne auch nur im mindesten an Gewicht verloren zu haben. Ein anderes Beispiel von *Aura* liefern uns die

---

[1] Diese Idee könnte glauben machen, Infinitesimalität finde sich nur bei sehr hohen Dynamisationen, in Wirklichkeit beginnt sie aber schon bei mittleren Graden, zum Beispiel den 30., 200. Potenzen (P.S.).

[2] Subtile Emanation, Ausstrahlung oder Ausdünstung, die wie eine Art unwägbares Fluidum den Körper umgibt und gewisse Einflüsse ausüben kann (*Larousse*).

Raubtiere auf der Nahrungssuche. Man sehe, wie sie dank ihres Geruchssinnes, der selbst auch nichts anderes ist als eine sehr entwickelte Art von *Aura*, d.h. eine Fähigkeit, die *Aura* anderer zu erkennen, zu spüren – finden, was sie nötig haben. Der Mensch hat nichts Analoges aufzuweisen. Es handelt sich hier nicht nur um den gewöhnlichen Geruchssinn, sondern um einen spezifischen Instinkt des Tieres, an Hand dessen es seine Beute finden kann. Dieser innere Sinn, der es in seinem Verhalten leitet und unabhängig von Überlegung ist, ist der menschlichen Erkennungsgabe analog; dank seinem Instinkt findet das Tier seine Beute, was einem Menschen ganz unmöglich wäre. Der Mensch ist freilich fähig, die Anwesenheit von *Moschus* in dem Fläschchen festzustellen, aber ich zweifle sehr, daß er die subtilsten Auren rein nur mittels seines Geruchssinns aufspüren kann. Der Begriff der *Aura* öffnet sehr interessante Ausblicke zu unbekannten Horizonten, welche für uns sehr nützlich sind und einen sehr wichtigen Platz in homöopathischen Studien einnehmen.

Die bewußten gegenseitigen Beziehungen zwischen zwei Elementarsubstanzen machen diese Atmosphäre aus, dank deren man die eine von der anderen unterscheidet und durch welche jede Affinität und jede Abstoßung zwischen Elementarsubstanzen sich äußert. Sie paßt entweder in Harmonie zur anderen oder ist im Gegensatz zu ihr.

So hat man die menschlichen Wesen schon in positive und negative eingeteilt[1]. Auch Minerale und die ganze Welt können in Positives und Negatives eingeteilt werden. Hinter allem steht eine Ursache, eine Basis. Gewisse Substanzen entwickeln ungeahnte Kräfte, wenn sie sich in Gegenwart anderer Elemente befinden, welche auf die eine oder andere Art Antagonisten zu ihnen sind, besonders wenn ihr Kontakt sehr heftig, ja zerstörend ist. Indessen sind viele Schöpfungsakte nur möglich durch Zerstörung[2]; Formen werden zerstört, daß neue geboren werden können; so formen sich oft neue Gestalten aus der Elementarsubstanz.

Es gibt zwei Reiche oder – anders gesagt – zwei Welten: diejenige der Ursachen, der Ursprünge und diejenige der Konsequenzen, der Effekte. In dieser äußeren, physischen, subjektiven Welt können wir nur mit den Augen sehen, mit den Fingern fühlen, riechen nur mit der Nase und hören nur mit den Ohren. Das ist das Reich der Resultate. Das Reich der Ursachen ist unsichtbar, man kann es nicht mit seinen fünf Sinnen fassen; das ist die Welt der Gedanken, faßbar nur mit Verständnis und In-

---

[1] Das große Dualitätsprinzip der Chinesen oder die *Curry*schen Typen K und W (P.S.).

[2] Wie Shiva bei den Hindus (P.S.).

telligenz. Was wir um uns herum sehen, ist nur die Welt der Endresultate, der Endstadien; die kausale Welt, diejenige des Prinzips, der Quelle der Dinge, ist unsichtbar. Wir sind indessen fähig, die intime und tiefe Natur dessen zu verstehen, was existiert; es ist daher sehr wichtig, daß der Mensch alle Dinge dieser Welt von innen heraus zu kennen und zu verstehen trachtet, deren Wesen zu ergründen, den Ursachen nachzuspüren, statt daß er vom Äußeren, vom Materiellen aus ins Immaterielle vorzustoßen sucht[1].

Wer so vorgeht, wird das Gesetz erkennen können, seine Funktion und seine Inkraftsetzung erfassen. Die Homöopathie existiert als Gesetz, ihre Wurzeln tauchen ins Reich der Ursachen. Würde sie nicht im Reich der Ursprünge existieren, würde sie in dem der Resultate nicht bestehen können. Wir müssen unsere Blicke zum Reich der Quellen und Prinzipien wenden, um dort die Prämissen und die Grundlagen für das Studium der Homöopathie zu fassen.

Das hier lang und breit behandelte Thema zielt klar auf die Abfassung einer neuen Art Pathologie, welche eine Art transzendentales Hauptwerk der Homöopathie abgeben würde.

Alle pathologischen Ursachen haben ihren Ursprung in der Elementarsubstanz; materielle, konkrete Substanzen, die man sich in diesem Falle ohne Elementarsubstanz vorstellt, bilden nie echte Krankheitsursachen. Darum studieren wir die Frage der Elementarsubstanz so eingehend, um die Natur der pathogenen Substanzen erkennen zu können. Auch dynamisieren wir deshalb unsere Medikamente, um sie durch eine Art von Desintegration bis zu dem Punkte zu verfeinern, wo sie zur subtilen Elementarsubstanz werden, damit sie nun auf einer ähnlichen Ebene wie die Krankheitsursachen wirken, d.h. wir passen den Krankheitsursachen Qualität und spezifische Natur des Heilmittels weitgehendst an.

Um echt homöopathisch zu sein, muß ein Heilmittel in *Qualität* (= Notwendigkeit der Dynamisation) als auch in *Energie* (= Notwendigkeit einer sehr genauen Vergleichung von Pathologie des einzelnen Krankheitsfalles mit dem Arzneimittelbild des passenden Heilmittels) ähnlich zur Krankheitsursache sein.

---

[1] Nach der indischen Philosphie: Schließt die Augen, um zu sehen, und die Ohren, um wirklich zu hören, und dann werdet ihr in die transzendentale Welt eindringen, welche unseren Geist übersteigt, und wo das Bewußtsein des Geistes nicht mehr bedarf, um zu wissen und zu verstehen, da ihr dann in Berührung mit dem wahren Wesen des Lebens selbst steht (P.S.).

9. Das Lebensprinzip

Die biologischen Wissenschaften haben enorme Fortschritte gemacht, aber alle Forschung hat uns keinen Schritt weiter gebracht in der Frage nach dem Ursprung des Lebens. *Prof. Rouviere*

„Organon" §§ 10 und 11

§ 10

„Der materielle Organismus, ohne Lebenskraft gedacht, ist keiner Empfindung, keiner Tätigkeit, keiner Selbsterhaltung fähig; nur das immaterielle, den materiellen Organismus im gesunden und kranken Zustande belebende Wesen [das Lebensprinzip, die Lebenskraft] verleiht ihm alle Empfindungen und bewirkt seine Lebensverrichtungen."

§ 11

„Wenn der Mensch erkrankt, so ist ursprünglich nur diese geistartige, in seinem Organismus überall anwesende, selbsttätige Lebenskraft [Lebensprinzip][1] *durch den, dem Leben feindlichen, dynamischen Einfluß eines krankmachenden Agens verstimmt; nur das zu einer solchen Innormalität verstimmte Lebensprinzip kann dem Organismus die widrigen Empfindungen verleihen und ihn so zu regelwidrigen Tätigkeiten bestimmen, die wir Krankheit nennen, denn dieses, an sich unsichtbare und bloß an seinen Wirkungen im Organismus erkennbare Kraftwesen gibt seine krank-*

---

[1] Jedes Nachdenken über das Wesentliche bei allen fundamentalen Lebensfunktionen gibt dem Biologen, der seinen Meditationen freien Lauf läßt, die Gelegenheit, hinter allem Leben eine *Lebensenergie* zu erkennen, welche sich von anderen Energien unserer physischen Welt unterscheidet, ihren eigenen Gesetzen unterworfen ist und deren Existenz bewiesen ist: durch die Notwendigkeit, durch die spezifischen Charaktere der organisierten Lebewesen, durch deren Struktur, Form, deren Fähigkeit zu aktiver Bewegung, sich zu entwikkeln, sich zu ernähren, zu wachsen, sich fortzupflanzen, verstehen zu können, verstandesmäßige Schlüsse zu ziehen, sobald die ersten Ansätze zu einem Gehirnzentrum erscheinen; dies durch den Geist mit seinen allerhöchsten Eigenschaften: dem intimen Gefühl der Persönlichkeit, der schöpferischen Idee, dem abstrakten Gedanken, dem moralischen Bewußtsein und der Wahlfreiheit, welche dem Menschen, zusammen mit der Menschenwürde die schwere Verantwortung für die Akte seines Willens verleihen (*H. Rouviere*: Die Lebensenergie. Paris 1952. Masson).

hafte Verstimmung nur durch Äußerung von Krankheit in Gefühlen und Tätigkeiten [die einzige, den Sinnen des Beobachters und Heilkünstlers zugekehrte Seite des Organismus], das ist, durch ***Krankheits-Symptome*** *zu erkennen und kann sich nicht anders zu erkennen geben."*

Wie zeigt sich die Krankheit? Was ist Krankheit?

Es ist klar, daß *Hahnemann* damit sagen will, daß sowohl subjektive als objektive Symptome, dank welchen wir einen bestimmten Krankheitszustand erkennen können, durch eine Störung der Ordnung, des Gleichgewichts in den diversen vegetativen und affektiven Funktionen des Organismus bedingt sind. Die Empfindungen, welche der Kranke hat, sind die Sprache, in welcher sich die Störungen ausdrücken; so wirkt sich eine Ordnungsstörung, eine pathologische Manifestation, Krankheit genannt, aus. Das immaterielle Lebensprinzip – Elementarsubstanz – durchdringt und belebt den ganzen Organismus, und im Zustand der Krankheit – so kann man sagen – teilt sich die Störung auf ganz ähnliche Art dem ganzen Organismus mit, jeder Zelle, jedem Teil des Körpers.

Ursprung der Krankheit ist Störung des immateriellen Lebensprinzips

Im Verlauf unserer Studien werden wir sehen, daß die krankhaften Veränderungen, welche sich in der Zellstruktur nachweisen lassen, nur die Folge der primären Störung des immateriellen Lebensprinzips sind. Letzteres ist das Reaktiv bei solchen Gleichgewichtsstörungen. Zu diesem Zeitpunkt manifestieren sich Veränderungen in den Empfindungen, sie verraten uns den Beginn der Erkrankungen. Dieser Beginn läßt sich schon lange vorher, vor jeden, auch den minimalsten objektiven, sicht- und greifbaren Veränderungen an der materiellen Substanz des Körpers feststellen.

Der Patient selbst fühlt also, daß etwas gestört ist, verändert ist, auch die Zellveränderungen machen sich in seinen Empfindungen bemerkbar. Weitgehende Zellveränderungen sind mit dem Leben unvereinbar, sie leiten den Tod ein, denn Leben im vollsten und weitesten Sinne ist Freiheit. Sobald das Innere des Organismus auf irgend eine Weise der Freiheit beraubt wird, droht der Tod. Wo Freiheit verschwindet, da ist der Tod sichere Folge. Dies sind die Vorgänge, welche eintreten, wenn eine energetische Elementarsubstanz in Form oder Natur einer Krankheit in den Organismus einfließt. In ihrem Wesen ein Übel, verbreitet sie sich im Körper; aber auch sie ist eine immaterielle Substanz.

Alles was auf der Erde lebt, wird durch etwas *Substantielles, Reales* dargestellt und besitzt in sich die Kraft, zu wirken und sich fortzupflanzen. Die Tatsache, beides zu können, beweist eine energetische Kapazität, und letztere manifestiert sich in Resultaten.

Jede Krankheitsursache hat deshalb ihre Form, die ihr Substrat ist. Würde diese Form nicht immaterielle Substanz sein, so könnte sie die anderen Formen immaterieller Substanz im natürlichen Zustand des Organismus gar nicht beeinflussen. Noch mehr: Jede Krankheitsursache vermischt sich mit jeglicher Form physischer Substanz von den feinsten bis zu den gröbsten Strukturen; sie entwickelt sich und wächst in zentrifugaler Richtung, von Anfang bis Ende, vom Innersten aus bis hinaus an die äußersten Grenzen. Das Endresultat solcher Aktivitäten und Veränderungen in auch dem unbewaffneten Auge sichtbaren grobmateriellen Formen ist nur das Endergebnis einer langen Serie von Entwicklungen aus feinsten in immer gröbere und gröbere Strukturen bis zu allermateriellsten objektiven Manifestationen.

Sinnlich erfaßbare Manifestationen der Krankheit sind nicht ihre Ursache

Alles, was man sehen kann, was man mit Hilfe perfekter Instrumente beobachten kann, ist nur Effekt, objektives Resultat. Die verschiedenen Sinne, deren wir uns zur Betrachtung der Welt der materiellen Dinge erfreuen, nützen uns nichts in der Erforschung des Herrschaftsbereichs der unkörperlichen Substanz, der Elementarsubstanz. Die Verwendung feinster Präzisionsinstrumente erlaubt uns, subtilste Konsequenzen, sichtbare Resultate immaterieller Kräfteeinwirkungen zu erkennen. Wir können *Bakterien* und andere feinste Formen pflanzlichen und tierischen Lebens sehen, aber die wahre Ursache ist millionenfach subtiler als diese Bakterien und kann von keinem menschlichen Auge beobachtet werden. Die feinsten sichtbaren Dinge sind nur Entwicklungsstufen noch viel kleinerer Dinge, so daß die Ursache stets verborgen bleiben wird. Die Krankheitserreger, auf welche *Hahnemann* anspielt, sind zarte Entwicklungsprodukte von immateriellen Substanzen, beladen mit toxischem Potential. Wir können sie Viren nennen, wenn wir einen allgemein verständlichen Ausdruck für sie wählen: Rufen wir uns jedoch in Erinnerung, daß es recht grobe Viren gibt, die wir sehen können; deshalb wollen wir nicht vergessen, daß sie einen immateriellen Wesenskern haben, welcher von sich aus das Substrat, das sichtbare, konzentrierte, allgemein anerkannte Virus formt[1].

Die gröberen Viren könnten uns relativ harmlos erscheinen, wäre nicht dieses innere Wirkprinzip da. Krankheitsprodukte, Sekrete zum Beispiel, sind relativ harmlos, wäre nicht dieses Innerste; dieses Innerste ist auch das verursachende Prinzip. Alle Bakterien sind Resultat von Bedingungen in ihrem Inneren. Alles spielt sich so ab, als würden sie sich – nach den Umweltbedingungen – durch generatio spontanea[2] bilden, und so ist es in der Tat auch. Jedes Virus ist in der Lage, in seinem letzten Entwicklungsstadium eine objektive äußere Form anzunehmen. Die Ursache zu dieser sichtbaren Gestaltwerdung liegt nicht in äußeren

---

[1] Es ist bemerkenswert, daß *Kent* schon um 1900 diese Realität erkannte, welche uns das Elektronenmikroskop heute demonstriert (P.S.).

[2] *Remlinger* und *Bailly* trugen am 29. 3. 1942 der Pariser medizinischen Akademie einen Fall von *Aujeszkischer Krankheit* bei einer Hündin aus Tanger vor, deren Ansteckungsquelle nicht auffindbar war. Die Krankheit trat ganz plötzlich in verschiedenen Ländern auf, ohne daß man eine Verbindung zwischen alten und neuen Ansteckungsherden entdecken konnte (Presse médicale 9. April 1949).
Das Beispiel der *Teschener Krankheit* ist ebenfalls lehrreich. Es handelt sich um eine Viruserkrankung der Schweine mit einem klinischen Erscheinungsbild, das sehr der menschlichen Poliomyelitis gleicht. Das erste Auftreten dieser Krankheit ist im Bezirk Teschen in der Tschechoslowakei beschrieben worden. Fortpflanzung der Krankheit nach Polen, Österreich, Graubünden in der Schweiz und nachher nach Hochsavoyen in Frankreich. Plötzlich neue Erkrankungsfälle in Madagaskar, wo die Krankheit schwere Opfer fordert. Einschleppung durch importierte Tiere ist sozusagen ausgeschlossen. Das Rätsel um das Auftreten dieser Viruskrankheit auf dieser Insel ist deshalb groß. Man kann sich fragen, ob nicht gewisse Infektionskrankheiten doch irgendwo durch generatio spontanea neu auftreten können (Zitat nach *Portie*: Maladies polyinfectieuses inapparentes, Paris 1951).
Andererseits kennt man mehrere Fälle von generatio spontanea bei Kristallen, schreibt *Enera* in seinem „Essai de philosophie botanique" (Revue de l'université – de Bruxelles 1900, no. 8, p. 559). Er beschreibt da, wie Tonnen mit konzentriertem Glyzerin von Wien nach England geschickt wurden; dort öffnete man sie bei ihrer Ankunft, um die Flüssigkeit herausrinnen zu lassen; man mußte aber überrascht feststellen, daß das Glyzerin kristallisiert war, es hatte sich in lauter weiße Kristalle verwandelt; so etwas war bisher noch nie beobachtet worden.
Armstrong, durch *Constantin* in seinem Werk „Origine de la vie sur le globe", Paris 1932, Flammarion, p. 186 zitiert, hat festgestellt, daß man generatio spontanea systematisch erzeugen könne, wenn man Kälte mit heftigen Stößen kombiniere.

Umständen, sondern einzig im immateriellen, unsichtbaren Zentrum. Alles, was das Mikroskop zu sehen erlaubt, entwickelt sich aus einem inneren Wirkprinzip heraus, genau wie der Mensch selbst; dies ist Geschenk des Schöpfers; alles entwickelt sich nach feststehenden allgemeinen Gesetzen.

Erst wenn das Lebensprinzip[1] durch eine Krankheitsursache, das heißt durch das Wirkprinzip eines Virus in Form körperloser Materie gestört wird, gibt es reaktive Manifestationen seiner Präsenz von sich. Gäbe es keine Störfaktoren, die das Innere des menschlichen Organismus in Unordnung versetzen können, so gäbe es auch keine Symptome.

Wenn Zuhörer eines Vortrages z. B. ruhig und entspannt sitzen, sind sie sich weder ihrer Augen, ihrer Glieder noch ihrer Haare usw. bewußt. Wollten sie sich derselben bewußt werden, müßten sie sich darauf einstellen und ihre Gedanken auf die verschiedenen Teile ihres Organismus konzentrieren, um zu wissen, ob sie dieselben eigentlich spüren oder nicht. Solange alle Funktionen des Organismus in geregelter Weise verlaufen, spürt man nichts von seinem Körper; das bedeutet, daß man frei ist. Sobald ein Individuum sich nicht mehr in diesem Zustand der Freiheit befindet, sagt es: „Ich spüre … “. Erst die Störung dringt zum Bewußtsein vor, wenn alles normal ist, spürt man nichts.

Die Störung immateriellen, unsichtbaren Charakters rührt von einer Ursache her, sie gelangt zum Bewußtsein in Form von geänderten Aktivitäten des Körpers, in Form von Gefühlen und abgeänderten Funktionen.

Es stimmt ganz mit der allweisen Vorsehung überein, daß diese Gefühle sich dem Arzte manifestieren, der intelligent genug sein soll, sie zu entziffern und zu erkennen, was sie bedeuten. Sie sind Warnung, sie appellieren an den Arzt, sie haben einen Zweck. Kein Gefühl, das der Mensch empfinden kann, ist ohne Zweck, so wenig wie im Universum irgendein Ding unnütz ist. Diese krankhaften Empfindungen zeigen also dem Arzte an, daß im betreffenden Organismus etwas gestört ist.

---

[1] Siehe „Organon“, 6. Auflage (*Hahnemann*), Anmerkung zu Paragraph 11, welche sich mit der Erklärung dieser dynamischen Kraft, welche die Lebensenergie darstellt, befaßt.

Wiederherstellung von Freiheit und Harmonie des Organismus ist Ziel des Arztes

Freiheit wiederherzustellen, soll das Ziel des Arztes sein, und wenn des Arztes Werk nicht darin gipfelt, seinen Patienten wieder in Freiheit zu setzen, kann der Betreffende nicht heilen, denn Heilen ist, den Patienten befreien, dem Patienten absolute physische Freiheit verschaffen. Wenn der Arzt einen Schmerz mit einer Dosis *Morphin* zum Schweigen bringt, können wir das dann Freiheit nennen? Ist der Patient dann nicht einfach stupid gemacht worden, unempfindlich für die Gefühle, die in seinem Körper nach dem Arzt schreien? Die großen Dosen der alten Schule produzieren alles Mögliche, nur nicht Freiheit. Wir müssen anderswo suchen, um jene Art Heilung zu finden, welche Unordnung in Ordnung verwandelt, den Menschen frei macht. Wenn wir Zeichen und Symptome in geordneter Weise zum Verschwinden bringen, Unordnung in Ordnung kehren und damit den Symptomen ihre Grundlage entziehen, wie wir oben sahen, gibt das in Ordnung gebrachte Innere eben dann keine Symptome mehr – machen wir unsere Patienten sowohl physisch als geistig frei.

*„...; nur das zu einer solchen Innormalität verstimmte Lebensprinzip kann dem Organismus die widrigen Empfindungen verleihen und ihn so zu regelwidrigen Tätigkeiten bestimmen, die wir **Krankheit** nennen, ...“*

Organische Veränderungen wie Krebs, Brightsche Krankheit sind Endresultate von Krankheiten

Das ist etwas ganz anderes, als erst die Resultate einer Krankheit „Krankheit“ zu nennen, indem man zum Beispiel von Brightscher Krankheit, Krebs, Paralyse usw. spricht, als ob erst dies die Krankheit wäre. Die allermeisten in unseren Medizinbüchern abgehandelten Zustände des Organismus, welche darin als „Krankheiten“ bezeichnet werden, sind bloß das Endresultat, die Endstadien von Krankheiten. Eine Gruppe von Symptomen in einem Körperteil – ein Syndrom – als die eine Krankheit, eine andere Gruppe in einem anderen Körperteil als eine andere Krankheit zu bezeichnen, ist die reine Häresie und führt zu Irrtümern in der Behandlung, welche nicht wieder gutgemacht werden können. Alle organischen Veränderungen sind Endresultate der Krankheiten.

Krankhafte Störungen im Organismus können nur in Empfindungen und in der Verhaltensweise des Kranken erkannt werden, das ist die einzige Art, wie sich Krankheit manifestieren kann. Der Organismus hat keine anderen Möglichkeiten, krankhafte Störungen des unsichtbaren Lebensprinzips zu erkennen zu geben als nur die krankhaften Empfindungen, die der Patient uns nennt; wären dieselben nicht da, hätten wir auch kein Mittel, den Patienten in Freiheit zu setzen.

Symptomenlosigkeit schwerer Krankheiten

Es gibt Patienten, die sind so schwer krank, daß sie nicht mehr in Freiheit gesetzt werden können; während die inneren Strukturänderungen bei ihnen sich langsam aber stetig verschlimmern[1] , zeigen sie doch keinerlei Symptome mehr. Solche Patienten wechseln von einem Arzt zum anderen, von einem Klima zum anderen, sie erkennen, daß ihnen tatsächlich niemand helfen kann. Mit einem unheilbaren Schaden an einem lebenswichtigen Organ gehen eben alle oder die meisten der vorher existierenden Symptome weg, die Krankheitssymptome kommen unter der enormen Krankheitsbelastung, unter welcher dieser Organismus leidet, zum Schweigen, der Körper hat die Kraft nicht mehr, sie zu äußern.

Das ist speziell zu beobachten bei bösartigen Formen von Krankheitsendresultaten. Die Symptome, welche jahrelang da waren, sind verschwunden und der Patient sagt: „Oh, das störte mich nicht stark, ich hatte das mein ganzes Leben lang.“ Aber das waren eben diejenigen Symptome, die dem Arzt die Natur des Heilmittels gezeigt hätten, da sie das wahre Bild der Krankheit gaben.

Es gibt Ärzte, die sagen: „Oh, eines Tages werden wir schon ein Krebsheilmittel haben“, indem sie meinen, man könne für die Krebssymptome schon ein Heilmittel finden; die Krebssymptome sind aber bloß Symptome von Endresultaten einer langen Entwicklung und nicht Symptome, welche die Krankheit selbst repräsentieren. Zwischen diesen beiden Symptomarten ist eine große Differenz. Diese Ärzte würden nicht so sprechen, wenn sie dies erkennen würden und dabei zur Einsicht kämen, daß den Patienten heilen, seinen Krebs heilen bedeutet und daß man in der Krankengeschichte weit zurückgehen muß, um dort diejenigen Symptome zu finden, welche die ganze Krankheit repräsentieren, nicht nur die nun lädierten Gewebe am Ende der ganzen Entwicklung. Wenn der Patient in letzterem Stadium angelangt ist, haben

---

[1] Das heißt, es stellen sich dann wohl läsionelle Symptome ein, aber über deren Wert für die Verschreibung siehe andernorts (P.S.).

die ursprünglichen Symptome sich oft völlig verloren, sie sind quasi von der Krankheit „verschlungen" worden. Das ist das Bild, wenn die innere Affektion[1] sich ungestört entwickeln konnte und der ganze Körper nun voller Krankheitsendresultate ist, wie Ödeme, Eiteransammlungen, Hüftgelenksabszesse usw. Die Schmerzen sind nun so stark, daß der Patient darüber seine vorangegangenen Symptome vergißt, nicht mehr an sie denken kann. Da kommen dann die Ärzte und verschreiben für diese Endresultate, und das Ergebnis ist gleich Null. Sie verabreichen *Silicea* für Hüftgelenksarthrose und *Bufo* für Epilepsie usw., sie geben Medizinen nach Krankheitsnamen, aber das hat mit Homöopathie nichts mehr zu tun.

Symptome der Krankheit – Symptome von Krankheitsendresultaten – Unterschiede

Solche Männer gehen dann hin und sagen: „Oh, ich habe alles versucht." Aber sie haben tatsächlich nichts versucht als diese moderne Schlendrianspraxis, die ja nur eine Travestie der Homöopathie ist. Der gute Arzt kann Zeichen erkennen und Symptome hören, bevor Gewebsveränderungen Platz gegriffen haben, und wenn noch keinerlei Medizinen administiert worden sind, wenn noch keine Arzneiüberschwemmung stattgefunden hat, kein *Morphium* und keine anderen heftigen und hinterlistigen Drogen appliziert worden sind, steht das Krankheitsbild plastisch vor ihm; das Bild ist eindeutig und vollständig, da eben noch niemand es verpfuschte. Es spricht eine klare Sprache und jeder intelligente Arzt kann lernen, es zu lesen. Aber derjenige Arzt, welcher nicht erkennen kann, daß dies etwas anderes ist als die Gruppe von pathologischen Symptomen, welche die sogenannten „Krankheiten" der Schulmedizin darstellen, der nicht fähig ist, den Unterschied zu erkennen zwischen den Symptomen, die die Krankheit per se darstellen und denjenigen Symptomen, welche die Krankheitsresultate manifestieren, der wird niemals mit Erfolg Homöopathie praktizieren. Wenn er es nicht verstehen kann, täte er besser, daran zu arbeiten, bis er es versteht; er muß arbeiten, bis er zwischen den organischen Symptomen, die mit den Endresultaten der Krankheiten verknüpft sind, und den

---

[1] Der Begriff „Affektion" ad facere, affiziert, ergriffen sein (d.h. es geht in uns etwas vor) stellt im allgemeinen die subjektive Seite einer vitalen Störung dar, sie betrifft das innere Ich, während der Begriff „Krankheit" die objektive Seite symbolisiert: es ist das äußere Ich. Leider werden jedoch diese Begriffe des öfteren verwechselt (P.S.).

reinen Symptomen der Krankheit, die uns die Natur vorlegt, unterscheiden kann.

Organotrope Medikation fragwürdig

Alle paar Tage begegnet mir ein homöopathischer Arzt, der mich fragt: „Was geben Sie in so und so einem Fall?" So etwas hat in meinem Kopf keinen Platz, und ich halte den, der so spricht, für einen Mann, der von Homöopathie nicht viel versteht. Wahrlich, für solche Stümpereien habe ich keine Geduld mehr, und möge sie ein Graukopf vorbringen, der Jahre der Praxis hinter sich hat und vorgibt, Homöopathie praktiziert zu haben, wenn er sagt: „Das beste Mittel für Epilepsie ist das und das". Welch ein Blödsinn! Das Mittel soll dem Zustand des Patienten angepaßt werden, *bevor* er diese strukturellen Veränderungen und fixen Gruppen von Symptomen hatte, denn wenn man ein Mittel pathologisch-anatomischen Zuständen anpaßt, so paßt man es nicht dem Patienten an, nicht dem Beginn der Krankheit und nicht der ganzen Entwicklung bis heute.

Krankheitsendresultate können in Ruhestadium eintreten – Gesundung des Patienten

Der Kranke braucht gar keine pathologisch-anatomischen Resultate zu haben, alles, was er braucht, sind Symptome. Der Patient kann pathologisch-anatomische Resultate ausheilen. Nimmt man die ersten Anfänge der Störung hinweg, wird sein Organismus nachher in Ordnung sein, und können die Endresultate einer Krankheit nicht beseitigt werden, kann doch der Kranke trotzdem nach und nach zur Gesundheit zurückkehren: Die Endresultate werden nämlich dann solchen Veränderungen unterworfen, daß sie seinen Gesundheitszustand nachher nicht mehr beeinflussen. Es ist nicht nötig, daß fibröse Verwachsungen sich lösen; sie können aber in ein Ruhestadium eintreten und darin Jahr für Jahr verharren, solange es dem Patienten gut geht.

An ein Allheilmittel für Krebs zu denken, ist nur Konfusion, aber an ein Heilmittel für den Patienten zu denken, der Krebs zu haben scheint, das ist durchaus in Ordnung, und man ist erstaunt zu sehen, welche wunderbaren Veränderungen an solchen Zuständen vor sich gehen können, wenn Heilmittel appliziert werden, die dem Zustand *vor* Entstehung des Krebses entsprachen. Krebs ist Endresultat einer Ordnungsstörung; Unordnung muß in Ordnung zurückverwandelt werden, das ist Heilen.

Dieser Gedanke muß lange und oft überlegt werden, denn in recht vielen Paragraphen ist von der Unterscheidung in Symptome und Endresultate der Krankheit die Rede. Die ersten wahren Krankheitsempfindungen eines vorher gesunden Organismus sind das, was wir vor allem studieren müssen. Zuerst ist der Organismus noch gesund, alle Funktionen vollziehen sich in Ordnung. Kommt die Krankheit, so kommen zuerst die krankhaften Empfindungen, sie stellen für den Arzt die Vorboten leichterer Gewebsläsionen dar; auf sie folgen dann die schweren Läsionen und schließlich der Tod.

Krankheitssymptome in homöopathischer Sicht

Der Patient erzählt dem Arzt seine Empfindungen, daß er dann und wann „tote Finger" hat, daß die Haut ihn stechend juckt, daß er an Magenschmerzen leidet usw.; er zählt alle Gefühle von Körperteilen auf, wo er etwas spürt, was vorher nicht da war. Er läßt seinen Stuhl ohne Beschwerden. Hat er Schmerzen dabei oder blutet es manchmal, so kommt ihm dies sofort zum Bewußtsein, und er meldet es dem Arzt. Läßt er den Urin ohne besondere Empfindungen, so sagen wir, das sei normal, und es fehlt nichts, aber wenn Brennen und intensives Wehtun und Tenesmen dem Akt folgen, wird ihm dieses Organ bewußt und diese Erscheinungen machen die Symptome aus.

Ist der Patient wachsbleich, mit Papeln und Pusteln bedeckt, oder hat er geschwollene Varizen mit rotem Kopf und roten Augen usw., kann dies der Arzt sehen und notiert es in seiner Krankengeschichte. Es gibt aber auch Dinge, die der Arzt nicht sehen kann und die auch der Patient nicht sagen kann, welche aber die beobachtende Mutter, die Schwester, der Gatte oder die Gattin dem Arzt in seinem Sprechzimmer anvertrauen. Diese Symptome stellen dar, was von der Krankheit erkennbar ist, was dem Arzt von ihr erscheint und woraus er seine Schlüsse ziehen muß.

Wenn alle deutlichen Symptome zusammengestellt sind, muß der Arzt dann beim Studium des Falles auseinanderhalten, was Jahre zuvor beobachtet wurde und welche Dinge erst jetzt zu beobachten sind, und er muß ergründen, wie und warum das eine sich ins andere verwandelte. Manchmal ist diese Verwandlung durch Drogen erfolgt, so daß nachher der Organismus eine ganz andere Symptomengruppe von sich gibt.

Der Arzt muß alle Veränderungen sorgfältig erheben, die auf der ganzen Linie von Anfang bis Ende eintraten; er muß genau sehen, welche Symptome den Kranken vor 10 Jahren charakterisierten und welche ihn jetzt charakterisieren. Vielleicht hat er jetzt pathologisch-anatomische, faßbare Gewebsveränderungen in Lungen, Leber, Nieren. Der Arzt, der auf diese Weise schon 20 Jahre beobachten konnte, was vorher war und was jetzt geworden ist, kann nach dem Anhören der Symptome die pathologisch-anatomischen Läsionen praktisch genau lokalisieren; er kann voraussagen, wo die Läsion auftreten wird, weiß, wann Eiter in den Organen ist und wo, und kann ziemlich genau voraussehen, was in diesem Organismus bald weiteres eintreten wird.

In meinen Augen ist eine sorgfältige Beobachtung der Symptome viel zuverlässiger als vieler Ärzte allzu rasch hingeworfene Diagnose von Phthise, organischem Leber- oder Herzleiden. Die Symptome lügen nicht, sie existieren nicht aus Meinungen von Menschen, die den Körper abklopfen und abdrücken, um herauszufinden, was im Inneren vor sich gehe und was auch die besten Diagnostiker schon irregeleitet hat. Wenn man lange Jahre so die allgemeine medizinische Praxis der alten Schule beobachtet hat, so kommt man zum Schluß, daß hinter all diesem Treiben nur das Geld steht[1], nichts anderes, nichts Bewunderungswürdiges und nichts Verehrungswürdiges.

Erhebung der Symptome, danach physische Untersuchung

Mit den Symptomen vertraut zu werden, Sphäre und Fortschritt der Krankheiten durch das Studium der Symptomatologie beurteilen zu können, ist das, was für den Homöopathen wichtig ist. Freilich werden nun Siebenmalgescheite dem Patienten zuflüstern: „Dieser Arzt scheint nicht viel zu verstehen, er hat dich ja nicht einmal körperlich untersucht“. Nachdem die Aufnahme und Prüfung der Symptome vollendet ist, besteht kein Grund, nun nicht auch noch eine physische Krankenuntersuchung durchzuführen; durch letzteres soll man sich aber nie davon abhalten lassen, vor allem die Symptomatologie genauestens zu studieren, denn das wahre Studium des kranken Menschen ist die Durcharbeitung und Überdenkung der Symptome; wer letzteres mit Weisheit und Unterscheidungskraft zu tun versteht, wird die schönsten Heilungen erzielen. Man mag physische Diagnostik bis zur Herzensbefriedi-

---

[1] Man muß hier unterstreichen, daß es nach *Kents* Ansicht nicht so ist, daß Homöopath gleich Ehrlichkeit zu setzen ist und Allopath gleich Mangel an Rechtschaffenheit. Bei beiden Schulen gibt es Ärzte, die ihre Aufgabe über jedes persönliche Interesse stellen, und andere, die das Gegenteil tun, aber es ist indessen schon wahr, daß materialistische Ärzte – und das sind die Mehrzahl – auch materialistische Ansichten über die Ausübung ihres Berufs haben (P.S.).

gung studieren, aber man erwäge sorgfältig, was da erhoben wird und vergleiche es mit den Symptomen, um daraus zu lernen, was die verschiedenen Symptome bedeuten.

Man kann die Symptome des Menschen nicht studieren, ohne sehr auf die Anatomie von Nervensystem und Gehirn einzugehen. Auf diesem Gebiet müssen gute Kenntnisse vorhanden sein. Man muß nicht unbedingt den Namen des betreffenden Nervs nennen können, aber man muß wissen, wo er verläuft und welches seine Funktion ist, und dieses Studium soll man sein ganzes Leben lang treiben. Der Arzt muß Anatomie und Physiologie beherrschen, aber durch das Studium der Symptomatologie erwirbt man sich ein physiologisches Wissen, das man auf keine andere Weise erwerben kann; man lernt dabei vieles über Funktion und Wirkung der Arterien, Nerven und Muskeln, denn bei Störungen rufen sie sich ins Bewußtsein, und der Arzt sieht dann, wie die Symptome entstehen. Beim Studium der aufgezeichneten Pathogenesien[1] lernt man viel wahre Pathologie. Pathologische Anatomie liefert uns keine Handhaben für unsere Verschreibung, aber wahre Pathologie ist oft von größtem Wert, wenn es darum geht, das Bild einer Krankheit vor unserem Geist plastisch erstehen zu lassen.

---

[1] D.h. der Arzneimitteleffekte, die bei den Arzneimittelprüfungen am gesunden Menschen zutage traten (P.S.).

10. Materialismus in der Medizin

Die paar Paragraphen, welche nun folgen, sind nur eine Rekapitulation von schon behandelten Themen.

Bei der Besprechung vorangehender Paragraphen habe ich diese Punkte schon eingeschlossen, da es zum Besprochenen paßte. So darf ich nun schnell darüber hinweggehen, bis wir auf etwas Neues stoßen.

In seinem § 13 sagt *Hahnemann*:

„Daher ist Krankheit [die nicht der manuellen Chirurgie anheimfällt], keineswegs wie von den Allopathen geschieht, als ein vom lebenden Ganzen, vom Organismus und von der ihn begebenden Dynamis gesondertes, innerlich verborgenes, obgleich noch so fein gedachtes Wesen zu betrachten."

Ein solcher Irrtum konnte nur in materialistischen Köpfen entstehen. Diese Chimäre hat der bisherigen Medizin seit Jahrtausenden alle die verderblichen Richtungen gegeben, die sie zu einer wahren Unheilkunst des Heilens nicht fähig machten, sie von ihrer wahren Bestimmung ablenkten.

Materialismus früher und jetzt

Der Materialismus existierte also, wie man sieht, schon zur Zeit *Hahnemanns*, und er hat sich nicht nur nicht verändert, sondern seither dauernd Fortschritte gemacht. Heutzutage scheint die Mehrzahl der Leute nicht mehr „schauen" zu können, d. h., sie meinen, ohne Hilfe der Sinne, nur mit der Intelligenz zur Erkenntnis zu gelangen. Man möchte sagen, die Fähigkeit des Erkennens ist verloren gegangen, d. h. des Sehens mit den Augen des Geistes. Die Materialisten weisen ja alles weit von sich, was sich den Gesetzen von Raum und Zeit nicht einordnen läßt, sie anerkennen nur, was gewogen und gemessen werden kann und einen festen Platz in ihrer Welt einnimmt. Alles andere können sie sich nicht vorstellen und versichern feierlich, daß ein Ding ohne diese Attribute nichts sei und nicht existiere. Alles, was sich in diese positivistische Ideologie nicht einordnen läßt, ist in ihren Augen Träumerei, Chimäre und Mystik. Sie suchen die letzte Ursache der Krankheiten, natürlich vergeblich, im Bereich der Materie.

Niemals kann eine materielle Entität auf irgend eine Weise Grundursache von irgend etwas im absoluten Sinn dieses Wortes werden. Die Materie, träge wie sie ist, kann nie Ursache sein, hat keinerlei schöpferische Kraft, keinerlei Entwicklungspotenz.

Die Ursachen, d. h. die Elementarsubstanzen sind Energie von Natur aus, sie rufen Aktivität in den Körpern, welche sie besetzen, hervor. Elementarsubstanz ist Kraft, Energie, Tätigkeit. Die Materie hingegen ist Ruhe, Bewegungslosigkeit, Schweigen. Sie kann sich nicht von selbst bewegen, erst dann bewegt sie sich, wenn sie von einer Elementarsubstanz in Bewegung gesetzt wird. Ein Toter kann sich nicht bewegen, alle Organe und ihre Funktionen ruhen. Genau so die Materie. Erst die Elementarsubstanz leitet und belebt sie. Materie: Was zusammenklumpt, kompakt und träge bleibt, stagniert, steht im Gegensatz zu Energie: Letztere tendiert zu Bewegung, Zirkulation.

Die beiden Welten der Bewegung, der Kraft und jene der Trägheit, existieren neben- und miteinander, in einem. Wir erkennen die Welt der lebenden Dinge und jene der leblosen. Das Reich der Gedanken und jenes der Materie stellen das Reich der Ursachen, der Ursprünge auf der einen Seite und das Reich der Konsequenzen, der Resultate auf der anderen Seite dar. Die Ursachen sind unsichtbar, die Effekte sichtbar. Wir konstatieren die Manifestationen der materiellen Substanz. Aber es ist leicht zu verstehen, daß diese sichtbaren Manifestationen materiellen, objektiven Aspekts in der Tat nur Resultierende aus Ursachen sind, welche in Form von immaterieller, unsichtbarer Substanz dahinter stehen, unsichtbar dem leiblichen Auge, nur dem geistigen Auge des Verständnisses zugänglich.

Der Materialist kann diese Idee nicht verstehen. Er kann ihren Sinn nicht fassen. Wir haben die eindrückliche Bestätigung dessen, was wir hier annehmen, in wunderbarer Art, wie unsere homöopathischen Heilmittel auf das menschliche Wesen wirken, in allen den verschiedenen Dynamisationsstufen von den untersten bis zu den höchsten. Mit der Zeit werden wir entdecken, wie unsere Homöopsorika, wenn sie einmal in fünf bis sieben verschiedenen steigenden Dynamisationsgraden[1] appliziert worden sind, in einer Großzahl chronischer Affektionen offen-

---

[1] *Kent* erwähnt hier die Stufenfolge der steigenden Dynamisationsgrade, die er in vielen Jahren der Praxis als beste herausgefunden hat: 200, M, XM, LM, CM, DM und MM (alles Centesimalpotenzgrade). Wenn er von fünf Stufen spricht, meint er damit von 200 bis MM, aber ohne LM und DM, wenn er von sieben, so meint er von 200 bis zur MM, aber *mit* LM und DM.

sichtliche Veränderunden des Körperhaushaltes hervorrufen, und zwar Veränderungen in Richtung Heilung, aber auch andere.

Hierin haben wir die Demonstration von den verschiedenen Gradabstufungen, welche der Elementarsubstanz innewohnen: vom reinsten Transparent geht es, wenn man so sagen kann, übers Transluzide zum intensivsten Opak. Diese Gradabstufungen erlauben es, die verschiedensten Ebenen in unserem Körper bis ins feinste hinein zu treffen.

Krankheltssymptome in richtiger Perspektive – Zeichen einer sinnvollen Weltordnung

„Es gibt nichts krankhaftes Heilbare und nichts unsichtbarer Weise krankhaft verändertes Heilbare im Innern des Menschen, was sich nicht durch Krankheits-Zeichen und Symptome dem genau beobachtenden Arzte zu erkennen gäbe – ganz der unendlichen Güte des allweisen Lebenserhalters den Menschen gemäß."

Wir haben dieses Thema, d.h., daß jede heilbare Krankheit sich dem Arzt sowohl durch subjektive als objektive Symptome zu erkennen gibt, schon behandelt. Die Symptomatologie unheilbarer Affektionen ist im allgemeinen miserabel, und ein Beweis für deren Unheilbarkeit ist eben diese quasi-Absenz guter Symptome. Jeder Kranke, dessen Zustand sich nach und nach verschlimmert, ohne daß andere Symptome da sind als banale pathologische Zeichen der Krankheit, an welcher er leidet, zeigt uns, daß er unheilbar ist und sich auf dem Wege zu einem fatalen Ausgang befindet.

Jede heilbare Krankheit weist also Symptome auf, durch welche sie sich offenbart. Ihr Zweck ist, die Störung zu verraten, von welcher die Lebenskraft erfaßt ist. Sie erlauben dem Arzt, die Krankheit zu interpretieren, deren Natur zu erkennen.

Diese symbolische Repräsentation in einer Epoche, in welcher die menschliche Rasse tief im Materialismus versunken ist und größte Ignoranz über solche Dinge herrscht, ist für solche, welche sie nicht verstehen können und nicht vorbereitet sind, deren Bedeutung zu fassen, zu vergleichen mit dem Samen, der auf steinigen Grund fällt. Er liegt wohl da, aber er hat kein Erdreich, sich zu entwickeln. Niemand versteht etwas davon, die Bedeutung dieser Symptome bleibt dunkel.

Diese die Krankheit zum Ausdruck bringenden Zeichen sind immer da und warten nur darauf, bis ein genügend intelligenter Beobachter kommt, der ihre Bedeutung versteht und sie auslegen kann. Das können aber nur jene, welche von der homöopathischen Lehre durchdrungen sind und genügend Wissen, um nicht zu sagen Weisheit, erwarben, das sie befähigt, sich dieser Zeichen bedienen zu lernen.

Wir sind tief beeindruckt von *Hahnemann*s starkem Glauben an die Vorsehung, die in diesem Paragraphen zum Ausdruck kommt. *Hahnemann* unterstellte sich der Vorsehung, und sie machte aus ihm ihren Mann. So geleitet, wurde er schließlich zum Entdecker des Gesetzes. Als seine Kinder infolge der starken Drogen, die sie gegen ihre Krankheit bekommen hatten, in Todesgefahr schwebten, war *Hahnemann*s erster Gedanke, daß die barmherzige Vorsehung ihnen wohl kaum das Leben geschenkt habe, um es nun durch Medikamente zerstören zu lassen. Und daß es doch vollkommen gegen jede Logik sei, sie leiden zu lassen, ohne daß es ein mildes befreiendes Mittel gäbe statt dieser elenden Drogen, die sie nun hinunterwürgen sollten und die ihren Zustand nur noch verschlimmerten.

Nach vieljähriger Erfahrung und wenn man ein hohes Alter erreicht, stellt man fest, daß unter all jenen, welche nicht an eine göttliche Ordnung glauben, nur recht wenige gute Homöopathen gefunden werden. Man findet bei ihnen wohl Afterwissenschaft und Experimentierlust, aber alles ohne Leitprinzip, ohne einen Gedanken des Dienenwollens, ohne jegliche Finalität in ihren Absichten.

Hahnemann war ja nicht der eigentliche Entdecker des Ähnlichkeitsgesetzes; schon *Hippokrates* schreibt, man könne Krankheiten entweder durch Contraria oder durch Similia behandeln. *Hahnemann* aber entdeckte es neu als Frucht jener sehr sorgfältig durchgeführten Arzneimittelprüfungen am gesunden Menschen. Das Studium der Arzneimittelprüfungs-Protokolle lieferte ihm die Bestätigung der Prinzipien, die er entdeckt hatte. Er verfolgte den roten Faden mit wachsender Weisheit und Energie, bis er so weit war, seine Einsichten in jenem so einfachen und doch so vollständigen Werk niederlegen zu können, dem „Organon“ [1].

Nicht zahlreich sind jene, welche das „Organon“ schon bei einer ersten Lektüre voll und in allen Teilen verstehen. Sie sehen zuerst nur viele Worte. Das Werk ist aber so komplett, daß selbst die ältesten und erfahrensten Praktiker der Homöopathie nichts daran zu ändern finden. Je

---

[1] *Hahnemann, S.*: Organon der Heilkunst, 1921 bei Dr. Wilmar Schwabe, Leipzig, verlegt und 1958 nach der nachschriftlichen Neubearbeitung *Hahnemanns* für die 6. Auflage herausgegeben von Dr. *Richard Haehl* im Karl F. Haug Verlag.

weiter sie in ihrer Laufbahn vorankommen, desto mehr Anregung schöpfen sie daraus und desto mehr stimmen sie *Hahnemanns* darin niedergelegten Ansichten bei.

Obwohl ich nun meine Vorlesungen über das „Organon" schon manches Jahr halte, so muß ich doch gestehen, daß ich es nie durchlese, ohne irgend eine neue Idee zu entdecken, eine neue Idee, welche die Lehre der Homöopathie noch mehr abrundet, noch harmonischer macht. Das konstante Studium des Werkes läßt einen immer klarer sehen, wie groß sein Wert ist, dann es entspricht in allem der Realität, ist täglich zu erfahrende Wahrheit.

„Das Leiden der krankhaft verstimmten, geistartigen, unseren Körper belebenden Dynamis [Lebenskraft] im unsichtbaren Innern und der Inbegriff der von ihr im Organismus veranstalteten, äußerlich wahrnehmbaren, das vorhandene Übel darstellenden Symptome bilden nämlich ein Ganzes, sind Eins und Dasselbe. Wohl ist der Organismus materielles Werkzeug zum Leben, aber ohne Belebung von der instinktartig fühlenden und ordnenden Dynamis so wenig denkbar als Lebenskraft ohne Organismus: Folglich machen beide eine Einheit aus, obgleich wir in Gedanken diese Einheit, der leichtern Begreiflichkeit wegen, in zwei Begriffe spalten."

In diesem § 15 taucht ein neuer Gedanke auf, welcher uns die einheitliche Leitung des Organismus noch deutlicher werden läßt, von der wir früher so eingehend sprachen. Was aus einem Zentrum fließt, ist Teil dieses Zentrums. Der gesunde Mensch ist das Resultat einer normalen Tätigkeit eines Leitzentrums und muß als eine Einheit angesehen werden. Mit anderen Worten: Eine gesunde Lebenskraft ist Resultat der Wirkung von einem leitenden Zentrum her.

Auf der anderen Seite bleibt der Mensch aber auch im Zustand gestörter Gesundheit trotz dieser Störung eine Einheit und muß als kollektives Ganzes angesehen werden.

Man muß nicht meinen, daß seine physiologischen Funktionen die Ursache seiner pathologischen Reaktionen seien, sondern letztere beherrschen ihn so vollständig, daß er in einen Krankheitszustand verfällt, der sich aus den komplexesten Elementen zusammensetzt, jedoch eine pathologische Einheit darstellt. Eine sehr einleuchtende Illustration dieser Vorgänge finden wir in den reinen Arzneimittelprüfungen, bei welchen ein Medikament seinen Einfluß auf einen Organismus ausübt, d.h. wenn letzterer einer Droge zur Beute fällt statt einem Infektionserreger. Da sehen wir uns einem künstlich provozierten Krankheitszustand gegenüber, aber trotzdem bleibt das dem Versuch unterworfene Subjekt eine Aktionseinheit. Genau so ist es auch bei jeder natürlichen Krankheit.

Drei Hauptgebiete der Medizin – Die Mittelbilder und dle Krankheitsbilder

Drei verschiedene Themen stellen sich uns, welche jedoch im Studium eine untrennbare Einheit bilden sollen:

1. Das Studium des gesunden Menschen, das heißt des menschlichen Wesens im Zustand, den man Normalzustand nennt, das ist die *Physiologie*,
2. das Studium des kranken Menschen, behaftet mit einer natürlichen Krankheit, Ausdruck einer inneren Ordnungsstörung, das ist die *Pathologie*,
3. das Studium des mit einer künstlichen Krankheit behafteten Menschen, welche aus äußeren Ursachen entsteht (Vergiftung verschiedenster Art und Arzneimittelprüfungen). Man nennt diese Vergiftungsbilder *Pathogenesien,* das heißt Physiognomie der Medikamente, enthüllt durch die Anwendung am gesunden Menschen.

Jedes Medikament muß zuerst für sich als Einheit studiert werden. Nachher dürfen wir es mit anderen Medikamenten vergleichen. Von Anfang an vergleichende Materia medica zu treiben, ist ein Fehler. Zuerst muß man eine perfekte Kenntnis von jedem einzelnen wichtigen Mittel für sich haben, das habe ich in meinen ersten Jahren der Lehrtätigkeit erfahren. Damals dachte ich, das wäre die beste Methode, Materia medica zu lernen. Ich brachte in meinen Kursen nur vergleichende Arzneimittellehre. Aber dieses System habe ich längst verlassen, und jetzt lehre ich jedes Mittel einzeln, jedes Mittel als eine Einheit, genau so wie ich empfehle, jede Krankheit als Einheit für sich zu studieren.

Kennt man ein Mittel von Grund auf, kennt man einen Kranken ebenso, dann erst ist man in der Lage, das eine mit dem anderen zu vergleichen.

Hat man zum Beispiel Masern vor sich, so studiere man sie gründlich in ihrer ganzen Symptomatologie, um sich einen vollkommenen, umfassenden Begriff von dieser Krankheit zu bilden. Hat man mit Keuchhusten zu tun, suche man sich auch ein möglichst charakteristisches Bild davon einzuprägen. Wagt man sich später an chronische Krankheiten heran, scheue man die Mühe nicht, alles im Detail zu studieren, was zum Beispiel über Syphilis bekannt ist, durchgehe man mit Gewissenhaftigkeit die ganze reiche Symptomatologie der Sykosis, sowie alles, was über Psora bisher zusammengetragen worden ist.

Dann erst ist man so weit, das Studium der Arzneimittellehre aufnehmen zu können, dann ist man in der Lage, Beziehungen und Affinitäten zwischen bestimmten Heilmitteln und bestimmten akuten Miasmen zu sehen und Verwandtschaften zwischen den chronischen Miasmen und anderen Mitteln.

Bei gewissen Arzneimittelbildern erkennen wir ohne weiteres deren nahe Ähnlichkeit zum Erscheinungsbild der Masern, bei anderen wird man an Keuchhusten erinnert, und weiter wird man auch erkennen, welche Mittel Psora, Syphilis und Sykosis widerspiegeln.

Nun sind wir genügend vorbereitet, auch zu erkennen, was Individualisation ist, und sie selbst durchzuführen. Die vorangehenden Studien haben uns eine Übersicht über jede Entität für sich vermittelt. Wir haben erkennen gelernt, was das Wesentliche an jeder Entität ist. Nach diesen allgemeinen Begriffen dringen wir dann ins Studium der Sonderheiten, der Details vor, und erst dann ist es Zeit, auch Vergleiche anzustellen. Dies ist die klassische Methode; wer sie achtet und sie befolgt, wird weise und intelligent und dadurch fähig, die Materia medica mit außerordentlicher, ja wunderbarer Präzision anzuwenden.

Das ist die Methode unseres großen *Hahnemann*.

11. Krankheit und Heilung spielen sich nur auf dynamischer Ebene ab Gesundheit – Krankheit – Heilung

§ 16

„Von schädlichen Einwirkungen auf den gesunden Organismus, durch die feindlichen Potenzen, welche von der Außenwelt her das harmonische Lebensspiel stören, kann unsere Lebenskraft als geistartige Dynamis nicht anders denn auf geistartige [dynamische] Weise ergriffen und affiziert werden, und alle solche krankhaften Verstimmungen [die Krankheiten] können auch durch den Heilkünstler nicht anders von ihr entfernt werden als durch geistartige [dynamische[1], virtuelle] Umstimmungskräfte der dienlichen Arzneien auf unsere geistartige Lebenskraft, perzipiert durch den, im Organismus allgegenwärtigen Fühlsinn der Nerven. Demnach können Heil-Arzneien nur durch dynamische Wirkung auf das Lebensprinzip Gesundheit und Lebens-Harmonie wieder herstellen und stellen sie wirklich her, nachdem die unsern Sinnen merkbaren Veränderungen in dem Befinden des Kranken [der Symptomen-Inbegriff] dem aufmerksam beobachtenden und forschenden Heilkünstler die Krankheit so vollkommen dargestellt hatten, als es, um sie heilen zu können, nötig war."

Heute wollen wir uns über diesen § 16 unterhalten. Er handelt von drei Zuständen:

1. vom Gesundheitszustand, d. h. dem Zustand normaler Tätigkeit des Organismus,
2. von dem, was vor sich geht, wenn man krank wird, d. h. wenn die Gesundheit gestört wird,
3. von der Rückkehr aus diesem entgleisten Zustand zurück zur Gesundheit.

Belastbarkeit des gesunden Menschen

Könnten wir einen Menschen von perfekter Gesundheit finden, so können wir denselben ungestraft den verschiedensten Schocks und

[1] Siehe § 11 a.

Traumatismen aussetzen, der brutalen Aktion all' der äußeren Faktoren, welche uns umgeben: Er geht, ohne Schaden zu nehmen, daraus hervor, oder gesetzt den Fall, er erleide doch ein wenig Schaden, so verschwindet solcher bald, ohne geringste Spuren zu hinterlassen. Vielleicht steht er während einer begrenzten Zeit unter dem Einfluß so eines Schocks, kommt aber dann die Reaktion – vorausgesetzt, es gebe eine solche –, so zeigt es sich dann, daß er eben frei von „Miasmen" ist, d.h. infolge des Schocks weder in eine akute noch chronische Krankheit verfällt.

Nur durch die Wirkung immaterieller Substanzen kann er erkranken, das heißt von Elementarsubstanzen, die auf jener Ebene wirken, auf welcher er empfänglich ist. Krankheit ist Resultat eines Agens, welches zentrifugal wirkt, d.h. aus den Tiefen des Organismus bis in die äußersten Partien. Deren Evidenz verrät sich durch das, was wir Symptome nennen. Wo nur eine Einwirkung auf peripherste, äußerste Hüllen des Organismus stattfand, leidet die Lebenskraft des betroffenen Subjekts nicht tiefgreifend und für längere Zeit, dann stellt sich aber auch keine definitive Störung ein, ja nicht einmal eine begrenzte mit den Stadien Beginn, Zunahme und Abnahme, wie wir das bei akuten Krankheiten zu sehen gewohnt sind.

Temporäre Störungen – tiefgreifende Störungen

Alles, was nur unser Äußeres, d.h. unsere Gewebe und organischen Funktionen stört, wirkt nur temporär. Man denke beispielsweise an die kräftigsten Brech- und Abführmittel. Nachdem sie in substantiellen, massiven Dosen geschluckt wurden, sieht man, daß der Kranke nach einer Zeit des Schocks durch sie wieder zum Ausgangsstadium zurückkehrt. Nur wenn solche Drogen in oft wiederholten, starken Dosen über lange Zeit administriert werden, führen sie schließlich zu einer Vergiftung des Körpers mit dieser Medizin, Vergiftung welche sich der ursprünglichen Krankheit überlagert. Aber auch dies ist nur etwas recht Oberflächliches, verglichen mit einer echten, natürlichen Krankheit. Der chronische Gebrauch zum Beispiel von *Kalibromat* in substantiellen Dosen ruft nach einer gewissen Zeit bestimmt seine Effekte hervor, die aber nie die verborgensten und empfindlichsten Teile des Körpers ergreifen werden. Dieses Medikament wird in dem materiellen Zustand, in welchem es verabreicht wird, nur auf die materiellen Gewebe wirken und dort einen nur oberflächlichen Krankheitszustand erzeugen, nicht eine echte Krankheit mit konstitutionellem Charakter.

Nehmen wir andere Gifte, wie sie in der Natur in rohem, natürlichem Zustand vorkommen. Viele von ihnen können in diesem natürlichen Zustand geschluckt und absorbiert werden[1], ohne daß wir davon bedeutende Störungen der Lebenskraft registrieren könnten. Man kann sogar sagen, je konzentrierter, virulenter und aktiver ein Gift ist, desto eintöniger ist das Symptomenbild. Die Kruste einer Pockenpustel kann geschluckt werden, sie wird verdaut und führt nur zu wenig Störungen. Ganz anders hingegen ist es mit der Aura der Pocken. Wer in deren Atmosphäre kommt, atmet etwas ein, was auf jene Ebene wirkt, auf welcher wir empfänglich sind. Er erkrankt, durchläuft die typischen Stadien der Prodrome, der Zunahme und der Abnahme der Krankheit. In diesem Fall wurde die menschliche Natur an der Wurzel getroffen. So ein Prozeß spielt sich in den intimsten Teilen des Körpers ab, in der unsichtbaren, immateriellen Substanz, welche ihn belebt und sich zentrifugal auswirkt. Durch diese zentrifugale Wirkung kommt es dann zu den pathologischen Manifestationen in den Geweben und schließlich zu den sichtbaren Resultaten auf der Körperoberfläche[2].

Hahnemann betont in diesem Paragraphen, daß nichts sich im Körper als akute oder chronische Krankheit einnisten kann, es sei denn etwas Unkörperliches in Form immaterieller Substanz. Keine Krankheit überträgt sich in ihrer Endform auf einen anderen Organismus, nur in ihrer immateriellen Form kann sie das. *Alle bekannten Krankheiten existieren als immaterieller Zustand*, als Elementarsubstanz, ein Ding, welches weder chemisch noch mikroskopisch erkannt werden kann und welches nie in der physischen, materiellen Welt gefunden werden wird.

Krankheitsursachen sinnlich nicht erfaßbar

Die Ursache der Krankheiten kann nur an ihren Effekten erkannt werden. Wir können die Ursache mit unseren Sinnen nicht fassen, erst deren Resultate sind ihnen zugänglich. Alles, was gesehen, betastet, beobachtet und entdeckt werden kann, sei es auch nur mit Hilfe des Mikroskops, ist nichts als Folge, Endzustand. Nur mit der Intelligenz, der Überlegung, die alles vom Prinzip, vom Ursprung aus bis in die letzten Konsequenzen und zurück überdenkt, kommt man zur Einsicht, daß die wahren Krankheitsursachen unsichtbar sind.

---

[1] Experiment *Pettenkofers* (s. *Sifferts* Thérapeutique).

[2] Für *Kent* ist das Virus etwas Räumliches, die Ursache, welche in ihm haust, dasselbe pathogen macht, aber etwas nicht Räumliches, Immaterielles (P.S.).

Der physische Körper, die Gewebe können angegriffen werden, pathologische Folgen können auf anderweitige Krankheitsresultate einwirken, die Dinge dieser Welt können miteinander kollidieren, ja sich gegenseitig zerstören, Endeffekte können andere Endeffekte zerstören, aber es ist unmöglich, daß Krankheit ins Zentrum des Menschen vordringt und sich nachher in Resultaten äußert, ohne dynamischer Natur zu sein und zuerst dynamische Stadien zu durchlaufen.

Das Heilmittel muß qualitativ der spezifischen Verstimmung der Lebenskraft entsprechen

Genau so unmöglich ist es auch jeder Kraft, welche wirkt oder wirken kann, jedem x-beliebigen Agens, welches materielles Produkt einer Ursache ist, eine Heilwirkung auszuüben, das heißt Ordnung und Harmonie im Innersten des lebendigen Wesens wiederherzustellen. Ordnung und Gleichgewicht im gestörten Organismus können nur wiederhergestellt werden durch etwas der Lebensenergie an Qualität Ähnliches. Was wir zur Heilung des Kranken brauchen, ist nicht eine quantitative, in Gewicht und Maß ausdrückbare Ähnlichkeit, sondern eine in Natur und Kraft qualitative Ähnlichkeit.

Deshalb können nur solche Medikamente auf die tiefsten und subtilsten Ebenen des Organismus einwirken, welche die nötigen Modifikationen[1] durchgemacht haben, um nun qualitativ diese Regionen zu erreichen, der zu behandelnden Krankheit auch qualitativ in Ähnlichkeit nahe zu kommen. Ein Individuum, welches *Sulfur* in höchsten Dynamisationen braucht, wird keinerlei Resultat mit demselben Schwefel in roher Form erreichen, mag es ihn auch in solchen Dosen nehmen, daß es damit Stuhlgang erzwingt, mag es ihn als Schwefelblumen in den Strümpfen tragen, Schwefelbäder nehmen oder ihn in konzentriertesten Schwefelsalben auf die Haut applizieren. Alle diese rohen Formen des Medika-

[1] Die Entfernung der Moleküle von einander und ein weit getriebener Abbau der Materie sind die notwendigen, fundamentalen Bedingungen für Medikamente, welche auf die wichtigsten, so spezialisierten Funktionen wirken sollen, wie wir sie beim Menschen antreffen. Dank der extremen Materieverteilung weit abgebauter homöopathischer Produkte, die wir als oligomolekular bezeichnen können, wirken selbige vor allem aufs Nervensystem; hier lösen sie Modifikationen aus, die ihre beste Wirkung anbahnen; auf diese Weise wirken sie optimal; die so subtil gemachte Materie kann quasi eintreten, ohne anklopfen zu müssen, „im Gegensatz zu massiven Dosen, vor denen sich die Türen schließen, während das toxische Agens doch eindringt, klopft das therapeutische vergebens an die Tür“ (*Portie*).

ments sind nicht der Ebene seiner Krankheit angepaßt, nicht so weit verfeinert, daß sie diese Ebene beeinflussen könnten. Rohe Schwefelpräparate wirken nicht auf derselben Ebene wie die Krankheitsursache, letztere wird vom rohen Schwefel auf keine Weise beeinflußt, eine echt therapeutische Aktion kann nur zentrifugal erfolgen, sie muß zuerst den innersten Kern treffen und von da aus dann in die Peripherie hinaus wirken. Das gilt für alle Drogen in rohem Zustand: Sie heilen nicht. Freilich kann man von ihnen manchmal sehen, wie sie äußere, die Krankheit anzeigende Zeichen, welche äußerlich sitzen, für eine Zeit verdrängen oder versetzen. Eine solche „Heilung“, wenn man das so nennen darf, betrifft aber nur äußerste Schichten der Krankheit, Endresultate der Krankheit und keineswegs die tiefsten Ebenen, und darum ist so etwas auch nie dauerhaft.

Medikamente in wägbaren Dosen – akute Krankheiten – chronische Krankheiten

In akuten Krankheiten mögen Medikamente in wägbaren Dosen oder im Rohzustand quasi ihren Zweck erreichen, da ihr äußerer Anteil oft auf die Oberfläche lokalisiert ist, aber man soll vor allem nicht vergessen, daß bei akuten Krankheiten nach gewisser spezifischer Zeitdauer spontane Heilung erfolgt, d.h. der innere Anteil tendiert sowieso zur Spontanheilung. Ist die Vitalität des Kranken noch genügend groß, wenn die Krankheit ihren Zyklus durchlaufen hat, wird er sich von selbst erholen, ganz unabhängig von der Medikation, die er erhielt.

Chronische Leiden hingegen können durch rohe oder in wägbaren Dosen verabreichte Medikamente nur in ihren Endresultaten, pathologischen Endzuständen beeinflußt werden. Solche Endzustände können für eine Zeit zum Schweigen gebracht oder unterdrückt werden, aber tiefer geht ihre Wirkung nicht.

Ich denke zurück an die Zeiten, in welchen mir alle diese Fragen noch unklar waren, und wenn ich heute darüber spreche, so weil ich es für nützlich halte. Als ich in *Hahnemanns* Werken zum ersten Mal las, daß verdünnte und dynamisierte Medikamente Kranke heilen könnten, schien mir das recht unglaubhaft. Meine Kenntnisse erlaubten mir nicht, so etwas zu verstehen, solche Möglichkeiten anzunehmen. Ich habe meine homöopathische Praxis mit Urtinkturen und Medikamenten in Substanz begonnen, versuchte dann auch tiefe Verdünnungen, jedoch immer sehr auf Beachtung des Ähnlichkeitsgesetzes bedacht. Aber es gelang mir auf diese Weise nur, recht oberflächliche Beschwerden zu heilen. Meine Resultate waren weit entfernt, mich zu befriedigen. Immerhin waren sie trotzdem etwas besser, als ich sie früher erreicht hatte, als ich noch so praktizierte, wie man mich in meinem allopathischen Studiengang gelehrt hatte. Meine neue Behandlung war auf alle Fälle milder als die alte mit den gebräuchlichsten Drogen, Abführ- und Brechmitteln. Aber hier blieb ich stehen, ich kam nicht mehr weiter, da ich vorderhand meine angelernten Meinungen und Glaubenssätze noch nicht über Bord werfen konnte. Es geht ja jedem gleich.

Kents erste Erfahrung mit einer höheren Potenz

Eines schönen Tages entschloß ich mich dann aber doch, nun einmal ganz unparteiisch eine C 30 zu erproben, um zu sehen, ob so etwas wirklich noch etwas Aktives enthalte, und da man einer Sache nur sicher ist, wenn man sie selbst hergestellt hat, machte ich mich nun dahinter, eine C 30 von *Podophyllum peltatum* genau nach der Art zu präparieren, die *Hahnemann* gelehrt hat, mit Wasser, da man uns gesagt hatte, daß Alkohol und Wasser sich gleich gut für die Präparation eigneten und daß es allein auf das Potenzieren ankäme.

Zu diesem Zeitpunkt herrschte gerade eine Durchfallepidemie bei uns, auf welche in allen Punkten *Podophyllum* paßte. Aber mir fehlte total der Mut, nun meine 30. Potenz auszuprobieren, die mir ganz lächerlich erschien. Da könnte man ja ebenso gut klares Wasser geben! So gab ich denn eben weiter meine Urtinkturen und Tiefpotenzen wie stets. Eines Tages kam eine verweinte Mutter mit ihrem Kleinen auf dem Arm in die Sprechstunde geeilt. Ich hatte sogleich den Eindruck, daß das Kind todgeweiht sei, nicht mehr lange leben würde. Es war ein Säugling, und während er in den Armen seiner Mutter lag, rann unversehens plötzlich ein reichlicher, heller, gelblicher durchfälliger Stuhl auf meinen Teppich. Mir fiel sofort der Geruch auf, der mich lebhaft an das erinnerte, was ich in der Materia medica über den Geruch der Podophyllum-Stühle gelesen hatte, diesen abstoßenden, ekelerregenden, furchtbar stinkenden, richtig kranken Geruch. Und der Durchfall war so auffallend reichlich, daß die Mutter die Bemerkung machte: „Man fragt sich wirklich, wo diese Menge herkommt."

Das wäre nun doch wirklich genau der Fall, an welchem ich den Wert dieser *Hahnemann*schen 30. Potenz einmal ausprobieren könnte, sagte ich mir. Ich holte – ich muß schon sagen, ohne die geringste Überzeugung – ein paar Kügelchen meiner 30. Potenz von *Podophyllum* und schüttete sie auf die Zunge des Kindes, schickte Mutter und Kind dann heim, zitternd bei dem Gedanken, daß das Kleine in Hinsicht auf die Schwere seines Zustand sicher sterben würde. Dieses schmale Gesichtchen, die spitze, an einen Leichnam erinnernde Nase, dieser kranke Geruch, der von seinem ganzen Körper ausging. Als ich am anderen Tag auf meiner Hausbesuchsrunde an der Tür vorüber mußte, hinter der das kranke Kind wohnte, erwartete ich den Trauerflor um dieselbe herum, wie dies als Zeichen eines Todesfalls in unserem Lande üblich ist. Aber nichts war da. Ich wagte nicht hineinzugehen, gepeinigt von Angst, aber auch von Neugierde.

Nachher trieb es mich noch einmal zurück, aber auch jetzt war kein Trauerflor da. Später fuhr ich auf dem Heimweg noch einmal dort vorbei, obwohl es für mich einen großen Umweg bedeutete, aber auch jetzt war keine Trauerdekoration zu sehen; hingegen stand diesmal die Großmutter unter der Tür, die mir mitteilte: „Doktor, dem Kleinen geht es heute morgen sehr gut." Muß ich sagen, wie sehr mich das beruhigte und glücklich stimmte, nachdem ich immer vom Gedanken gepeinigt worden war, das Kind dem Tod ausgeliefert zu haben? Vielleicht haben andere auch schon solche Stunden erlebt, sie werden mich am besten verstehen.

Es war nicht nötig, dem Kleinen noch weitere Medizin zu geben. In der Folge hatte ich noch viele Podophyllum-Fälle zu behandeln, und zu meinem großen Erstaunen wirkte die 30. Potenz in jedem einzigen Fall absolut befriedigend. Wie sehr waren diese Resultate verschieden von allem, was ich bisher gesehen hatte, die Heilungen waren fast augenblicklich, die Entleerungen schienen stets schon nach der ersten Gabe zu stoppen. Jedoch konnte ich mich damals noch nicht immer an die Einzeldosis halten, und in mehreren Fällen sah ich mich noch genötigt, die Dosis beim gleichen Kranken mehrere Male zu repetieren. Ich fuhr aber fort, während dieser Epidemie ausschließlich die 30. Centesimalpotenz zu verwenden.

Höhere Potenzen

Nun sagte ich mir, wenn die 30. Dynamisation von Podophyllum wirkt, müssen auch 30. Potenzen anderer Mittel wirksam sein, daß es also von großem Vorteil wäre, eine möglichst große Auswahl davon zu besitzen. Ich begann nun selbst, von Hand eine ganze Serie von 30. Dynamisationen herzustellen und hatte schließlich die schöne Zahl von 126 Mitteln auf solche Weise präpariert beieinander, einige davon sogar bis zur 200. Dynamisation entwickelt, Mittel, welche ich von da an in meiner täglichen Praxis benutzte. Dann verschaffte ich mir noch eine Kollektion 200. und höhere Potenzen[1] und probierte sie ebenfalls in der Praxis aus. Mehrere Jahre folgte ich diesem Pfad, bis ich eines Tages entdeckte, daß noch höhere und allerhöchste Potenzen des Heilmittels noch tiefer zu wirken schienen.

Ebenfalls entdeckte ich, daß chronisch Kranke mit mittleren Potenzen einige Wochen ganz gut zu halten waren, dann aber nicht mehr, daß aber dann mit weit höheren Potenzen die Reaktion erneut angefacht werden konnte, daß man also mit demselben Mittel beim selben Kranken schon mit Erfolg weiterfahren konnte, wenn man stufenweise im Potenzgrad anstieg.

Um klarer zu illustrieren, was ich meine, lege ich am besten einen praktischen Fall dar, der zu mehreren zeitlich weit auseinanderliegenden Konsultationen kam.

Vor ca. 15 Jahren suchte mich ein Patient auf mit Rundrücken und dem typischen Aussehen eines Phthisikers; er litt damals an einem chronischen Lungenkatarrh; der klinische Eindruck war der eines prätuberkulösen Zustands. Nach seinen Symptomen erhielt er eine 6000. Potenz (*Jenichen*) von *Sulfur*. Durch diese Einzeldosis wurde er recht sehr verschlimmert. Alle seine Symptome wurden schlimmer, er kam wieder, mich anklagend, ihn erst richtig krank gemacht zu haben. Diese Art Verschlimmerung durch das Simile kennend, beschloß ich, ihm nun *Saccharum lactis* zu geben. Am Ende der folgenden Woche kam er wieder und sagte, nun gehe es besser, sogar viel besser und daß er nie im Leben wieder von jener ersten Medizin nehmen wolle, aber um so lieber von der zweiten, welche ihm offensichtlich so gut getan habe. So fuhr ich denn mit dem, was ihm gefiel, während sechs oder sieben Wochen weiter, nach welchem Zeitraum er mir erklärte, nun wolle er nicht mehr von diesem letzten Medikament, sondern von jenem, welches ihn zu Beginn so erleichtert hätte. Diese Bemerkung genügte mir, um ihm eine neue, die zweite Dosis *Sulfur* 6000 zu geben.

Am nächsten oder übernächsten Tag stürmte er wieder herein: „Sie leichtfertiger junger Mann haben mir wieder dieselbe Medizin gegeben, die mich während der ersten Kur so mitnahm." So erhielt er wieder *Saccharum lactis*. Während fünf oder sechs Wochen oder vielleicht auch noch etwas länger ging alles zum Besten, dann kam er wieder: „Sie haben absolut nichts von meinem Fall begriffen, denn jetzt kommen ja

---

[1] *Korsakoff*sche Potenzen (P.S.).

alle alten Symptome wieder; Sie würden mir einen großen Gefallen erweisen, meine Krankengeschichte nochmals vorzunehmen und alles nochmals zu studieren.“

Das tat ich denn auch und darauf gab ich ihm ein drittes Mal eine neue Dosis dieser 6000. Sulfur-Potenz von *Jenichen.* Bei der nächsten Visite bemerkte er: „Doktor, ich fühle mich keineswegs besser, es geht nicht vorwärts.“ Also diesmals keinerlei Reaktion mehr, weder schwach noch heftig.

Ich empfahl ihm, noch etwas Geduld zu üben, aber es zeigte sich auch beim Zuwarten keinerlei Besserung von dieser Dosis mehr. Alle Symptome des Kranken schrien aber auch jetzt nur nach *Sulfur* und nichts anderem.

Was tun? Nun *Sulfur* in Substanz geben? Auf keinen Fall konnte ich bei so deutlich indiziertem *Sulfur* das Mittel wechseln und etwas geben, was gar nicht indiziert war.

Die Erfahrung alter Praktiker lehrt uns, bei dieser Situation zu höheren Potenzgraden überzugehen[1]. So gab ich nun *Sulfur* 55 M, ein Präparat *Finckes.* Es ging nicht lange, mußte ich mich wieder anrempeln lassen: „Sie Elender haben mir wieder von jenem schlimmen ersten Medikament gegeben, ich weiß es, ich will diese Droge absolut nicht mehr.“ Nachdem ich ihn schließlich beruhigen konnte, gab ich ihm ein bißchen *Saccharum lactis,* indem ich ihm versicherte, in einigen Tagen werde es schon besser gehen. Und in der Tat spürte er während sechs bis sieben Wochen eine große Besserung, da konnte ich ihm dann erklären, daß man dann, wenn ein Mittel nicht mehr wirkte, etwas geben müsse, was die Reaktion wieder anfache. Natürlich hütete ich mich, zu ihm von den Saccharum-lactis-Perioden zu sprechen.

Wenn man durch Erfahrung gelernt hat, was man von seinen Mitteln erwarten kann, ist es empfehlenswert, den Patienten zu sagen: „Seien Sie nicht erstaunt und regen Sie sich nicht auf, wenn diese oder jene Reaktion aufs Mittel sich einstellt“, denn wenn man dies zu sagen unterläßt, verlassen sie einen mit diesen Reaktionen dann eventuell, um jemand anderen zu konsultieren, da sie sich im allgemeinen keine Rechenschaft geben, daß das mit der Medikation zusammenhängt. Eine Dosis dieser 55 000. Dynamisation von *Sulfur* hat diesen Patienten eine bestimmte Zeit recht gut gehalten, dann, nach längerer Zeit, bei Wiederabsinken

[1] Siehe *Hahnemann*, Samuel: *„Organon“*, Paragraphen 246 a, 248, 280, 281, 282 a über die ansteigende Pharmacopollaxie.

im Befinden, mußte die Dosis wieder einmal repetiert werden. Schließlich gab die Repetition aber keine Besserung mehr. Da erhielt er dann die 100000. (= CM), welche wieder genau wie die vorangehenden Potenzen wirkte; und zuletzt erhielt er noch eine 1000000. (= MM)[1] , welche auch wieder Reaktion auslöste wie die CM. Nachdem er diese millionste Potenz erhalten hatte, erholte er sich bei konstant steigendem Wohlbefinden bis zur kompletten Gesundheit.

Die Beobachtung und Feststellung solcher Tatsachen erbringen die schlüssige Bestätigung der Gesetze unserer Doktrin. Nicht die Erfahrung hat uns auf diese Tatsachen gebracht, sondern die Prinzipien ließen darauf schließen, und die Erfahrung hat alles dann erst bestätigt. Wenn ein Kranker einmal so durch eine Serie steigender Dynamisationen gelaufen ist, reagiert er sehr oft auf dasselbe Mittel in tiefen Potenzen oder sogar in Substanz nicht mehr, außer man gibt es in exzessiven Mengen, aber das ist dann eine aufgezwungene Vergiftung.

Nachhaltige Wirkung dynamisierter Mittel

Der dritte Abschnitt im besprochenen Paragraphen hält fest, daß Medikamente keinen heilenden Einfluß ausüben oder, in anderen Worten, das biologische Gleichgewicht durch Behebung der Krankheit nicht wieder herstellen können, sofern sie nicht dynamisiert sind. Erst durch Dynamisation werden sie fähig, dort zu wirken, wo die Krankheitsursachen sitzen. Die einen Kranken sind nicht tief und durch und durch krank, sondern die Krankheit sitzt auf einer mittleren Ebene und von dieser aus bis in die äußersten Partien, bei anderen sitzt die Krankheit viel tiefer und durchtränkt von dort aus den ganzen Körperhaushalt bis zur äußersten Peripherie. Wenn die Gleichgewichtsstörung in der tiefsten Tiefe der physiologischen Natur sitzt, handelt es sich um eine chronische Krankheit, d.h. dieser Kranke ist durch und durch krank, und diese Krankheit entwickelt sich immer weiter. So ist's bei Psora, Syphilis und Sykosis.

---

[1] Diese Stufen 6000, dann 55 M, dann CM und MM verwendete *Kent* in den ersten Zeiten seiner Hochpotenzversuche. Mit der Zeit fand er an Hand seiner Erfahrungen folgende beste Stufenfolge (schon *Hahnemann* hatte eine optimale Aktion der Potenzen C 3, C 6, C 12, C 18 und C 30 hervorgehoben): C 30, C 200, C 1000 (M), C 10000 (XM), C 50000 (LM), C 100000 (CM), C 500000 (DM) und C 1000000 (MM), welche ihm die besten Resultate gab, was alle Schüler bisher bestätigen (P.S.).

Ebene der Emährungsvorgänge und der rohen Drogen

Die Ebene der Ernährungsvorgänge ist die wenigst tiefe Ebene, das sind die Körpergewebe, hier spielt sich die Assimilation ab. Die rohen Drogen, die Arzneien in Substanz, wirken nur auf diese Ebene, auf die Gewebe, auf die Ebene der pathologischen Resultate; sie können nur die Endeffekte, die Endfolgen der Krankheiten beeinflussen. Auf dieser oberflächlichsten Ebene, bei den Endeffekten, herrschen auch Gleichgewichtsstörungen. Natürlich leidet der ganze Körperhaushalt auch darunter, wenn alles, was das physische Exterieur darstellt, gestört ist, und der Körper ist dann auch nicht mehr das willfährige Reaktiv für innere Kräfte. Eine echte Krankheit aber mit ihren Prodromalsymptomen, ihrem Zu- und Abnehmen oder stetigen Anwachsen ist immer dynamischer Natur und kann auch nur deshalb unseren Organismus in der Tiefe treffen, sich dort festsetzen. Daraus folgt notwendigerweise – ich wiederhole es wiederum –, daß Heilung eben auch nur durch entsprechend behandelte, dynamisierte Medikamente erfolgen kann, welche durch diesen Prozeß sowohl in Natur als Qualität der Krankheitsursache angepaßt werden. Die Krankheitsursache und das Medikament, dessen Wirkungsbild wir am gesunden Menschen erforscht haben, müssen ihrer Natur nach ähnlich sein, denn verschiedene Ursachen können nicht ähnliche Effekte erzielen. Studiert man Effekte, die ähnlich sind, findet man zu Ursachen, die ähnlich sind.

Wenn wir einen Krankheitsfall studieren und eine bestimmte Gruppe von Symptomen finden und nachher in den Wirkungen eines bestimmten Medikaments eine sehr ähnliche Symptomatologie finden, dann dürfen wir schließen, daß Natur, respektive Qualität beider Symptomengruppen ähnlich ist. Die Ursachen müssen einander ähnlich sein, wenn die Effekte ihrer Natur und Qualität nach ähnlich sind.

Am Krankenbett muß sich der Arzt die Frage stellen: „Kennst Du ein Mittel, welches am gesunden Menschen ein solches Symptomenbild produzierte wie das dieses Kranken vor Dir?“ Er muß Symptom um Symptom beurteilen und ein Künstler in der Anwendung seiner Mittel sein und fähig, die feinsten Nuancen von Unterschieden und Ähnlichkeit zu erkennen.

Je besser Symptomenbild des Medikaments und Symptomenbild des Kranken in Ähnlichkeit übereinstimmen, desto idealer wird das therapeutische Resultat sein.

12. Die Behebung der Gesamtheit der Symptome bedeutet Behebung der Ursache

§ 17

„Da nun jedesmal in der Heilung, durch Hinwegnahme des ganzen Inbegriffs der wahrnehmbaren Zeichen und Zufälle der Krankheit, zugleich die ihr zu Grunde liegende, innere Veränderung der Lebenskraft – also das Total der Krankheit – gehoben wird, so folgt, daß der Heilkünstler bloß den Inbegriff der Symptome hinwegzunehmen hat, um mit ihm zugleich die innere Veränderung, das ist, die krankhafte Verstimmung des Lebensprinzips – also das Total der Krankheit, ***die Krankheit selbst****, aufzuheben und zu vernichten. Die vernichtete Krankheit aber ist hergestellte Gesundheit, das höchste und einzige Ziel des Arztes, der die Bedeutung seines Berufes kennt, welcher nicht in gelehrt klingendem Schwatzen, sondern im Helfen besteht."*

Die Idee dieses Paragraphen ist, daß die Behebung der Gesamtheit der Symptome in Wahrheit der Behebung der Ursache gleichzusetzen ist. Es ist vielleicht nicht allgemein bekannt, daß die Ursachen in ihren Effekten fortdauern, d.h., daß die Ursachen in den Resultaten weiterbestehen; in der Tat beinhalten alle Resultate in großem Umfang die ursprüngliche Ursache. Und weil die Ursache in den Folgen weiterlebt und die Effekte eigentlich nur deren Schatten sind, so ist der Schluß nur logisch, daß bei Verschwinden der Gesamtheit der Symptome auch die Ursache vernichtet wird.

Entfernung eines erkrankten Organs beseitigt nicht Grundkrankheit

Das führt zu folgender Erkenntnis: Da ist eine Patientin, bei welcher ein großer Teil von Symptomen sich durch ein krankes Ovar manifestieren. Nun wird das Ovar entfernt. Dadurch wird aber die wahre tiefere Ursache dieser verschiedenen Symptome, das Grundübel, nicht berührt, nicht behoben. Die nicht beseitigte Grundkrankheit wird sich nun in einem anderen Körperteil festsetzen, vielleicht auf dem anderen Ovar oder sonst an einer schwachen Stelle, und zu Manifestationen dieser neu befallenen Teile führen.

Es ist eine ernste Sache, ein Organ zu entfernen, durch welches eine Krankheit sich manifestiert. Wenn zwei oder mehrere solcher pathologischer Prozesse im Körper vorkommen und man entfernt einen davon operativ, so wird der andere danach unmittelbar schlimmer. Ist zum Beispiel eine strukturelle, pathologisch-anatomische Veränderung an einem Knie und der Chirurg reseziert das kranke Gelenk, so werden unverzüglich mit der Kniekrankheit im Zusammenhang stehende strukturelle Veränderung in Leber und Niere, die er nicht operativ beseitigen kann, schlimmer. Es kommt dort zur Katastrophe, sobald das Knie entfernt ist.

Oder da sehen wir jemanden, dessen tuberkulöse Lungenprozesse sich ganz ruhig und inaktiv verhalten, solange eine Analfistel sezerniert, aber da kommt der Allopath und schließt dieses Ventil. Unmittelbar darauf aber nehmen die Lungeninfiltrate plötzlich beängstigend zu, und der Patient stirbt vorzeitig.

Die Resultate einer Krankheit haben in vielen Fällen ihren ganz bestimmten Zweck, sind notwendig. Es kann sein, daß solche Resultate zum Beispiel tuberkulöser Natur sind, Schlußergebnisse oder Effekte einer Ursache. Sie können ihrerseits auch wieder die Keime zu weiteren Entwicklungen ähnlicher Art sein. Letztere sind nicht der Anfang, beherbergen aber doch die Ursache auch noch. Solange die Ursachen nicht von der Wurzel bis zu den Endresultaten ausgerottet sind, kann die Krankheit sich immer wieder erneuern, ihr Haupt erneut erheben. Das ist etwa, was *Hahnemann* mit dem ersten Satz dieses Paragraphen bezüglich Heilung der Krankheiten sagen will: Heilung heißt dauerhafte Beseitigung der Gesamtheit der Symptome, damit aber zugleich Beseitigung der Ursache, heißt Unordnung in Ordnung wandeln, und das hat dann das Verschwinden auch der Krankheitsresultate zur äußersten Folge. Die Gesamtheit der Symptome kann nicht beseitigt werden, ohne daß die Ursache behoben wird.

Medizinische Fachausdrücke im Verkehr mit Patienten meiden

Die vernichtete Krankheit aber ist hergestellte Gesundheit, das höchste und einzige Ziel des Arztes, der die Bedeutung seines Berufes kennt, welcher nicht in gelehrt klingendem Schwatzen, sondern im Helfen besteht.

Hahnemann wendet sich mit diesen warnenden Worten gegen dogmatische Diskurse über alle möglichen Phantasiehypothesen menschlicher Gehirne. Es war zu *Hahnemanns* Zeiten Mode der Ärzte, ihr Unwissen mit hochtönenden Fremdwörtern zu verdecken, d.h. mittels solcher Ausdrücke sehr weise zu scheinen.

Das kommt auch heute noch vor. Da gibt es Ärzte, die zu einfachen Leuten in solchen Fachausdrücken sprechen. Echte Weisheit braucht das kaum. Nichts in dieser Welt vernebelt den Geist so sehr als solche Fachausdrücke, die so oft falsch verstanden und falsch angewendet werden, verkrampft tönen und vielfach gar nichts bedeuten. Die homöopathischen Lehren sollten nicht durch Fachausdrücke unkenntlich gemacht, sondern in einfachster Sprache überdacht und gelehrt werden. Wer über das *„Organon"* und seine Lehren spricht, spreche ein gutes Englisch, sofern er englischsprachig ist, oder ein gutes Deutsch, ist er deutschsprachig, und verwende einfache, natürliche Ausdrücke, die jedermann versteht.

Ein Fachausdruck kann manchmal die Bedeutung eines ganzen Satzes haben und vielleicht auch eine Menge verschiedener Dinge meinen. Im großen und ganzen sind Fachausdrücke eben meist doch nur die Sündenböcke für unsere Ignoranz[1] .

---

[1] Hochtönende Fremdwörter und Fachausdrücke: Wie leicht ist es, in den Augen von Ignoranten weise zu scheinen, ja selbst Kollegen zu imponieren. Welche Geistesverdrehung, welche Hypokrisie, geschraubte Fremdwörter, die kein Mensch versteht, zu gebrauchen, statt eine klare, einfache Sprache zu sprechen.
„Sie leiden an einer neurovegetativen Dystonie" ... gelehrter Ausdruck für Eingeweidestörungen, von denen man in den meisten Fällen nicht weiß, welcher Ursache sie zuzuschreiben sind.
„Verehrte Dame, nehmen Sie abends in klinostatischer Position ... das rezeptakuläre Mesokarp der Dolitonnen, der Postophen oder der Rambours" ... statt ganz einfach zu sagen, sie solle jeden Abend im Bett einen Apfel essen.
„Und achten Sie darauf, daß nicht kleine Fragmente des Epikarps sich in den Diastemen Ihrer Zähne verfangenr" ... um zu sagen, sie solle dabei acht geben, daß nicht Apfelschale zwischen ihre Zähne komme.
Ist es eines nach der Mode gehenden Arztes nicht ganz unwürdig, schlicht bürgerlich zu sagen: „Haben Sie Weisheitszahnbeschwerden, so trinken Sie etwas Apfelschalentee", sondern viel besser sagt er doch in geschraubtem, hochnäsigem Ton: „Machen Ihnen Ihre Opsigone Beschwerden, spülen Sie Ihre Mundhöhle mit einem Aufguß von Epikarpen der Frucht malus communis."
„Leiden Sie an Cotugnoscher Krankheit, vermeiden Sie die Orthostase und machen Sie heiße Illitationen" ... d.h. man solle bei Ischias vermeiden, lange zu stehen, dafür sollen fleißig heiße Fangoapplikationen gemacht werden.
Im Sommer sind „lucites" häufig ... um zu sagen Sonnenstiche.
Statt zu sagen: „Sie haben ein schlecht koagulierendes Blut", kann man auch, die 19 Buchstaben des schönen Wortes sehr skandierend, bemerken, indem

Gesamtheit der Symptome

Der Ausdruck „Gesamtheit der Symptome" hat eine sehr weitreichende Bedeutung, ist ein wunderbar breiter Begriff. Er umfaßt alles Wesentliche an der Krankheit, alles was sichtbar ist, alles was die Krankheit in der objektiven Welt dem Auge, dem Tastsinn usw., kurz allen nach außen gewendeten Sinnen des menschlichen Wesens manifestiert. Dieser Begriff ist es, der dem Arzt die Individualisation sowohl bei der Krankheit als im Heilmittel gestattet. Die Gesamtheit der Symptome umfaßt alles, was die Krankheit darstellt, aber auch ein Heilmittel drückt sich in einer Gesamtheit der Symptome aus, stellt sich in einer Gesamtheit der Symptome dar. Wohlverstanden bedeutet dieser Begriff nicht kleine unabhängige Symptömchen, sondern jenen Gesamteindruck, der klar und eindeutig die Natur der Krankheit umreißt. Viele kleine Symptome können ohne Schaden aus dieser Gesamtheit ausgelassen werden, wenn nur das Wesentliche, das Charakteristische, das typische Bild erfaßt wird, das ist das Wichtigste für den Arzt, das allein ergibt die Indikation für die Wahl des Heilmittels.

Es ist wahr, daß der sehr erfahrene Praktiker schon bei Beobachtung nur einiger weniger Symptome die Gesamtheit zu sehen vermag[1] . Jedoch ist solche Art der Verschreibung nicht jedermann zu empfehlen. Der Arzt, der so verschreibt, merkt bald, daß seine Verschreibungen sehr oft nur einen Teil des Leidens treffen, d. h. nur einen Teil der Fassade berühren, wenn man so sagen kann. Alte Freunde lernt man ja nach und nach perfekt kennen, ein kleines Detail ihrer Person, ihr Gang oder ihre Stimme genügt uns, sie zu erkennen. Mit Fremden ist das nicht so. Wenn man einen solchen das erste Mal trifft, muß man ihn zu-

---

man dem Patienten bedeutungsvoll in die Augen schaut: „Es handelt sich um eine Hypoprothrombopenie".

Lachesis heilt häufig Dyskatapsie, das heißt die Schwierigkeit zu schlingen, und auch die Atozie, d. h. die weibliche Sterilität.

Gewisse episodische, aestivale, spasmodische, nasale Hydrorrhoen oder in anderen Worten die Pollinosis... banaler ausgedrückt der Heuschnupfen, provozieren eine Hypogeusie und Dysaezee ... das heißt eine Herabsetzung von Geschmack und Gehör.

Seien Sie deshalb so gut, meine Herren, und lassen Sie die kryptogenetischen Krankheiten und die idiopathischen Affektionen den Theoriemachern und Liebhabern von Fremdwörtern und verwenden Sie wie Herr *Jourdan* eine einfache, natürliche Ausdrucksweise (P.S.).

[1] Wie ein Kunstexperte schon bei leichter Hebung des das Gemälde verdeckenden Tuches den Künstler nennen kann (P.S.).

erst studieren, prüfen, kritisch beobachten. Es braucht viel Zeit, bis man seine Gewohnheiten kennt, lange Beobachtung, gerade auch bei der Arbeit – bis man weiß, unter welchen Umständen er fröhlich und unter welchen er traurig ist, wie sein Charakter ist, seine Aufführung, sein Verhalten, in einem Wort, bis man seine Persönlichkeit genau beschreiben kann. Nur mit der Gesamtheit der Symptome gelangt man dahin, denn bis zu einem gewissen Punkt ist jede Krankheit im Grunde wieder eine andere, neue Krankheit.

Hat der Patient nichts zu verbergen, wird er seine Symptome gutwillig, und ohne etwas zu hinterhalten, aufzählen und erklären. Ist dies nicht der Fall, dissimuliert er, oder glaubt er, aus gewissen Gründen bestimmte Geheimnisse nicht preisgeben zu sollen, ist die Aufgabe des Arztes schwierig, die Gesamtheit der Symptome zusammen zu bekommen, und es wird viel Psychologie und Takt erfordern, des Patienten Vertrauen zu gewinnen. Immer jedoch muß des Arztes Ziel sein, diese Gesamtheit zu erhalten, denn nur an Hand der Gesamtheit der Symptome kann das echte Heilmittel bestimmt werden, das der Patient nötig hat, wie es § 18 des *„Organon“* festhält:

„Von dieser nicht zu bezweifelnden Wahrheit, daß, außer der Gesamtheit der Symptome, unter Hinsicht auf die begleitenden Umstände [Paragr. 5] an Krankheiten auf keine Weise etwas auszufinden ist, wodurch sie ihr Hilfsbedürfnis ausdrücken könnten, geht unwidersprechlich hervor, daß der Inbegriff aller, in jedem einzelnen Krankheitsfalle wahrgenommenen Symptome und Umstände die ***einzige Indikation****, die einzige Hinweisung auf ein zu wählendes Heilmittel sei.“*

Aber es genügt nicht, diese Totalität nur in ihren großen Zügen zu beachten. Nachdem man die Symptome als große Einheit studiert hat, muß man nun auch Symptom um Symptom *für sich* prüfen. Jedes Symptom muß für sich analysiert und genau gewogen werden, um herauszufinden, in welchem Zusammenhang mit der Gesamtheit der Symptome es steht, welche Stellung es darin einnimmt. Erst dann zeigt es sich, ob es

ein Allgemeinsymptom,

oder ein Lokalsymptom,

oder ein charakteristisches Symptom ist (in der 32. Vorlesung anomales Symptom genannt).

Wir werden später auf diese sehr wichtige Frage zurückkommen.

Arzneimittel in der richtigen Potenz stimmen Befinden um

§ 19

*„Indem nun die **Krankheiten** nichts als **Befindens-Veränderungen des Gesunden** sind, die sich durch Krankheits-Zeichen ausdrücken, und die **Heilung** ebenfalls nur durch **Befindensveränderung des Kranken** in den **gesunden** Zustand möglich ist, so sieht man leicht, daß die **Arzneien** auf keine Weise Krankheiten würden heilen können, wenn sie nicht die Kraft besäßen das auf Gefühlen und Tätigkeiten beruhende Menschenbefinden umzustimmen, ja, daß **einzig** auf dieser ihrer Kraft, Menschenbefinden umzuändern, ihre Heilkraft beruhen müsse."*

Dieser Paragraph stellt fest, daß Medikamente Veränderungen im Körperhaushalt hervorrufen können und müssen; ohne dieses wäre eine Wiederherstellung der Ordnung unmöglich. Ist das Medikament zu hoch dynamisiert, wirkt es auf zu hoher Ebene, auf einer höheren, als auf welcher die Ordnungsstörung im betreffenden Falle liegt, so paßt es nicht und führt deshalb nicht zur Heilung. Die Dynamisation muß auf jene Wellenlänge eingestellt sein, auf welcher der Kranke Organismus empfänglich ist, wenn man so sagen darf. Glücklicherweise muß diese Korrespondenz nicht allzu genau sein. Der Arzt hat dank der großen Auswahl an verschiedenen Dynamisationsgraden ein sehr breites Wirkungsspektrum in der Hand. Dies geht so weit, daß man heute sagen kann, es gebe kaum einen Zustand, welcher nicht empfindlich auf einen der Dynamisationsgrade zwischen C 30 und C 100000 (CM) wäre. Es ist äußerst selten, daß ein Dynamisationsgrad zu hoch ist, jedoch ebenso wahr, daß oft höher verschrieben wird, als es gerade nötig wäre.

Kein pharmazeutisches Produkt hat einen Effekt, wenn es keine Veränderungen im Organismus hervorrufen kann, und man weiß, daß die Medikamente bei ihrer Ausprüfung am gesunden Menschen Modifikationen erzeugen. Aber in diesen Versuchen variiert der Prüfungsleiter sowohl Quantität als Qualität der Medikamente nach seinem Ermessen. Dabei beobachtet man sehr häufig, daß grob materielle Substanzen in ihrem Rohzustand nur eine sehr bescheidene Zahl von Symptomen provozieren, ja oft keine, während höchstpotenzierte Produkte deutliche Störungen hervorrufen und richtig krank machen. Das hängt von der Empfindlichkeit des Organismus ab. Es gibt Leute, welche auf höchste Dynamisationen sehr empfindlich reagieren, hingegen auf tiefe, noch deutlich Materie enthaltende, absolut gar nicht. Es gibt Personen, welche auf einen Tropfen *Coffea* Urtinktur auch nicht die mindeste Reaktion haben, jedoch äußerst empfindlich auf höchste Potenzen dieses Mittels sind. Jedoch werden solche Personen im allgemeinen vom Genuß des Kaffees, wenn in großen Quantitäten genossen, richtig krank. *Lycopodium,* der Bärlappsamen, in unverändertem Naturzustand belassen, erzeugt bei fast keinem Menschen einen Effekt, aber verdünnt und hochpotenziert ist dieselbe Substanz imstande, fast jedermann zu affizieren, vorausgesetzt, sie werde längere Zeit kontinuierlich eingenommen.

Die günstigen Effekte, welche Medikamente auf Kranke haben, können noch deutlicher als bei Kranken beobachtet werden, wenn man sie gesunden Menschen eingibt. Man nennt solches „reine Arzneimittelprüfung“ oder „Arzneimittelprüfung am gesunden Menschen“, im Englischen „proving“ (s. 28. Vorlesung).

Nach der Reklame, welche gewisse moderne Laboratorien machen, könnte man auf die Idee kommen, dieselben hätten große Forschungen und Überlegungen angestellt, um die Wohltaten der Drogen, die sie verkaufen, herauszufinden. Zu meiner persönlichen Erbauung und um über den Stand der modernen Medizin sowie über die Natur gewisser neuer Arzneispezialitäten auf dem laufenden zu sein, höre ich oft den Ärztebesuchern oder den Vertretern der großen Laboratorien und Arzneimittelfirmen New Yorks geduldig zu. Sie sprechen über ihre Produkte, erläutern die besten Mittelkombinationen und führen aus, in welch zahlreichen Krankheiten man sie einsetzen könne. Ich frage dann, woher sie all dies wüßten. „Oh, es sind die Ärzte selbst, die es herausfanden. Hier die ganze Literatur darüber, alle Abhandlungen, welche darüber erschienen sind.“ „Aber wie fanden die Ärzte das heraus?“ „Oh, sie probierten das Produkt eben einfach aus.“

Schein-Homöopathie

Aber alle diese Drogen wurden nie einer Arzneimittelprüfung am gesunden Menschen unterzogen. Man basiert nicht wie in der Homöopathie auf den Krankheiten, die sie erzeugen und demzufolge heilen können. Geht man in eine Apotheke, deren Leiter man gut kennt und verwickelt ihn in eine Unterhaltung über die Spezialitäten, die er verkauft, wird er einem eine Zahl chemischer Produkte aufzählen können, welche gerade jetzt bei allen Modeärzten der Umgebung verordnet werden. Kommt man sechs Monate später wieder, wird man nun eine ganz neue Liste solcher Produkte hören: Hat ein Arztbesucher jeweils wieder mit den Lobpreisungen seiner neuen Mittel die Runde gemacht, tauchen lauter neue Substanzen auf. Man denke nicht, daß ich hier nur von allopathischen Ärzten spreche, nein absolut nicht, eine große Zahl der Rezepte stammt auch von Ärzten, die sich Homöopathen nennen. Das ist so homöopathisch wie das, was solche Herren sonst noch treiben. So praktizieren leider eine große Mehrzahl unter uns, das ist ja aber nichts anderes als der Versuch einer homöopathischen Praxis auf allopathischer Basis. Sie geben sich die größte Mühe, für fortschrittlich, für modern zu gelten, mit der Zeit zu gehen, und wechseln ihre Verschreibungen so oft wie die Damen ihre Hüte, zu jeder Saison.

Im § 20 sagt *Hahnemann:*

„Diese im inneren Wesen der Arznei verborgene, geistartige Kraft, Menschenbefinden umzuändern und daher Krankheiten zu heilen, ist an sich auf keine Weise mit bloßer Verstandes-Anstrengung erkennbar; bloß durch ihre Äußerungen beim Einwirken auf das Befinden der Menschen läßt sie sich in der Erfahrung, und zwar deutlich wahrnehmen."

Es gibt nur eine Methode, die Wirkungen von zum Beispiel *Aconit* auf den menschlichen Organismus zu enthüllen, sie besteht darin, das Medikament verschiedenen Personen einzugeben und dann die Symptome zu notieren, welche sie empfinden. Dieses sind die Manifestationen von *Aconit.* Man muß wissen, daß viele Drogen mehr oder weniger toxische Effekte haben, welche eine gesunde Versuchsperson recht krank machen können, damit man diesen Krankheitszustand dann auch erkennt und richtig einschätzt.

Kein homöopathischer Arzt sollte ein Medikament verschreiben, welches vorher nicht einer gründlichen Arzneimittelprüfung an gesunden Individuen[1] unterworfen worden ist, dessen Physiognomie in seiner Symptomatologie also so getreu und vollständig als möglich bekannt ist. Es ist zugleich eine Schande und ein Skandal für den Berufsstand der homöopathischen Ärzte, daß in den Apotheken so viele als homöopathisch bezeichnete Medikamente in Form von Spezialitäten, die gegen diese oder jene Krankheit empfohlen werden, zu haben sind. Sie verdanken ihre Einführung allein dem Umstand, daß ein Doktor X sie einst auf Rat eines Kräuterweibleins mit Erfolg gegen Wassersucht oder Krampfadern verschrieb. So etwas verbietet jeder einzige Paragraph des *„Organon"* und unsere ganze Lehre; so etwas basiert auf keinerlei Prinzip, ist absolut unwissenschaftlich und eines Arztes unwürdig.

---

1 So *„Organon"*, Paragraph 285 a

Wert der Arzneimittelprüfungen – Polychreste – Unvollständig geprüfte Mittel

Jede Arzneisubstanz, die wir benutzen, soll sorgfältig und vollständig am gesunden Menschen ausgeprüft sein[1]. Und beim Studium der Arzneimittellehre will ich alle unvollständig geprüften Mittel vorerst weglassen, wir können sie später studieren, wenn wir die gründlich geprüften Mittel, welche Polychreste genannt werden, kennen. Die Sammlung „Guiding Symptoms"[2] von *Hering* enthält neben den großen Mitteln auch ein paar nur unvollständig geprüfte Medikamente mit welchen erzielte Heilungen wohl oft bloß zufällig sind, heute in ihrem Bild eine Unmenge von Erfahrung enthalten. Wie Freunde kommen sie zu uns, wir können uns bei ihnen instruieren, ihr Bild ist vollständig, abgerundet. Das kann man von unausgeprüften Drogen nicht sagen. Wenn wir in einem Buch lesen, dieses oder jenes Medikament sei für diese oder jene Krankheit empfohlen, so bitte Distanz vor solchen Räten, wo wir aber lesen, daß eine Substanz dieses oder jenes Symptom *produziert* hat, das soll man aufschreiben und solche Symptome gut studieren, solches sind positive und wertvolle Informationen.

Die Materia medica der Allopathie baut sich aus den Resultaten auf, welche man mit Medizinen bei Kranken erhalten hat. Das ist aber eine viel zu unsichere Informationsquelle und deshalb ein unwissenschaftlicher Führer.

---

[1] *Hahnemann* hat 100 verschiedene Arzneistoffe an sich selbst geprüft (*R. Haehl*).
[2] *Hering, C.*: The Guiding Symptoms of our Materia medica, 10 Bände. 1879.

13. Das Ähnlichkeitsgesetz

In einem sehr alten Werke hat ein jugoslawischer Arzt folgenden Satz gefunden: „Sancti non contraria contrariis, sed similia similium usu curare solent." Das heißt: „Die Heiligen heilen üblicherweise nicht Gegensätzliches mit Gegensätzlichem, sondern Ähnliches mit Ähnlichem" [Acta sanctorum, Antwerpae, 1658]. Und so gibt es noch viele alltägliche Bestätigungen der großen Wahrheit, daß die Natur die Menschen von ihren langwierigen Übeln durch sehr ähnliche kurze Übel befreit haben will [***S. Hahnemann***, Geist der homöopathischen Heillehre, 1813].

Homöopathie – Etymologie – Begriff

Die Homöopathie (vom griechischen homoion = ähnlich, und pathos Krankheit) ist die von Samuel *Hahnemann* 1796 entdeckte Lehre, welche ihre Heilmittel nach dem Ähnlichkeitsgesetz Similia similibus curentur wählt (vergleiche die 18 Thesen von *P. Wolf/Schmidt*, § 1).

Die alte Schule, welche auf dem contraria contrariis basiert, hat zum Eckpfeiler die Vorsilbe anti, unsere Schule, auf dem similia similibus aufgebaut, muß zum Eckpfeiler das Radikal homoeo haben: So verlangt es die Logik. Da nun das Radikal homoeo die ganze Kraft eines Prinzips hat, müssen wir dessen wahre Bedeutung perfekt verstehen. Zwei Objekte können in mehr oder weniger enger Beziehung zu einander stehen. An solchen Beziehungen unterscheiden wir in diesem Fall die Identität, die Ähnlichkeit und die Analogie. Das erstere bezeichnet die engste, das letzte die entfernteste Beziehung. Der Wortstamm homoeo bedeutet keines der beiden Extreme, sondern ein Mittelding, das heißt die Ähnlichkeit.

Aber die wahre, reine Bedeutung des Wortes homoeo könnte sich einem der beiden Extreme nähern – Identität und Analogie – mehr dem ersteren als dem letzteren: Der Beweis dafür ist, daß ein Heilmittel desto sicherer heilt, je näher die Ähnlichkeit zur Krankheit ist. Ein weiterer Beweis ist die Wirkung gewisser Substanzen auf isopathischem Wege. All dies ist klar und dem Geist unserer Lehre zutiefst konform, so klar, daß eine doppelte Interpretation des Wortes homoeo unmöglich scheint.

Zieht man ein griechisches Wörterbuch zu Rate über das Wort „omoiopatheia", so findet man, daß es Konformität von Affektionen, Leidenschaften oder Gefühlen bedeutet; „omoiopatheo" bedeutet: in derselben

Art ergriffen sein. Homoeopathie mit einem oe, wie wir es schreiben, leitet sich wahrscheinlich von diesem griechischen Worte her, das in die Bestandteile omoion = ähnlich, und pathkho (patheo) = leiden, zerlegt werden kann. Das ist die allgemein angenommene Etymologie.

Nun übersetzen alle griechischen Wörterbücher, die es gibt, das Wort omoios durch sich gleichend, ähnlich, und selten, oder sogar nie durch das Wort analog. Dieses letztere Wort kommt vom griechischen analogeo, und das heißt: In gewissen Proportionen zu ... stehen, etwas entsprechen, gewisse Beziehungen haben zu ..., abhängig sein von ... Von analog oder Analogie spricht man (Dictionnaire der Académie), um eine Art Beziehung, des Gleichens, der Ähnlichkeit zu bezeichnen, welche zwischen zwei oder mehreren verschiedenen Dingen besteht. Zum Beispiel bestehen zwischen Mensch und Tier gewisse Analogien, denn beide besitzen die Fähigkeit, sich zu bewegen und beide besitzen Leben. Zwischen Mensch und Affe zum Beispiel besteht viel mehr Analogie als zwischen Mensch und Pferd. Der untere Teil eines Berges nennt sich Fuß des Berges, in Analogie (im Vergleich) zum Fuß des Menschen. Omoios, ähnlich, sich gleichend ist mehr als bloß analog, eine engere Konformität, deshalb die Ähnlichkeit, Gleichheit oder besser die Annäherung der Züge aneinander.

Das Studium der §§ 24–70 des *Organon* macht uns mit diesem Begriff vertraut. Der Begründer der homöopathischen Lehre weist mit Nachdruck darauf hin, daß die künstliche Krankheit, welche das Medikament erzeugt, der natürlichen Krankheit so ähnlich als möglich sei.

So sagt er im § 24, man solle jenes Medikament suchen, welches die der natürlichen Krankheit, welche man vor sich hat, *möglichst ähnliche* Kunstkrankheit erzeuge, und im § 26 fügt er bei: Alle (homöopathischen) Heilmittel heilen jene Krankheiten, welche sich in ihren Symptomen *möglichst* den ihrigen nähern.

Im § 27 schreibt er, man heile mittels derjenigen Medikamente, welche ein Symptomenbild zu erzeugen fähig seien, welches der Gesamtheit der Symptome der natürlichen Krankheit *möglichst gleiche*. In einer Anmerkung zu § 29 sagte er weiterhin, daß der Arzt zum Heilen die Lebenskraft mittels eines Wirkstoffs (Medikament) angreifen solle, der eine *sehr ähnliche* Krankheit erzeugen könne. Im § 37: Eine chronische Krankheit weicht solchen Medikamenten nicht, welche keinen *ähnlichen* Krankheitszustand in gesunden Menschen erzeugen können. Während er hundertmal den Ausdruck ähnlich braucht, verwendet er nicht zehnmal das Wort analog.

Soll mit den Zitaten fortgefahren werden? Im § 34 sagt er: Soll sich eine Heilung anbahnen, so ist vor allem die größte *Ähnlichkeit* zwischen der zu behandelnden Krankheit und dem Symptomenbild, welches das Medikament am menschlichen Körper erzeugen kann, zu fordern. Im § 45 behandelt er *sehr ähnliche* Kunstkrankheiten.

Es steht deshalb fest, daß das homöopathische Medikament in uns nicht eine identische – das versteht sich –, sondern eine ähnliche Krankheit erzeugen soll, und zwar eine *möglichst ähnliche*, nicht bloß eine entfernt ähnliche. Wir sehen nun die Gefahr für unsere Lehre, das Wort „Analog" für das Wort „ähnlich" zu verwenden, um so mehr, als letzteres eben der Sache, die wir meinen, weniger genau zu entsprechen scheint (*Granier* – Homoeoléxique – loc. cit.).

Ähnlichkeit zwischen Symptomenbild und Mittelbild

§§ 21–25

§ 21

„Da nun, was niemand leugnen kann, das heilende Wesen in Arzneien nicht an sich erkennbar ist und bei reinen Versuchen, selbst vom scharfsinnigsten Beobachter, an Arzneien sonst nichts, was sie zu Arzneien oder Heilmitteln machen könnte, wahrgenommen werden kann, als jene Kraft, im menschlichen Körper deutliche Veränderungen seines Befindens hervorzubringen, besonders aber den ***gesunden*** *Menschen in seinem Befinden umzustimmen und mehrere, bestimmte Krankheitssymptome in und an demselben zu erregen, so folgt: daß, wenn die Arzneien als Heilmittel wirken, sie ebenfalls nur durch diese ihre Kraft, Menschenbefinden mittels Erzeugung eigentümlicher Symptome umzustimmen, ihr Heilvermögen in Ausübung bringen können, und daß wir uns daher nur an die krankhaften Zufälle, die die Arzneien im gesunden Körper erzeugen, als an die einzig mögliche Offenbarung ihrer inwohnenden Heilkraft zu halten haben, um zu erfahren, welche Krankheits-Erzeugungskraft jede einzelne Arznei, das ist zugleich, welche Krankheits-Heilungskraft jede besitze."*

§ 22

„Indem aber an Krankheiten nichts aufzuweisen ist, was an ihnen hinwegzunehmen wäre, um sie in Gesundheit zu verwandeln, als der Inbegriff ihrer Zeichen und Symptome, und auch die Arzneien nichts Heilkräftiges aufweisen können als ihre Neigung, Krank-

heits-Symptome bei Gesunden zu erzeugen und am Kranken hinwegzunehmen, so folgt auf der einen Seite, daß Arzneien nur dadurch zu Heilmitteln werden und Krankheiten zu vernichten im Stande sind, daß das Arzneimittel durch Erregung gewisser Zufälle und Symptome, das ist, durch Erzeugung eines gewissen künstlichen Krankheits-Zustandes die schon vorhandenen Symptome, nämlich den zu heilenden natürlichen Krankheitszustand, aufhebt und vertilgt – auf der andern Seite hingegen folgt, daß für den Inbegriff der Symptome der zu heilenden Krankheit diejenige Arznei gesucht werden müsse, welche [je nachdem die Erfahrung zeigt, ob die Krankheitssymptome durch **ähnliche** *oder durch* **entgegengesetzte** *Arznei-Symptome am leichtesten, gewissesten und dauerhaftesten aufzuheben und in Gesundheit zu verwandeln sind]* **ähnliche** *oder* **entgegengesetzte** *Symptome zu erzeugen, die meiste Neigung bewiesen hat."*

§ 23

„Es überzeugt uns aber jede reine Erfahrung und jeder genaue Versuch, daß von **entgegengesetzten** *Symptomen der Arznei [in der* **antipathischen, enantiopathischen** *oder* **palliativen** *Methode] anhaltende Krankheitssymptome so wenig aufgehoben und vernichtet werden, daß sie vielmehr, nach kurzdauernder, scheinbarer Linderung, dann nur in desto verstärkterem Grade wieder hervorbrechen und sich offenbar verschlimmern [siehe §§ 58–62 und 69]."*

§ 24

„Es bleibe daher keine andere Hülfe versprechende Anwendungsart der Arzneien gegen Krankheiten übrig, als die **homöopathische,** *vermöge deren gegen die Gesamtheit der Symptome des Krankheitsfalles unter Hinsicht auf die Entstehungs-Ursache, wenn sie bekannt ist, und auf die Nebenumstände, eine Arznei gesucht wird, welche unter allen [durch ihre, in gesunden Menschen bewiesenen, Befindensveränderungen gekannten] Arzneien den, dem Krankheitsfalle ähnlichsten, künstlichen Krankheits-Zustand zu erzeugen Kraft und Neigung hat."*

§ 25

„Nun lehrt aber das einzige und untrügliche Orakel der Heilkunst, die reine Erfahrung, in allen sorgfältigen Versuchen, daß wirklich diejenige Arznei, welche in ihrer Einwirkung auf gesunde mensch-

liche Körper die meisten Symptome in ***Ähnlichkeit*** *erzeugen zu können, bewiesen hat, welche an dem zu heilenden Krankheitsfalle zu finden sind, in gehörig potenzierten und verkleinerten Gaben auch die Gesamtheit der Symptome des Krankheitszustandes, das ist [s. §§ 6–16], die ganze gegenwärtige Krankheit schnell, gründlich und dauerhaft aufhebe und in Gesundheit verwandle, und daß alle Arzneien die ihnen an ähnlichen Symptomen möglichst nahe kommenden Krankheiten ohne Ausnahme heilen und keine derselben ungeheilt lassen."*

In diesem Paragraphen faßt *Hahnemann* die bisherigen Ausführungen summarisch zusammen, lenkt die Aufmerksamkeit auf die Schlußfolgerungen, die sich aufdrängen. Dabei beweist er, daß die homöopathische Methode die einzige[1] vorteilhafte und nützliche Anwendungsart ist. Beobachten wir nicht täglich, daß die antipathische und heteropathische Methode keinerlei dauerhafte Resultate geben? Freilich rufen diese Methoden auch Veränderungen an der Symptomatologie hervor[2], sie brin-

---

[1] Hierzu lese man auch den § 53 des *„Organon"*.
„Wenn wir die Pathologietheorien der Allopathie betrachten", sagt Rapou, „so erkennen wir, daß selbige die Allopathie logischerweise zum Ähnlichkeitsgesetz führen würden, wäre nicht der unglückliche Einfluß des Galenismus im Wege, welcher sich auch heute noch in der Arzneimittelwahl auswirkt. Die berühmtesten Pathologen haben in der Tat erkannt, daß die Symptome einer Krankheit die Gesamtheit der Anstrengungen darstellen, die die Krankheit veranstaltet, um wieder zur Gesundheit zu gelangen.
Wären sie konsequent, sähen sie die Indikation, dem Kranken denjenigen Arzneistoff zu geben, welcher am Gesunden möglichst ähnliche Phaenomene erzeugt, wie jene, welche er selbst präsentiert. Man muß nicht meinen, man schüttet Öl ins Feuer, wenn dieser Wirkstoff nun eine ähnliche Reaktion zu derjenigen der ursprünglichen Krankheit anfacht; die beiden Reaktionen teilen sich in dem Organismus, überlagern sich, zeigen ein Interferenzphaenomen. Die Krankheitsreaktion wird durch die dazukommende neue Reaktion in gehörige Grenzen gewiesen, die Krankheit erlischt so auf ganz einfache Weise und mit ihr die pathogenetische Aktion des applizierten Mittels, welche sowieso stets flüchtiger Natur ist, wenn man die Mittel dynamisiert anwendet.
Die Homöopathie allein verdient den Titel einer Kunst; sie befiehlt der Natur nicht, läßt sich durch sie aber auch nicht beherrschen, sondern sie hilft ihr bloß, weist ihr die Richtung, die sie, ihren Gesetzen folgend, nehmen soll, genau wie der Gärtner seinen Baum pflegt, pfropft, großzieht. Würde die Homöopathie nichts als nur das Ähnlichkeitsgesetz lehren, so werde das allein genügen, ihr die Bewunderung der medizinischen Welt einzutragen."

[2] Die Schwefel- und Teersalben bei Ekzem, Salicylpräparate bei Rheuma, Coramin und Digitalis und Kardiotonika ganz allgemein, die Bromsalze bei Epilepsie etc. (P.S.).

gen aber nie eine endgültige Heilung zustande, denn sie tendieren nur darauf hin, dem Körper eine neue Krankheit aufzuzwingen, welche oft schlimmer als die zu heilende ist, und ohne diese letztere zum Verschwinden zu bringen[1].

Schädigungen durch Morphium und Chloroform

Benützen wir die Gelegenheit, hier ein wenig über den Gebrauch von Morphin, Chloroform und von Abführmitteln in der Medizin zu sprechen. Die Umgebung des Kranken bestürmt uns oft, doch Beruhigungs- und Schmerzmittel zu verabreichen, um ihm die Schmerzen zu nehmen, oder ihm etwas Stuhlförderndes zu geben, da er schon so lange keinen Stuhl mehr gehabt hätte. Dabei wissen wir genau, daß die Erleichterung, welche Morphin bringt, nur momentan und vorübergehend ist, diejenigen, welche aber den Respekt vor Prinzipien ernst nehmen, wissen darüber hinaus, aus welchen Gründen sonst noch man keine Betäubungsmittel geben soll. Jede Morphininjektion führt zu gewissen Veränderungen, welche ihre Folgen haben, die für den Kranken sehr bedauerlich sind[2]. Das Symptomenbild wird verschleiert und modifiziert, und das ist stets bedenklich. Derselbe Vorwurf kann der Chloroformnarkose unter der Geburt gemacht werden. Heutzutage gebärt ja keine Frau von leidlicher Gesundheit ohne gewisse Symptome anzugeben, welche nach einem bestimmten Heilmittel verlangen. Gibt man aber bei den Preßwehen Chloroform, so macht man es der Gebärenden damit unmöglich, die Symptome ihres Zustandes anzugeben. Eine Gebärende kann gegen das Ende der Geburt Symptome angeben, die für

---

[1] Diese Art des Vorgehens ist bestimmt schädlich, denn sie täuscht nur, sie maskiert die Krankheitsresultate, versetzt Krankheitsmanifestationen auf andere Organe, ohne sie zu vernichten, sie führt zu Metastasen, verstopft da ein Loch, um dort ein anderes aufzureißen. All dieses ist nur Übertünchung, ärmliches Flickwerk, unterdrückendes Stückwerk und nie echte Heilung.
Im Gegensatz dazu stimuliert die *Ähnlichkeitsmethode* die lebendige Verteidigung, statt sie zu schwächen, kräftig hilft sie dem Organismus in seinem Bestreben, das Terrain zu modifizieren, dieses nicht in Form eines Hammerschlags, der wohl die Fliege tötet, aber zugleich den Platz zerschmettert, auf dem sie saß, sondern viel eher in der Art, daß die Fliege von selbst davon fliegt, weil ihr plötzlich das Terrain nicht mehr behagt. Ich habe all dieses in einer Broschüre „Cure and Recovery“ behandelt (P.S.).

[2] Man stoppt damit Sekretionen und hemmt damit natürliche Ausscheidungsvorgänge des Körpers. So verliert man dann den leitenden Faden der therapeutischen Indikationen (P.S.).

einen intelligenten Arzt die Indikatoren sind für das Heilmittel, das sie braucht (und mit dem man vielleicht ein lebenslanges Leiden überwinden, besiegen könnte). Wird aber Chloroform gebraucht, so unterbleibt die Offenbarung dessen, was sie benötigen würde, das Geheimnis besteht weiter. Das ist sehr bedauerlich. Aber die Leidende und ihre Umgebung können das nicht immer verstehen.

Echte Heilung nur unter dem Similegesetz

§ 26

„Dies beruht auf jenem zwar hie und da geahnten, aber bisher nicht anerkannten, aller wahren Heilung von jeher zu Grunde liegenden homöopathischen Naturgesetze: Eine schwächere dynamische Affektion wird im lebenden Organismus von einer stärkern dauerhaft ausgelöscht, wenn diese [der Art nach von ihr abweichend] jener sehr ähnlich in Ihrer Äußerung ist."

Dieser Paragraph ist *Hahnemanns* formelle Erklärung, daß der Mechanismus der Heilung auf einem festen Gesetz beruht, dem Ähnlichkeitsgesetz, dem Gesetz, welches die Homöopathie beherrscht. In kurzen Worten läßt es sich so fassen:

Um mit Medikamenten eine Krankheit zu heilen, soll man dasjenige Medikament in minimaler Dosis verabreichen, welches in stärkeren Dosen bei einer gesunden, jedoch sensiblen Versuchsperson einen Zustand erzeugt hat, welcher der zu behandelnden Krankheit gleicht.

Nachdem *Hahnemann* eine ganze Reihe von Arzneimittelversuchen am gesunden Menschen durchgeführt hatte, suchte und stellte er aus der medizinischen Literatur eine große Zahl von Heilungen zusammen, welche von Allopathen erzielt worden waren, um zu untersuchen, ob selbige zufällig oder bewußt geschahen, und endlich, ob sie im Einklang mit dem Similegesetz oder mit dem Contrariaprinzip erfolgten. In jedem Falle konnte er feststellen, daß echte Heilung stets nur unter dem Similegesetz vorkam, das heißt, daß in jedem Fall dasjenige Mittel, welches sich als heilsam erwies, auch fähig war, ähnliche Symptome zu erzeugen wie jene, die es geheilt hatte[1]. Das ist unter allen Umständen so, alle an-

---

[1] Diese nicht verstandenen Heilungen unserer allopathischen Kollegen erinnern uns an Herrn *Jordain*, welcher auch Prosa schrieb, ohne es zu wissen. Man lese hierzu das Vorwort zur 5. Auflage des *„Organon"*, in welchem *Hahnemann* mehr als 250 Beobachtungen unbewußter Homöopathie in den Schriften von 440 Ärzten nachweist (P.S.).

deren „Quasi-Heilungen" sind in der Tat keine Heilungen, sondern nur **Übertünchungen**, Krankheitsunterdrückungen. Wir wiederholen:

Eine schwächere dynamische Affektion im lebenden Organismus wird von einer stärkeren dauerhaft ausgelöscht, wenn diese [der Art nach von ihr abweichend] jener sehr ähnlich in ihrer Äußerung ist.

Dieser Satz, zu *Hahnemanns* Zeiten geschrieben, schien das Ähnlichkeitsgesetz am klarsten auszudrücken. Das Wort „stärker", intensiver scheint jedermann leicht verständlich; wer jedoch lang praktiziert hat und immer weiter in die homöopathische Ideologie eingedrungen ist und nicht nur dem Buchstaben nach versteht, sondern dem Sinn nach, für den nimmt „stärker" einen anderen Sinn an, als was ein Uneingeweihter sich darunter vorstellt. Wir dringen in einen neuen Bereich vor, ins Reich der Gedanken, und daselbst lernen wir, daß diese Ausdrücke auch noch eine andere Bedeutung haben. Wenn wir uns die Begriffe „Kraft" und „Intensität" klar machen wollen, denken wir z.B. an die elektrische Kraft: Wird die Zahl der Batterien vermehrt, so nimmt sie zu. Wenn aber *Hahnemann* von Kraft, Intensität, Stärke spricht, meint er damit etwas Intimeres, Tiefergehendes, Subtileres, was sich den Ursprüngen nähert. In diesem Sinne verstanden, ist etwas umso stärker, je innerlicher es ist, je näher es der Ursubstanz, der Elementarsubstanz steht. Eine Ursache hat umso intensivere Kraft, je höher oder innerlicher sie ist, höher im Sinne von Subtilität oder Feinheit.

Das Wort „kräftig", hat neben dem, was jedermann darunter versteht, auch noch einen inneren Sinn. Nur wenn wir diesen Sinn auch erkennen, wird klar, was gemeint ist. Kraft kommt von innen, von einem Zentrum her: Deshalb potenzieren wir unsere Medikamente höher und höher, um eben diesem Zentrum näher zu kommen, denn je näher dem Zentrum, desto intensiver ist die Kraft, In diesem Sinne wird das Medikament durch die Potenzierung immer stärker [1].

Vom materiellen Standpunkt aus jedoch wird das Medikament durch die Potenzierung immer schwächer, denn die Materie wird ja dadurch fortschreitend reduziert. Einem Materialisten, zum Beispiel einem Doktor der alten Schule, der gewohnt ist, seinen Patienten etwas gut Sichtbares, Substantielles, recht schöne, große Pillen zu verschreiben, muß es ja recht kurios vorkommen, wenn man ihm erklärt, *Aconit* werde

[1] Durch die Potenzierung erhalten wir Heilmittel, in welchen die Materie weit abgebaut ist, oligomolekulare Produkte, die vorzüglich zur Wirkung auf das Nervensystem geeignet sind (P.S.).

durch Verdünnung und Potenzierung kräftiger, intensiver wirkend. Er findet es unverständlich, wie etwas kräftiger werden soll, wenn es doch an Materie immer ärmer wird [1]. Und doch ist es so.

Eine schwächere dynamische Affektion wird von einer stärkern dauerhaft ausgelöscht, wenn diese jener sehr ähnlich in ihrer Äußerung ist.

Die erste Bedingung ist die Ähnlichkeit, die zweite, sie muß stark genug sein. Je stärker sie im Sinne von intensiver, tiefer wirkend ist, desto eher darf man auch offenkundig sichtbare Resultate erwarten, nach dem, was wir vorangehend darstellten. Man kann mit dem Sonnenlicht vergleichen: Es ist stärker als jedes andere Licht, da die Sonne die stärkste innere Strahlungsenergie hat, es ist reiner, dynamischer, und jedes andere Licht ist blaß, ja kaum sichtbar daneben.

Ähnlichkeitsgesetz überall in der Natur

Überall in der Natur trifft man auf das Ähnlichkeitsgesetz. Täglich können wir es in den mitmenschlichen Beziehungen beobachten. Man kann es bei Geisteskranken leicht demonstrieren. Es ist das Geheimnis mancher Heilung bei Gemütsleiden, hinter solchen Heilungen steckt oft das Ähnlichkeitsgesetz. Ein Beispiel davon ist jenes junge Mädchen, dessen Mutter oder Verlobter kürzlich starb: Seither ist sie krank, niedergedrückt von tiefer Trauer, dauernd seufzend, versunken in Melancholie, sie sitzt in einem Winkel, hört und sieht nichts mehr, denkt nur, niemand könne sie verstehen, da niemand einen ähnlichen Verlust erlitten habe. Laßt sie uns allopathisch behandeln: „Komm doch, so mußt Du nun auch nicht gerade tun, nimm Dich etwas zusammen, raffe Dich auf.“ Der Effekt dieser Aufforderung ist nur noch tiefere Melancholie. Beschimpfungen und rohe Behandlung tun nicht gut. Aber versuchen wir die homöopathische Behandlung: Stellen wir eine Pflegerin an, die schauspielerische Fähigkeiten hat und welche einst durch denselben

---

[1] Alle welche von der Präparation der homöopathischen Mittel sprechen, ohne je im *„Organon“* die ganze präzise Herstellungsart derselben studiert zu haben, denken in der Tat immer nur allein an die Verdünnung der Materie und vergessen, daß neben der Verdünnung, dem Abbau der Materie eine dreistündige Verreibung jedes Arzneistoffs und nachher vielmalige kräftige Verschüttelungen in einem Alkohol-Wasser-Gemisch stattfinden. Die Verbindung von Materie-Unterteilung (Verdünnung) mit starken Schüttelschlägen wird Dynamisation genannt. Diese doppelte physikalische und mechanische Einwirkung macht den ganzen Wert dieser Präparationsweise aus und verleiht diesen Präparaten ihre eminente Wirksamkeit (P.S.).

Kummer durch mußte, und tragen ihr auf, in einer anderen Ecke denselben Jammer zu beginnen. Sehr bald wird unsere Patientin sagen: „Sie scheinen an demselben Kummer wie ich zu leiden". „Ach ja, ich habe meinen Verlobten verloren." „Oh, dann können Sie mich verstehen", und sie werden sich einander in die Arme werfen und ihren Kummer gegenseitig ausweinen. Ein Band der Sympathie, des Verständnisses umschlingt sie. Ein heilbarer Fall von Gemütsleiden kann auf diese Weise manchmal unter Kontrolle gebracht und geheilt werden, das wäre so ein Beispiel für das eben Gesagte. ***Hahnemann*** hat dieses Vorgehen bei der Behandlung Gemütskranker[1] angewendet (***Organon*** §§ 210, 230). Wenn aber ein Kranker wohl guten Willens ist, denselben

---

[1] *Hahnemann* bespricht daselbst die beiden Möglichkeiten: Entweder werden somatische Krankheiten zu Geistes- und Gemütsleiden, umgekehrt gibt es Geisteskrankheiten, welche sich in der Folge als organische Störungen manifestieren; der Urgrund dieser Krankheiten liegt aber allzumal entweder – nicht so häufig – in der syphilitischen Diathese, oder – hauptsächlich – in der Psora.
„... welcher [der menschliche Organismus] wegen Einheit seines Lebens, nicht von zweien ähnlichen, allgemeinen Verstimmungen zugleich leiden kann, sondern die vorhergegangene dynamische Affektion [Krankheit] fahren lassen muß, sobald eine, ihn umzustimmen fähigere, zweite dynamische Potenz [Arznei] auf ihn wirkt, welche in ihrer Affizierung des Befindens [ihren Symptomen] große Ähnlichkeit mit ersterer hat. Etwas Ähnliches geschieht beim menschlichen Gemüte.
Zum Beispiel ein durch den Tod seiner Gespielin betrübtes Mädchen wird, wenn man es darauf zu einer Familie führt, wo den armen, nackten Kindern soeben der Vater, ihr einziger Versorger, abgestorben ist, nicht etwa noch trauriger durch diesen erschütternden Anblick, sondern getröstet über ihr eigenes, kleineres Unglück; sie wird geheilt von ihrer Trauer um ihre Freundin, weil die Einheit des Gemütes auf einmal nur von einer einzigen ähnlichen Leidenschaft affiziert werden kann, und die Leidenschaft wieder in sich auslöschen muß, wenn eine ähnliche, sie stärker anziehende Leidenschaft sich des Gemütes bemächtigt und zur Verlöschung der ersten als homöopathisches Mittel wirkt. Das Mädchen aber würde von dem Grame über den Verlust ihrer Gespielin zum Beispiel nicht, wenn die Mutter über sie zornig schmählen wollte [heterogene, allopathische Potenz] geheilt und beruhigt, vielmehr durch diesen Angriff andersartiger Kränkung nur noch kränker im Gemüte geworden sein; und eben so würde das trauernde Mädchen, wenn man es durch ein lustiges, jubelndes Fest nur palliativ auf einige Stunden scheinbar erheitert hätte [weil diese Affizierung hier nur entgegengesetzt, enantiopathisch war], nachgehends in ihrer Einsamkeit nur in desto tiefere Traurigkeit versunken sein und noch stärker als zuvor um den Tod ihrer Freundin geweint haben.
Und wie es hier im Psychischen ist, so ist es dort im organischen Leben. Die Einheit unseres Lebens kann sich ebenfalls nicht von zwei allgemeinen ähnlichen dynamischen Affektionen zugleich beschäftigen und einnehmen lassen; denn wenn

aber aufgrund somatischer Ursachen nicht durchsetzen kann, da ist dann eben das homöopathische Heilmittel indiziert, es wird dann die Ordnung im Organismus wieder herstellen.

§ 27

„Das Heilvermögen der Arzneien beruht daher [§§ 12–26] auf ihren der Krankheit ähnlichen und dieselben an Kraft überwiegenden Symptomen, so daß jeder einzelne Krankheitsfall nur durch eine, die Gesamtheit seiner Symptome am ähnlichsten und vollständigsten im menschlichen Befinden selbst zu erzeugen fähigen Arznei, welche zugleich die Krankheit an Stärke übertrifft, am gewissesten, gründlichsten, schnellsten und dauerhaftesten vernichtet und aufgehoben wird."

Es genügt also nicht, einfach das passende Medikament zu geben, ohne auf die Potenz zu achten. Es genügt nicht, das Heilmittel etwa im Rohzustand, ohne Spezialpräparation zu geben; die Frage der Ebene, auf der es wirken soll, muß berücksichtigt, studiert werden. **Die Attenuation, d.h. die Dynamisationsstufe muß der zu behandelnden Krankheit angepaßt sein, auch zwischen diesen zwei Faktoren muß Ähnlichkeit herrschen.** Bei Prüfungen eines rohen Arzneistoffs an gesunden Menschen mag dieser haufenweise Symptome beim einzelnen Prüfer ergeben, ist aber ein Kranker zu behandeln, so werden diese Symptome durch die rohe, substantielle Droge nicht berührt, da der Patient nicht im selben Verhältnis zur Droge steht wie der Prüfer, nicht dieselbe Empfänglichkeit hat.

Im § 29 hat ***Hahnemann*** eine Erklärung des Heilungsgesetzes gegeben. Er spricht von einer Hypothese, die vieles für sich habe. Der § 28 ist eine Art Einführung zu dieser Hypothese, und daselbst sagt er wörtlich, er messe solchen Auslegungen aber nicht zu große Bedeutung bei, das sei alles Theorie. Man ist also nicht gezwungen, das auch zu übernehmen und wir haben deshalb dieses in unseren Kursen auch weggelas-

---

die zweite eine ähnliche ist, so wird die erstere durch sie verdrängt, sobald der Organismus von letzterer mehr ergriffen wird. „... es müssen daher auch nur die kleinsten Gaben derselben zur Heilung, das ist, zur Umstimmung des kranken Organismus in die ähnliche Arzneikrankheit nötig und nützlich sein, auch schon deshalb nicht größer nötig, weil die geistige Kraft der Arznei hier nicht durch Quantität, sondern durch Potentialität und Qualität [dynamische Angemessenheit, Homöopathie] ihren Zweck erreicht – ..."[S. Hahnemann, Geist der homöopathischen Heillehre, 1813].

sen. Hingegen glauben wir, es wird den Leser trotzdem interessieren, diese Paragraphen kennen zu lernen:

§ 28

„Da dieses Naturheilgesetz sich in allen reinen Versuchen und allen echten Erfahrungen der Welt beurkundet, die Tatsache also besteht, so kommt es auf die scientifische Erklärung, wie dies zugehe, wenig an, und ich setze wenig Wert darauf, dergleichen zu versuchen. Doch bewährt sich folgende Ansicht als die wahrscheinlichste, da sie auf lauter Erfahrungs-Prämissen gründet."

§ 29

„Indem jede [nicht einzig der Chirurgie anheimfallende] Krankheit nur in einer besondern, krankhaften, dynamischen Verstimmung unserer Lebenskraft [Lebensprinzips] in Gefühlen und Tätigkeiten besteht, so wird bei homöopathischer Heilung dies, von natürlicher Krankheit dynamisch verstimmte Lebensprinzip durch Eingabe einer, genau nach Symptomen – Ähnlichkeit gewählten Arznei-Potenz, von einer etwas stärkern, ähnlichen, künstlichen Krankheits-Affektion ergriffen; es erlischt und entschwindet ihm dadurch das Gefühl der natürlichen [schwächern] Krankheits-Affektion, die von da an nicht mehr für das Lebensprinzip existiert, welches nur bloß von der stärkern, künstlichen Krankheits-Affektion beschäftigt und beherrscht wird[1], die aber bald ausgewirkt hat und den Kranken frei und genesen zurückläßt[2]. Die so befreite Dynamis kann nun das Leben wieder in Gesundheit fortführen."

---

1 „... indem der Organismus, als lebende, geschlossene Einheit nicht zwei ähnliche Affektionen zugleich annehmen kann, ohne daß die schwächere der stärkeren ähnlichen weichen müßte ... ." (*S. Hahnemann*, Geist der hom. Heillehre, 1813).

2 „Die kurze Wirkungsdauer der künstlich krankmachenden Potenzen, die wir Arzneien nennen, macht es möglich, daß, obgleich stärker als die natürlichen Krankheiten, sie doch von der Lebenskraft weit leichter überwunden werden als die schwächern natürlichen Krankheiten, die bloß wegen ihrer längeren, meist lebenswierigen Wirkungsdauer (Psora, Syphilis, Sykosis) nie von dem Lebensprinzip allein besiegt und ausgelöscht werden können, bis der Heilkünstler die Lebenskraft stärker affiziert mit einer sehr ähnlich krankmachenden, aber stärkeren Potenz (homöopathischer Arznei). Die vieljährigen Krankheiten (nach § 46), welche von den ausgebrochenen Menschenpocken und Masern (die auch beide nur eine Verlaufszeit von etlichen Wochen haben) geheilt wurden, sind ähnliche Vorgänge."

§ 30

„Der menschliche Körper scheint sich in seinem Befinden durch Arzneien [auch deshalb, weil die Einrichtung der Gabe derselben in unserer Macht steht] wirksamer umstimmen zu lassen als durch natürliche Krankheits-Reize – denn natürliche Krankheiten werden durch angemessene Arznei geheilt und überwunden."

§ 31

„Auch besitzen die feindlichen, teils psychischen, teils physischen Potenzen im Erdenleben, welche man krankhafte Schädlichkeiten nennt, nicht unbedingt die Kraft, das menschliche Befinden krankhaft zu stimmen[1]*, wir erkranken durch sie nur, wenn unser Organismus so eben dazu disponiert und aufgelegt genug ist, von der gegenwärtigen Krankheits-Ursache angegriffen und in seinem Befinden verändert, verstimmt und in innormale Gefühle und Tätigkeiten versetzt zu werden – sie machen daher nicht jeden und nicht zu jeder Zeit krank."*

Im Anschluß an dieses Kapitel darf noch auf *Hahnemanns* Verhältnis zur Psychiatrie hingewiesen werden:

1792, im Alter von 37 Jahren, schrieb *Hahnemann* etwa folgende Ideen nieder: Der Arzt, der mit solchen bedauernswerten Kranken zu tun hat, sollte sich einer Haltung, die Respekt einflößt, befleißigen, wodurch er eine Atmosphäre des Zutrauens schafft; nie soll er sich durch Äußerungen solcher Kranker beleidigt fühlen, denn ein Wesen, das keinen Verstand hat, ist ja nicht imstande, zu erkennen, was es sagt.

Nachdem ich die essentiell chronischen Krankheiten, die venerischen Leiden, die Kachexien, die Hypochondrie und vor allem die Geisteskrankheiten studiert hatte, beschloß ich, so schreibt er, ein Projekt zur Behandlung von Geisteskranken zu verfolgen, nämlich ein Rekonvaleszentenheim für solche Patienten mit Hilfe des großmütigen und noblen

[1] „Wenn ich Krankheit eine Stimmung oder Verstimmung des menschlichen Befindens nenne, so bin ich weit entfernt, dadurch einen hyperphysischen Aufschluß über die innere Natur der Krankheiten überhaupt oder eines einzelnen Krankheitsfalles insbesondere geben zu wollen. Es soll mit diesem Ausdrucke nur angedeutet werden, was die Krankheiten erwiesenermaßen nicht sind und nicht sein können, nicht mechanische oder chemische Veränderungen der materiellen Körpersubstanz und nicht von einem materiellen Krankheitsstoffe abhängig – sondern bloß geistesartige, dynamische Verstimmung des Lebens."

Herzogs von Sachsen-Gotha in Gothas Umgebung zu eröffnen, und hierher wurde mir dann *Klockenbring* von Hannover zur Behandlung gebracht.

Das stammt aus einem Aufsatz aus der Deutschen Monatsschrift von 1796. *Hahnemann* hat sich also speziell der Psychiatrie gewidmet, und das ist umso interessanter, als zu dieser Zeit sozusagen noch keine klinische Psychiatrie im eigentlichen Sinn des Wortes bestand, noch kein Zweig der Medizin sich mit den Geistes- und Gemütskrankheiten befaßte.

Das Studium dieser Art Krankheiten führte ihn zu einer eigentlichen Revolution in der Behandlung derselben. Bisher hatte man sie schlimmer als wilde Tiere in Afrika beim Einfangen traktiert, man sperrte sie in Gruppen wie Kriminelle ein, angekettet und gefoltert fristeten sie in Gefängniszellen ein jämmerliches Dasein.

Der Fall des berühmten *Klockenbring* und seiner Heilung war eine große Sensation, da andere Ärzte vorher total gescheitert waren. Später aber war er der Anlaß für seine Gegner, viele rüde Attacken gegen *Hahnemann* der verlangten Honorare wegen zu führen.

Dieses Erholungsheim war das Jagdschloß Georgenthal in wunderbarer Lage am Fuße des Thüringerwaldes, nur drei Tagesreisen per Wagen von Gotha entfernt. Das Gebäude war *Hahnemann* für seine Zwecke als Heilanstalt zur Verfügung gestellt. Aber zu jenen Zeiten waren die Verbindungen zu diesem Ort so schlecht und die Hospitalisationskosten so hoch, so daß kein Patient sich den Luxus eines Aufenthalts in Georgenthal leisten konnte, mit Ausnahme von *Klockenbring*, welcher der einzige, dafür aber illustre Patient war, der von der Einrichtung profitieren konnte. Seine Heilung ist in ganzer Länge und Ausführlichkeit von *Hahnemann* schriftlich niedergelegt worden. *Hahnemann* machte Gebrauch von ganz neuen und persönlichen Behandlungsarten. So schreibt er z. B.:

„Ich erlaube nie, daß ein Geisteskranker bestraft oder irgendwie gewalttätig behandelt wird, er darf auch nicht Zwangsmaßnahmen unterworfen werden, denn es soll uns nicht einfallen, solche Patienten für Taten, für die sie nicht verantwortlich gemacht werden können, zur Rechenschaft zu ziehen, denn sie verdienen ja nur unser größtes Erbarmen, umso mehr, als sie ja durch so rohe Behandlung nur verschlimmert werden. *Klockenbring* wies mir oft mit Tränen in den Augen die Narben von den Stricken, mit welchen ihn seine früheren Wärter fesselten, wenn sie ihn überwältigten. Zornanfälle solcher Kranker sollen nur unsre Sympathie für ihren traurigen Zustand wecken und unsere Nächstenliebe, ihr erbarmungswürdiges Leiden so gut als möglich zu mildern.

Die Ruhe ist die Amme der Natur, sagt *Shakespeare*, und *Hahnemann* hielt sich bei der Behandlung seiner Kranken an diese Devise. Wochenlang ließ er seinen Patienten ganz allein, freilich unter steter Beaufsichtigung. Er riet seiner Gattin ab, ihn besuchen zu kommen. „Der Kranke soll allein bleiben und soll weder aufgeregt noch durch andre abgelenkt werden, da solches seine Erholung nur hindern könnte." Aber vor allem untersagte *Hahnemann* jede Gewalttätigkeit oder Brutalität von Seiten des Pflegepersonals. Er betrachtete den Einfluß der Persönlichkeit des Arztes als von großer Wichtigkeit. „Eine wohlwollende Haltung, eine verständnisvolle Güte, kombiniert mit einem festen Charakter, flößen dem Kranken den nötigen Respekt und das nötige Vertrauen ein."

Diese Prinzipien, die *Hahnemann* da einführte, waren etwas völlig Neues für seine Zeit. Heute sind sie ja in der Psychiatriepflege allgemein anerkannt.

1784 schrieb der berühmte französische Irrenarzt *Pinel* von der Anstalt Bicétre, daß von 100 eingewiesenen Geisteskranken 57 an den Folgen roher Behandlung starben; zu jener Zeit betrachtete man eine Geistesstörung als etwas absolut Unheilbares. *Pinel* hat in Frankreich zur selben Zeit wie *Hahnemann* in Deutschland die Befreiung der bedauernswerten Geisteskranken von ihren Ketten gefordert, mit denen man sie damals meist gefesselt hielt.

14. Krankheitsempfänglichkeit[1]

§ 30

„Der menschliche Körper scheint sich in seinem Befinden durch Arzneien [auch deshalb, weil die Einrichtung der Gabe derselben in unserer Macht steht] wirksamer umstimmen zu lassen als durch natürliche Krankheits-Reize – denn natürliche Krankheiten werden durch angemessene Arznei geheilt und überwunden."

---

[1] Empfänglichkeit setzt *Empfindungsvermögen* (Sensibilität) voraus. Letztere ist nach *Littre* die Eigenschaft, auf Einflüsse zu reagieren; die Reaktion spielt sich in den organischen Funktionen ab. Das ist Sensibilität im weitesten Sinne.
Larousse nennt sie: Eigenschaft, physische oder moralische Eindrücke zu empfinden und darauf zu reagieren. Weil wir empfindlich sind, können wir empfänglich sein.
Die *Empfänglichkeit* wird folgendermaßen definiert:
1. Eigenschaft der Organe, sich von äußeren oder inneren Einwirkungen physiologischer und pathologischer Art beeinflussen zu lassen.
2. Geneigtheit eines Organismus, sich eine Krankheit zuzuziehen, hauptsächlich eine Infektionskrankheit (*Littre*).
3. Für *Granier* ist Leben vor allem Widerstand leisten. Krankheitsempfänglichkeit besteht dann, wenn das biologische Gleichgewicht des Organismus gestört ist.
Nach *Granier* (Homoeolexique) können wir verschiedene Arten von Empfänglichkeit unterscheiden:
1. Ein gesunder Mensch wird infolge *Krankheitsempfänglichkeit* krank.
2. Ein gesunder Mensch kann durch Applikation eines Medikaments krank werden (ohne dieses gäbe es keinen Arzneimittelversuch), das nennt man *Empfänglichkeit* für medikamentöse Einflüsse.
3. Ein kranker Mensch gelangt zur Heilung durch ein Heilmittel dank seiner *Empfänglichkeit für die Wirkung des Heilmittels*; ohne dieses gäbe es keine Heilung.
Die Empfänglichkeit umfaßt auch die Begriffe der *Prädisposition* und der *Empfindlichkeit.*
Prädisposition: Offenkundige oder latente, verschieden stark ausgeprägte Geneigtheit eines Individuums, eine bestimmte Krankheit zu bekommen (*Littre*). Geneigtheit des Organismus, sich gewisse Krankheiten zuzuziehen (*Larousse*).
Empfindlichkeit: In diesem noch reichlich undurchsichtigen Gebiet unterscheidet man heute:
1. Die *Hypersensibilität* oder Überempfindlichkeit, ein strikt physisches Phänomen, welches oft zu Unrecht mit Allergie verwechselt wird. Sie ist angeboren und umfaßt vor allem die Idiosynkrasie.
Die *Idiosynkrasie* ist eine spontane Reaktion, aus pathologischen Symptomen bestehend, die beim ersten Kontakt mit einer sonst i. a. gut ertragenen Substanz

§ 31

„Auch besitzen die feindlichen, teils psychischen, teils physischen Potenzen im Erdenleben, welche man krankhafte Schädlichkeiten nennt, nicht unbedingt die Kraft, das menschliche Befinden krankhaft zu stimmen; wir erkranken durch sie nur dann, wenn unser Organismus so eben dazu disponiert und aufgelegt genug ist, von der gegenwärtigen Krankheits-Ursache angegriffen und in seinem Befinden verändert, verstimmt und in innormale Gefühle und Tätigkeiten versetzt zu werden – sie machen daher nicht jeden und nicht zu jeder Zeit krank."

§ 32

„Ganz anders verhält sichs aber mit den künstlichen Krankheitspotenzen, die wir Arzneien nennen.
Jede wahre Arznei wirkt nämlich zu ***jeder*** *Zeit, unter* ***allen*** *Umständen auf* ***jeden*** *lebenden Menschen und erregt in ihm die ihr eigentümlichen Symptome [selbst deutlich in die Sinne fallend, wenn die Gabe groß genug war], so daß offenbar jeder lebende menschliche Organismus jederzeit und durchaus* ***[unbedingt]*** *von der Arzneikraft behaftet und gleichsam angesteckt werden muß, welches, wie gesagt, mit den natürlichen Krankheiten gar nicht der Fall ist."*

Diese Paragraphen enthalten Gedanken über den Potenzgrad, d.h. pharmakodynamische Kraft des Heilmittels, auch Dynamisationsgrad genannt, über die Wiederholung der Gaben[1] und über die Empfänglich-

---

auftritt. Von Idiosynkrasie spricht man nur bei angeborenen, also solchen erblichen Phänomenen.

2. Dieser angeborenen, abnormen Empfindlichkeit gegenüber steht die erworbene *Unverträglichkeit*, die sich erst nach vielfacher Berührung mit der betreffenden Substanz einstellt, die Reaktionen werden allergische genannt. Unverträglichkeit ist eine Eigenschaft allergisch gewordener Gewebe. Vom etymologischen Standpunkt aus nennt man *Allergie* eine abgeänderte Reaktion, eine Reaktion, die anders als üblich ist. Allergische Phänomene resultieren aus der Komplexbildung von Antigenen mit Antikörpern. Ihr gegenüber steht die *Immunität*, welche einen wirksamen, dauerhaften Schutz des Organismus gewährleistet.

Dann gibt es noch die Phylaxie, die Anergie, die Anallergie etc. ... Über diese Begriffe siehe z. B. die Akten des XXIX. Kongresses über Idiosynkrasie.

Zusammenfassende Tabelle über die Krankheitsempfänglichkeit s. folgende Seite unter dem Strich.

[1] Siehe die Ausführungen über Posologie und Pharmakopollaxie im Glossaire der französischen Übersetzung der 6. deutschen Auflage des *„Organon"*.

Zusammenfassende Tabelle über die
Krankheitsempfänglichkeit

Hypersensibilität
Überempfindlichkeit
↓
kongenital = Idiosynkrasie

oder

Unverträglichkeit
↓
erworben = Allergie

vaskulär-humoral
Anaphylaxie

Gewebe
Biotropismus

dermo-neurotrop
konjunktivo-histiozytäres System

mesotrop
Parenchymzelle

keit des Organismus, Dinge, die jeder homöopathische Arzt kennen muß, wenn er ein guter Therapeut sein will. Wir haben den Potenzierungsvorgang nun genügend studiert, um verstehen zu können, daß die Ursachen der Krankheiten unter infinitesimalen und immateriellen Substanzen zu suchen sind. Der Arzt muß deshalb sehen, daß das heilende Mittel auf derselben Ebene einwirkt. Er muß wissen, warum er nur *eine* Dosis geben soll. Durch die eine Dosis wird die Empfänglichkeit aufgehoben, das offene Loch im Verteidigungssystem verstopft.

Widerstandskraft des Körpers erwacht [oder wird entfacht] zu Beginn einer Krankheit

Zur Ansteckung[1] (sowie Heilung) braucht es praktisch nur eine einzige Dosis oder in praxi so viel, bis die Einwirkung durch erwachenden Wi-

---

Bitte klar auseinanderhalten Wiederholung der Dosis und Wiederholung des Mittels. Die Wiederholung der Dosis spielt die größte Rolle in der Allopathie, in der Homöopathie viel weniger. Jedes Mal, wenn man repetiert, gibt man dasselbe Mittel nochmals. Man sollte deshalb das Wort Dosis besser durch das Wort Gabe ersetzen (P.S.).

[1] Die *Enzyclopédie-chirurgicale*, 1954, gibt bei „Infektionskrankheiten" folgende Definition des Worts „Ansteckung" und einiger sog. Synonyma:
Ansteckung: Contagion kommt von cum = mit und tangere = berühren.
Übertragung einer Krankheit von einem Individuum auf ein andres durch direkte Berührung, wobei Keime direkt übertragen werden, – oder auf indirektem Wege, durch einen Überträger. Beispiele: Grippe, Typhus, Pocken, Masern, Diphtherie, Malaria, Tuberkulose, Tollwut etc.

derstand abgebrochen wird. Hört das Einfließen der Ursache auf, so, wie im Organismus Resistenz dagegen erwächst; Ursachen fließen nur in Richtung des geringsten Widerstandes, und sobald Widerstand erwacht, hört das weitere Eindringen auf, die Ursache hört auf, weiter einzufließen. In den Anfängen einer Krankheit, d.h. im Ansteckungsstadium kommt es zu dieser Begrenzung und Abstoppung des Einfließens der Ursache, denn wenn die Ursache ungehindert fortführe, in den Menschen einzufließen (d.h. wenn dieses Eindringen nicht irgendwann und irgendwie angehalten würde), so flösse so viel ein, daß er daran stürbe, in kontinuierlicher Zunahme der Krankheit ginge es dem Tode zu. Aber wenn die Empfänglichkeit abgesättigt wird, wenn, wie gesagt, das Loch gestopft wird, hört die Ursache auf, weiter einzufließen und wenn die Ursache aufhört, ihre Wirkung bis in Endresultate zu entfalten, so hören auch die Endresultate selbst auf, da die Ursache bereits schon aufhörte, einzuwirken.

Hahnemann stellt fest, daß wir mit Drogen mehr Macht über den Menschen haben als die natürlichen Krankheitsursachen, denn für letztere ist er nur unter bestimmten Umständen und auf bestimmten Ebenen empfänglich. Die Krankheitsursachen als immaterielle Substanzen dringen in den Menschen ein, ob er will oder nicht, er kann sie weder

---

Kontamination: Ansteckung durch irgend etwas Schmutziges, z.B. Kontamination mit Syphilis.
1. Verschmutzung von Nahrungsmittein, Kleidern etc. mit pathogenen Infektionskeimen.
2. Übertragung einer Krankheit durch Krankheitskeime.
Infektion: in facere = in einem Gegenstand etwas tun.
Störungen, die aus dem Eindringen eines dem Organismus fremden Wesens, das sich als Parasit aufführt, in demselben resultieren.
Übertragung einer Krankheit ohne Berührung mit dem Kranken: Parasiten, Bakterien.
Intoxikation: Vergiftung. Einführung einer giftigen Substanz (nicht eines lebenden Wesens) in den lebenden Körper.
Toxi-Infektion: Störungen, welche aus der Abscheidung von Giften (Toxinen) durch einen Infektionserreger resultieren.
a) Bakterium: besitzt einen diffusen Kern und vermehrt sich asexuell. Besitzt weder nähere Charakteristika, die ihn der Tierwelt zuteilen ließen, noch der Pflanzenwelt. Man sieht sie als atypische Pfianzen an: Streptokokken, Staphylokokken etc.
b) Mikroben, welche der Pflanzenwelt näher stehen: Soor, Aktinomykose etc.
c) der Tierwelt näher stehende Mikroben: Malaria, Amoeben etc.
d) Filtrierbare Mikroben: sehr kleine Mikroben oder besser Ultraviren: Poliomyelitis-, Enzephalitis lethargica-, Herpes zoster-Erreger...

unter Kontrolle halten, noch ihnen widerstehen, und so machen sie ihn krank. Sobald sie aber eindringen, spielen sich gewisse Veränderungen ab, in deren Folge der Betroffene aufhört, weiterhin empfänglich zu sein und von diesem Moment an hört die Ursache auf, weiter einzufließen.

Von diesem Moment an ist der Einfluß aufgehoben, weil der Organismus nicht mehr empfänglich ist, die genannten Veränderungen sperren ein weiteres Einfließen ab.

Ähnliche Vorgänge bei Heilung und Ansteckung

Die Vorgänge bei Heilung und Ansteckung gleichen sich sehr, und die Prinzipien, die sich auf's eine beziehen, gelten auch beim anderen. Nur dieser Unterschied besteht: Bei der Heilung haben wir den Vorteil, den Potenzgrad ändern zu können, und dadurch ist es uns möglich, das Mittel genau der Empfänglichkeitsebene des Patienten anzupassen. Die verschiedenen Empfänglichkeitsebenen sind die Ursache davon, daß manche Leute von einer herumgehenden Krankheit frei bleiben, während andere erkranken; jener, welcher erkrankt, ist eben gerade auf derselben „Wellenlänge“ empfänglich, auf welcher die Krankheitsursache zur Zeit wirkt. Die „Wellenlänge“ der Krankheitsursache paßt genau zu seiner Empfänglichkeit im Moment, in dem er erkrankt. Mit Medikamenten aber ist's anders. Wir haben die allerverschiedensten Potenzgrade und jeder Potenzgrad wirkt wieder auf anderer Ebene, hat eine andre „Wellenlänge“. Damit sind wir in der Lage, unser Mittel in Qualität und Grad ganz den verschiedenen Empfänglichkeitsebenen bei den verschiedenen Patienten anzupassen. Darum schreibt *Hahnemann*:

§ 30

„Der menschliche Körper scheint sich in seinem Befinden durch Arzneien [auch deshalb, weil die Einrichtung der Gabe derselben in unserer Macht steht] wirksamer umstimmen zu lassen als durch natürliche Krankheits-Reize – denn natürliche Krankheiten werden durch angemessene Arznei geheilt und überwunden."

Hier könnte man die Frage stellen: In welchem Moment hört ein Medikament, das man dem Kranken gab, auf, homöopathisch zu sein? Dasselbe Prinzip, das bei der Empfänglichkeit gilt, gibt auch hierauf die Antwort, weil Heilung und Ansteckung ganz ähnliche Prozesse sind. Am besten läßt es sich anhand eines Beispiels erklären: Es handle sich um einen Diphtheriekranken. Nach gründlichem Studium kam man zum Schluß, daß *Lachesis* das am nächsten kommende Heilmittel sein müsse. Man gibt also eine Dosis davon. Nun, wann wird hier *Lachesis* nicht mehr homöopathisch sein? Dann, wenn sich die Symptome, welche *Lachesis* anzeigten, ändern, von da an wird *Lachesis* nicht mehr indiziert sein. Wird es trotzdem auch nach diesem Wechsel weiter gegeben, so wirkt es von dann auf einer anderen Ebene, als solange es homöopathisch indiziert war, und wenn es wirkt, so nun nicht mehr heilsam, sondern nun negativ, den Zustand des Kranken ungünstig beeinflussend[1] . Alles was über die Absättigung der Empfänglichkeit hinaus gegeben wird, ist zu viel und tut nicht gut und muß als schädlich angesehen werden.

Ist in einer chronischen Krankheit *Sulfur* das indizierte Mittel, so gebe man es. Die Symptome verschwinden darauf, und es geht dem Patienten besser. Von dem Moment an ist das Mittel eben nicht mehr homöopathisch; gibt man es trotzdem weiter, wird seine Wirkung nun nicht mehr homöopathisch sein und damit unerwünscht[2].

Aber der Mensch denkt, wenn eine kleine Quantität gut tut, warum soll nicht eine größere noch besser tun: „Viel hilft viel“[3]. Wenn Veränderungen zum Guten auftreten, ist die Homöopathizität erfüllt, nun Hände weg, nicht noch mehr geben wollen davon, sondern nun nachwirken lassen und zuwarten. Geben wir so viel Medizin als nötig ist, die Ordnung wiederherzustellen, und das ist i.a. ganz wenig, da die richtige Medizin fast sofort Ordnung zu schaffen beginnt; geht's länger, so tritt dieses nach einigen Stunden in Erscheinung; solange dann die Ordnungskräfte wirken, nachdem ihre Wirkung einmal deutlich geworden ist: Hände weg, wirken lassen, nicht neue Dosen drein geben. Genau so geht's ja auch bei der Ansteckung. Z.B. bei Diphtherie beginnt die Er-

---

[1] Vergleicht man diesen Rat *Kents* mit der 36. Vorlesung, so können wir seine Ratschläge folgendermaßen zusammenfassen: Verändern sich die Symptome, wechseln die Symptome und geht es dem Kranken schlechter, soll das bisherige Mittel nicht mehr wiederholt werden. Verändern sich die Symptome und geht es dem Patienten besser, soll das bisherige Mittel ebenfalls nicht mehr wiederholt werden, sondern man soll das Genommene nun zuerst einmal nachwirken lassen (P.S.).

[2] Das gilt für die hohen Potenzgrade, die *Kent* verwendete, vermindert aber die letzten Ratschläge *Hahnemanns* bezüglich Repetition mit den 50000er Potenzen keineswegs (P.S.).

[3] In der Homöopathie sucht man das notwendige Minimum an Arznei und nicht das noch erträgliche Maximum, wie in der Allopathie (P.S.).

krankung, dann hört die Empfänglichkeit auf, da im Inneren des Organismus Abwehrkräfte auf den Plan treten, die ein weiteres Einfließen der Ursache verhindern; die Krankheit entwickelt sich dann und manifestiert sich in verschiedenen Symptomen[1].

Ich weiß, daß auch gute Ärzte eine häufigere Wiederholung des Mittels befürworten; aber wenn wir die Doktrin wirklich verstehen, sehen wir sehr klar, daß eine so häufige Repetition nutzlos ist. Kräftige Individuen robuster Konstitution mit rasch ablaufenden Reaktionen können eine nicht angezeigte Wiederholung des Mittels schon ertragen, die Dinge wenden sich trotzdem zum Guten, auch wenn das Mittel weiter repetiert wird, wenn es dem Fall auch gar nicht mehr homöopathisch angemessen ist. Manche Patienten aber ertragen so etwas nicht, da sie empfindlich sind und langsam reagieren; dann wird die langsam anlaufende Reaktion durch die Repetition der Dosis gehindert, d.h. die anlaufenden Effekte, welche die Ordnung bringen wollen, werden gestört und paralysiert.

Hahnemann lehrt, daß der menschliche Organismus mehr unter der Kontrolle des menschlichen (fremden) Willens als unter dem der Krankheiten steht, denn nur die Krankheit kann ihn erfassen, für welche er empfänglich ist, während der Mensch die Dosis so variieren kann – sei es für eine Arzneimittelprüfung, sei es zum Heilen – daß er *immer* Resultate erzielen kann. Sehr empfindliche Organismen werden durch Wiederholung der Gabe schlimm geschädigt.

Krankheits- und Mittelempfänglichkeit

Im 31. Paragraphen erklärt *Hahnemann*, daß die Krankheitsursachen in ihrer Fähigkeit, Veränderungen im gesunden Organismus zustande zu bringen, auf bestimmte Zustände und Bedingungen, nämlich seine Empfänglichkeit beschränkt sind. Sie können ihn nicht immer und unter allen Umständen krank machen, sondern nur, wenn er gerade empfänglich ist. Das ist alles, was *Hahnemann* über die Lehre von der Unterbrechung der Ursache, wenn einmal bestimmte Entwicklungen vor sich gegangen sind, sagt. Wir sehen, wie eine natürliche Krankheit ihren

---

[1] Streptokokken können, wie auch andere Mikroben, komplizierend dazu treten, sie bilden aber keine festständige Krankheit für sich wie die Diphtherie, welch' letztere stets denselben Charakter aufweist. Der Streptokokkus ist vor der Krankheit schon da, als Saprophyt, also physiogen, er kann aber pathogen werden, nachher jedoch wieder biogen (P.S.).

Lauf nimmt und nach gewisser Zeit zum Abnehmen neigt; während dieser Entwicklung ist der Kranke unempfänglich, so lange, bis eine neue Veränderung in seinem Zustand eintritt.

Es ist nicht so, daß der Mensch aus einem Zustand der Empfänglichkeit für eine bestimmte Krankheit herauskommt, um in wenigen Tagen erneut wieder empfänglich für dieselbe Krankheit zu werden. Es müssen im Organismus bestimmte Veränderungen vor sich gehen, nach einem bestimmten Zyklus, der eine bestimmte Zeitspanne beansprucht.

Wenn wir nun von der Heilung sprechen wollen, nachdem wir die Ansteckung behandelten, so scheint auch hier, daß eine bestimmte Dosis Medizin eine gewisse Zeit lang wirkt. Ich sage „scheint". Es hat den Anschein, als wirke die gegebene Medizin während einer bestimmten Zeit. Dieses ist aber tatsächlich bloß der äußere Anschein. In Wahrheit ist es so, daß einfach ein bestimmter Zeitraum ablaufen muß, bevor eine neue Dosis nötig ist, d.h. bis der Organismus erneut wieder empfänglich ist. So wiederhole ich: **Sobald eine Medizin aufhört, homöopathisch zu sein, hat es gar keinen Zweck, sie noch länger zu geben,** da des Patienten Empfänglichkeit abgesättigt ist – weitere Dosen wirken nur auf eine andere Art Empfänglichkeit ein, eine künstliche Empfänglichkeit. Damit meinen wir jene Empfänglichkeit, die bei gewissen sensiblen Patienten auf hohe Potenzen regelmäßig festzustellen ist.

Wir haben zwei Dinge auseinander zu halten: den akuten Zustand, durch die Krankheit hervorgerufen und den darunterliegenden chronischen Zustand, den natürlichen Zustand jedes Patienten, der unter Miasmen geboren ist.

Wenn nun im akuten Zustand die Empfänglichkeit für die Ansteckung abgesättigt wurde, kommt der Zeitraum, während welchem die Ursache nicht mehr länger eindringen kann; er ist nun immun für das weitere Einfließen der Krankheitsursache. Wenn nun aber das Heilmittel aufhört, homöopathisch zu sein, besitzt der Organismus leider nicht dieselbe Immunität gegen ein Mehr von seinem Einfluß, da der Arzt eben die Möglichkeit hat, die Potenz zu variieren; er kann nun Potenzen geben, die auf andere „Wellenlänge" eingestellt sind, nicht mehr auf die Wellenlänge seiner Empfänglichkeit, und da können dann eben Schäden gesetzt werden.

Arzneimittelwirkungen und Arzneimittelmißbrauch

§ 33

„Aus allen Erfahrungen geht diesem nach unleugbar hervor, daß der lebende menschliche Organismus bei weitem aufgelegter und geneigter ist, sich von den arzneilichen Kräften erregen und sein Befinden umstimmen zu lassen, als von gewöhnlichen, krankhaften Schädlichkeiten und Ansteckungsmiasmen, oder, was dasselbe sagt, ***daß die krankhaften Schädlichkeiten nur eine untergeordnete und bedingte, oft sehr bedingte, die Arzneikräfte aber eine absolute, unbedingte, jene weit überwiegende Macht besitzen, das menschliche Befinden krankhaft umzustimmen.“***

Wenn wir den ganzen Arzneimittelmißbrauch überblicken, der getrieben wird, müssen wir schließen, daß das für die menschliche Rasse bestimmt nicht gleichgültig sein kann, sondern daß dadurch schwere Störungen im Körper herbeigeführt werden. Wir haben *Hahnemann* über die Behandlung chronischer Krankheiten sprechen gehört; er erklärt eindeutig, daß die Heilung bei jenen Patienten am meisten Schwierigkeiten macht, die an regelmäßige Drogeneinnahme gewöhnt sind. Es ist nicht so sehr die Anhäufung der Drogen im Organismus als vielmehr die dadurch verursachte lebenslängliche Störung der Ordnung, die so schwierig zu behandeln ist. Denken wir an den kümmerlichen Zustand alter Leute, welche die Gewohnheit hatten, Schwefel in Melasse einzunehmen, oder jene, welche ihre Leber dauernd mit Quecksilberpräparaten „anregten“, denken wir an die gesundheitlichen Ruinen der Westküste, die sich jedes Jahr mit Chinin-Cake[1] vollstopften, um dadurch die Malaria von sich fern zu halten oder den Frostanfall zu vermeiden. Diese Leute sind gesundheitlich so schwer gestört, daß es Jahre der sorgfältigsten Verschreibung braucht, sie auf den Damm zu bringen.

Im Paragraphen 34 wiederholt *Hahnemann* zwei Forderungen, auf die wir auch schon anspielten. Die erste besagt, daß das Heilmittel im menschlichen Körper eine künstliche Krankheit erzeugen können muß, die der zu heilenden Krankheit ähnlich ist; das haben wir eingehend illustriert und erklärt. Die zweite Forderung: Diese künstliche Krankheit müsse stärker sein, einen höheren Intensitätsgrad aufweisen als die zu heilende Krankheit. Der Begriff der Intensität ist bereits als etwas Hö-

---

[1] Heute mit *Carter*schen Pillen (die Quecksilber enthalten) und China-Redoxon (P.S.).

heres, Innerliches, höher Stehendes, der Elementarsubstanz Näheres erläutert worden. Die Intensität oder Kraft ist umso größer, je näher man der Elementarsubstanz kommt. Es gibt keine andere Interpretation. Die Ursache sowohl von Krankheit als auch Heilung muß im Innersten der Elementarsubstanz gesucht werden, nicht in materiellen Endzuständen, obwohl die immaterielle Krankheitsursache sich bis in die Krankheitsresultate fortsetzt. Die Bakteriologen stecken in tiefer Verwirrung, da sie in ihrer Wissenschaft bisher nicht entdeckten, daß die Ursachen sich in die Effekte fortpflanzen. Die Bakterien mögen noch von der Ursache enthalten, da die Ursachen bis in die sichtbaren Endzustände fortwirken, aber die wahre, tiefste Grundursache ist nicht in ihnen, die Bakterien selbst haben eine Ursache[1].

---

[1] Das Beispiel des Tetanus beweist es. Die Sporen genügen i. a. nicht, daher die Wichtigkeit zusätzlicher Faktoren.
Die ätiologische Rolle einer bestimmten Mikrobe in gewissen Infektionen ist weit davon entfernt, absolut und eindeutig zu sein. Wie viele Mikroben wurden nicht schon als Verursacher der Masern oder des Mumps angegeben?
Und heute, wenn man auch allgemein annimmt, daß der Mumps nicht durch den Bacillus tetragenes verursacht wird, wie einst *Teissier* und *Esmein* glaubten, schwankt man nicht zwischen der *Kermogant*schen Spirochaete und dem Ultravirus von Frau *Wollstein*?
Genau so bei Masern, Scharlach und anderen Infektionen. Ist die *Hodgkin*sche Krankheit tuberkulöser Natur oder nicht? Beim Krebs ist die Ungewißheit noch größer, da dort sogar die infektiöse Natur überhaupt bezweifelt wird.
Hat man nicht kürzlich erlebt, wie der Bazillus der Psittakose, der durch *Nocard* als Erreger dieser Krankheit beschrieben wurde, entthront wurde, er sei nur ein Begleitbefund, während der echte Erreger ein Ultravirus sei. Und kam es nicht schon öfter vor, daß man Salmonellen für die Urheber infektiöser Gelbsucht und tierischer Krankheiten, wie der Gastroenteritis der Schweine ansah, diese Ansicht später aber wieder fallen ließ?
Und beim akuten Gelenkrheumatismus, ist der Erreger nun der Bazillus von *Achalme* oder ein Streptokokkus oder ein Ultravirus? Oder ist er gar eine tuberkulöse Septikämie, wenn man an die erstaunlichen Resultate der Blutkulturen von *Loewenstein* auf seinem Spezial-Kulturmilieu denkt?
Da bleibt deshalb noch viel zu tun, die infektiöse Natur gewisser akuter Krankheiten zu bestätigen und zu präzisieren, wiederholt man überall, und dies trotz aller immensen Fortschritte, die uns die *Ultraviolettlicht-Mikroskope* als modernste technische Hilfsmittel gebracht haben, mit welchen die Vergrößerung umso stärker ist, je kürzere Wellenlängen benützt werden.
Und dann das *Phasenkontrast-Mikroskop,* dessen Technik recht kompliziert ist, und schließlich das *Elektronen-Mikroskop,* zu dessen Bedienung eine ganze Spezialequipe nötig ist, bestehend aus einem Mechaniker,
einem Elektriker,
einem Physiker,

einem Arzt und
einem Bakteriologen oder Biologen.

Der letzte Schrei aber ist das *Protonen-Mikroskop*, welches noch komplizierter ist.

In der modernen Behandlung des Krebses und der sog. unheilbaren Krankheiten rühren die übergroßen Schwierigkeiten für unsere Wissenschaftler daher, daß sich die zellulären Phänomene: Wachstum, Spezialisierung, Malignitätsbeginn, Aufhören der Zellteilung laufend miteinander vermengen, da sie von derselben Zellkonstitution abhängig sind.

Die heute in der Krebstherapie verwendeten Stoffe wie Urethan, Oestrogene, Yperit etc. seien wohl krebsabtötend, aber auch krebserregend, sagen die Allopathen, und daher rühre dieses Durcheinander an Zellphänomenen! Ein schönes Beispiel für die homöopathische Orientierung der modernen Allopathie!

Mikroben kommen überall vor, in Wasser, Erde, Atmosphäre, im Staub, sie leben auf unseren Schleimhäuten, unserer Körperhülle, die Arbeiten *Metchnikoffs* haben der Idee von den „gutartigen Mikroben" ein Ende machen wollen. Die Mikroben in unseren Eingeweiden z. B. schadeten uns nur. Weit entfernt davon, ein nützlicher Faktor bei der Verdauung zu sein, seien sie im Gegenteil durch ihre Toxine, die sie abscheiden, die Ursache zur fortschreitenden Sklerose unserer Organe, die unser Altern ausmache.

Wieso können physiogene zu pathogenen Mikroorganismen werden oder umgekehrt? Gewisse Infektionskrankheiten sind ausgestorben, dafür sind andere aufgetaucht. Die Pathologie bleibt sich absolut nicht immer gleich.

Was sagt der heutige Arzt, woher kommen die Mikroorganismen, wenn eine Infektion in einem bisher gesunden Individuum ausbricht? Zwei Möglichkeiten bieten sich an: Entweder handelt es sich um Ansteckung, d.h, ein dem Körper bisher fremder pathogener Mikroorganismus dringt von außen ein. Oder handelt es sich um Auto-Infektion? D. h. trugen wir den Mikroorganismus von abgeschwächter Virulenz schon längst mit uns herum, und nun ist er plötzlich pathogen geworden?...

Für viele Infektionskrankheiten drängt sich der Ansteckungsmodus durch Mikroben von außen auf. Schon den Ärzten in ältesten Zeiten zeigte sich deutlich, daß einzelne Krankheiten ansteckend waren und sich epidemisch ausbreiteten. Und seit der Ära *Pasteur* weiß man, daß Epidemien zusammenfallen mit dem Einbruch eines bisher nicht nachweisbaren pathogenen Mikroorganismus in ein menschliches Kollektiv; dort breitet er sich auf den verschiedensten Wegen aus, je nach Mikrobenart.

Jedoch in anderen Fällen ist eine Ansteckung weniger deutlich. Rufen wir die Auffassung *Kelschs* in Erinnerung: Angesichts einer unerwarteten Typhusepidemie nahm er an, daß die Erkrankten infolge Übermüdung oder einer mangelhaften Ernährung von banalen Darmbakterien angegriffen und invadiert wurden.

Und die so wichtige Frage der Ansteckung mit Tuberkulose! Heute bejaht sie die Mehrheit, aber nicht weniger ernsthafte Biologen verneinen sie. Das Problem kompliziert sich, wenn man sieht, wie jemand sich mit den *Koch*schen Bazillen ansteckte, dieselben aber dann lange beherbergte, ohne irgendwie krank zu sein. Jahre später kann die so lange schweigende Mikrobe plötzlich hochvirulent werden und nun Läsionen hervorrufen. Das ist die Entwicklungsgeschichte der Tuberkulose Erwachsener, die *Lumiere* wieder aufgegriffen hat.

Erwachen einer latenten Auto-Infektion, Resultat einer Ansteckung in der Jugend? Neuansteckung? Man kann Vertreter der einen, aber mit ebenso guten Gründen auch der anderen Hypothese sein.
Ansteckung in der Jugend? Warum nicht hereditäre Ansteckung? Bestimmt, die klassischen Beobachtungen, etwa das Gesetz von *Brauell-Davaine* bleiben im großen und ganzen wahr. Die Placenta ist ein Filter, welcher im gesunden Zustand den Durchtritt von Bakterien von der Mutter zum Kind hindert. Was aber für Bakterien gilt, gilt nicht für alle Mikroorganismen. Alles ist in Frage gestellt, seit man filtrierbare Formen sichtbarer Mikroben kennt. Und zur Zeit nimmt man an, daß es auch ein tuberkulöses Ultravirus gibt. Und daß dieses die Placenta traversieren, also von der Mutter auf das Kind übergehen kann. Die Konsequenzen dieser Tatsachen? Das läßt sich noch nicht mit Bestimmtheit sagen.
Daneben existiert noch eine ganze Kategorie von Infektionen, von denen nicht mit Sicherheit bekannt ist, ob sie durch Ansteckung entstehen oder ob der in Frage kommende Mikroorganismus nicht ein ganz gewöhnlicher Bewohner des Organismus ist, seine Virulenz aber dann zeigt, wenn die Verteidigungsmechanismen des Organismus aus irgend einem Grund nicht spielen oder sonst ein besonderer, weniger klar umschriebener Faktor einwirkt.
Sicher ist, daß gewisse Mikroorganismen, die wir mit uns herumtragen, anläßlich einer Widerstandsverminderung unseres Organismus eine Infektion verursachen können. Man weiß, wie häufig Kranke oder Rekonvaleszenten von schweren spezifischen Infektionen zu Eiterungen neigen durch Eitererreger, die im Wasser vorkommen. Das Auftreten von Eiterungen und hauptsächlich von Karbunkeln bei Hyperglykämischen ist eine weitere, allgemein bekannte Tatsache.
Und hier ein Patient mit einem Erysipel im Gesicht. Wo kommt der erregende Streptokokkus her? Aus der Luft? Von der Haut? Oder muß man – etwas komplizierter – annehmen, daß eine Ansteckung mit *Fluegge*'schen Tröpfchen von einem Streptokokkenträger stattfand, ohne daß man etwas bemerkte? (*Fluegge*'sche Tröpfchen = Speicheltröpfchen, beladen mit Mikroben, die beim Niesen, Husten oder Sprechen in die Luft geschleudert werden.) Und nun haben sie sich auf den Nasen-Rachenschleimhäuten des Opfers festgesetzt und führen bei ihm zum Erysipel.
Aber man kann auch der Ansicht huldigen, es handle sich bei diesem Streptokokken um einen normalen Bewohner des Rhinopharynx, der nun, ohne daß man genau weiß weshalb (der Hypothesen sind viele, aber wie unsicher sind sie), virulent wurde und damit pathogen. Zugunsten dieser Ansicht spricht das Vorkommen der wohlbekannten rezidivierenden Erysipele, die immer wieder dieselbe Region beschlagen, gern im Zusammenhang mit der Regel kommen, wenn es sich um Frauen handelt, was meist der Fall ist. Alles spricht dafür, daß der Streptokokkus nach einer ersten Infektion dann dauernd in den Geweben bleibt, wobei er von Zeit zu Zeit Virulenzsteigerungen durchmacht, die an Schwankungen in der Tätigkeit der endokrinen Drüsen und im pH des Terrains gebunden und ohne Zweifel durch solche bedingt sind.
Das gleiche Problem stellt sich auch in anderen Formen, z.B. bei der akuten Lobärpneumonie. Freilich scheint es sich vor allem um Ansteckung zu handeln. Jedoch der Einfluß, „sich erkältet zu haben", dem man einst die Hauptrolle dabei zuschrieb, ist auch heute nicht von der Hand zu weisen. Jeder

Mensch beherbergt im Speichel Pneumokokken (*Widal, Netter, Bezancon*), aber man weiß heute, daß dieser parasitäre Pneumokokkus der Gruppe IV angehört, also nicht pathogen ist. Die Pneumonie hingegen ist durch Pneumokokken der Gruppen I oder II, selten III ausgezeichnet, welche nur ausnahmsweise im Speichel gesunder Subjekte gefunden werden. So handelt es sich also fast sicher um Ansteckung.

Am Ursprung der Hauptzahl der Infektionskrankheiten steht vor allem der Mensch. Das alte Sprichwort „homo homini lupus" bewahrheitet sich also auch auf diesem Gebiet. Es sind der schwer kranke Mensch – vor allem wenn die Affektion nicht mehr im akutesten Stadium steht –, dann der Rekonvaleszent und drittens der gesunde Keimträger, die den Ansteckungsherd bilden. Die Ansteckung geschieht direkt, vor allem durch die *Flügge*sche Tröpfcheninfektion, dann durch schmutzige Hände, ferner durch die Mikroben haltenden Exkremente, welche durch unzweckmäßige Behandlung in Staub oder Wasser gelangen können.

Ohne die Rolle passiver Überträger zu verneinen, ist doch die Übertragung von lebendem Wesen zu lebendem Wesen der Hauptübertragungsweg für die pathogenen Keime (nach Encyclopédie méd.-chirurg. Infektionskrankheiten, 1954).

15. Immunität und unähnliche Krankheiten (Prophylaxe)

§ 35

„Dies zu erläutern, werden wir in drei verschiedenen Fällen, sowohl den Vorgang in der Natur bei zweien im Menschen zusammentreffenden, natürlichen, einander unähnlichen Krankheiten, als auch den Erfolg von der gemeinen ärztlichen Behandlung der Krankheiten mit allopathischen, unpassenden Arzneien betrachten, welche keinen, der zu heilenden Krankheit ähnlichen, künstlichen Krankheitszustand hervorzubringen fähig sind, woraus erhellen wird, daß selbst die Natur nicht vermögend ist, durch eine unhomöopathische, selbst stärkere Krankheit eine schon vorhandne, unähnliche aufzuheben, so wenig unhomöopathische Anwendung auch noch so starker Arzneien irgend eine Krankheit zu heilen jemals im Stande ist."

Eine gerade herrschende Epidemie erfaßt Schwerkranke häufig nicht

Diese Paragraphen lehren uns, daß es mehrere Arten von Schutz vor Krankheit gibt. Wir wissen alle, daß bei heftigen Epidemien[1] eine beträchtliche Zahl von Opfern zu zählen ist. Diese ist jedoch gering im Vergleich zu der Zahl, die von der Epidemie verschont bleibt. Und da stellt sich dann immer die Frage, warum das so ist. Wir nehmen wohl mit Recht an, daß die Großzahl dieser immunen Privilegierten die Epidemie unerfaßt passiert haben, weil sie eine speziell kräftige, robuste Konstitution besitzen und sich zu diesem Zeitpunkt eines ausgezeichneten Gesundheitszustands erfreuten. Unter jenen, welche der Epidemie entrannen, lassen sich aber auch einige Personen entdecken, welche weit entfernt von solch schöner Vitalität sind: Tuberkulöse, Nierenkranke im letzten Stadium, Diabetiker. Suchen wir solche Fälle zusammen, so erkennen wir, daß keiner von der herrschenden Epidemie, sei es Dysenterie, Windpocken, Grippe etc. ergriffen wurde. Sie sind epide-

[1] Siehe „Le Génie épidémique von Dr. Pierre *Schmidt* (beim Autor).
Nicht verwechseln: Epidemie, – welches nicht Krankheit ist, sondern Manifestationsweise gewisser Krankheiten, und Ansteckung = Übertragungsart gewisser Krankheiten (P.S.).

mischen Einflüssen auch andere Male nicht zugänglich gewesen. Wie kann man sich so etwas erklären? Der Grund ist sehr einfach: Sie leiden an einer Krankheit, welche von der Epidemie nicht unterdrückt werden konnte. Die Epidemie ist allopathisch oder besser gesagt, unähnlich zu ihrem eigenen Krankheitszustand, sie kann selbigen schon angesichts der Virulenz des letzteren nicht unter ihre Gewalt bekommen.

Chronische Krankheit wird von einer akuten überlagert

Leiden sie aber unter einer nicht so schweren chronischen Krankheit, kann man bei ihnen beobachten, wie z. B. eine akute Dysenteriekrise ihre eigene Krankheit eine zeitlang zum Verschwinden bringt; die Epidemie hat sie ergriffen und die epidemische Krankheit nimmt ihren Lauf in ihrem Organismus. Geht dieser Lauf dann dem Ende entgegen, sieht man die alten Symptome der vorangehenden Krankheit wieder auftauchen[1] und ihren Verlauf weiter nehmen, wie wenn sie nie mit diesem vorübergehenden Zustand vermengt worden wären und nie von einer anderen Krankheit ergriffen worden wären. Dieses Beispiel illustriert gut, was unähnliche Krankheiten sind: Sie können sich gegenseitig nie heilen, die eine kann die andre nur unterdrücken.

Ist die chronische Krankheit stärker als die epidemische Krankheit, d. h. ist der Organismus schon besetzt durch einen Krankheitsherd im Inneren des Körpers, kann die epidemische Krankheit durch die herumgehende Affektion nicht unterdrückt werden. Diese Beziehungen bestehen grundsätzlich zwischen akuter unähnlicher Krankheit und tiefsitzendem chronischem Zustand.

Krankheitsbilder bei zwei chronischen unähnlichen Krankheiten, die sich überlagern oder abwechseln

Die Verhältnisse, welche zwischen zwei chronischen unähnlichen Krankheiten herrschen, sind etwas anders. Als Beispiel möge ein Nierenleidender mit *Bright*scher Krankheit dienen, dessen Symptome so deutlich sind, daß die Diagnose eindeutig gestellt werden kann. Dieser Kranke zieht sich nun eine Syphilis zu. In der Folge ist es, wie wenn die Nierensymptomatologie einschlummern würde, das wächserne Gesicht verliert sich, das Eiweiß im Urin verschwindet. Aber nach einem Jahr sorgfältiger Behandlung, wenn die syphilitischen Manifestationen ge-

---

[1] Sie erscheint wieder an der Oberfläche (P.S.).

heilt sind, sieht man langsam wieder Albumen im Urin auftreten, sieht man wieder Ödeme erscheinen und eines schönen Tages wird der Kranke an einer schweren Nierenkrise enden.

Es kommt aber auch vor, daß zwei chronische Affektionen miteinander abzuwechseln scheinen. Die eine verschwindet für eine Zeit, während welcher die andere vorherrscht. Unter dem Einfluß geeigneter homöopathischer Behandlung sieht man diese eine nach und nach schwächer werden, während dann die andere mehr und mehr hervortritt. Genau dieses läßt sich beobachten, wo wir bei einem Patienten Syphilis und Psora miteinander vergesellschaftet zu behandeln haben. Als Beispiel diene ein Psorischer, der an einer Dermatose oder einer anderen der vielfältigen Formen dieser Krankheit leidet und der sich nun noch eine Syphilis zuzieht. Es geht nicht lange, so verschwinden dann die Psoramanifestationen, wie nächtlicher Juckreiz, Ekzematide etc., um dem syphilitischen Ausschlag Platz zu machen. Beginnt man dann die Behandlung der syphilitischen Manifestationen, so geht es eine Zeit, und dann fangen sie an zu verblassen, aber in dem Moment kommen die psorischen Manifestationen wieder heraus und verstecken von da an denjenigen Teil der Syphilis, der noch nicht geheilt ist. In diesem Moment nun muß man die antisyphilitische Behandlung unterbrechen und eine antipsorische Medikation aufnehmen, und einmal mehr werden die homöopathischen Mittel die gestörte Ordnung wieder herstellen. Ist dies dann getan, wird man erstaunt sein, wieder syphilitische Manifestationen auftreten zu sehen. Nun muß die antipsorische Behandlung wieder beiseite gestellt werden und die antisyphilitische muß fortgesetzt werden.

So wechseln chronische Krankheiten miteinander ab: Kann man die eine schwächen und unter das Joch bekommen, erhebt die andere wieder ihr Haupt[1]. Die nicht komplizierten syphilitischen Dermatosen jukken nicht, während die psorische Eruption im allgemeinen Juckreiz zeigt; dieses läßt sich beim Abwechseln der beiden Krankheiten verfolgen.

Eine gut dem jeweiligen Krankheitszustand angepaßte Behandlung wird die Verhältnisse nach und nach vereinfachen, während die übliche offizielle oder galenische Verfahrensweise nur alles bedeutend kompliziert und noch mehr verwickelt. Da werden sich die beiden Infektions-

---

[1] *Huguenin* (Sem. Hop. Paris 1949, 4, 3018) zitiert eine Reihe von Fällen, bei welchen tuberkulöse Episoden mit Krebs alternierten (P.S.).

erreger (Miasmen) zusammen tun und einen Komplex bilden und auf diese Weise eine höchst unangenehme und schwierige Situation heraufbeschwören, in welcher dann der syphilitische Hautausschlag mit allen für die Syphilis charakteristischen Zeichen in sehr täuschender Weise ebenfalls zu jucken beginnt, wie wenn es sich um einen psorischen Hautausschlag handeln würde. **Quecksilber** in hohen Dosen kann z.B. solch einen Zustand herbeiführen, während eine geeignete homöopathische Behandlung nach und nach zur Trennung der beiden Diathesen führt; damit werden die Dinge dann einfacher. Eine ungeeignete homöopathische Behandlung freilich führt auch bloß zu Komplikationen. Nie wird man einen Patienten wirklich sich bessern sehen, wo eine ungeeignete homöopathische Behandlung oder gar allopathische Behandlung zur Verflechtung und Komplexbildung der zwei unähnlichen Affektionen geführt hat.

Bei einer chronischen Malaria, die so lange in allopathischer Behandlung war, bis sie sich mit der Psora zum Komplex verband, sehen wir in gleicher Weise nach Antidotierung der Chininwirkungen Frost und Fieberattacken in ihrer ursprünglichen Form wiedererscheinen, wie sie zu Beginn der Krankheit waren. Das ist der Beweis für die schon oben angedeutete Trennung, die durch homöopathische Behandlung herbeigeführt wird. Nun bietet sich uns die Malaria wieder allein und unkompliziert an, damit wir ihr Heilmittel finden. Solange die Malaria von einer anderen Krankheit kompliziert ist, kann sie nicht geheilt werden, denn für einen solchen komplizierten Status kennen wir kein Heilmittel, ein Heilmittel, das beide Leiden miteinander im selben Zug beseitigen würde. Nein, zuerst muß für die Arzneikrankheit verschrieben werden, mit der der Kranke vom Allopathen zu uns kommt, zuerst muß diese antidotiert werden, muß der Patient von der Arzneikrankheit befreit werden; danach werden die hervorstechendsten und charakteristischen Symptome der natürlichen Krankheit wieder zurückkommen. Diese sind unerläßlich, soll Heilung erfolgen können. All dies ist in Einklang mit einem festen Gesetz, nämlich daß die infolge einer bloß unterdrükkenden Behandlung zuletzt verschwundenen Symptome bei echt heilender Behandlung als erste wieder zurückkommen sollen und nachher schwächer und schwächer werden und darauf diesmal endgültig verschwinden.

Folgen der Suppression von Krankheitssymptomen

Im § 37 berührt der Autor noch etwas anderes:

„Und so bleibt auch bei einer gewöhnlichen ärztlichen Kur ein altes chronisches Übel ungeheilt und wie es war, wenn es nach gemeiner Kur-Art allopathisch, das ist, mit Arzneien, die an sich keinen der Krankheit ähnlichen Befindenszustand in gesunden Menschen erzeugen können, gelind behandelt wird, selbst wenn die Kur Jahre lang dauerte ... "

Zum Unterdrücken braucht es kräftige, massive Dosen, drastische Purgativa, heftige Schweißausbrüche, Aderlässe etc., wie man das früher machte. Diese Art Behandlung hat die Tendenz, die Krankheit eine zeitlang zu unterjochen, sie für eine gewisse Zeit zu unterdrücken, aber ist dann der Sturm vorbei, wird diese Art erschütternde Behandlung nicht weitergeführt, kommen alle alten Dinge wieder zurück, die man heilen wollte, nur nun in viel weniger einfacher Form als vorher. Je energischer diese Art Schockbehandlung war, desto tiefer gehen die Störungen und Modifikationen, welche sie bei der chronischen Krankheit hervorbrachte.

Heftige Behandlung modifiziert die Natur der chronischen Krankheiten. Eine neue, intensivere Krankheit setzt sich an die Stelle der vorangehenden, unähnlichen und suspendiert diese für eine Weile. Solange sich die Effekte *des Chinins* manifestieren, solange dominieren und unterdrücken sie die unähnliche Krankheit. *Chinin* ist fähig, seine spezifischen Symptome[1] dem Organismus aufzupfropfen und dies für Jahre, bis man sie mit einem nach der Ähnlichkeitsregel gewählten Arzneimittel antidotieren kann – sofern man selbiges findet. Gelingt es einem, sie zu antidotieren, kommt dann die unterdrückte Malaria wieder in ihrer ursprünglichen Form[2] zum Vorschein und der Kranke sagt uns: „Es ist doch merkwürdig, ich habe jetzt genau dieselben Symptome wieder, welche ich zu Beginn meiner Erkrankung hatte und die Dr. X mir mit *Chinarinde* heilte." Diese Geschichte ist nachgerade wohlbekannt; jedem homöopathischen Arzt, der die Methode eine gewisse Zahl Jahre seriös ausübte, sind viele Fälle gleicher Art vorgekommen. Die Malaria in diesen Fällen schwieg nur, weil das *Chinin* bei ihnen eine heftigere Kunstkrankheit als die Malaria erzeugte. Dasselbe kann man mit *Arsen*

---

[1] Die herrschende Medizin bemerkt dies nicht, und noch viel weniger sucht sie es (P.S.).

[2] Wie ich in meiner eigenen Praxis auch feststellen konnte (P.S.).

erreichen, man kann damit den Organismus in eine gefährliche Krankheit stürzen, einen schweren Krankheitszustand herbeiführen, weil die Arsenkrankheit sich mit der Psora zum Komplex verbinden kann.

In manchen Fällen treffen wir auf eine bedenkliche Komplexität schrecklicher Dinge, eins aufs andere aufgepfropft. Und wenn es so ist, wird man im Verlauf der Behandlung immer sehen, daß die zuletzt unterdrückte oder übertünchte Symptomengruppe zuerst wieder erscheint, und das zeigt uns dann, daß das Mittel sein Werk richtig vollführt. Wir bleiben in diesem Fall beim selben Mittel und beobachten dann das Rückwärtsabrollen der Symptomengruppen, eine nach der andern, in ihren verschiedenen Formen. Sie müssen in umgekehrter Folge ihres einstigen Auftretens wieder erscheinen und endgültig verschwinden, wie wenn sie in sukzessiven Lagen aufeinander geschichtet worden wären, eine auf die andre.

Aus diesem allem erkennen wir, wie zwei unähnliche Krankheiten von verschiedenen Regionen des Körpers Besitz ergreifen können, die eine manifestiert sich, während die andre unterdrückt ist. Ferner sehen wir, wie die beiden regelrecht ineinander verwickelt sein können. Im ersteren Fall sind sie nur vermischt, aber jede behält ihre Individualität und entwickelt sich für sich, im zweiten Falle aber kombinieren sie sich miteinander und bilden einen richtigen Komplex.

Wir geben uns auch Rechenschaft, wie notwendig es ist, zu wissen, was für eine Behandlung der Kranke durchmachte. Das ist gar nicht immer leicht herauszufinden. Fügen wir dem die Unmöglichkeit bei, herauszufinden, ob nun wirklich jedes angewendete Medikament dem Imbroglio, das wir vor Augen haben, eine eigene Giftwirkung beigesellte. Es ist eben nicht so, daß jede x-beliebige Droge zwangsläufig zu einer Kunstkrankheit führt.

Es ist stets klug, wenn die Symptomatologie in einem Fall nicht voll entwickelt ist und die Droge, mit welcher Unterdrückung getrieben wurde, bekannt ist, bei der Heilmittelwahl neben den vorhandenen Symptomen auch eventuelle antidotäre Beziehungen zu berücksichtigen; d.h. das Heilmittel soll einerseits Antidot[1] zu jenem Medikament sein, welches

[1] Der Ausdruck „Antidot“ hat eine falsche Bedeutung, er sollte aus der Homöopathie verbannt werden. *Galen* nannte alle innerlich genommenen Mittel Antidote. Später bedeutete das Wort „Antidotal“ (oder Antidotar) Pharmakopoe. Heutzutage bezeichnen wir mit diesem Ausdruck jede Substanz, welche neutralisiert. In Wirklichkeit kann der Ausdruck drei verschiedene Dinge meinen, je nachdem man ihn dynamisch, physisch oder physiologisch versteht.

die Symptome unterdrückte, und andererseits den momentanen Symptomen möglichst in Ähnlichkeit entsprechen. In diesem Fall ziehen wir maximalen Nutzen aus dem Ähnlichkeitsprinzip. Das in Ähnlichkeit entsprechendste Heilmittel ist unter allen dasjenige, welches auch das sicherste Antidot jenes Medikaments ist. Lassen wir uns nicht verführen, einfach unbesehen die Droge zu geben, welche die Störung verursachte, also z.B. *Mercurius,* wo durch *Quecksilber* eine Unterdrückung bestimmter Symptome stattfand, oder *China* oder *Sulfur oder Jodum* etc. Vergessen wir nie, daß das Simileprinzip immer zuerst kommt.

§ 43

„Aber ganz anders ist der Erfolg, wenn zwei ähnliche Krankheiten im Organismus zusammentreffen, d. h. wenn zu der schon vorhandenen Krankheit eine stärkere, ähnliche hinzutritt. Hier zeigt sich, wie im Laufe der Natur Heilung erfolgen kann, und wie von Menschen geheilt werden sollte."

Da kommt es zu einer richtigen Verbindung, einer Vereinigung, einer Heirat, wenn man so sagen kann, deren Resultat das Verschwinden aller alten Dinge ist, um einem neuen Zustand von Harmonie und Ordnung Platz zu machen: der Heilung.

---

1. Handelt es sich um dynamische Neutralisation eines gegebenen Arzneimittels, so ist solches nur nach dem Ähnlichkeitsgesetz möglich, und man spricht am besten von „Homoeodot", d. h. ähnlich zum gegebenen Medikament; das ist die wahre Definition des homöopathischen Heilmittels.
2. Handelt es sich um chemische Neutralisation, dann wird die übliche Bezeichnung von „Antidot" synonym zum Begriff des Gegengifts. Jedoch ist die administrierte Substanz ja nicht „gegen", sondern „für", deshalb würde man hier besser von „Prosdot" sprechen statt von „Antidot".
3. Will man endlich die zu energische Wirkung eines Heilmittels herabsetzen, so handelt es sich um eine physiologische Neutralisation; da man die erstere Aktion modifizieren will, sagt man in diesem Fall am besten „Diadot", von „dia" = dadurch hindurch.

Das Homoedot wirkt auf dem Wege der Ähnlichkeit, auf homöopathischem Wege. Das Prosdot auf dem Wege der Contraria, dem enanthiopathischen Wege. Und das Diadot wirkt auf ganz andere Weise, weder auf dem Wege der Ähnlichkeit, noch auf dem der Gegensätze (z. B. also Eiweißwasser bei einer Vergiftung und diffusible Substanzen, wie z. B. *Campher,* die eine kurze Wirkungsdauer haben sollen). Man nennt diesen Weg den allopathischen.
Granier, Homoeolexique, loc. cit.

Zusammenfassende Tabelle zu diesem Kapitel
[Dr. Künzli]

Treffen eine vorbestehende und eine neu hinzukommende unähnliche Krankheit im selben Organismus zusammen, so bestehen drei Möglichkeiten:

1. die alte ist stärker als die neue,
2. die alte ist schwächer als die neue,
3. sie sind gleich stark.

Die alte ist stärker als die neue: Paragraph 36

zwei Möglichkeiten	a) die alte natürliche Krankheit ist stärker als die neu hinzukommende,	die alte Krankheit dominiert: sie besteht unverändert fort, der Kranke wird von der neuen nicht ergriffen.
	b) die alte natürliche Krankheit ist stärker als die neu hinzukommende Arzneikrankheit.	sein Zustand bleibt unverändert

Die alte ist schwächer als die neue: Paragraph 38

zwei Möglichkeiten	a) die alte natürliche Krankheit ist schwächer als die neue,	die neue dominiert und suspendiert für eine Weile die Entwicklung der alten
	b) die alte natürliche Krankheit ist schwächer als die neue Arzneikrankheit.	die Arzneikrankheit dominiert. Krankheitsunterdrückung, Scheinheilung.

Die zwei sind ungefähr gleich stark: Paragraph 40

zwei Möglichkeiten	a) beides natürliche Krankheiten, alte und neue	sie schließen sich zusammen und bilden einen akuten oder chronischen Krankheitskomplex mit häufigen abwechselnden Krankheitsexazerbationen von Seiten der einen und von Seiten der andern.
	b) alte natürliche Krankheit und neu hinzukommende Arzneikrankheit	da sie unähnlich sind, können sie sich gegenseitig nach dem Ähnlichkeitsgesetz weder vernichten noch heilen. Resultat: durch Arzneikrankheit maskierte Krankheit.

16. Überempfindliche Patienten

§ 43

„Aber ganz anders ist der Erfolg, wenn zwei ähnliche Krankheiten im Organismus zusammentreffen, d. i. wenn zu der schon vorhandenen Krankheit eine stärkere, ähnliche hinzutritt. Hier zeigt sich, wie im Laufe der Natur Heilung erfolgen kann, und wie vom Menschen geheilt werden sollte".

§ 44

„Zwei so ähnliche Krankheiten können [wie von den unähnlichen in I. gesagt ist] einander weder abhalten, noch [wie bei der Bedingung II. von den unähnlichen gezeigt ward] einander suspendieren, so daß die alte nach Verlauf der neuen wiederkäme, und ebenso wenig können die beiden ähnlichen [wie bei III. von den unähnlichen gezeigt worden] in demselben Organismus im Neben-Einander bestehen oder eine doppelte, komplizierte Krankheit bilden."

§ 45

„Nein, stets und überall vernichten sich zwei, der Art nach zwar verschiedene, aber in ihren Äußerungen und Wirkungen wie durch die, von jeder derselben verursachten Leiden und Symptomen einander sehr ähnlichen Krankheiten, sobald sie im Organismus zusammentreffen, nämlich die stärkere Krankheit die schwächere, und zwar aus der nicht schwer zu erratenden Ursache, weil ... "

Eine Arzneivergiftung (siehe vorangehendes Kapitel) ist nicht immer Folge massiver Dosierung. Wer lang in einer Praxis mit vielen empfindlichen Patienten arbeitete, erinnert sich darunter solcher, welche auch durch unrichtigen Gebrauch potenzierter Medizinen regelrecht vergiftet worden sind. Das sind überempfindliche Patienten, denen nach Verabreichung des für ihren Zustand homöopathischen Mittels in der geeigneten Dosis weiter in ganz unnützer Weise von demselben Mittel gegeben wird.

Wenn eine Droge, welche wirklich homöopathisch auf einen Fall paßt, weiter gegeben wird, nachdem schon genug davon gegeben worden ist, genug zum Ausheilen des ganzen Falls, dann wird der Organismus durch diese unnütze, überschüssige Weiterversorgung eventuell mit einer neuen Krankheit imprägniert, welche ganz das Bild einer akuten oder chronischen Krankheit darbieten wird. Ich habe eine Patientin, die sieben oder acht Jahre lang an solchen Effekten von *Lachesis* litt[1]. Ich habe Patienten, die solche Nachwirkungen von *Sulfur* oder anderen tiefwirkenden Mitteln haben, welche bei ihnen zu oft repetiert worden sind, wenn sie entweder ganz richtig indiziert waren oder aber gar, wenn nicht richtig indiziert, trotzdem so häufig gegeben wurden, was bei Sensiblen den gleichen üblen Effekt hat. Die Symptome der Arzneivergiftung kommen periodisch jedes Jahr wieder zeitweise heraus, wenn einmal so ein Abusus stattfand, und diese periodischen Attacken sind ganz typisch für die betreffende Droge.

Toxische Wirkungen dynamisierter Mineralien bei überempfindlichen Patienten

In ihrem Rohzustand absolut harmlose Mineralsubstanzen können dynamisiert richtig giftig wirken, wenn sie auf einen überempfindlichen Patienten einwirken. Es gibt Leute, welche ungestraft ein Glas Milch trinken können, es nährt sie, aber ein Tropfen Milch, hochpotenziert und über die Homöopathizität hinaus repetiert, kann einen Krankheitszustand (einen allergischen Zustand) bei ihnen hervorrufen, welcher jahrelang andauert. Ich erinnere mich recht deutlich eines Prüfers von *Lac caninum,* der nach der Prüfung an periodischer Wiederkehr der Prüfungssymptome litt. Es war eine überempfindliche Person, und die Prüfung erfolgte sehr unvorsichtig, nicht so, wie *Hahnemann* es empfahl. Der Prüfer litt seit der unvorsichtigen Prüfung an den toxischen Effekten. Wären die Prüfungsdosen vorsichtig appliziert worden, so wäre die Prüfung wie eine akute Krankheit verlaufen, die ihren Verlauf nimmt und dann wieder verschwindet, erlöscht.

Es ist gefährlich, Prüfungen an überempfindlichen Patienten auf solch sorglose Weise durchzuführen. Ich testete eine sehr hohe Potenz von *Lachesis* an einer überempfindlichen Person, aber nur eine Einzelgabe. Ca. 2 Monate lang waren darauf *Lachesis*-Prüfungssymptome zu beobachten, nachher verschwanden sie und kehrten nie wieder. Während die *Lachesis*-Symptome herauskamen, schwiegen die anderen chronischen Symptome dieser Prüferin, sie waren in dieser Zeit unterdrückt, nachdem die *Lachesis*-Symptomatologie aber verblaßte, kamen ihre

---

[1] *Kents* zweite Gattin.

eigenen chronischen Symptome wieder zurück. Das steht ganz in Einklang mit unseren Lehren. Diese Prüfperson war überempfindlich und während die künstlich indizierte *Lachesis*-Krankheit in voller Blüte stand, war ihr eigener chronischer Zustand unterdrückt.

Prüfer erhält sein Konstitutionsmittel während der Arzneimittelprüfung

Es kommt nun vor, daß ein Prüfer gerade sein eigenes homöopathisches Mittel zur Prüfung erhält; wird dieses Mittel aber dann weiter repetiert, wenn er schon genug (qualitativ und quantitativ) davon erhalten hat, um gesund zu werden, hört dieses Mittel auf, für ihn homöopathisch zu sein. Von da an wirkt dieses Mittel bei solchen überempfindlichen Patienten, eben ihrer Überempfindlichkeit zufolge, als Erzeuger einer neuen Krankheit, mit anderen Worten, als „medikamentöses Miasma“[1]. Ist ein Patient überempfindlich, soll man die 100.000. und andere sehr hohe Potenzen meiden, da sie nur unnötig verschlimmern. Bei solchen Kranken gebe man die 30. und die 200. Dynamisation. Es kommt nur darauf an, daß das Mittel gut indiziert ist, dann wirken auch diese niedrigeren Potenzen recht rasch[2].

---

[1] *Granier* spricht hier von „Miasmoid“.

[2] Die Potenzstufen, welche *Kent* nach vielen Jahren der Erprobung hauptsächlich verwendete (*Kent*sche Skala) sind folgende (alles Centesimalpotenzen): 30, 200, 1000, 10.000, 50.000, 100.000. 500.000 und 1.000.000
(nach Methode *Korsakoff* hergestellt).
In praxi bezeichnet man sie am besten folgendermaßen: 30, 200, M, XM, LM, CM, DM und M M.
Hahnemann hat folgende Stufenleiter aufgestellt: 1., 3., 6., 12., 18., 24. und 30.
Seine persönliche Apotheke enthält vor allem die Potenzstufen 3, dann 6 und 30. Er hatte herausgefunden, daß der Abstand zwischen der 12. und 30., wenn die 12. nicht mehr wirkte, genügte, um wieder Wirkung zu zeigen, genau so wie etwa der Sprung von der 3. auf die 6. genügte, wenn die 3. nicht mehr wirkte. *Kent* hat die oben angegebenen Abstände als die besten herausgefunden; d.h. wenn man z.B. die 1000. Potenz gegeben hat, bis sie nicht mehr wirkte, war es nachher die 10.000., die wieder deutliche Wirkung entfaltete, niedrigere Potenzen weniger. Die 10.000. Potenz setzte dann das Werk fort, das die 1000. angefangen hatte, aber nicht vollenden konnte. Die 10.000. weitet nun den Effekt in die Breite und Tiefe aus.
Kent hat stets steigende Potenzstufen verwendet = aszendierende Pharmacopollaxie, d. h. zuerst mittlere Höhe, dann höhere, genau wie *Hahnemann* im Organon empfiehlt (§ 246, 248, 280, 281 und 282 a), und immer Einzeldosis und nur ein Mittel aufs Mal, damit jede Gabe ihre Wirkung voll und ganz, ohne Interferenz anderer Einflüsse, entfalten kann. Also Einzelgabe und diese aus-

§ 49

„Wir würden von dieser Art echter, homöopathischer Natur-Heilungen noch weit mehrere finden, wenn teils die Beobachter mehr Aufmerksamkeit auf sie gerichtet hätten und es andernteils der Natur nicht an homöopathischen Hilfskrankheiten gebräche."

Naturheilungen durch Klimawechsel

Im Paragraphen 46 gibt *Hahnemann* Beispiele von solchen Naturheilungen. Auch heute noch können solche Heilungen beobachtet werden. Wir können z.B. von Tuberkulose schwer bedrohte Patienten in den Süden ziehen sehen, da man Beweise dafür hat, daß dieses Klima ihnen bei einem längeren Aufenthalt gut tut, obwohl dasselbe Klima für andere Leute ganz ungesund ist. Die Tuberkulösen aber kehren wohl zurück. Andre gehen in ein viel angenehmeres Klima, erfahren daselbst aber keine Heilung. Die „Miasmen" (Emanationen) solcher Orte können alle ihnen ähnlichen Krankheiten heilen, d.h. was sie selbst erzeugen können, das wirkt als Heilmittel bei ähnlichen Krankheiten. Die heilenden Wirkstoffe daselbst liegen in verdünnter Form vor. Die Übel, welche durch diese Sumpfgebiete bedingt sind, gleichen dem Leiden, das diese Patienten hertreibt. Die Ähnlichkeit wirkt antidotär[1] und damit heilend; Ursachen wandeln sich in Ordnung, alles nach dem ewigen Gesetz, welches die Wirkung ähnlicher Entitäten leitet[2].

Simile-Findung früher schwierig – Geringe Zahl der geprüften Mittel

In den Frühzeiten der Homöopathie, als noch nicht so viele Mittel geprüft waren wie heute, kam der homöopathische Praktiker gewiß oft in Schwierigkeiten, das Simile zu finden für all die vielen Krankheitsfor-

---

wirken lassen. Dann verabreichte er gewöhnlich dieselbe Gabe später noch einmal, total also zweimal, sehr selten auch dreimal oder noch mehrere Male. Dann ging er zur nächsthöheren Stufe über. War einmal die ganze Skala durchlaufen und der Kranke noch nicht geheilt, begann er wieder unten bei der 30., 200. oder 1000. und stieg danach erneut. In chronischen Fällen begann er gern mit der 1000. oder 10.000. Potenz, in akuten mit der 200. (P.S.).

1 Man würde besser „homöodotär" sagen (P.S.).

2 Ein Kranker, der an chronischer Enteritis leidet, welche entweder einer chronischen Amöbenruhr oder gewissen Paratyphusfällen gleicht, findet sich immunisiert, ja bekommt wieder normale Stuhlgänge, wenn er sich in eine Region zur Erholung begibt, in welcher Amöbenruhr oder Paratyphus endemisch herrschen (P.S.).

men, die sich ihm präsentierten. Heute ist das anders. Arbeitet der Homöopath systematisch, so beherrscht er mit der Zeit soviel Materia medica, soviel Symptomatik, daß er allen Krankheiten, mit denen er in Kontakt kommt, entgegentreten kann.

Falsche Homöopathie

Jeder sollte es sich zur Pflicht machen, so oft und viel als möglich die Arzneimittellehre zu studieren und zwar sobald als möglich; die Zeit eilt. Der Arzt ist nicht zu entschuldigen, der unsere gut geprüften Mittel, welche in unseren Büchern sorgfältig aufgeführt sind, abseits liegen läßt, um sich dunklen, unsicheren Methoden zuzuwenden, welche nur von der Tradition leben. Es gibt Ärzte, die der Meinung sind, man müsse liberal sein, man müsse für den Patienten alle Methoden anwenden, von denen man sich etwas verspreche. Das ist eine gefährliche Falle, in der jeder Arzt umkommt, der darauf hereinfällt. Wir wissen, daß es Ärzte gibt, die sich Homöopathen nennen, welche versuchen, die rein palliative Versorgung von Medikamenten zur Linderung von Leiden zu rechtfertigen. Solche Leute sind offenbar zu wenig kaltblütig und standhaft, wenn der Patient ihnen seine Leiden recht lebhaft schildert. Mir scheint, daß kein ehrlicher Mensch, der weiß, was für ein undurchsichtiger Zustand folgt, wenn ein Mittel nur zur Unterdrückung einzelner besonders lästiger Symptome appliziert wurde, sich die Hände durch so etwas für die Auffindung des wirklichen Heilmittels binden kann.

So gewiß die Stimme der Symptome erstickt wird, so sicher verdirbt sich damit der Arzt die Möglichkeit, nachher noch das homöopathische Heilmittel zu finden. Wurden die Wegweiser zum Heilmittel weggeschlagen, ist es nachher dem Arzt unmöglich, noch etwas Nützliches für den Patienten zu tun. Beginnt man *Chinin* zu geben, dann nur schön weiter damit; beginnt man Opiate zu geben, desgleichen. Dann aber gibt es keine Rückkehr zur Homöopathie mehr. Derjenige, welcher so anfängt, hat in der Homöopathie versagt. Es gibt Leute, die sind unfähig, die homöopathischen Lehren zu fassen, sie verfallen einer Bastardmethode, aus Homöopathie und Allopathie zusammengemixt[1]. Ich persön-

---

[1] „Nur der Ignorant kann sich gar so lächerlich machen, nach Gefallen des Kranken bald homöopathisch, bald allopathisch in seinen Kuren zu verfahren; dies ist verbrecherischer Verrat an der göttlichen Homöopathie zu nennen! Und dennoch (aber vergeblich) beruft sich die neue Mischlings-Sekte auf diese Anmerkung (§ 67a), indem sie überall in Krankheiten solche Ausnahmen von der Regel antrifft und recht bequem ihre allopathischen Palliative einschwärzt,

lich ziehe einen waschechten Allopathen so einem Manne vor, der vorgibt, Homöopath zu sein, aber nicht genug davon weiß, um die Homöopathie auch praktizieren zu können.

Keine Nebenmittel die Veränderungen hervorrufen können, zum gut gewählten Hauptmittel geben

Weshalb soll man z.B. neben der internen Medikation rohe Arzneisubstanz auf die diphtherische Membran streuen (Merfen, Methylenblau, Penicillin etc.)? Alles, was die rohe Arzneisubstanz da tun kann, ist, das Aussehen des Rachens zu verändern, so daß man nun nicht mehr weiß, nicht mehr erkennen kann, was die interne Medikation, die doch die Hauptsache wäre, leistet. Alles, was solche Beigaben tun können, sofern sie wirksam sind, ist doch nur, Veränderungen am Fall hervorzurufen, die uns die Klarheit über die interne Mittelwirkung verschleiern und uns so in Ungewißheit stürzen. Und wenn sie nichts wirken, ja, warum denn überhaupt sie anwenden? Es gibt keinen einzigen Grund, der ins Feld zu führen wäre für eine Substanz, die keinerlei Veränderungen bewirkt. Einst in einer Versammlung kam diese Frage hoch und führte zu einer Kontroverse. Ein Arzt empfahl da Wasserstoffsuperoxyd zur Spülung von Eiterhöhlen; sagte, es schade gar nichts, er habe nie irgendwelche Nachteile gesehen. Die Frage ist, was tut denn diese Flüssigkeit da? Bewirkt sie tatsächlich Veränderungen, so ist das für die Beobachtung der Wirkung der internen Medikation absolut nicht erwünscht. Notieren wir uns, **nie etwas als Nebenmittel zu unserem sorgfältig gewählten internen Hauptmittel zu geben, das Veränderungen hervorzurufen imstande ist.**

Verschreiben wir ein Mittel, wollen wir doch nachher, wenn wir wiederkommen, sehen, ob es etwas getan hat oder nicht. Aus diesem Grund soll man eben nur *ein* Mittel geben, dasjenige, welches man als das dem Fall bestangepaßte homöopathische Mittel ansieht, dann sind die Verhältnisse klar und überschaubar. Alle Veränderungen, die dann eintreten, müssen beobachtet werden, denn aus der Beobachtung der Veränderungen ersehen wir, was weiter zu tun ist. Geben Freunde des Patienten etwas ohne unser Wissen dazwischen und erfolgen darauf Verände-

---

sowie zur Gesellschaft auch andern, verderblichen, allopathischen Unrat, einzig um sich die Mühe zu ersparen, das treffende Heilmittel für jeden Krankheitsfall aufzusuchen und so, ganz bequem, homöopathische Ärzte zu scheinen, ohne es zu sein, ihre Taten sind aber auch darnach; sie sind verderblich" („*Organon*", §§ 52 u. 67).

rungen, so gerät der Arzt dadurch in Verwirrung, verliert den Faden. Ist aber nichts solches dazwischen gekommen, d.h. sind die Verhältnisse klar und sind absolut keine Veränderungen auf unser Mittel erfolgt, weiß man sofort, was nun weiter getan werden muß.

Doktoren geben ab und zu Opiate, um damit Schmerzen zu unterdrükken; aber nicht weit öfter, um einfach das Geschrei der den Patienten Pflegenden und seiner Bekannten zu stillen? Sie stehen um den Patienten herum und ringen die Hände: „Doktor, können Sie denn nichts tun für ihn?“ Der arme Doktor verliert den Kopf und gibt eine Dosis Opium. Wozu? Nur damit ihm die Leute nicht mehr in den Ohren liegen. Er weiß, daß er damit seinem Patienten keinen guten Dienst tut, ja, daß er damit die Möglichkeit, ihn homöopathisch zu heilen, aus der Hand gibt. Und wenn der Patient wirklich leidet? Kann das eine Entschuldigung für den Arzt sein, seine Macht über diese Krankheit, die er noch in der Hand hat, um eines kurzen schmerzfreien Intervalls wegen nun leichthin zu zerstören? Der Arzt sucht zu rechtfertigen: „Hätte ich es nicht getan, hätten mich die Leute nachher kritisiert.“ Was scheren uns die Leute schon? Hat der Arzt nicht Rückgrat genug, dem Gejammer der Familie, der Kritisiererei der Freunde des Patienten zu widerstehen, fühlt er dadurch sein Portemonnaie in Gefahr und sein tägliches Brot, wird er kaum sehr lange Homöopathie praktizieren. Ein ehrenfester Mann fürchtet solches nicht. Der kennt nur eines: Was ist das Richtige für den Patienten? Alles andre kümmert ihn nicht. Das Gewäsch hochaufgeregter alter Weiber, die herumstehen, um über alles und jedes zu tratschen und alles auszubeineln, was hat das mit dem Leben des Patienten oder der Aufgabe des Arztes zu tun? Übernehmen diese dann die Verantwortung, wenn der Patient stirbt? Ich behaupte, der Tod eines Patienten ist nichts im Vergleich zur Verletzung des Gesetzes von Seiten des Arztes. In beiden Fällen ist das Los des Arztes schlimm. Aber der Arzt, der das Gesetz verletzt, verletzt auch sein Gewissen, und der Verlust des letzteren aber ist schlimmer als der Tod des Patienten.

Im allgemeinen sieht doch der Arzt, der genug weiß und Rückgrat genug hat, abzuwarten und zu beobachten, welches homöopathische Heilmittel es braucht, die Krankheit unter Kontrolle zu bringen, lange bevor es fatal ausgeht. Oft ist die ganze Familie in Aufruhr, wenn der Doktor nicht tut, was sie wünscht. Man stelle sich vor, die Atmosphäre sei voller Spannung, was hat das mit dem Patienten zu tun? Dem Arzt, der in dieser Situation treu zu seinem Kranken steht und die Wölfe heulen läßt, wird man nachher auch in jeder Prüfung oder Krise vertrauen. Derjenige Arzt aber, der weicht und zittert, wenn irgendwo etwas droht, der wird auch sein Gewissen verletzen, er wird käuflich sein, alles tun, was man auch von ihm verlangt, aber in Notfallsituationen wird er sein Gesicht verlieren.

Es ist nicht leicht für einen homöopathischen Arzt, so ganz allein solchen Anfechtungen ausgesetzt zu sein. Nie darf uns aber die Haltung des Publikums diktieren, was wir zu tun haben. Studieren wir den Patienten und seine Symptome. Was recht ist, genießt höheren Schutz und Unterstützung; was unrecht ist, geht zugrunde. Wenn ein Mann seine Würde einige Male verliert, wird er bald zum Feigling und Hasenfuß, bereit, sich auch für schlimmste Sachen mißbrauchen zu lassen. Der Arzt hingegen, der dem Patienten gegenüber recht handelte, kann seinen Freunden auch beim Tode desselben offen in die Augen sehen. Hat er *Morphin* angewendet und damit alle Symptome verdrängt, die die Heilmittelwahl ermöglicht hätten, dann glaube ich nicht, daß er ihnen offen ins Gesicht blicken darf. Freilich, wer nach Prinzipien handelt, muß für sie auch leiden, er kann allerlei Schimpfworte zu hören bekommen.

Erstwirkungen und Nachwirkungen der Mittel

In den Paragraphen 63 und 64 behandelt *Hahnemann* die Erst- und Nachwirkung der Mittel. Es erübrigt sich, sehr eingehend diese Dinge nachzustudieren. Sowohl Erst- als auch Nachwirkung sind beide Wirkung der einen gegebenen Droge. Es gibt Homöopathen, die zwischen Erst- und Nachwirkung zu individualisieren bestrebt sind. Das ist ganz zwecklos, es spielt gar keine Rolle, ob nun des Patienten Leiden Symptome der Erst- oder der Nachwirkung eines Mittels gleichen, die Droge, die beides verursachte, wird auch beides heilen. Die Symptome, die auftreten, stammen vom applizierten Mittel, sie scheinen ab und zu Gegensätze zu sein. In früheren Stadien der Arzneimittelprüfung haben wir oft Schlaflosigkeiten, in den letzten Stadien dann Schläfrigkeit, und einer der beiden polaren Zustände ist öfters hervorstechender als der andere. Z. B. bei der Arzneimittelprüfung von *Opium* hatten gewisse Prüfer zuerst Schlaflosigkeit, nachher Schläfrigkeit und Schlafsucht von kleinen Dosen *Opium*. Man weiß, daß *Opium* sowohl Schlaflosigkeit als auch Schlafsucht hervorrufen kann; paßt das Mittel auf die anderen Symptome des Patienten, kommt es gar nicht darauf an, welches von beiden vorliegt. Ist *Opium* durch den Allgemeinzustand des Patienten indiziert, so wird es auch beide Zustände heilen, welcher derselben auch da sei, und man hat nicht nötig, nun zu stutzen und zu überlegen, mit welchen Symptomen zusammen *Opium* nun Schlaflosigkeit und mit welchen anderen zusammen es Schläfrigkeit, also das Gegenstück, produzierte. Bei einer Gruppe von Prüfern ruft *Opium* zu Beginn der Prüfung Diarrhoe hervor, bei einer anderen Verstopfung. Würde ich heute eine massive Dosis *Opium* nehmen, ich bekäme für mehrere Tage Durchfall[1] und dann darauf für mehrere Wochen Verstopfung. Daß Drogen zweierlei Wirkungen haben, gehört einfach zur Natur derselben, das genüge uns zu wissen. Ein anderes Beispiel liefert der Alkohol, beobachtet man zwei Trinker, da wird man die Illustration für das Gesagte ebenfalls finden.

Konstitution eines Patienten muß vor der Verschreibung bekannt sein

Gewisse Patienten haben bestimmte organische Mängel, denen zufolge sie in ganz spezieller und besonderer Weise reagieren. Gerade nach Arzneimittelprüfungen oder nach einer Arzneimittelvergiftung können bei ihnen besondere Zustände zurückbleiben. Solche Patienten weisen alle alternierende Symptome auf, die den Arzt sehr verwirren können, solange er ihre Konstitution nicht kennt. Es ist sehr wichtig, die Konstitution[2] eines Patienten zu kennen, bevor man für ihn verschreibt. Man kann dem Patienten viel bessere Dienste leisten, wenn man zuvor alle seine Tendenzen erfahren konnte. Freilich, in akuten Zuständen springt das richtige Mittel oft recht eindeutig in die Augen, da braucht man sich vorerst nicht weiter um konstitutionelle Hintergründe zu kümmern.

Bei fast allen Patienten lassen sich akute Mittel bestimmen, die wie Satelliten zum chronischen Hauptmittel des Patienten, dem Konstitutionsmittel, stehen. Z. B. wird ein *Calcarea*-Patient in akuten Krankheitsepisoden ein akutes Komplementärmittel zu *Calcarea* brauchen (z. B. *Belladonna).* Die akuten Symptome passen in den chronischen konstitutionellen Zustand hinein, der sie hervorbringt und formt.

---

[1] Einer meiner Patienten trinkt abends Kaffee, um gut einschlafen zu können, und ein anderer ißt Schokolade, um seine Verstopfung zu beheben (P.S.).

[2] Das Wort „Konstitution" ist keine Abstraktion wie etwa die Begriffe „karbonisch", „fluorisch", „hydrogenoid", „atonisch-aplastisch" oder ähnliches hypothetisches Zeug aus dem Wortschatz gewisser moderner Homöopathen. Mit „konstitutionell" meint man die Gesamtheit der Symptome des Kranken. Das ist zugleich seine Konstitution wie sein Temperament, denn der Körper hat daran gleicherweise Anteil wie der Geist (P.S.).

17. Wissenschaft und Kunst des Heilens

Die Wissenschaft ist in den Büchern, und jeder genügend intelligente und begabte Mensch kann sie erlernen.

Aber die Kunst nicht; die Kunst ist das Ergebnis der Sensibilität gepaart mit der Erfahrung des Künstlers; nur dieser allein hat sie.

Um zu handeln, muß man zuerst verstehen.

Der ganze erste Teil des „*Organon*", von Paragraph 1 bis Paragraph 70 – den wir bisher behandelt haben – stellt die Prinzipien der Homöopathie dar. Im Paragraphen 71 kommt *Hahnemann* zu drei wichtigen Schlüssen, welche die therapeutische Anwendung des ganzen bisher behandelten theoretischen Teils vorbereiten.

Wir behandeln nun diese drei Fragen:

1. Wie erforscht der Arzt, was er zum Heilberufe von der Krankheit zu wissen nötig hat?

Man nennt das die Aufstellung der *Krankheitskriterien*[1]. Es versteht sich von selbst, daß damit Krankheit im allgemeinen, als auch der Kranke im speziellen gemeint sind. In den ersten Paragraphen, bei Gelegenheit des Kommentars zum Paragraphen 3 des „*Organon*", haben wir schon behandelt, wie man eine Epidemie beobachtet und den Einzelfall darin. In gleicher Weise werden wir von hier bis ans Ende unserer Vorlesungen nun die Krankheit im allgemeinen und den Kranken im speziellen studieren. Diesem Studium ist nun alles gewidmet, was noch folgt. In Hinsicht auf die Vielzahl der Probleme, die sich aus dieser Frage ergeben, wollen wir deshalb zuerst die akuten „Miasmen"[2] bis in alle Einzelheiten studieren, dann die chronischen; dann die Verschiedenheiten zwischen diesen sich sehr stark unterscheidenden Klassen herausarbeiten, indem wir beide einzeln in ihren allgemeinen, dann individuellen Zügen studieren und jeden Fall als Einzelfall betrachten.

2. Wie erforscht er die zur Heilung der natürlichen Krankheiten bestimmten Werkzeuge, die krankmachende Potenz der Arzneien?

---

[1] Von „criterium" = was zu beurteilen erlaubt; Zeichen, welches erlaubt, eine Sache von einer anderen zu unterscheiden; auch, was die Wahrheit zu identifizieren erlaubt (*Quillet*).

[2] Vom griechischen „verschmutzen"; krankmachendes Prinzip unbekannter Natur, Ursache der kontagiösen Krankheiten (P.S.).

Das ist das *Studium der Pharmakodynamie*,
der Materia medica und die Kenntnis ihres Aufbaus. Sie konstituiert sich aus den Resultaten der Arzneimittelprüfungen am gesunden Menschen, also aus sorgfältig zusammengestellten und aufgezeichneten Tatsachen.

3. Wie wendet er diese künstlichen Krankheitspotenzen (Arzneien) zur Heilung der natürlichen Krankheiten am zweckmäßigsten an?
Das ist dann die individuelle *Pharmakotherapie*.

Darunter versteht man die Prüfung aller möglichen Heilmethoden, wobei man sich dann für die beste unter ihnen entscheidet.

Von der Wissenschaft der Homöopathie zur Kunst des Heilens – Kenntnis der schulmedizinischen Klassifikation der Krankheiten erforderlich

Von nun an wird uns das rationelle, wissenschaftliche, vertiefte Studium dieser drei Fragen beschäftigen. Es führt uns von der Wissenschaft der Homöopathie zur Kunst des Heilens. Den ersten Teil, den wissenschaftlichen Teil der Homöopathie, haben wir nun durchlaufen. Er beschwerte uns nicht mit jenen umfangreichen Klassifikationen der Schulmedizin, denn das sind Dinge weitab vom Studium der praktischen Homöopathie. Gewiß, die Kenntnis der Klassifikation der Krankheiten, wie sie von der Schulmedizin aufgestellt worden ist, ist nicht ohne Wert, da wir Homöopathen doch auch in dieser Welt leben und mit Schulmedizinern Kontakt pflegen, aber auch, weil die Gesundheitsämter nun einmal für Zeugnisse die Krankheitsnamen der Schulmedizin verlangen, sei es bei den meldepflichtigen Infektionskrankheiten, sei es auf dem Totenschein.

Diagnose des Heilmittels steht in der Homöopathie vor der Diagnose der Krankheit

So dürfen wir deshalb diese Seite auch nicht vernachlässigen. Freilich ist zu betonen, daß in der Homöopathie vor allem die Diagnose des Heilmittels gepflegt wird; die Diagnose der Krankheit, der Krankheitsname, nimmt einen zweitrangigen Platz ein, jedoch ist es durchaus in Ordnung, wenn alle aufspürbaren pathologischen Manifestationen, alle Krankheitsresultate des in Behandlung stehenden Kranken, erhoben und mit einem der gebräuchlichen Namen belegt werden. Wir haben solche Beziehungen nötig, unser Wortschatz muß reich und vielfältig sein, wir brauchen Beschreibungstalent, um die Natur eines pathologischen Zustands – der alles ist, was wir von der Krankheit erfahren können – schriftlich niederlegen zu können, damit der Praktiker sich darin zu jeder Zeit und unter allen Umständen wieder zurechtfinden und sich wieder ein klares Bild der Sache machen kann.

Wenn die Aufgabe des Arztes allein darin bestünde, nach Studium eines Krankheitsfalles nur die Diagnose zu stellen und diese auf ein Zettelchen oder in irgendein Register einzutragen, würde uns Homöopathen so etwas gar nichts nützen; es ist uns unmöglich, nach so einer unpersönlichen Bezeichnung eine Arzneimittelverschreibung zu machen. Wir können uns danach absolut keine klare Vorstellung von den individuellen Eigenschaften dieser Affektion machen. Eine klinische Diagnose[1] in Form eines einzelnen Worts kann das Essentielle einer Krankheit kaum

---

[1] Diagnose (nach *Quillets* Dictionnaire encyclopédique) vom griechischen „diagnosis" = Unterscheidung, Tätigkeit des Unterscheidens. Für *Quillet* ist die Diagnose der Akt, durch welchen der Arzt eine Krankheit aus der Kenntnis, welche er von deren Manifestationen hat, unterscheidet; er gruppiert die Manifestation und bringt sie in Verbindung mit einer Krankheit, die ihren Platz im nosologischen Rahmen hat. Es ist die Kunst, Krankheiten an ihren individuellen pathognomonischen Zeichen zu erkennen. Der Arzt stellt seine Diagnose, nachdem er zuvor mannigfaltige Erkundigungen eingezogen hat. Diese Erkundigungen holt er z T. aus Büchern, z.T. aus Tests.
Für *Martinet* sind Diagnose und Behandlung die zwei Hauptakte des Arztes. Die Behandlung, der Daseinszweck der Medizin, ist der Diagnosestellung untergeordnet. Die Diagnose hat den Zweck, zuerst zu verstehen, damit nachher gehandelt werden kann, sie muß die die Krankheitsindikationen angebenden Elemente beim Kranken suchen. Aber man muß sich bei der Diagnose sehr oft mit Annäherungen begnügen. In schweren Fällen kann nur ein Arzt die Diagnose stellen, der eine solide medizische Laufbahn und die Lehre bei erleuchteten Meistern hinter sich hat.
Littre gibt uns die drei diagnostischen Zeichen:
1. *Charakteristische Zeichen*: pathognomonische, eindeutige, genügende Zeichen, welche unabdingbar zu einer bestimmten Krankheit gehören.
2. *Allgemeinere, zweideutige Zeichen,* die bei mehreren Krankheiten vorkommen.
3. *Zufällige Zeichen* oder Zufälle, Epiphänomene, die in einer und derselben Krankheit vorkommen können oder nicht.
Über die Schwierigkeiten einer integralen Diagnose
Das Studium der nosologischen Entwicklung ist ein ewiges Werden, etwas sehr Unvollkommenes und in dauernder Wandlung Befindliches. So wenig, wie es bisher eine Allgemeinmethode der Integration differentieller Gleichungen gibt, so wenig gibt es eine Methode, die stets eine integrale Diagnose erlauben würde.
Beim Krankenexamen gibt es viele Möglichkeiten, sich zu irren und falsche Schlüsse zu ziehen, sei es
1. durch grobe Ignoranz,

wiedergeben, sie sagt nichts aus über die Natur einer Krankheit, sie weist nur einen Platz in einem allgemeinen Klassifikationssystem an. Für eine homöopathische Arzneimittelverschreibung braucht es aber die ganz genaue Kenntnis der individuellen Natur jeder Krankheit.

---

2. durch Unbekanntheit mit den neuesten klinischen Acquisitionen, d.h. durch progressive Einengung des Gesichtsfelds klinischen Wissens,
3. durch nicht schuldhafte Ignoranz, weil einfach die Wissenschaft noch nicht weiter voran ist,
4. durch zu oberflächliche und inkomplette Untersuchung; zu wenig Zeit für die Untersuchung genommen,
5. durch unangenehme Patienten.

Deshalb muß ein gewissenhafter Arzt sich konstant auf dem Laufenden darüber halten, was sich in allen Zweigen der Medizin an Neuem tut, er muß kennen, soweit es durch Publikationen zugänglich ist, was an wissenschaftlichen Resultaten in Physik, Chemie, Biologie, Bakteriologie und verwandten Sparten zutage tritt und eine lange Erfahrung in der Behandlung vieler Krankheiten und in der Methode haben, er muß umsichtig sein, entschieden und auch weise.
Aber dazu muß ein guter Arzt
1. ein gutes Gedächtnis haben,
2. die Gabe, etwas intelligent durchdenken zu können, induktiv und deduktiv,
3. eine vor allem schöpferische Phantasie haben, um sich etwas vorstellen zu können, abstrahieren, vergleichen zu können und etwas erfinden, schaffen,
4. und vor allem einen gesunden Menschenverstand.

Man lese hierzu den Paragraphen 98 des *Organon Hahnemanns.*
Und schließlich *Granier:*
Er unterscheidet vier Diagnosearten:
1. die *ätiologische* Diagnose, die Diagnose der wahren inneren Ursache, des Essentiellen an der Krankheit,
2. die organische oder *anatomische* Diagnose, die der Krankheitslokalisation,
3. die *Differentialdiagnose; sie unterscheidet eine Krankheit von der anderen,*
4. die *nosologische* Diagnose oder scholastische Diagnose, die des Krankheitsnamens, der Etikette, die man dem Fall umhängt.

Eine integrale Diagnose, nach unserem modernen Wissen, ist die Summe vieler Teildiagnosen:
1. der *klinischen Diagnose*, die *syndromatisch* ist: charakteristisch für eine gegebene klinische Entität: Pneumonie, Meningitis, Diabetes etc.
2. der *läsionellen Diagnose*, die *anatomisch* ist: Sitz der ursprünglichen Läsion: Lungen, Hirn, Pankreas etc.
3. der *funktionellen Diagnose*, die *physiologisch* ist: Mechanismus der funktionellen Störungen: Fieber, Seitenstechen, Durst etc.
4. der *kausalen Diagnose,* welche *ätiologisch* ist: spezifische Ursache der konstatierten Krankheit: Pneumokokkus, Meningokokkus etc.

Um diese Diagnosen stellen zu können, müssen noch andere Bedingungen erfüllt sein. Der Arzt beobachtet zuvor die *klinischen* Zeichen der Krankheit: äußere Krankheitszeichen, Zeichen, die aus dem Funktionieren gewisser Or-

Das erste in diesem Studium ist die Feststellung, daß es zwei Klassen von Krankheiten gibt: akute und chronische.

Dies ist die generelle Klassifikation aller Krankheiten; die akuten werden in eine Gruppe getan und als akute Krankheiten studiert und die chronischen in die andere.

Akute Krankheit [akutes Miasma]

Akute Krankheit (akutes „Miasma“) nennt man jene, welche im Organismus gewöhnlich in drei Stadien abläuft:

1. einem *Prodromalstadium*, von variabler Dauer,
2. einem Stadium der *Zunahme*,
3. um nachher in ein Stadium der *Abnahme* zu münden, in welchem entweder Heilung eintritt oder aber Verschlimmerung und Tod, wenn es sich um sehr schwere, gefährliche akute Krankheiten handelt.

Chronische Krankheit (chronisches „Miasma“) nennt man eine, welche

1. eine Prodromalperiode zeigt,
2. dann eine Periode der Zunahme.

Diese beiden Perioden sind nun aber nicht von einer Abnahmephase gefolgt, sondern es ist das Wesen der chronischen Krankheit, nun immer weiter zuzunehmen oder wenigstens bestehen zu bleiben, nicht mehr zu weichen, bis schließlich der Tod das Ende setzt.

Das Studium der akuten Krankheiten erfordert weniger Zeit und bietet dem Verständnis weniger Schwierigkeiten als jenes der chronischen

---

gansysteme resultieren: Herz, Lungen, Verdauungswege und Exkretionsorgane; Zeichen, welche durch Urin- und Blutanalyse enthüllt werden, oder durch Analyse bestimmter seröser Flüssigkeiten oder durch bestimmte Tests (z. B. Tuberkulintest). Mikrobiologische Untersuchungen und die Anwendung der Röntgenstrahlen leisten ebenfalls große Dienste.
Der Arzt, der seinen Kranken schon lange kennt, der schon dessen ganze Familie behandelte, bei welcher er gewisse hereditäre Tendenzen, gewisse Diathesen feststellen konnte, der kann seine Diagnose mit fast handgreiflichen Realitäten untermauern, dadurch ist sie umso sicherer. Ist der Arzt trotz allem im Ungewissen, so hält er mit seiner Diagnose zurück und unterbreitet den Fall spezialisierten Kollegen.
Aber die Spezialisierung in der Medizin ist wie die Sprache, nach *Aesop* entweder das beste oder das schlimmste aller Dinge, je nach dem Gebrauch, den man von ihm macht. In der Homöopathie stellt man eine *pathologische* oder *nosologische* Diagnose: diejenige der *Krankheit* – und eine *therapeutische*: diejenige des *Patienten* (P.S.).

Krankheiten. Die akuten Krankheiten sind alle jene, deren Natur kontagiös oder infektiös ist, sie sind miasmatischen (pathogenischen) Charakters und haben einen bestimmten, zeitlich beschränkten Verlauf.

Jemand, der sich eine Verdauungsstörung mit Erbrechen ohne weitere Komplikationen zuzog, hat ja nur eine leichte Gesundheitsstörung, die wir **vorübergehendes Unwohlsein, Indisposition,** nennen. Solche Zustände, Folge äußerer Ursachen, haben nichts mit den Miasmen zu tun. Die Substanzen, welche hier den Verdauungstrakt passieren und Übelsein und Erbrechen hervorrufen, haben entweder irgend eine alte Schwäche wieder geweckt oder aber einfach mechanisch irritierend gewirkt.

Echte erworbene oder hereditäre Krankheiten – Verlauf

Die echten, erworbenen oder hereditären Krankheiten aber entwickeln sich aus der Tiefe des Organismus heraus bis in dessen peripherste Partien; so überwältigt die Krankheit den Betroffenen. Die krankmachenden Ursachen sind Einflüsse immaterieller Elementarsubstanz, sie durchlaufen feststehende, wohl unterscheidbare Etappen. Jede hat ihr Prodromalstadium, ihr Zunahmestadium mit charakteristischer Symptomatologie, nach welcher die offizielle Medizin sie benennt und welche sie als pathognomonische Symptome bezeichnet. Gewiß, es ist nützlich, sie zu kennen, nicht allein vom nosologischen Standpunkt aus, sondern vor allem zum Zweck der Ideen- und Bilderassoziation.

Nach *Granier* kann man den Lauf einer Krankheit dem Lauf eines Punktes um einen Kreis herum vergleichen. Bezeichnen wir einen Punkt dieses Kreises mit dem Wort „Gesundheit"! In der Krankheit verläßt man diesen Punkt „Gesundheit", umläuft den ganzen Kreis, um schließlich wieder zum Punkt „Gesundheit" zurückzukehren.

Jede Krankheit ist in der Tat ein Verlassen der Gesundheit und ein Wiederkommen zu ihr nach einer mehr oder weniger langen und komplizierten Serie von Symptomen, welche die diversen Phasen, Revolutionen oder Perioden[1] der Krankheit darstellen. Man zählt i.a. drei, oder wenn man es genau nimmt, vier solcher Phasen:

1. die erste ist das *Incrementum* oder die Periode des Wachsens, der Vergrößerung, des Vorschreitens,

---

[1] Periode kommt vom griechischen „periodos" = Umlauf, Kreislauf (P.S.)

2. die zweite ist der *Status*, die Periode der Reife, in welcher die Krankheit ihre höchste Stärke erreicht,

3. die dritte ist das *Decrementum*, die Periode des Abflauens und das Ende.

Aber es gibt noch einen Zustand, der vorangeht, einen Vorläufer der Krankheit, das ist die Periode der Invasion oder Prodromalperiode. Man sollte deshalb sagen, jede komplette Krankheit durchläuft vier Phasen, vier Perioden. Vom homöopathischen Standpunkt aus sieht man diese vier Phasen bei *akuten Krankheiten* sehr deutlich. Die vierte ist die Wiedergenesung oder der Tod.

In den *chronischen Krankheiten* aber sind nur drei Phasen. Den Tod sieht man als Ende, aber eine Periode des Abnehmens, ein Decrementum gibt es bei ihnen nicht.

Hingegen bei *vorübergehendem Unwohlsein*, Indisposition bilden erste und zweite Periode eine einzige Phase, da sie plötzlich ausbrechen; übrigens nehmen sie auch sehr rasch wieder ab.

Die Entwicklung der Symptome einer Krankheit geht von einem Punkt des Kreises aus, um nachher zum Gegenpol hin zu verlaufen, nachdem eine ansteigende Phase durcheilt wurde, geht es nachher eine absteigende hinunter. Vom Punkt „Gesundheit" der Kreisperipherie aus ziehe man einen Diameter. Die aszendierende Krankheitsphase nimmt dann die eine Kreishälfte, die deszendierende die andere ein. Der Kulminationspunkt II, vis-à-vis vom Punkt „Gesundheit", markiert den Status.

Zwischen II und IV liegt die Periode des Abnehmens, die entweder durch Tod oder Genesung bei IV oder I endet.

Man kann auch von Perioden der *Erstwirkung* und folgender *Gegenwirkung* sprechen. Zwischen beiden liegt die Phase, in der die Symptome stationär bleiben. Die eine ist diejenige, in welcher die Krankheit in den Organismus eindringt, die andere jene, in welcher die Gegenwirkung des Organismus eingesetzt hat, wodurch die Krankheit in eine Phase der Oszillation, der Unentschiedenheit, eintrat. All das hat aber nur didaktisches, wissenschaftliches Interesse, denn vom therapeutischen Standpunkt aus müssen alle solche Regeln und Unterscheidungen verblassen vor dem absoluten Dogma der Individualisation. Das Geheimnis jedes wahren Therapeuten ist, zum Total dieser diversen Phasen der Krankheit das ähnelnde Heilmittel zu finden, d. h. jenes, dessen Pathogenesie eine Folge ähnlicher Phasen zeigt, wie sie hier bei der zu behandelnden Krankheit zu sehen sind. Das ist alles.

Das Studium einer Krankheit sollte nicht zum Zweck getrieben werden, der Krankheit einen Namen zu geben; ist es das, so sei hier deutlich gesagt, dann ist der Name nur von Schaden. Denken wir z. B. an ein Kind, das Masern hat. Der Krankheitsname Masern darf beiseite gestellt werden; was wesentlich ist, das ist der spezielle Charakter der Krankheit bei diesem Kind da vor uns, *das* müssen wir studieren. Man versteht vielleicht nicht ganz, was ich meine, speziell wenn man vorher Fälle nur im Hinblick auf die Namensgebung, d. h. die Diagnosestellung, studiert hat.

Diagnosestellung und Mittelfindung sind verschiedene Dinge

Ich sage dies nicht, um einen Schatten zu werfen auf die Bemühungen, zu einer Diagnose[1] zu gelangen, sondern ich sage dies nur, um zu zeigen, daß die Bemühungen in dieser Richtung bei uns nichts zu tun haben mit den Bemühungen, das angezeigte Mittel zu finden. Je mehr man an der Diagnosestellung herumstudiert, desto umnebelter wird der Geist für die Heilmittelsuche. Man kann ein Krankenzimmer betreten und eine Stunde lang daran arbeiten, herauszubekommen, ob es sich hier nun um Masern oder um Scharlach handelt (denn in den Anfangsstadien können die Fälle recht verwirrend sein). Endlich meint man dann: Gut, es sind Masern, dann muß ich *Pulsatilla* geben – oder: Es ist Scharlach, da braucht's also *Belladonna.* Man wird einsehen, daß so etwas nichts mit Homöopathie zu tun hat, sondern uns nur bitterste Versager einträgt.

Sind wir mitten in einer Epidemie, in welcher Isolation nötig ist, um die Umgebung zu schützen, sagen wir z. B. bei Cholera, sind freilich beide Diagnosen[2] zu stellen, die Heilmitteldiagnose, aber auch die nosologische Diagnose. Die Familie und die Nachbarschaft haben ein Recht auf Sicherheit, welche eine klare Kenntnis der Dinge voraussetzt und welche durch geeigneten Schutz, Isolierung und Quarantäne erreicht werden kann. Zweierlei Dinge müssen also studiert werden: Einerseits, um welche Krankheit es sich handelt, wie sie klassifiziert werden muß, und

---

[1] Die nosologische Diagnose hat ihren Wert da, wo pathognomonische (diagnostische) Symptome von auffallenden, sonderlichen, individuellen (therapeutischen, für die Verschreibung wesentlichen) Symptomen unterschieden werden müssen (*Del Mas*).

[2] Therapeutic and pathological Diagnosis. The Physician's Responsability, Studie, der I.H.A. Juni 1928 von P. *Schmidt* vorgelegt.

andererseits, welches Heilmittel der Patient braucht; ich persönlich mache letzteres lieber zuerst[1]; es hat auch herzlich wenig mit der Klassifikation der Krankheit zu tun, außer in ganz allgemeiner Weise. Hat man sich für ein Mittel entschieden, das die Symptome ganz eindeutig deckt und hat der Patient seine Gabe bekommen, ist der nächste Schritt, was nun für den Schutz der Umgebung getan werden muß – wenn es sich um eine ansteckende Krankheit handelt.

Die Diagnosestellung ist etwas, was sehr ernst genommen werden soll, der Arzt darf darin nicht nachlässig sein, es darf nicht vorkommen, daß er Scharlach für Masern deklariert und umgekehrt. Er muß genug über die allgemeine Natur der Krankheiten kennen, um nachher, wenn die Verschreibung gemacht ist und der Patient diesbezüglich versorgt ist, der Mutter zu sagen, um was es sich handelt, da sie ja auch ein Recht hat, zu wissen, was da nun los ist mit ihrem Kind, er muß nun erklären, ob besondere Schutzmaßnahmen für die Familie oder für Außenstehende ergriffen werden müssen, er muß entscheiden, ob das Kind weiter zur Schule darf oder ob das nicht ratsam ist.

Akute Attacken von Krankheiten chronischer Diathese

Bei den chronischen Krankheiten gibt es gewisse Manifestationen, die zum Verwechseln akuten Affektionen gleichen: z.B. akute Attacken nachahmende periodische Migräneanfälle. Eine Attacke für sich betrachtet gleicht ganz einer akuten Krankheit, der Erkrankung durch ein akutes „Miasma“, wie man zu *Hahnemanns* Zeiten gesagt hätte, aber die Tendenz zur dauernden Wiederkehr und nicht auszuheilen, zeigt, daß es sich um eine chronische Affektion handelt. Anhaltende Störungen nach Exzessen aller Art, auch im Essen und Trinken, von unmittelbaren Ursachen, denen wir uns periodisch aussetzen, sind Dinge, die aus latentem psorischem Untergrund hervorsprossen; es sind momentane Krankheiten; wäre der Mensch nicht mit chronischen Diathesen, chronischen „Miasmen“ behaftet, täten ihm solche Dinge nichts; es

---

[1] Da es unmöglich ist, von einem Symptom zu wissen, ob es pathognomonisch ist oder nicht – auf die nicht-pathognomonischen stellt der Hahnemannianer ja für seine Verschreibung des Heilmittels ab – solange die klinische Diagnose nicht gestellt ist, so folgt daraus logischerweise, daß zuerst die klinische Diagnose gestellt werden muß, aber, und hierin hat *Kent* vollkommen recht, dies ist eben nicht die Heilmitteldiagnose, sondern diese letztere muß wieder ganz anders gestellt werden. Wir können die Heilmittelwahl nicht auf die klinische Diagnose stützen (P.S.).

käme nicht zu längeren Störungen danach, welche akuten Krankheiten gleichen. Nur weil der Mensch mit chronischen „Miasmen“ infiziert ist, können diese repetierten kleinen Attacken auftreten. Dieselben haben keine Prodromalperiode, Anstiegs- und Abfallphase, sondern sie kommen als akute Attacke, die vorübergeht, aber ohne Prodrome – sowohl akute als chronische *„Miasmen“* aber haben ihre Prodrome, das ist der Unterschied.

Zum Thema Einteilung der Krankheiten lesen wir im Paragraphen 72, daß die Krankheiten des Menschen in zwei Klassen aufgeteilt werden können. Der Allgemeincharakter der akuten Krankheiten ist ihre Neigung zur spontanen Ausheilung, also, nach einer gewissen Zeit abzuflauen – während die chronischen Krankheiten eine Tendenz zur dauernden Weiterentwicklung und Zunahme haben. Letztere sitzen viel tiefer.

Die chronischen Miasmen – Ihre falsche Behandlung

Hahnemann hat die Existenz dieser großen chronischen Miasmen herausgestellt, welche das Menschengeschlecht heimsuchen,

1. der Psora,
2. der Syphilis,
3. der Sykosis.

Wir werden nun alle drei studieren. Die schlimmsten Fälle sind jene, in welchen die drei chronischen Miasmen ganz oder teilweise zur Komplexbildung mit einer Arzneivergiftung (welche von Homöopathen auch schon als viertes Miasma, als „Arzneimiasma“, bezeichnet worden ist P.S.) übergegangen sind. Sowie die Effekte der Drogen einmal beseitigt sind, stehen die Miasmen für sich da, und dann kann man die Rein-Form zu studieren beginnen, aber die Miasmen sind heutzutage bei den meisten Leuten schon durch Arzneieffekte kompliziert; wo wir in Kontakt mit chronischen Krankheiten kommen, stets sind da auch schon Spuren von chronischem Arzneimittellabusus und dessen Effekten auf die Lebenskraft. Ich bin der Meinung, vielleicht zu Unrecht, daß zu jenen Zeiten, als Aderlässe noch Mode waren, heftige Abführ- und Brechmittel, Schwitzprozeduren und solcher heftigen Dinge mehr, doch der Mensch weniger rasch so komplett verdorben wurde wie heutzutage. Die enormen Dosen von *Jalapa* und *Calomel* jagten durch die Gedärme und putzten alles heraus, und nachher fühlte der Patient sich wieder wohl und nahm wahrscheinlich keine inneren Spuren dieser Herausfegung bis ins Grab mit. Die Effekte dieser Brech- und schweißtreibenden Mittel gingen kaum tief, kaum bis zu lang anhaltenden inneren Schäden. Heutzutage aber werden kleine Dosen hochkonzentrierter Drogen angewendet, die wirklich schlimme Effekte auf den ganzen Organismus haben und nach und nach ihre eigenen chronischen Symptome der Krankheit beifügen. Das kontinuierliche Einnehmen dieser schulmedizinischen Produkte, dieser Alkaloide etc. wird schließlich zu einem so bedenklichen Zustand führen, wie er in der ganzen Geschichte der Medizin bisher nie existiert hat. Man gibt kleine Dosen, damit der Organismus nicht offen dagegen rebelliert. Die milderen Medikamente, wie z. B. *Sulfonal*[1] brauchen Monate, bis die chronische Vergiftung da ist, ganz heimlich wird der Organismus überwältigt, erst spät werden die Störungen sichtbar. Man fabriziert heute langsam und subtil wirkende Pharmaka, die eine milde Erstwirkung zu haben scheinen, aber die Sekundär- oder Spätwirkungen derselben können äußerst ernst sein.

Spätwirkungen moderner allopathischer Medikation

Hahnemann sagte zu seiner Zeit, die am schwersten zu heilenden chronischen Krankheiten seien jene, die durch vorgängigen Drogenkonsum kompliziert worden seien (§ 74). Wenn das schon zu seiner Zeit so war, wie viel schlimmer muß das heute sein. All diese kleinen Kopfwehmittelchen, Schnupfenkuren etc. sind freilich mild in ihren Erstwirkungen, wie schlimm und heftig aber sind leider ihre entfernten Spätwirkungen. Viele dieser Tabletten und Pillen sind so präpariert, daß sie angenehm zu nehmen sind, einen guten Geschmack haben, z. B. imitieren sie unsere als harmlos bekannten homöopathischen Mittel. Wem es um die Befreiung des Kranken und die Wiederbringung der Gesundheit geht, der verwirft sie alle ohne Ausnahme.

---

[1] wie Veronal, Irgapyrin, Chloromycetin, Streptomycin, Cortison und so viele andere moderne Produkte, deren Ersteffekte so brillant erscheinen, die aber von schweren, oft unheilbaren Späteffekten abgelöst werden (P.S.).

18. Chronische Krankheiten Die Psora

„Organon", § 80

„Unermeßlich ausgebreiteter, folglich weit bedeutender, als genannte beide, ist das chronische Miasma der Psora, bei welcher [während jene beiden, die eine durch den venerischen Schanker, die andere durch die blumenkohlartigen Auswüchse ihr spezifisches inneres Siechtum bezeichnen] sich das innere, ungeheure, chronische Miasma ebenfalls erst nach vollendeter innerer Infektion des ganzen Organismus durch den eigenartigen, zuweilen nur in einigen wenigen Blütchen bestehenden Haut-Ausschlag mit unerträglich kitzelnd wohllüstigem Jücken und spezifischem Geruche beurkundet – die Psora, jene wahre ***Grund-Ursache*** *und Erzeugerin fast aller übrigen, häufigen, ja unzähligen Krankheits-Formen, welche unter den Namen von Nerven-Schwäche, Hysterie, Hypochondrie, Manie, Melancholie, Blödsinn, Raserei, Fallsucht und Krämpfen aller Art, von Knochen-Erweichung [Rachitis], Skrophel, Skoliosis und Kyphosis, Knochenfäule, Krebs, Blutschwamm, Afterorganisationen, Gicht, Haemorrhoiden, Gelb- und Blausucht, Wassersucht, Amenorrhoe und Blutsturz aus Magen, Nase, Lungen, aus der Harnblase, oder der Gebärmutter, von Asthma und Lungenvereiterung, von Impotenz und Unfruchtbarkeit, von Migräne, Taubheit, grauem und schwarzem Star, Nierenstein, Lähmungen, Sinnenmängeln und Schmerzen tausenderlei Art usw., in den Pathologien als eigne, abgeschlossene Krankheit figurieren."*

§ 81

„Es wird dadurch, daß dieser uralte Ansteckungs-Zunder nach und nach, in einigen hundert Generationen, durch viele Millionen menschlicher Organismen ging und so zu einer unglaublichen Ausbildung gelangte, einigermaßen begreiflich, wie er sich nun in so unzähligen Krankheits-Formen bei dem großen Menschen-Geschlechte entfalten konnte, vorzüglich wenn wir uns der Betrachtung überlassen, welche Menge von Umständen zur Bildung dieser großen Verschiedenheit chronischer Krankheiten [sekundärer Symptome der Psora] beizutragen pflegen, auch außer der unbe-

schreiblichen Mannigfaltigkeit der Menschen in ihren angebornen Körper-Konstitutionen, welche schon für sich so unendlich von einander abweichen, daß es kein Wunder ist, wenn auf so verschiedene, vom psorischen Miasma durchdrungenen Organismen, so viele verschiedene, oft dauernd, von innen und außen einwirkende Schädlichkeiten auch unzählbar verschiedene Mängel, Verderbnisse, Verstimmungen und Leiden hervorbringen, welche unter einer Menge eigner Namen fälschlich als für sich bestehende Krankheiten bisher in der alten Pathologie aufgeführt wurden."

Anmerkung zu § 80

„Zwölf Jahre brachte ich darüber zu, um die Quelle jener unglaublich zahlreichen Menge langwieriger Leiden aufzufinden, diese der ganzen Vor- und Mitwelt unbekannt gebliebene, große Wahrheit zu erforschen, zur Gewißheit zu bringen und zugleich die vorzüglichsten [antipsorischen] Heilmittel zu entdecken, welche diesem tausendköpfigen Ungeheuer von Krankheit in seinen so verschiedenen Äußerungen und Formen zumeist gewachsen wären. Ich habe meine Erfahrungen hierüber in dem Buche: Die chronischen Krankheiten [4 Tle. Dresd. b. Arnold, 1828, 1830 und zweite Ausgabe in 5 Bänden, bei Schaub] vorgelegt. Ehe ich mit dieser Kenntnis im Reinen war, konnte ich die sämtlichen chronischen Krankheiten nur als abgesonderte, einzelne Individuen behandeln lehren, mit den nach ihrer reinen Wirkung an gesunden Menschen bis dahin geprüften Arzneisubstanzen, so daß jeder Fall langwieriger Krankheit nach der an ihm anzutreffenden Symptomen-Gruppe, gleich als eine eigenartige Krankheit von meinen Schülern behandelt und oft so weit geheilt ward, daß die kranke Menschheit über den schon so weit gediehenen Hilfsreichtum der neuen Heilkunst frohlocken konnte. Um wieviel zufriedener kann sie nun sein, daß sie dem gewünschten Ziele um so näher kommt, indem ihr die nun hierzu gefundenen, für die aus Psora hervorkeimenden, chronischen Leiden noch weit spezifischeren homöopathischen Heilmittel und die spezielle Lehre, sie zu bereiten und anzuwenden, mitgeteilt worden, unter denen nun der echte Arzt diejenigen wählt, deren Arznei-Symptome der zu heilenden, chronischen Krankheit am meisten homöopathisch entsprechen, und so fast durchgängig vollständige Heilungen bewirken."

Vom philosophischen Standpunkt aus ist die Psora die Grundursache jeglicher Krankheit. Hätte die Psora als infektiöses Agens (Miasma) den Menschen nie ergriffen, wären auch die beiden anderen chronischen Grundkrankheiten unmöglich, Syphilis und Sykosis, und der Mensch wäre überdies vollkommen unempfindlich für akute Krankheiten. Alle diese Krankheiten des Menschen basieren auf der Psora[1], sie ist das Terrain, auf welchem alles andere sproßt, dieses andere kam alles erst sekundär.

Die Psora ist also die Grundursache aller Krankheiten des Menschen, sie war die erste, die Urkrankheit der menschlichen Rasse. Sie ist eine Ordnungsstörung im Innern des menschlichen Organismus. Diese Ordnungsstörung wirkt sich in der Form der allerverschiedensten chronischen Krankheiten aus, der allerverschiedensten chronischen Krankheitsmanifestationen. Wäre die menschliche Rasse nie von der Ordnung abgewichen, so wäre die Psora nie ins Leben getreten.

Die Psora

Wie die Psora ins Menschengeschlecht eingedrungen ist, das ist eine Frage, die in ihrer Bedeutung und philosophischen Tiefe zu behandeln den Rahmen der wissenschaftlichen Studien in einer Medizinschule sprengt. Diese Frage zu behandeln, geht zu weit. Hier sei nur gesagt, daß sie zusammenhängt mit dem ersten großen Fehltritt des Menschen, der Ursünde, welche die erste Krankheit des Menschen gewesen ist; ich verstehe darunter die geistige Aberration, diesen Primärzustand, der der gesamten menschlichen Rasse die Anfälligkeit für die Psora einbrachte und welche ihrerseits dann die Grundlage für alle weiteren Krankheiten abgab.

Wenn wir Psora synonym zu „Krätze“ setzen, verstehen wir nichts von der ganzen Frage und gehen weit an *Hahnemanns* eigner Auffassung vorbei. Denn die Krätze wird allgemein als etwas ganz bestimmt Umschriebenes, eine oberflächliche Dermatose angesehen, verursacht durch eine kleine Milbe, die angeblich lebe[2] und wenn sie zerstört

---

[1] Hinsichtlich der psorischen Ätioiogie jeglicher menschlichen Krankheit scheint *Kent* noch absoluter als *Hahnemann* zu sein (*Kent* hat *Hahnemanns* Werk jahrelang studiert und eingehend darüber nachgedacht), denn der letztere lehrt im § 206, daß Syphilis und Sykosis auch für sich, *ohne* Psora vorkämen, wenn auch heutzutage höchst selten. Andererseits schreibt er im § 80, daß die Psora die Grundursache fast aller Krankheitsformen sei. *Kent* wollte keine analytische Studie der Psora geben, sondern uns einfach ihren universellen Einfluß zeigen, wobei Ausnahmen den Großeindruck von dieser fundamentalen Diathese nicht stören sollen (P.S.).

[2] Antönung der zwei französischen Schulen, die in der Ansicht auseinandergehen, ob die Krätzmilbe lebend oder tot in den Milbengängen darin sitze (P.S.).

werde, sei die Ursache auch wieder weg und die Sache erledigt. Welche Torheit!

Nein, die Psora nimmt ihren Ausgang von einer schmalen Basis, macht dann eine enorme Entwicklung durch, bildet alle möglichen Varianten und äußert sich in der weitaus größten Zahl aller chronischen Krankheiten des Menschen. Sie umfaßt

Epilepsie,
Geisteskrankheiten,
maligne Leiden,
Tumoren,
Ulzera,
chronische Katarrhe und einen
großen Prozentsatz aller Hautausschläge.

Sie entwickelt sich über einfache Stadien zu komplizierten Zuständen, nicht stets allein und nur aus sich heraus, sondern sehr oft eben angefacht und unterstützt durch schlimmen *Arzneimittelabusus* durch Generationen. Denn das Bestreben der Ärzte geht ja immer nur dahin, alle **äußeren pathologischen Manifestationen zu unterdrücken,** von der Oberfläche zu vertreiben. Indem sie das tun, verwurzeln sich aber diese Leiden umso tiefer im Organismus, intensivieren sich im Innern und ziehen sich mehr und mehr ganz ins Innere zurück, zeigen keine äußeren Manifestationen mehr, verlieren ihren objektiven Charakter und bedrohen schließlich die menschliche Rasse mit der Ausrottung.

Sehen wir die Bevölkerung der Erde an; wie viele Leute erreichen das Alter der Reife [1]? Die Kindersterblichkeit ist schrecklich groß. Fast alles ist Psora in weit entwickelter Form. Wie viele kränkliche Neugeborne von elendem Aussehen gibt es! Wie viele Frühgeburten, welche uns von der Geburt an mit ihrem Mangel an Vitalität viel zu schaffen machen. Die angeborne Debilität, der Marasmus und noch andere sehr verschiedene Krankheiten chronischen Charakters des Neugebornen, welche uns diese kleinen Wesen rauben, haben ihre tiefere Ursache in einer dieser chronischen Diathesen (Miasmen). Die erste und Grundursache ist die Psora, an zweiter Stelle steht die Syphilis, und dann folgt die Sykosis.

---

[1] Geschrieben 1900. Heute muß man sagen, daß doch die Mortalität gewisser Infektionskrankheiten stark herabgesetzt werden konnte, während sich hingegen die Morbidität wenig änderte. Und sind auch Diphtherie und Tuberkulose nahe daran, als unterjocht zu gelten, so quellen doch die Irrenanstalten fast über von Patienten; der chronische Rheumatismus, Diabetes und vor allem der Krebs nehmen immer mehr zu und dezimieren die Völker (P.S.).

12 Jahre des Forschens und der Beobachtung[1] brachte *Hahnemann* damit zu, das Material zu finden und zusammenzustellen, das ihm dann seine Schlüsse erlaubte. Jedes Mal, wenn ein chronischer Kranker ihn konsultierte, nahm er sich die Mühe, sorgfältig die hereditären Antezedentien und die Gesamtheit seiner Symptome aufzunehmen, und zwar von ihrem Beginn an bis zu ihrem Jetztzustand, also eine möglichst komplette Anamnese. Dies tat er so viele Jahre, bis er eine Großzahl solcher Fälle beieinander hatte, aus denen er die gemeinsamen Züge herausarbeitete. Dabei wußte er anfänglich gar nicht, wohin das führen würde. Diese sorgfältigen Beobachtungen, die sich über Hunderte von Fällen vom zartesten bis zum Greisenalter erstreckten, verglich er miteinander und vereinigte alles zu einem großen Ganzen. Der Überblick über diese Sammlung gab ihm dann das große Krankheitsbild der Psora in ihren vielfältigen Formen.

Epilepsie, Geisteskrankheit, Diabetes, Krebs, Brightsche Krankheit als Manifestationen der Psora

Bis zu diesem Zeitpunkt hin war jede Krankheit als etwas Selbständiges, für sich Bestehendes angesehen worden. Z. B. alle der Epilepsie eignen Charakteristika wurden in ihrer Zusammenstellung als epileptisches Syndrom bezeichnet und dieses als eine Krankheit ganz für sich erklärt. Aber auch die Epilepsie ist nur eine der möglichen Manifestationen oder Resultate der Psora; jeder Fall ist übrigens auch wieder etwas anderes als die andern. Gibt man sich die Mühe, sorgfältig zu beobachten, wird man sehen, daß jeder Epileptiker von anderen, die an derselben Krankheit leiden, etwas abweicht, d. h. individuelle Züge sowohl beim Anfall als auch vor und nachher aufweist. Epilepsie, Geisteskrankheit, Diabetes, Krebs, Brightsche Krankheit und eine Großzahl anderer Krankheitsprozesse, welche als eigenständige Krankheiten angesehen werden, haben alle doch eine gemeinsame Wurzel, einen gemeinsamen Anfang. Diese Affektionen, deren Manifestationen so verschiedenartig scheinen, haben in Wahrheit alle einen gemeinsamen Ursprung, bekommen jedoch bei jedem Kranken wieder dessen individuellen Stempel.

---

[1] Erscheint ein großes Genie in der Welt, erkennt man es daran, daß alle Dummen gegen dasselbe komplottieren.
Es ist mit *Hahnemanns* Gegnern wie mit jenen *Harveys*: J. *Primose* glaubte, mit einer Arbeit, für die er 14 Tage brauchte, ein Werk vernichten zu können, das *Harvey* 26 Jahre Arbeit gekostet hatte (P.S.).

Temporäre Erfolge bei Behandlung akuter Stadien chronischer Krankheiten

Hahnemann sagt uns, wie sehr es ihn wunderte, bevor er diese Sammlung beisammen hatte, wenn Heilmittel mit kurzer Wirkungsdauer, wie z. B. die Apsorika *Nux vomica* oder *Ignatia* nur gewisse Syndrome, d. h. Symptomengruppen, als isolierte Teilmanifestationen eines größeren Krankheitsgeschehens heilten oder gewisse Zustände gar nur eine Zeit lang beschwichtigten und die Symptome bald wieder erschienen, trotz einer nach bestem Wissen und Können ausgewählten Medikation. Am Schluß der Behandlung mußte er einsehen, daß das größte Krankheitsgeschehen, die Grundkrankheit, sich kontinuierlich weiterentwickelt hatte, obwohl der Patient zu verschiedenen Malen Erleichterung aus der Medikation gezogen hatte.

Es geht jedermann gleich, der sich nur an die sogenannten akuten Mittel, also Apsorika hält und bei ihnen bleibt, ohne die Psoralehre je einmal studiert oder gar begriffen zu haben. Die kurz wirkenden Mittel passen auf akute Exazerbationen der Psora. Erscheinen solche akuten Manifestationen in Symptomengruppen, so wird man natürlich zuerst einmal die passenden akuten Mittel wählen. Man wird dann auch mal ab und zu palliative Effekte damit erzielen können. Aber auf weitere Sicht, bei der Rückschau nach Jahren, muß man sich dann sagen, daß bei solcher Medikation die Krankheit doch leider kontinuierlich gewachsen ist. Da kommt man dann zur Einsicht, daß man das Übel nie an der Wurzel zu fassen bekam, daß da etwas Tieferes darunter verborgen liegt, das vorwiegt, und daß deshalb die Krankheit doch nach und nach deutlich schlimmer wurde.

Hahnemann sah das, und es war ein Rätsel für ihn, da er doch mit seinen akuten Mitteln eine perfekte Meisterschaft über akute Krankheiten erworben hatte. An solchen Apsorika standen damals, gut geprüft, zu seiner Verfügung etwa *Belladonna, Aconit, Bryonia, Arnica, China, Nux vomica* etc., und sie alle hatten sich als ausgezeichnete Mittel für akute Manifestationen der Psora und für die akuten Miasmen erwiesen. Da hatte *Hahnemann* noch nicht herausgefunden, daß die akuten Miasmen eben exklusiv nur akute Miasmen sind und in keiner Weise mit den chronischen zu vergleichen und umgekehrt. Zu dieser Zeit hatte er sie noch nicht einmal als Miasmen, d. h. Infektionserreger, erkannt.

Man kann die akuten Miasmen nicht richtig verstehen, wenn man nicht fähig ist, sie mit den chronischen zu vergleichen. Sie stehen Seite an Seite, aber prägen wir uns ein, daß die akuten nur dank der chronischen manifest werden können. Die akuten Infektionserreger sind ab und zu so virulent, daß sie die Kranken töten; sind sie es weniger, so sieht man nach einer Zeit des Anstiegs eine Tendenz zum Rückgang und zum Erlöschen. Diese Entwicklung kann nicht verzögert werden, zu bestimmter Zeit erlahmen und erlöschen sie. Das gibt es nicht, daß man erst nach einem gewissen Zeitablauf ein chronisches Miasma auch als solches deklariert, ein chronisches Miasma ist von Anfang an chronisch. In der offiziellen Medizin teilt man die Krankheiten in akute, subakute und chronische ein. Alles was sechs Wochen übersteigt, wird subakute Krankheit genannt, und verlängert sie sich dann ins Unermeßliche, nennt man sie chronisch. Nein, ein chronisches Miasma ist von Anfang an chronisch und ein akutes von Anfang an akut. Die Zuordnung zu akut oder chronisch muß sich nach vollkommen anderen Gesichtspunkten vollziehen:

1. nach der Natur des Infektionserregers,
2. nach seinen potentiellen Fähigkeiten,
3. nach seiner Art, auf den Organismus einzuwirken.

Hahnemann beschreibt uns sehr offen, wie erstaunt er war, bei chronischen Krankheiten nach Behandlung mit seinen bisherigen Mitteln über eine bestimmte Zeitspanne einfach absolut keinen Fortschritt erzielen zu können. Die Symptome entwickelten sich nach ihrem eigenen Rhythmus und nahmen dauernd zu, damit das eindeutige Weiterschreiten der Krankheit demonstrierend. Da stand *Hahnemann* vor einem großen, komplexen Studium. Aber trotz vieler Schwierigkeiten entdeckte er nach 12 Jahren geduldigen Forschens das Faktum, daß in allen beobachteten Fällen eine denselben zugrunde liegende chronische Ursache existierte, ein chronisches Miasma mit eminent progressiver Tendenz, welches erst mit dem Tode des Patienten erlosch. Von da an nahm er rigorose Selbstversuche auf, um um jeden Preis Medikamente zu finden, die diesen chronischen Miasmen als Simile entgegengesetzt werden konnten. Hier ist der Beginn seiner Selbstversuche anzusetzen. Wäre er nie zu dieser Deduktion gelangt, wären ihm solche Dinge verborgen geblieben.

Nachdem er alle in diesen 12 Jahren gesammelten Symptome zu einer großen Gesamtschau zusammengestellt hatte, begann er zu beobachten und zu überlegen, wie eines sich aus dem andern entwickelt haben konnte, welches der erste, zweite, dritte Schritt etc. in Wachstum und Ausgestaltung dieses tiefsitzenden chronischen Miasmas war. Auf diese Weise fand er heraus, daß Patienten, welche an Phthise verstorben waren, in jüngeren Tagen einen Bläschenausschlag hauptsächlich zwischen den Fingern, manchmal aber auch am übrigen Körper gehabt hatten, welcher mit den damals üblichen Salben unterdrückt worden war. Da stellte sich natürlich die Frage, was hat diese Unterdrückung mit dem zu tun, was nachher folgte? Wie *Hahnemann* sich die Antwort vorstellte, das kann man in den „Chronischen Krankheiten", nachlesen, aber er sagt da nicht alles, obwohl er seitenweise Erfahrungen und Beobachtungen zitiert.

Wiederauftreten alter Krankheiten in der umgekehrten Reihenfolge ihres Erscheinens

Man versteht *Hahnemanns* Ansicht besser, ist seinen Schlüssen besser zugänglich, wenn man zuerst einmal einfach in jedem Fall die angezeigten Mittel anwendet und seine Anleitungen zur Verhinderung der Weiterentwicklung der Krankheit befolgt. In der nach seinen Prinzipien erfolgenden Heilbehandlung einer großen Zahl von Krankheitsfällen wird man dann die schönste Demonstration seiner Lehre erleben: **Da werden die Krankheiten in der umgekehrten Reihenfolge ihres Auftretens wieder verschwinden, d.h. die zuletzt aufgetretenen Symptome werden als erste wieder vergehen und die ältesten Symptome als letzte.** Da werden alte, vergangene Symptome in Form von Hautausschlägen wiederkommen, unterdrückte Schüttelfröste bei Malarialeidenden, alte Katarrhe, die unterdrückt worden waren, sowie andre chronische Manifestationen. Solche Dinge werden wiederkommen, in umgekehrter Ordnung ihres einstigen Auftretens. Wenn wir solches beobachten, d.h. wenn wir die ältesten und tiefsten Leiden durch unsre Behandlung so zurück zu ihren Anfangsmanifestationen getrieben sehen, welches z.B. ein Bläschenausschlag gewesen ist, und können wir nichts weiteres mehr ausmachen, was diesem Bläschenausschlag vorangegangen wäre, so kommen wir notgedrungen zum gleichen Schluß wie *Hahnemann*, nämlich daß die Unterdrückung dieses ursprünglichen Ausschlags alles nachfolgende Elend auf ihr Konto zu buchen hat, daß in dieser Tatsache der Anfang der ganzen nachfolgenden Krankheit liegt.

Diese Dinge beobachtet man, wenn man seine Mittel intelligent verschreibt, genau nach den Gesetzen und Prinzipien der Homöopathie. Wer keine Erfahrung auf diesem Gebiet hat oder für dasselbe überhaupt ungeeignet ist, wird nie Gelegenheit haben, solches zu konstatieren. Viele Kranke sind auch schon so weit vorgeschritten in ihrer Krankheit, diese ist schon so tief eingenistet, daß man diese symptomatische Retrogradation bei ihnen leider nicht mehr bewerkstelligen kann. Sondern da muß man zusehen, wie ihre Krankheit zunehmend zentripetalwärts an Terrain gewinnt, der Zustand des Patienten verschlechtert sich. Sind zwar gewisse mehr weniger oberflächliche Symptome des Patienten besser, obwohl er selbst abgeht, und kommen keinerlei alte Symptome zurück, dann wissen wir, daß wir Palliation treiben, daß der Krankheitsprozeß nur gebremst, aber nicht mehr geheilt werden kann.

Alle auftretenden oder verschwindenden Krankheitszeichen kritisch bewerten

Wir berühren hier eine psychologische Frage, die man kennen soll. Es ist ab und zu besser, den Kranken von Anfang an zu bitten, sich keine zu großen Illusionen zu machen über das, was noch zu erreichen ist. Auf alle Fälle ist es stets besser, nicht zu große Versprechungen zu machen. Wenn man diese gab, ist die Enttäuschung nachher umso größer, wenn die Situation sich ändern und gar verschlechtern sollte. Und wenn ein Kranker uns in der Sprechstunde mit Bewunderung, Dank und Lob überhäuft über die Besserung, die er bemerkt, weil man ihm die lästigen Symptome eines tieferen Übels beseitigt hat, z. B. eine chronische Migräne oder Epilepsiekrisen, uns aber nichts vom Wiederauftreten eines ehemaligen Hautausschlags berichtet, nichts vom Zurückgehen des zugrunde liegenden Übels, noch eine umgekehrte Reihenfolge des Verschwindens der Symptome meldet, so ist es auf jeden Fall ratsam, ihn trotz des günstigen Anscheins darauf aufmerksam zu machen, daß er von seiner Krankheit keineswegs befreit sei. Auf der andern Seite ist es oft weise, zu raten: „Wenn Sie z. B. einmal Hautunreinigkeiten oder irgend einen Hautausschlag bekommen sollten, bitte lassen Sie denselben auf jeden Fall in Ruhe, suchen Sie denselben bitte ja nicht mit irgendwelchen Maßnahmen zu verändern.“ Denn sehr wahrscheinlich würden diese Kranken dann nämlich sofort wieder jenes Mittel anwenden, das sie einst davon „befreite“, jene Schwefelpomade oder schmierige, eklige Ichthyol- oder Teersalbe.

Warne man die Patienten, irgend etwas von ihren Symptomen auf eigene Faust entfernen, beseitigen zu wollen. Kommt ein Patient und erzählt uns von wunderbaren Fortschritten, notiere man die Beobachtung ruhig und objektiv und studiere sie sorgfältig. Enthält die Anamnese die Antezedentien des Falles noch nicht und die Einzelheiten über den Beginn der ganzen Krankheit, mühe man sich, das jetzt nachzuholen, alles über die Symptome des Krankheitsbeginns herauszubringen, was noch herauszubringen ist. In diesem Augenblick ist es vielleicht ratsam, besonders wenn der Patient intelligent ist, ihm zu sagen: „Seien Sie weder erstaunt, noch gar alarmiert, wenn Sie diese oder jene einstige Erscheinung wiederkommen sehen, und vergessen Sie nicht, mir gegebenenfalls sofort Mitteilung zu machen, wobei Sie aber nichts daran herumdoktern, nichts Äußerliches darauf applizieren sollen, was es auch sei.“ Dank dieser Instruktionen, nichts auf eigne Faust zu unternehmen, keine Medikamente von sich aus zu nehmen, ein ruhiges, geregeltes Leben zu führen, seine physischen Kräfte einzuteilen und Exzesse jeder Art zu meiden, können wir dann schließlich die Rückkehr zu jenen Symptomen beobachten, die vor langer Zeit unterdrückt oder übertüncht worden sind. Oft recht lange nach Beendigung der Behandlung sehen wir Patienten zu uns zurückkehren, die berichten: „Doktor, jetzt bekomme ich jene Störungen von einst wieder, die ich schon lange geheilt wähnte.“ Dies ist der Moment, in seiner Krankengeschichte nachzusehen, und da entdeckt man, daß das der Anfang seiner späteren Krankheit war; daß die Psora in ihrer primitivsten Form, derjenigen eines Bläschenausschlags beim Patienten im Kindesalter vorkam und damals, wie üblich, unterdrückt wurde.

Einfache und komplizierte Psora

Letztere Art ist die einfachste Art von Psora, diese einfachen Fälle haben alle das gleiche Anfangsstadium des Bläschenausschlags; die komplizierte Art Psora ist die ererbte. Bei den einfachen Fällen von Psora kommt nach dem Hautausschlagsstadium dann ein katarrhalisches Stadium in verschiedensten Äußerungsarten. Verschreibt man für diese Symptome, kommt der Hautausschlag der Kindheit zurück, speziell wenn es sich um jüngere Leute handelt. Handelt es sich um eine kompliziertere Art Psora, bekommen wir den Patienten nicht zur Anfangsform derselben zurück, da es dessen Eltern waren, welche die Anfangsform hatten; das Kind hat sie von ihnen schon in einer komplizierteren, höheren Form erhalten. Behandelt man dieses Kind, so kann man dessen Psora einfach zu weniger komplizierten Stadien bringen, aber auf die Anfangsform des vesikulären Ausschlags wartet man bei ihm meist vergebens. Diese Anfangsform, den vesikulären Ausschlag, sieht man fast nur bei jenen Patienten zurückkommen, die ihn einst auch wirklich hatten; aber Formen, die ihm gleichen, können auch bei anderen Patienten gesehen werden, wenn die Lebensenergie des Organismus einmal in Ordnung gebracht ist.

Ist diese Ordnung im Organismus erreicht, ist derselbe also wieder im Normalzustand, nicht mehr krank, so gleicht das Erreichen dieses Ziels einer Reise zurück an den Anfang der Psora in ihre ersten, einfachsten Manifestationen.

Behandelt man eine wüste Form von schuppigem Hautausschlag, trokkene, harte, hornige Schuppen, so wird man bei geeigneter Behandlung diese Schuppen verschwinden sehen; sobald aber die Lebenskraft dann größer und stärker geworden ist, muß es uns nicht erstaunen, wenn sich nun ein Bläschenausschlag entwickelt. Das bedeutet, daß die ursprüngliche schlimme Form (Schuppen) nun einfach in die mildere Bläschenform überging. Die Hautleiden tragen ja die verschiedensten Namen, aber wir sehen hier, daß diese Namen recht wenig Wert haben. Die verschiedenen Ausschläge wechseln von einer Form zur andern, entspringen aber alle ja einer einzigen Ursache und gehen bei geeigneter homöopathischer Behandlung sukzessive von komplizierteren zu einfacheren Stadien zurück. Das kann so häufig beobachtet werden, daß sich das jeder vor Augen führen kann, was ich hier sage. Aus diesen Beobachtungen können wir versichern, daß Psora mit einem einfachen, lokalisierten Bläschenausschlag beginnt.

Ab und zu bekommt man auch weiter vorgeschrittene und kompliziertere Formen von Psora zur Behandlung, bei welchen schon organische Gewebsschäden da sind; nachdem der Patient das homöopathische Mittel eine zeitlang genommen hat, kommt die Krankheit zu einem Stillstand, es scheint nichts mehr zu gehen, aber auf einmal kommt ein schlimmer, häßlicher Hautausschlag heraus. Das ist ein gutes Zeichen, wenn sich eine Krankheit auf der Haut manifestiert oder in katarrhalischen Absonderungen, dann sind die inneren Organe sicher; aber wenn diese äußeren Manifestationen gestoppt werden, dann leiden die innern Organe.

Folgen der Unterdrückung katarrhalischer Ausscheidungen und von Hautausschlag

Wenn das wahr ist, zu was für Schlüssen müssen wir dann kommen hinsichtlich der Unterdrückung jeder katarrhalischen Abscheidung und des Wegtreibens jedes Hautausschlags durch äußerliche Applikationen? Sind sie Wohltat oder schaden sie? Was schließen wir, wenn wir sehen, daß die Leitidee der modernen Medizin darin besteht, alles was an der Oberfläche erscheint, so rasch als möglich zu vertreiben? Kennen wir die Wahrheit über die Psora, sehen wir ein, was für ein grandioser Schaden dem Patienten angetan wird, dem jedes Nach-außen-Werfen der Krankheit auf solche Weise gestoppt wird, und erkennen, was für ein eingreifender Schock so etwas für den Organismus ist, und wieso die Psora auf diese Weise eben nur gefördert und schlimmer gemacht wird, komplexer von Jahr zu Jahr und Generation zu Generation, bis sie die Grundkrankheit der menschlichen Gesellschaft wird, die Basis aller Leiden des Menschen.

Wir sind nun so weit vorbereitet, einzusehen, daß wir weit mehr über die Psora lernen können, wenn wir ihre regressive Entwicklung studieren als wenn wir nur ihr Fortschreiten und weiteres Umsichgreifen beim Einzelfall verfolgen. Sie ist die Ursache aller chronischen Krankheitsmanifestationen außer jenen syphilitischer und sykotischer Natur. Wir können heute alle diese schlimmen konstitutionellen Zustände (mit Ausnahme der syphilitischen und sykotischen), welche organische Krankheiten genannt werden, als Resultate der Psora ansehen.

Dann sind z. B. die fünf Formen der Brightschen Krankheit nicht Einzelkrankheiten für sich, sondern alle Resultat derselben Psora in ihrem Angriff auf die Niere, nur eben beim einzelnen Individuum individuell modifiziert. Die allgemein bekannten, chronischen Leberaffektionen sind ebenfalls nicht Krankheiten für sich, sondern nur Leberlokalisationen der Psora; die Lungen- und Herzleiden, Hirnaffektionen sind auch alles nicht Krankheiten für sich, da sie alle eine einzige, gemeinsame Wurzel haben. Wir verfolgen ihr Wachstum von diesem Ursprung an und studieren sie von ihrem Anfang bis zu ihrem Ende, von der Ursache an bis in die Endresultate. Nur auf diese Weise kommen wir zu einer klaren Kenntnis ihrer inneren Ursache und ihres Anfangs.

19. Chronische Krankheiten – Die Psora
(Fortsetzung)

Der Tod ist der Sünde Sold
Hl. Schrift

In seinem Werk „Die chronischen Krankheiten" nennt *Hahnemann* die Psora die älteste und unheilvollste, allgemein verbreitete chronische Infektions- (miasmatische) Krankheit, und trotzdem sei sie unter allen Krankheiten die oftest verkannte und nicht begriffene.

„Die Psora ist die älteste miasmatisch-chronische Krankheit, die wir kennen. Ebenso langwierig wie die Syphilis oder die Sykosis, und daher, wenn sie nicht gründlich geheilt wird, vor dem letzten Hauche auch des längsten Menschenlebens, ebenfalls nicht erlöschend [indem selbst die robusteste Natur nie durch eigne Kraft sie in sich zu vernichten und auszulöschen vermag], ist die Krätzkrankheit [Psora] noch überdies die älteste und vielköpfigste unter allen miasmatisch-chronischen Krankheiten."
Hahnemann, „Die chronischen Krankheiten", Bd. 1, S. 11; 12.

Bereitschaft des Terrains für die Krankheit

Die drei chronischen „Miasmen" Psora, Syphilis und Sykosis sind alle ansteckend. In ihrer Natur ist etwas, das den sicht- und spürbaren Manifestationen derselben vorangeht, welche wir Krankheit nennen. Wir sprechen von den Zeichen und Symptomen einer Krankheit; wir sprechen z. B. von Syphilis, wenn wir die typischen Symptome dieser Krankheit herauskommen sehen, aber vergessen wir nicht, daß diesem Stadium ein unsichtbares vorangeht, ohne welches es keine Syphilis gäbe. Sie könnte den Menschen nicht infizieren, wenn er nicht etwas böte, was ihre Entwicklung erst ermöglicht. Genau so ist es mit der Psora, auch sie könnte im Menschen nicht aufkommen, böte er ihr nicht ein geeignetes Terrain.

Da die Psora die erste der chronischen Krankheiten war, die anderen beiden erst später auftraten, so ist es angezeigt, sich zu fragen, in was denn jener Zustand des Menschen bestand, wie dieser Zustand war, der ihn empfänglich für die Psora machte, so daß sie ihn infizieren und sich in ihm entwickeln konnte. Das menschliche Geschlecht muß einmal in einen Zustand geraten sein, in welchem es empfänglich für die Psora war; bei einer vollkommen gesunden Rasse hätte die Psora nie Boden fassen können. Vorausgehend der Psorainfektion muß schon ein gewisser Krankheitszustand existiert haben, ein Zustand der gestörten Ordnung, von dem wir mit vollem Recht wissen möchten, woher er kam, welche Ursache er hatte, wie er dann verlief und welcher Natur er war. So werden manche sagen. Wollen wir dieses aber erforschen, so müssen wir das Wort Gottes als historische Tatsache über den Ursprung und die älteste Geschichte des Menschen akzeptieren, denn keine andere Geschichtsschreibung beginnt so weit vorne. Bestimmt macht es absolut nichts aus, auf solche Weise zu schließen, und ich hoffe, man nimmt das so an, und nimmt es nicht nur als historische Tatsache, sondern als göttliche Offenbarung. Nicht daß ich nun hier Zitate zu bringen wünsche und Belege, das gehört nicht an diese Stelle.

Syphilis

Betrachten wir die Syphilis: Da ist es des Menschen eigener Entschluß, der ihn hinführt zum Ort, wo er sie auflesen kann, wo er in Kontakt kommt mit Personen, die sie haben. Es ist sein eigner Entschluß, auf den die Tat folgt. So ist es aber nicht mit der Psora. Der Mensch sucht sie nicht, er geht nicht hin, wo sie ist, er sucht nicht die Gesellschaft solcher, welcher sie nun einmal notorischerweise haben. Er mag sie irgendwo einmal auflesen. Hingegen die Syphilis ist Resultat seiner eignen Tat, von Hurerei und Ehebruch, wo er absolut im klaren ist, daß man so etwas nicht tun soll, so etwas nicht suchen soll. Das sind Dinge, von denen er intelligenterweise weiß, daß sie zu meiden sind. Die Syphilis ist das Resultat eines Wunsches, eines Verlangens, gefolgt von der Tat, jedoch kann sie dann nachher, wenn einmal entwickelt, auch akzidentell fortgepflanzt werden (Syphilis insontium). Vor jeder Tat herrschen im Menschen ein besonderer Zustand, besondere Bedingungen, und wenn die Syphilis mit der Tat einhergeht und der Tat aber etwas vorangeht, ein krankhafter Zustand in unsern Gedanken, so muß dieser Zustand dem entsprechen, was jeder Tat vorangeht, nämlich Denken und Wollen. Denken und Wollen schaffen im Menschen einen Zustand, der identisch ist mit der Kondition, in der er sich befindet. Solange der Mensch nur die Wahrheit dachte und das einhielt, was seinem Nächsten wohltat, solange er aufrecht und gerecht blieb, solange blieb der Mensch auf Erden frei von jeglicher Krankheitsanfälligkeit. Das war der Zustand, in dem er erschaffen worden war. Solange er darin verblieb, seine Integrität bewahrte, solange war er immun gegen jegliche Krankheit, solange umgab ihn nicht jene Aura, welche Ansteckung anzieht.

Sobald der Mensch aber Dinge wollte, die aus falschem Denken resultieren, kam der ganze Organismus in einen Zustand, der seinem Innersten entsprach. Wie Wille und Vernunft, so auch das Äußere des Menschen. Wie das Leben des Menschen oder der Wille des Menschen, so dessen Körper, und da beide in dieser Welt eins sind, so umgibt ihn eine Aura, die umso schlechter ist, je weiter er sich von Recht und Gerechtigkeit entfernt, je näher er dem Bösen steht.

Mildere Form der Lepra: die Psora

Lange vor der Sintflut, welche die Bösen jener Zeit beseitigte, gab es unter den Menschen eine Krankheit, Lepra genannt, welche aber nur das Resultat der schrecklichen Profanation alles Höchsten war, die zu einer gewissen Zeit um sich griff. Eine große Zahl Menschen litt damals unter dieser heftigen Aura der Lepra, während heutzutage die allgemein verbreitete Ordnungsstörung der menschlichen Rasse nur eine mildere Form von Psora bei einer gegenüber damals veränderten Menschheit darstellt. Wären wir heute noch dieselben Menschen wie damals, so hätten wir auch noch häufiger Lepra – anno 1226 zählte man in Frankreich noch mehr als 2000 Leprosorien (P.S.) –, und so haben wir heute nur noch die mildere Art von Psora. Die Alten hielten übrigens die Lepra für eine innere Krätze.

Das Böse zu wollen, Falsches zu denken und aus dem Leben eine Folge von falschen Dingen zu machen, versetzt Geist und Körper in einen Zustand der Anfälligkeit für Krankheit, und so ist auch die Psora genannte Form von Krankheit nur eine Manifestation im Äußern von dem, was im Innern des Menschen, in seinem Wesenskern, vor sich geht. Hier ist es nicht die Tat, die zur Krankheit führt wie bei Syphilis und Sykosis, sondern der Einfluß eines Zustands, der auf dieser Erde zunahm und sich fest einnistete, bis wir ihn in seinen äußeren Manifestationen sehen, die also nur zeigen, von welcher Natur unser Inneres ist.

Die äußere Lepra ist wohl zurückgegangen, aber ist denn der heutige Mensch nicht ein moralisch Lepröser? So steht es leider heute mit dem menschlichen Geist. In andern Worten: Jedermann ist psorisch. Wir wissen, was Lepra bedeutet, und zu sagen, daß die ganze Welt heute an Psora leidet, heißt nicht mehr und nicht weniger, als daß Lepra auch heute noch das Gesicht der Erde entstellt, nur eben in einer milderen Form, in der Form der Psora.

Jedes Neugeborene wird neu angesteckt. Weil die Psora nun Generation um Generation belastet, Jahrhundert um Jahrhundert, nimmt die Empfänglichkeit für sie zu. Das ist mit jedem Infektionserreger so und auch mit jeder Droge. Bei den mit Drogen überschwemmten Leuten finden wir, daß z.B. Merkurialisierte immer empfindlicher auf Quecksilber werden und dadurch rascher vergiftet als andre. Einmal mit *Rhus* Vergiftete sind nachher so empfindlich darauf, daß schon ein Dunst von einer Rhus-Pflanze in Distanz sie krank macht. Wer wie der Mensch schon in Urzeiten mit Psora vergiftet worden ist, ist begreiflicherweise heute überdurchschnittlich empfänglich (psorische Hyperergie) für sie, so daß das Kind schon durch den Hauch erkrankter Schulfreunde die Gruppe von Milben begleiteter Bläschen zwischen den Fingern bekommt.

Freilich, viele sagen, die Milbe gehe dem Ausschlag voran. Die solches behaupten, wissen aber nicht, daß eine gesunde Person unempfindlich für die Milbe ist, sie tut einer gesunden Person nichts. Das Miasma entwickelt sich aus einem Anfangsstadium heraus, der Acarus ist eine Erscheinung der Endstufe dieser Entwicklung. „Die Psora ist die Ursache der Krätze, sie bereitet letzterer das Bett und nicht umgekehrt, wie alle Bücher fälschlicherweise schreiben" (P.S.). Der Zustand *vor* dem Erscheinen der Milben ist die Hauptsache, die Milbe ist nicht der Anfang. Die menschliche Gesellschaft wird von Generation zu Generation empfänglicher für diesen innern Zustand, und dieser ist die Grundursache, die den Menschen auch zur Syphilis prädisponiert. Hätte er keine Psora, würde er auch keine Syphilis aquirieren; das Terrain wäre nicht vorhanden, auf welchem erst letztere treiben und sich entwickeln kann.

Wille und Vernunft des Menschen sind primär, sie stehen vor der Tat. Das ist fundamental. Der Mensch tut nichts, er habe es nicht vorher beschlossen zu tun, also gewollt; er will etwas und führt es nachher aus. Täte er Dinge, die er nicht wollte, wäre er nur ein Automat. Er beschließt, in ein Prostituiertenhaus zu gehen oder sucht eine Prostituierte zum Geschlechtsverkehr, d.h. er will es ausdrücklich, und da liest er dann das syphilitische Miasma auf. Dieser Akt seines Willens und diese Krankheit entsprechen deshalb dann diesem Manne. Zuerst hat er nur gedacht, einmal so etwas zu unternehmen, dann kam der Wille dazu, aber noch war er nicht vollkommen entschlossen zur Tat. Zuerst also falsches Denken, dann das Wollen des Übels, falsches Denken im Sinn eines ungezügelten Lebens, des Verlangens nach Dingen, die ihm nicht gehörten, und dann kam die Tat. Die Miasmen, die der Psora folgten, sind nur die nach außen sichtbaren Manifestationen von Taten, die aus Denken und Wollen hervorgingen.

Psora – älteste Krankheit der Menschen

Die Psora ist der älteste äußere Ausdruck der Krankheiten der menschlichen Rasse, sie repräsentiert den Beginn, darauf folgen dann die Krankheiten, die durch des Menschen Taten ausgelöst werden. Denken, Wollen und Handeln sind die drei Dinge, welche die Wissenschaft vom Leben der menschlichen Rasse untersucht und studiert. Der Mensch denkt, er will und handelt darauf. Die Aura, welche die Menschen zu jeder Zeit ihrer Geschichte umgibt, entspricht dem Zustand der menschlichen Rasse zur jeweiligen Zeit. Die Kinder erben es von ihren Eltern, tragen es und setzen es fort. Wie das Innere, so das Äußere, und das Äußere kann immer nur das Resultat des Inneren sein.

Der innere Zustand des Menschen geht dem voran, ist wichtiger als das, was ihn umgibt; deshalb ist die Umgebung nicht Ursache; die Umgebung, das Milieu ist nichts als ein Resonanzboden, der aufs Innere reagiert und das Innere widerspiegelt. Einer, der das Primäre hat, was innerlich ist, mag an seinem Äußeren das, was einmal folgen kann, bekommen; der Einfluß geht von innen nach außen, und außen sind es die Haut, die Organe, der materielle Körper des Menschen, wo er seine verschiedenen Krankheitsformen manifest werden läßt. Das ist Influx, und seine Wirkung macht sich stets in Richtung des geringsten oder gar fehlenden Widerstands bemerkbar; d.h. die Wirkung geht in Richtung des Verlangens des Menschen, seiner Neigungen, dessen, was er sich wünscht. Die Dinge fließen in der Richtung, in der er will, daß sie fließen. Die Krankheiten des Menschen entsprechen dem, was er erstrebt, was er liebt, und die Krankheiten, welche die menschliche Rasse von heute heimsuchen, sind nur der äußere Ausdruck, die äußere Form für das, was in seinem Innern ist; es ist schon so, die Krankheiten als solche stellen nur dar, was den Menschen im Innern bewegt. Man haßt seinen Nächsten, man ist leicht bereit, jede Vorschrift zu übertreten, das ist der Zustand des heutigen Menschen. Und dieser Zustand findet sein Spiegelbild in den Krankheiten des Menschen. Alle Krankheiten auf Erden sind nur das Spiegelbild dessen, was im Innern des Menschen ist. Wäre es nicht so, wäre er nicht empfänglich für Krankheit, könnte er nicht entwickeln, enthüllen, was in ihm ist. Das Bild dessen, was er im Inneren ist, kommt bei der Krankheit heraus.

Dieser Zustand hat immer mehr zugenommen; er ist riesengroß und komplex geworden. Der ursprünglich einfachen Psora gesellten sich Syphilis und Sykosis (Pseudo-Psora) bei, und alle drei nahmen weiter zu und haben nun zu einem Zustand geführt, in welchem jedermann so empfindlich auf akute Infektionskrankheiten geworden ist, daß viele unserer Mitbürger alles, was gerade herumgeht, auch bekommen; jede kleine Grippeepidemie legt sie gleich um. Diesen komplizierten Zustand hat sich der Mensch zugezogen. Das ist nicht das Werk einer einzigen Generation, sondern hat sich durch die Jahrhunderte, seit denen wir die Geschichte der Menschen schreiben, auf Erden angehäuft. Wäre es nicht so, würde der Mensch nie krank, denn er wurde als vollkommenes Wesen, seiner animalischen Natur nach, erschaffen. Schaut doch die Vollkommenheit aller Dinge, die in die Welt gesetzt sind; seht z. B. die Pflanzen, wie perfekt sie sind; aber der Mensch hat sich durch seine bösen Gedanken und durch sein Wollen des Verkehrten und Falschen in einen Zustand gebracht, in dem er seiner Freiheit verlustig ging und seiner inneren Ordnung; und dadurch macht er Veränderungen durch, welche weder im Tier- noch Pflanzenreich ihresgleichen finden.

Die „Miasmen“ (wir bewahren diesen Ausdruck absichtlich – er bezeichnete einst ein krankheiterzeugendes Prinzip unbekannter Natur, Ursache jeder Infektionskrankheit, P.S.), welche die menschliche Rasse heutzutage krank machen, sind durch allopathische Behandlung noch tausendfach komplizierter gemacht worden. Sobald ein Miasma sich durch Äußerungen auf der Haut manifestiert, vom Innern heraus auf die Haut geworfen wird, ist dies eine Erleichterung und Stärkung für das wesentlich wichtigere Innere des Organismus, und deshalb resultiert so viel Schaden, werden die Krankheiten so kompliziert, wenn die äußeren Manifestationen durch Applikation gewisser heftiger oder aufreizender Mittel zum Verschwinden gezwungen werden.

Heutzutage will niemand zugeben, als Kind Krätze gehabt zu haben, bis eine intelligente Mutter einsieht, daß es eben für den Arzt wesentlich sein kann, alles zu wissen. Man schaut Krätze als etwas an, dessen man sich schämen muß. Es ist auch wirklich ein gewisser Zusammenhang mit etwas Unehrenhaftem da, mit dem Ehebruch. Der eine ist Ehebrecher erst im Innern, beim andern sieht man es auch äußerlich. Das letztere folgt auf ersteres. So ist es mit allen Miasmen.

Und nun haben wir als Ärzte die Aufgabe, die großen Miasmen mit allen ihren Komplikationen zu behandeln. Erscheint z. B. eine echte sykotische Gonorrhoe bei uns zur Behandlung, so haben wir sie i. a. erst aus zweiter Hand, d. h. schon in ihrer unterdrückten Form, und die ist tausendmal schlimmer als die ursprüngliche. Alle äußeren Erscheinungen sind nun schon wegmanipuliert worden. Genau so ist es mit den äußerlichen Formen der Psora, Bläschen- und Schuppenausschlägen und andern Hauterscheinungen und -auswüchsen der Psora. Nichts Gescheiteres weiß man zu tun, als alles, was an die Oberfläche heraustritt, zu zerstören, und derweil wächst und wächst die Krankheit, bis sie so weit ist, daß kein Mensch mehr sagen kann, wie es noch ausgeht. Wie lange soll das noch so weitergehen? Bis die menschliche Rasse an den Folgen der Unterdrückung der Psora von der Erde ausgerottet sein wird? An solchen Folgen von Unterdrückung der Psora haben wir krebsige Affektionen, organische Herz- und Lungenleiden, Phthise und schließlich allgemeine Zerstörung des Körpers. Wie lange soll das noch gehen? Wenn die Homöopathie sich nicht ausbreitet, wenn ihre Lehren auf Erden nicht zum Durchbruch kommen, so daß die Kranken nach ihren Prinzipien behandelt werden, dann wird die drohende Lage, diese Situation noch schlimmer. Die Zahl allopathischer Ärzte nimmt rapide zu, aber sie können sich von genannten, leider so verderblichen Behandlungsprinzipien heute noch weniger trennen als zu *Hahnemanns* Zeiten.

Falsche Homöopathie

Wie notwendig ist die Homöopathie heute; aber nicht jene, welche heutzutage an unsern Lehrinstituten gelehrt wird, denn diese letztere wird das Vordringen der Psora wahrlich nicht aufhalten. Die Mehrheit der Lehrer daselbst lächelt über die Psoratheorie, sie lächeln über die „Miasmen“ und fahren fort in ihren Bemühungen, eine Homöopathie auf allopathischer Basis zu gründen. Wie Homöopathie heute an unseren Lehrstätten gelehrt wird, das ist ja nur ein Versuch, sie den Allopathen mundgerecht zu machen, sie der Allopathie anzugleichen, da wird die allopathische Terminologie verwendet, werden chronische Affektionen mit den verschiedensten Namen belegt, und dann werden diese Affektionen nach diesem Namen behandelt, was ja total wider die Prinzipien der Homöopathie geht. Kein Mensch daselbst studiert die Psora, der Unterricht geht nach allopathischen Lehrbüchern vor sich. Die Syphilis z. B. wird da nie von der Ursache bis in die Endeffekte behandelt, sondern überall nur – wie in der Allopathie – rein unterdrückend oder hintanhaltend, ohne die geringste Bemühung, sie dauerhaft zu heilen. Man sättigt den Patienten mit Quecksilber, Jodiden und andern heftig wirkenden Drogen, von denen man weiß, daß sie die Krankheit durch einen allopathischen Effekt eine Zeit lang unter ihrem Joch halten.

Die Psora hat auf diese Weise zugenommen, bis sie heute die ansteckendste Krankheit ist, die es gibt, denn je komplizierter sie wurde, desto empfindlicher, d. h. empfänglicher wurden unsre Kinder für deren Anfänge, und die neue Ansteckung verschlimmert das alte Übel weiter, und während es so weitergeht, werden unsre Kinder auch immer empfänglicher für alle anderen Infektionserreger. Die menschliche Rasse ist heutzutage ganz außerordentlich empfänglich für Psora, Syphilis und Sykosis.

„So ward die Psora die allgemeinste Mutter der chronischen Krankheiten ... Sie bringt wenigstens sieben Achtel aller chronischen Siechtume hervor" sagt Hahnemann „Die chronischen Krankheiten", Bd. 1, S. 17.

Könnte die Psora durch eine gute Behandlung zurückgetrieben werden durch alle die Stadien bis zu ihrem Anfangsbild, dann werde freilich – das ist schon wahr – das Äußere des Menschen u. U. schrecklich anzuschauen sein, aber dafür wäre dann das Innere in viel besserem Zustand. Die Bläschenausschläge, die da herauskämen, könnten manchmal schlimm aussehen, gräßlich für die Eitelkeit des Patienten, aber läßt man sie sich nicht entwickeln, kommt ihre Wohltat dem Innern nie zugute. Auch ererbte Zustände können so an die Oberfläche herausgeschafft werden, innere Übel fließen in äußere Manifestationen; die Homöopathie fährt fort, auswärts zu treiben, dadurch wird das Innere, werden die edleren Organe entlastet und befreit; das Innere wird relativ krankheitsfrei.

Im allgemeinen weicht eine Krätze der homöopathischen Behandlung gar nicht so rasch, da die Wirkung des Mittels darauf ausgeht, auch den Erbschaftsfaktor zu beseitigen, indem sie denselben an die Oberfläche treibt. Einer, der das nicht weiß, verliert dann den Kopf, wenn das Mittel den Ausschlag nicht sofort beseitigt. Ein krankes Kind mag zeitweise einen Ausschlag haben, wird es richtig behandelt, wird die Krankheit durch den Ausschlag aus dem Körper herauskommen, und dann ist das Kind auf dem Weg zur richtigen Heilung, da die Krankheit von innen nach außen geheilt wird; endlich, nach manchen Widerwärtigkeiten, wird auch die äußere Geschichte verblassen und schließlich vergehen, die innere Störung mit sich entführend. Wenn also das angezeigte Mittel den Ausschlag nicht im Handkehrum wegzaubert und die Haut zart hinterläßt und deshalb dann schon bald Zuflucht zu Zink- und Schwefelsalbe genommen wird, erkennen wir nun, daß das eine Verletzung der Gesetze ist, und daß man damit dem Patienten großen Schaden antut.

Hahnemann gibt uns hier eine lange Liste von Fällen mit den Autorennamen, Zitaten und Referenzen, die man durchsehen soll. Dann gibt er anschließend die Symptome, die er in seinen Beobachtungen und Forschungen zusammenstellte. Es war die auffallende Ähnlichkeit dieser

Symptome, zusammengestellt und so ein Bild der Psora gebend – mit den Symptomen von *Sulfur* –, die *Hahnemann* zum Gebrauch des Schwefels in psorischen Leiden bewog. In der Psora haben wir ja aber auch die Bilder manch andrer Mittel; alle tiefwirkenden Mittel haben ja mehr oder weniger Ähnlichkeit mit dem Bild der Psora.

Arthritismus und Diathese nach heutiger Auffassung

Wir halten es für nützlich, im Anschluß an dieses wichtige Kapitel die heutigen Anschauungen über die Begriffe der Diathese und des Arthritismus zu geben, die den Großteil dessen umfassen, was hier „psorische Affektionen" genannt wurden.

Moderne Definition des Arthritismus

Die Bezeichnung „Arthritis", womit Gelenkaffektionen gemeint sind, geht aufs ferne Altertum zurück, man findet sie schon bei *Hippokrates*. Sie hat sich durch die Jahrhunderte erhalten. Wir müssen das 20. Jahrhundert abwarten, bis die Bezeichnung der arthritischen Diathese auf alle möglichen Krankheiten angewendet wird, die nichts mit den Gelenken zu tun haben.

Es sind *Bazin*, *Laccereaux*, *Bouchard* und *Landouzy*, welche die interessante Idee hatten, eine ganze Serie von Affektionen, die bei einzelnen Familien und unter ähnlichen Bedingungen vorkommen, unter einem Namen zusammenzufassen. Man hat auch übertrieben und unter diese Diathese alle Syndrome vereinigen wollen, deren Pathogenese man nicht kennt.

Bazin unterschied vier konstitutionelle Krankheiten:

die Syphilis,
die Skropheln,
die Arthritis,
die Herpetis.

Seine **Arthritis** war hauptsächlich durch Haut- und Gelenkaffektionen, eine Tendenz zu Schmerbauch und die Gegenwart von Tophi charakterisiert. Seine **Herpetis** umfaßte juckende und schuppende Dermatosen, Neuralgien und die Migränen.

Lancereaux gab dem **Arthritismus** der anderen den Namen **Herpetismus.** Für ihn war der Herpetismus eine **konstitutionelle und heredi-**

täre vasotrophische Neurose, charakterisiert durch zwei Arten von Äußerungen:

1. eine vasomotorische, der ersten Lebenshälfte zugeordnet – mit juckenden Dermatosen, spasmodischen Krisen, kongestiven und haemorrhagischen Attacken,
2. eine trophische, erst später kommende – mit Kahlköpfigkeit, Osteophyten, Emphysem, Arteriosklerose, Fettsucht, Diabetes und Gicht.

Bei *Bouchard* präzisiert sich der klinische Begriff des Arthritismus bemerkenswert. Er deckt nicht wegdiskutierbare Verbindungen zwischen Fettsucht, Diabetes, Gicht, Harnsteinleiden, Ekzem, Migräne, Asthma, Emphysembronchitis, Leberhypertrophie, Haemorrhoiden, chronischem Rheumatismus auf, die häufiger beim selben Individuum vorkommen und in derselben Familie. Er stellt deren fluxionären und katarrhalischen Charakter heraus und sagt, daß es sich bei all' diesen Affektionen um **verlangsamte Ernährung** der Gewebe, **blockierten Metabolismus** handle, eine Ansicht, die heute als veraltet in Vergessenheit gefallen ist.

Landouzy hatte ihr einen Namen gegeben, welcher unseren Anschauungen schon näher steht, er nannte sie **Bradytrophie.** Er sah sie als Ausfluß diverser Infektionen und Vergiftungen an. Er unterstreicht den familiären Charakter dieses Zustands.

Cazalis hat diese Auffassungen erweitert und auf die **sklerogene Tendenz**, welche alle Läsionen dabei tragen, als Charakteristikum des Arthritismus hingewiesen.

Gautrelet hat den Begriff der **sklero-osmo-nutritiven Diathese aus Überdichtigkeit der Zellsepten** entwickelt.

Guyot hat die **Infektionshypothese** lanciert, welche auf der Entdekkung eines rheumatischen Diplokokkus fußt, den aber kein anderer Bakteriologe bestätigte.

Die Endokrinologen blieben auch nicht zurück. *Leopold Levi* hat versucht, alle großen und kleinen Syndrome des Arthritismus durch funktionelle Störungen der Thyreoidea zu erklären, und zwar im Sinne eines Zuviel und eines Zuwenig. Er stellte eine **thyreo-endokrine Hypothese** der Diathese auf.

Diese ist ingeniös, befriedigt aber trotzdem nicht. *Pende* weitet den Einfluß auf alle endokrinen Drüsen aus. *Galup* tritt dann mit der Anaphylaxiehypothese auf, die in der **kolloido-klassischen Diathese** die Basis alles dessen sieht, was man Arthritismus nennt.

Und dann kommt mit dem Aufleben der Studien über den Sympathikus und den Forschungen über neuro-vegetative Gleichgewichtsstörungen natürlich noch eine vago-sympathische Hypothese des Arthritismus. Man spricht von **Neuro-Arthritismus.**

Michaelis sieht im Arthritismus eine **Störung der bulbären Regulation.** Und beim Kongreß über den Arthritismus in Vittel, 1927, gab *Loeper* eine neue Charakteristik desselben: Er nennt ihn **Präzipitationsdiathese** und betrachtet die

Harnsäure,
die Oxalsäure,
und das Cholesterin

als die Hauptsubstanzen, die im Kontakt mit den Körpersäften auf Grund eines unstabilen, kolloidalen Gleichgewichtszustandes ausfallen.

Aber *Maurel*, erhaben über den Nebeln solcher Definitionen, erklärt ihn zum Resultat der **Überernährung**. Er gibt eine sehr lebendige Beschreibung dessen, was er den „roten Faden des Arthritismus" nennt.

In der ersten Generation werden die Grundlagen zum Arthritismus gelegt: Das einer Überernährung unterworfene Individuum ist in der ersten Lebenshälfte ein Bild von Gesundheit, ist aktiv, hat viele Kinder. Mit 30 ist es plethorisch. Mit 40 wird es leicht fettleibig, und nachher beobachtet man schon Nierengries, Haemorrhoiden, Kardiopathien.

In der zweiten Generation kommt die Fettsucht schon früher, früh treten Diabetes auf, Albuminurie, Lungen- und Herzläsionen.

Und von Generation zu Generation kommen solche Phänomene früher.

In der vierten und fünften Generation sind die Kinder dann zurückgeblieben, weisen Körperdeformitäten auf, sind Lymphatiker, Neuropathen, es geht abwärts mit der Familie.

Das ist dasselbe, was *Pascault* als Resultat einer **ernährungsmäßigen Überbelastung** des Organismus beschreibt, vor allem im puncto **Fleisch.** Diese Diathese sei weniger eine Erbkrankheit als verursacht durch falsche Erziehung und Gewöhnung.

In den letzten Zeiten spricht man von **allergischer Diathese** unbekannter Ursache, aus Reizung der Vaguskerne im Gehirn oder von **hämorrhagischer Diathese** unbekannter Ursache, von **ulzera-gaströser Diathese** etc.

Das sind die zur Zeit herrschenden Ansichten, nachzulesen in den neuesten Veröffentlichungen der Encyclopédie médico-chirurgicale von 1967.

Wenn der Begriff der Psora schwierig zu verstehen ist, so hat er doch das Verdienst, die arthritische Diathese seit etwa 150 Jahren dem Verständnis näher gebracht zu haben, die arthritische Diathese, welche eine ihrer hauptsächlichsten Ausdrucksformen ist, und dies in einer originellen Form, die von der Mehrzahl der Homöopathen akzeptiert wird, während diese Diathese bei der Schulmedizin in ihrer Umschreibung bisher sehr variierte, wie man eben sah, und auch heute noch einer richtigen, allgemein anerkannten Definition harrt, denn alles bisherige darüber ist ja, gelinde gesagt, sehr konfus.

Wir kommen zum Schluß:

Zu obigen Begriffen fügen wir noch hinzu: Vergiftungen, Autointoxikationen, Intoxinationen und vor allem der Arzneimittelabusus, der sowohl in puncto Mittel an und für sich, die in den Organismus eingeführt werden, gefährlich ist, als auch durch die Unterdrückung von Symptomen, die damit getrieben wird, sei es bei fälschlicher Anwendung derselben in Endzuständen, sei es bei deren Anwendung bei lokalisierten Leiden, die gar nicht die ganze Krankheit sind, sondern nur ein Teil davon, ein sichtbares Resultat mit der Bedeutung eines semaphorischen Signals. Indem man in solchen Fällen unterdrückt, maskiert man die Krankheit, löst Krankheitsversetzung auf andre Organe aus. Die Krankheit sieht ihre Ausgänge verstopft und zugemauert und weiß nicht, wie wieder an die Oberfläche gelangen. Sie beginnt dann unterirdische Wege zu bohren, alles läuft nun unter der Decke ab, und das ist umso gefährlicher, denn diese Minierarbeit führt zu Irreversibilität und Unheilbarkeit.

Das ist unsere Vorstellung von der Psora.

20. Chronische Krankheiten – Die Syphilis

„Organon", § 79

„Man kannte bisher nur die Syphilis einigermaßen als eine solche chronisch-miasmatische Krankheit, welche ungeheilt nur mit dem Ende des Lebens erlischt. Die, ungeheilt, gleichfalls von der Lebenskraft unvertilgbare Sykosis [Feigwarzenkrankheit] erkannte man nicht als eine innere chronisch-miasmatische Krankheit eigner Art, wie sie doch unstreitig ist, und glaubte sie durch Zerstörung der Auswüchse auf der Haut geheilt zu haben, ohne das fortwährende, von ihr zurückbleibende Siechtum zu beachten."

Die homöopathische Behandlung der Syphilis gibt uns die Gelegenheit, einige sehr interessante, allgemeine Gesichtspunkte zu behandeln. In den entsprechenden Lehrbüchern findet man alles, was diese Krankheit hervorbringen kann[1], u.a. die Serie der syphilitischen Dermatosen in

---

[1] Wir dürfen hier die verschiedenen Formen der Syphilis in Erinnerung rufen:
1. kongenitale oder konnatale Syphilis: Sie wird von der Mutter aufs Kind übertragen.
2. extragenitale Syphilis: deren Primäraffekt außerhalb der Genitalregion,
3. maritale Syphilis: vom legitimen Ehepartner angesteckt,
4. von vornherein allgemeine Syphilis: Invasion der Syphilis ohne Lokalläsion,
5. Syphilis insontium oder nicht venerische Syphilis: Syphilis Unschuldiger, d.h. ohne unreinen Kontakt erworben, unbewußt; Neugeborene, Ammen, Mütter,
6. technische Syphilis: bei Ärzten, Hebammen, Laborantinnen in Ausübung ihres Berufs erworben,
7. „geköpfte" Syphilis: d.h. Syphilis ohne Schanker infolge eines unfallmäßigen, tiefen Stichs mit einer infizierten Nadel; auch meist als Berufskrankheit,
8. venerische Syphilis: durch illegitimen und unreinen Beischlaf erworben.
Nach *Fournier*:
Syphilis 1 (primäre Syphilis):
Der Schanker erscheint 3–4 Wochen nach der Inokulation, im Mittel 20 Tage nachher (andere sagen 25–45 Tage). Mittlere Dauer 3–5 Wochen.
Schanker „Redux": Kann am selben Ort 10–30 Tage nach der Heilung auftreten, durch das Virus, das der lokalen Inokulationsläsion entstammt.
1. Etappe:
a) Inkubation zwischen Ansteckung und Ausbruch des Schankers: 15–25 Tage. Der Schanker „heilt ab", d.h. verschwindet nach 4–8 Wochen des Bestehens spontan.

ihren verschiedenen Aspekten, mit Farbe des Ausschlags, Zeit des Erscheinens, Roseolen, Plaques muqueuses, Collier der Venus, Syphiliden etc. ...

Das Prodromalstadium betreffend ist es gut, sich zu merken, daß es i. a. 12–15 Tage dauert, bei manchen Fällen jedoch bis zu 50, ja 60 Tagen. Ein akutes Miasma, eine Erkältung oder danach eine Droge können den Organismus so sehr stören, daß die äußeren Manifestationen längere Zeit nicht ausbrechen, d.h. das Prodromalstadium wird über das übliche Maß hinaus verlängert; aber i.a. dauert es ca. 2 Wochen, sofern nichts Störendes oder Unterbrechendes dazwischenkommt.

Ehepartner wird mit Syphilis desselben Stadiums angesteckt

Indessen richtet sich die Länge der Prodromalperiode nach dem Stadium, in dem der Ansteckende im Moment der Ansteckung war. Diese Beobachtung kann jeder selbst machen und verifizieren, wenn er homöopathisch praktiziert; in den Büchern steht nichts davon. Die medizinische Literatur behauptet, wenn man sich mit Syphilis anstecke, gebe es immer zuerst einen Primäraffekt, gleichgültig, in welchem Stadium der Ansteckende bei der Übertragung war. Aber wichtig ist, was ich jetzt sage: Nehmen wir an, das, was wir das syphilitische Miasma nennen, führt zu einer bestimmten Krankheit, die sich in bestimmter Zeit nach einem bestimmten Zyklus entwickelt. Nehmen wir weiter an, jemand

---

b) Inkubation zwischen dem Auftreten des Schankers und den klinischen Manifestationen der Bakteriämie. Latenz der Infektion 6–7 Wochen.
Syphilis II (sekundäre Syphilis):
2. Etappe:
Sekundärstadium der Syphilis: in diesem ist die Syphilis am ansteckendsten. Die ersten Anzeichen der sekundären Syphilis erscheinen zwei Monate nach der Ansteckung. Darauf klinische Latenz: 2–3 Monate.
3. Etappe:
Inkubation, nach welcher die sekundo-tertiären Zeichen ausbrechen
a) prähumorale oder präserologische Periode = 6 Wochen = WaR - - - - -,
b) humorale oder serologische Periode = WaR + + + +.
Die Zeichen sekundärer Syphilis erlöschen nach 2–3 Jahren des Bestehens. Darauf 3. Inkubation: sekundo-tertiäre Syphilis
Syphilis III (tertiäre Syphilis):
Tertiärstadium der Syphilis. Während diesem Stadium ist eine experimentelle Superinfektion möglich. Die klinische Heilung ist nach *Cole* nicht immer vom Negativwerden der serologischen Zeichen begleitet (Encyclopédie méd.; chir.; 1954).

habe die Primärmanifestationen derselben hinter sich und wird nun nach einer entsprechenden Behandlung von seinem allopathischen Arzt entlassen mit der Bemerkung, nun dürfe er schon heiraten, es bestehe keine Gefahr mehr. Verheiratet er sich nun wirklich, wird seine Frau krank, aber sie durchläuft nun nicht die Primärstadien, den Primäraffekt und die Roseolen, sondern bekommt direkt die Syphiliden und die Symptome, welche schon zum weiter vorgeschrittenen Stadium der Krankheit gehören. Die Krankheit ist also vom Gatten übertragen worden, und zwar im Stadium, in welchem sie bei ihm gerade war, und verfolgt nun ihre Evolutionen vom betreffenden Stadium an weiter. Die Frau hat sie also in derjenigen Phase empfangen, in der sie beim Gatten im Moment des ersten Kontakts war; hat er da eine Syphilis schon fortgeschrittenen Stadiums, so bekommt sie sie im selben Stadium. Dasselbe gilt auch bei Psora und Sykosis.

So etwas läßt sich bei Übertragung akuter Infektionskrankheiten nie beobachten, aber die drei chronischen „Miasmen" sind zu jedem Zeitpunkt ihrer Evolution ansteckend, und zwar überträgt sich jene Entwicklungsstufe, in der sie zum Zeitpunkt der Übertragung gerade steht. Der Krankheitszustand wird so übertragen, wie er gerade ist. Wer psorisch ist, und leide er an weit entwickelter Psora, der überträgt auf seine gute Frau dasjenige Stadium, in dem er gerade selbst steht. Sie nimmt sie auf, und dann geht die Entwicklung auch in ihr weiter, zusätzlich zu dem, was sie schon selbst an Krankheit trägt, und nimmt immer mehr zu, wobei die Psora bei ihr dann natürlich ihren individuellen Stempel bekommt.

Jedoch kommt hier das Gesetz des Schutzes durch Unähnliches[1] der Frau zum Glück öfters zugute und schützt sie vor einer neuen Ansteckung mit Syphilis, Psora und Sykosis. Die Gesundheitsstörungen, an denen sie schon leidet, sind oft so unähnlich und so stark, daß dieselben sie vor Ansteckung schützen, eine Ansteckung abhalten. So gibt es Frauen, die nach Geschlechtsverkehr mit einem Mann, der an Sykosis unter der Form eines chronischen Ausflusses leidet („goutte militaire"), absolut nicht erkranken, also nicht infiziert wurden. Andre sind auf dieselbe Weise gegen gewisse Schankerformen geschützt. Auch wiederholter Verkehr steckt sie nicht an, sie können gravid werden, das Neugeborne kann durch und durch syphilitisch sein, während die Mutter nicht das geringste Syphilis-Anzeichen aufweist. Der Grund dafür ist, daß das

---

[1] siehe *Hahnemann*, *„Organon"*, § 36–45

Kind das Produkt des väterlichen Samens ist, während die Mutter nur das Nest liefert[1], wie schon *Paracelsus* sagte.

Verhältnis verschiedener Krankheiten zu einander, stärkeren zu schwächeren, unähnlichen und ähnlichen

Viele physiologische Tatsachen unterstützen diese Behauptungen. Ich habe viele Fälle gesehen, wo das Neugeborne alle typischen Symptome der Syphilis aufwies und habe gespannt auf die spezifischen Symptome bei der Mutter gewartet, sie kamen nicht, sie kamen nie. Erfolgt Anstekkung im Primärstadium, kann man sie unmöglich übersehen, erfolgt sie aber im Sekundär- oder Tertiärstadium, so gibt es wirklich keine Möglichkeit, sie unmittelbar zu entdecken, da sie sich in diesem Falle sehr heimlich und verborgen entwickelt hat und die Inkubationszeit lang ist. Hat der Gatte einen Schanker, wird auch die Frau einen solchen bekommen, wenn sie angesteckt wird; wird ihr aber die Syphilis im Tertiärstadium übertragen, wenn also Intermediärstadien schon vorbei sind, und zwar spontan oder durch Unterdrückung – da ist es unmöglich, schon bald unterscheiden zu können, ob sie nun die Krankheit auch hat oder nicht. Wir haben beim *„Organon“*-Studium schon gesehen, daß bei unähnlichen Krankheiten die stärkere die schwächere abhält, so daß jemand, der eine schwere chronische Krankheit hat, z. B. eine Phthise, dadurch geschützt ist. Die organischen Krankheitsresultate im Organismus sind so bedeutend, daß sie diesen ganz beherrschen, und dadurch ist er vor anderen Krankheiten geschützt. **Unähnliche Krankheiten stoßen sich gegenseitig ab, ähnliche ziehen sich an und heilen sich gegenseitig.**

Ist hingegen der unähnliche psorische Zustand des Patienten nur schwach, schwächer als die Affektion, die dazu kommt, so kann die stärkere, z. B. Pocken, sich festsetzen und die schwächere unterdrücken. Die gegenseitige Beeinflussung der Krankheiten unter sich zu kennen, ist sehr wichtig, denn da können wir das Heilungsprinzip sehen, wie eine Krankheit die andre z. B. löscht oder bloß unterdrückt etc.

---

[1] Gesetze über die angeborene Syphilis:
Ein Kind von gesundem Aussehen von einer syphilitischen Mutter kann von derselben ohne Gefahr der Ansteckung gestillt werden = Gesetz von *Profeta*.
Andererseits kann eine Mutter ohne das geringste Anzeichen von Syphilis ein syphilitisches Kind zur Welt bringen, die Syphilis rührt vom Vater her. Sie ist vor Ansteckung sicher und kann das Kind stillen, auch wenn letzteres alle möglichen Syphilisanzeichen aufweist, ja sogar buccopharyngeale Syphilis, es macht nichts = Gesetz von *Colles-Baumes*.

Wir können bei der Beobachtung der Wirkung der homöopathischen Mittel sehr viel über den Syphiliserreger lernen. Nach 15–25 Tagen, also nach den Prodromalperioden, der ersten Inkubationsperiode von der Ansteckung an, erwarten wir den Schanker; nach ca. sechs Wochen oder etwas mehr oder weniger, je nach Fall, welche die zweite Inkubationsperiode darstellen, erwarten wir die äußeren klinischen Erscheinungen der Bakteriämie, die Roseolen oder andre Syphilide und wenig darauf, wenn sie verschwinden, oder aber auch schon, wenn sie noch bestehen, entdecken wir die Plaques muqueuses im Rachen, bucco-pharyngeale Ulzera, und nachher kommt dann der Haarausfall. Diese Erscheinungen folgen sich in raschem Lauf, kommen aber ab und zu auch gemeinsam vor. Das sind die üblichen äußeren Manifestationen der Syphilis II; man soll sie sich merken.

Bei schwachen Subjekten sind die Manifestationen nicht sehr ausgesprochen, bei robusten, kräftigen natürlich viel stärker und deutlicher. Es spielt jedoch keine große Rolle, ob der Körper nun die innere Syphilis aus allgemeiner, konstitutioneller Schwäche nicht nach außen werfen kann, oder ob der Organismus durch bestimmte Drogen geschwächt wurde, daß er die äußeren Manifestationen, die schon da waren, zurückzog, wieder einzog. Das kommt ganz aufs Gleiche heraus, seien sie nun zurückgezogen worden oder infolge konstitutioneller Schwäche gar nicht herausgekommen; da arbeitet die Krankheit im Innern und greift die inneren Organe an, Hirn, Leber, Nieren, Milz, Herz und Lungen, Gewebe und Knochen.

Sie wählt vor allem das Periost, die Knochen und das Gehirn, da lokalisiert sie sich am häufigsten. Die Psora greift vergleichsweise eher an Blutgefäßen und Leber an und bildet unter der Haut Depots, die zu Eiterung neigen, zu Abszeßbildung. Der syphilitische Abszeß ist kein richtiger Abszeß, sondern eine Einschmelzung von multiplen Knötchen von recht unheilsamem Charakter.

Studiert man die syphilitischen Erscheinungen von hinten nach vorn, also von den Endstadien zurück zu den Anfangsstadien, so können wir Spuren dieser Stadien immer noch entdecken, wenn sie einst unterdrückt worden sind.

Welches sind nun unsre Beobachtungen hinsichtlich der Heilung der Syphilis durch homöopathische Mittel? In frühen Stadien in Behandlung genommen, heilen sie das Übel an der Wurzel und verhindern so eine latente Weiterentwicklung; sie stellen die Ordnung wieder her, z.B. indem ein durch Superinfektion schmerzhaft gewordener Schanker schmerzlos wird und wie eine gewöhnliche Wunde heilt. Bubonen eitern rasch heraus, während sie sich sonst, ohne homöopathische Heilmittel, ohne Eiterung nach und nach resorbieren. Die Plaques muqueuses nehmen nicht mehr weiter zu und heilen ab, das Halsweh bessert sich stark, so daß der Patient sich sehr erleichtert und in jeder Hinsicht besser fühlt. Im Sekundärstadium sehen wir kein Zurückgehen über die ulzeröse Phase etc., sondern da scheint das homöopathische Mittel die Erscheinungen zu beruhigen und zu beherrschen, bis es auch in der Tiefe durchgreifend zur Wirkung kam, worauf dann alles schrittweise erlischt.

So viel zur Wirkung der homöopathischen Heilmittel auf die frühen Manifestationen. Hat man hingegen mit sekundo-tertiären Erscheinungen zu tun, sieht es etwas anders aus. So ein alter Fall, der schon fünf – zehn Jahre von einem Arzt zum andern ging und alle möglichen eingreifenden Kuren durchmachte, der nun über arge biparietale Kopfschmerzen klagt, geistig deutlich abnimmt und allerlei tertiäre Manifestationen der Krankheit zeigt, wie Gummata und tiefe Ulzera und dem nun ein richtiger Zusammenbruch droht, den kann man mit homöopathischer Konstitutionsbehandlung nur um den Preis des Wiederauftretens ehemaliger, unterdrückter Zustände wiederherstellen und heilen. Das heißt nun nicht gerade, daß der Primäraffekt und die Adenitis wiederkommen müssen, es ist gut möglich, daß es nie dazu kommt, aber er mag sich wieder über Halsweh zu beklagen beginnen, und da sieht man dann die ehemaligen Geschwüre im Mund und Rachen wiederkommen und die können sehr groß werden und sich in die Umgebung hineinfressen, z. B. in den weichen Gaumen, und zu richtigen Substanzverlusten führen. Von dem Augenblick an, in dem die Ulzera auftreten, schweigen die osteokopen Schmerzen, die drohende Knochennekrose wird abgewendet. Die Periostitis bessert sich. Die Iritis jedoch ist oft sehr mühsam zu behandeln, sie kann mit den sekundär-luetischen Symptomen erscheinen oder aber Jahre später mit tertiären Symptomen zusammen. Das passende Mittel wird dieses zuletzt auftretende Symptom unverzüglich erleichtern. Aber der Patient wird sagen: „Doktor, schauen Sie doch einmal in meinen Rachen, seit Jahren habe ich da nicht mehr solche Schmerzen gehabt wie jetzt.“ Schaut man hinein, sieht man Stellen, an welchen im Laufe früherer Behandlung mit Salpetersäure oder andern Ätzmitteln Gewebsläsionen gesetzt wurden, die nun hart, steif und manchmal speckig aussehen und voller Gummata sind. Der arme Kranke ist nun wirklich in einer rechten Zwickmühle, denn wenn wir ihn vor der progressiven Paralyse retten sollen, so geht das, so wahr er lebt, bestimmt nicht ohne allerhand recht schlimme Krisen ab. Kann man ihn retten, so daß er wieder ein lebenswertes Leben führen kann, dann müssen alle, durch die bisherigen Behandlungen unterdrückten Manifestationen wiederkommen, und sie werden das bei geeigneter Therapie auch tun.

21. Chronische Krankheiten – Die Sykosis [1]

[Feigwarzenkrankheit]

„Organon", § 79

„Man kannte bisher nur die Syphilis einigermaßen als eine solche chronisch-miasmatische Krankheit, welche ungeheilt nur mit dem Ende des Lebens erlischt. Die, ungeheilt, gleichfalls von der Lebenskraft unvertilgbare Sykosis [Feigwarzenkrankheit] erkannte man nicht als eine innere chronisch miasmatische Krankheit eigner Art, wie sie doch unstreitig ist und glaubte, sie durch Zerstörung der Auswüchse auf der Haut geheilt zu haben, ohne das fortwährende, von ihr zurückbleibende Siechtum zu beobachten."

Chronische und akute Gonorrhoe

Es ist allgemein nicht bekannt, daß es zwei Arten von Gonorrhoe gibt:
eine von Anfang an *chronische*-
und eine rein *akute*.

Erstere zeigt keinerlei Heilungstendenz, sie ist von vornherein chronisch, verläuft zeitlich unbeschränkt, durchdringt nach und nach den ganzen Körper, eine Symptomatologie verschiedenster Art hervorbringend.

Die zweite zeigt im Gegensatz dazu eine Tendenz, schon nach einigen Wochen oder mindestens in einigen Monaten abzuheilen.

Alle beide sind ansteckend.

Ebenfalls kann man einfache Entzündungen der Urethra mit Ausfluß, die nicht ansteckend sind, antreffen. Man nennt sie banale Urethritiden. So gibt es also einfache Entzündungen der Urethra und spezifische Entzündungen derselben und unter den spezifischen die beiden oben ge-

---

[1] Die Sykosis ergreift vor allem das Mesoderm, die weichen Gewebe, die Syphilis die weichen Gewebe und die Knochen, die Psora alle Gewebe ohne Ausnahme. Vom homöopathischen Standpunkt aus spielt die Sykosis eine sehr wichtige Rolle, wir wissen, wie lange ihre Behandlung geht und wie schwierig sie oft ist; ganz im Gegensatz zur allgemein verbreiteten Annahme ist sie *eine so schwere Krankheit wie die Syphilis*. Nicht so spektakulär in ihren Manifestationen wie jene verdirbt sie doch ganz im geheimen die Rasse, greift Blut und reproduktive Zellen an, ist wie die Syphilis Ursache von Sterilität und Aborten. Man kann wirklich sagen, sie ziehe den ganzen Körper in Mitleidenschaft, vom Gehirn bis zur Fußsohle (P.S.).

nannten, d.h. die schon primär chronischen und die akuten. Die Lehrbücher behandeln die beiden, als wären sie ein und dieselbe Krankheit, und in allen finden wir nichts weiter als bloß die Beschreibung des Anfangsstadiums des eitrigen Ausflusses.

Die Mehrzahl der Gonorrhoen sind akut, d.h. sie entwickeln sich in drei Phasen: den Prodromen, dem Anstieg und dem Abflauen, genau wie es *Hahnemann* für alle akuten Miasmen beschreibt. Die akute Phase trägt zu Recht den Namen *Gonorrhoe*[1], denn ihre Manifestation ist vor allem und fast einzig der Ausfluß. Wenn man nun in dieser akuten Phase zur unterdrückenden Therapie Zuflucht nimmt, so hat das meist keine schlimmen Folgen, da der Körper i.a. kräftig genug ist, sich der Unterdrückungsfolgen zu entledigen, sie hinauszuschaffen. Hier kann die Unterdrückung keine konstitutionellen Folgen zeitigen, die man Sykosis nennt. Es sprossen keine Feigwarzen, noch kann eine Tendenz zu Anämie festgestellt werden.

Während also durch die Unterdrückung einer akuten Gonorrhoe keine konstitutionellen Symptome herbeigeführt werden, so ist das ganz anders, wenn eine primär chronische Gonorrhoe unterdrückt wird, da kommen dann sehr ernste Dinge. Die meisten Fälle wahrer Sykosis, die heute zu uns kommen, sind leider schon durch eine unterdrückende Behandlung gegangen und dadurch dutzendmal schwerer als im ununterdrückten Anfangsstadium.

In beiden Kategorien, der akuten und der primär chronischen Gonorrhoe, ist die Prodromalperiode ungefähr gleich lang und variiert zwischen acht und zwölf Tagen, und auch in puncto Ausfluß ist zwischen den beiden kein essentieller Unterschied. Es ist eine schleimig-eitrige Absonderung; jede akute Absonderung der Urethra mag so aussehen. Jedes einfache Mittel, das auf die Charaktere der Absonderung paßt, wird das akute Miasma rasch in Gesundheit wandeln, aber für die konstitutionelle, sykotische Gonorrhoe, d.h. das chronische Miasma, braucht es sogenannte, homöosykotische Mittel (d.h. Mittel, die der Natur der Sykosis konform sind). In den allerersten Stadien des Ausflusses ist diese Unterscheidung noch nicht nötig; wenn die Krankheit aber dann Wochen dauert, muß man die Unterscheidung treffen und dem Mittel, das dem allerersten Stadium entsprach, eines folgen lassen, das auf die voll entwickelte sykotische Konstitution paßt. Bei dieser Suche wählt man das Mittel genau gleich wie bei allen miasmatischen Krank-

[1] Ein Übel, das gut beginnt und schlecht endet, wie die Humoristen sagen (P.S.).

heiten, indem man zuerst eine komplette detaillierte Anamnese aufnimmt und danach dann wählt.

Eine Analyse aller Fälle von Sykosis, die wir zur Behandlung bekommen, erlaubt uns das, was wir die **sykotische Konstitution** nennen, herauszuschälen, genau wie *Hahnemann* sich einst sein Bild der Psora erarbeitete, worauf er dann auch die Heilmittel, welche in Natur und Wirkung auf sie passen, herausfinden konnte. Alle Medikamente, welche bei der Arzneimittelprüfung ein der Sykosis gleichendes Bild provozieren, können Homöosykotika genannt werden, aber wir können den Stiel auch umdrehen und sagen, jedes Mittel, das bei entwickelter Sykosis gegeben, eine Retrozession der Krankheitssymptome bis zu den Anfangsstadien der Krankheit und dem ursprünglichen Ausfluß zuwege bringt, kann homöosykotisches Heilmittel genannt werden. Das ist der objektive klinische Beweis, daß das Mittel ein Homöosykotikum ist. Paßt das Mittel wirklich auf das Miasma, werden wir stets dieses Zurückgehen zu den früheren Symptomen beobachten, nun in der umgekehrten Reihenfolge ihres Auftretens wiedererscheinend. Alle Mittel, welche nur auf ein Teilsymptom oder gar nur auf gewisse Lokalsymptome des Falles passen, sind weder tiefwirkend noch ähnlich genug, diese Wiederkehr der Anfangssymptome zu bewerkstelligen, sind also nicht eigentliche Homöosykotika.

Es ist wohl nicht nötig, hier nun eine Beschreibung der akuten Gonorrhoe zu geben, vielmehr wollen wir unsere Aufmerksamkeit nun der Sykosis zuwenden, die wir als chronisches Miasma erkennen, d. h. als eine chronische Allgemeinkrankheit, deren erstes Stadium eine Absonderung aus der Urethra ist. Die echt sykotischen Fälle sind selten, habe ich gesagt, wenn wir vergleichen, wie viele Fälle von akuter Gonorrhoe vorkommen. Aber die chronische Krankheit scheint im Zunehmen zu sein. Jeder vielbeschäftigte Arzt wird manchen Fall hauptsächlich bei Frauen und Kindern beobachten. Jede mittels lokaler Injektionen in die Urethra unterdrückte Gonokokkenurethritis wird von den Ärzten der alten Schule als beendigt angesehen, und sobald der Ausfluß aufhört, sagen sie dem Patienten, nun sei er wieder gesund und könne heiraten. Das ist leider nicht wahr, er sollte noch warten mit Heiraten, und zwar so lange, bis der Ausfluß mit dem angezeigten Homöosykotikum wieder zurückkam[1] und nachher definitiv abheilte, aber nicht mit Injektionen in die

[1] Dieses Zurückkommen des Ausflusses haben wir mehrere Male erlebt. Der Ausfluß ist stets amikrobiell und erstreckt sich über mehrere Wochen, um nachher definitiv zu verschwinden, wobei der Patient zu größtem Wohlbefinden zurückkehrt (P.S.).

Urethra, die nur unterdrücken. Erst dann mag er eine gesunde Frau heiraten, und dann wird selbige auch gesund bleiben und gesunde Kinder zur Welt bringen.

Erkrankung der Frauen an Gonorrhoe mit starker zeitlicher Verschiebung

Erst nach vielen Jahren der Praxis erkennt man, wie häufig Frauen so 12–18 Monate nach der Verheiratung anfangen zu kränkeln und sich über Gebärmutter- und Abdominalbeschwerden zu beklagen. Man findet Ovarial- und Adnexerkrankungen, kurz alle möglichen sogenannten „Frauenleiden". Hat man Gelegenheit, auch des Mannes Krankengeschichte aufzunehmen, so findet man in diesen Fällen mit Erstaunen, daß er früher zwei bis drei Ansteckungen mit Gonorrhoe gehabt hat, die mit Silbernitrat behandelt wurden oder irgend so einer Sache, die bekannt dafür ist, den Ausfluß zu stoppen, und welche verdorbene junge Männer in ihrer Westentasche mittragen. Wenn man das weiß, ist es einem klar, warum er sich seit jener Unterdrückung des Ausflusses auch nie mehr richtig wohlfühlte, nicht mehr so gesund war wie vorher[1]. Die aufmerksame Verfolgung und genaue Beobachtung dessen, was beim Manne nach Unterdrückung des Harnröhrenkatarrhs vor sich ging und was bei der Frau nach der Ansteckung dann folgt, bildet ein sehr interessantes Studienobjekt.

Manchmal kommt die erste Störung schon sehr rasch nach der Unterdrückung und in so heftiger Form, daß selbst der Betroffene keinen Zweifel hat, daß sie im Zusammenhang mit jener Unterdrückung steht. Aber manchmal folgt ein langes Latenzstadium, und die Störungen kommen erst nach und nach, auf einmal ist das Blut nicht mehr in Ordnung, man registriert eine zunehmende Anämie, der Patient wird blaß und wächsern.

Was eben von der Übertragung der Syphilis gesagt wurde, nämlich daß sie im Stadium, in welchem sie gerade ist, übertragen wird, gilt auch für die Sykosis wie übrigens auch für die Psora. Hier als Beispiel eine häufig zu machende Beobachtung. Ein sykotischer Patient wurde hinsichtlich des Ausflusses „geheilt" und heiratet nun, da sein Arzt ihm versichert hat, das dürfe er nun mit ruhigem Gewissen. Aber bald nachher fühlt

[1] Das hat sich auch nicht geändert, seit man die Blitzkur mit Penicillin macht! (P.S.).

sich nun seine Frau nicht wohl und wird dann auch richtig krank, während sie sich doch bis zur Heirat einer perfekten Gesundheit erfreute. In der offiziellen Medizin weiß man aber nichts von einer sykotischen Konstitution, d.h. von einer Ergriffenheit des ganzen Organismus durch diese Krankheit[1]; auch der homöopathische Arzt wäre dessen nicht sicher, hätte er nicht vor Augen, was eine sorgfältige Heilmittelverschreibung zutage fördert.

Zeichen jahrelang dauernder Sykosis

Nehmen wir einen Mann, der sich 10–15 Jahre mit seinen sykotischen Störungen herumschleppte. Sein Teint ist wächsern, weist alle möglichen Arten von Warzen und Papillomen auf, seine Lippen sind blaß, seine Ohren beinahe durchscheinend, man sieht, es geht abwärts mit ihm; er merkt alle möglichen Übel, die sich in den verschiedensten Zeichen ausdrücken, welche wir Symptome nennen. Der Arzt untersucht ihn und studiert den Fall eingehend, und wenn seine Schau ihn auf ein lang und tief wirkendes Simile lenkt und er dies dem Patienten gibt, dann beginnt derselbe wieder aufzuleben. Die Behandlung wird fortgefahren, und im Laufe der Wochen und Monate kommt der Patient dann einmal in die Sprechstunde und sagt: „Doktor, wenn ich nun einen Tritt nebenaus gemacht hätte, würde ich denken, ich habe einen Tripper eingefangen." Wer nun weiß, daß Krankheiten in der umgekehrten Ordnung ihres Auftretens heilen, ist bestimmt nicht erstaunt, diese Geschichte zu hören[2].

Die Krankheit kann sich aber auch auf andern Schleimhäuten manifestieren. In diesem Fall wird der Kranke nicht wächsern, er wird nicht so blaß, wenn die Affektion andere Gebiete beschlägt. Z.B. mögen die Augenschleimhäute betroffen sein in Form eines Augenkatarrhs. Häufiger jedoch sind's die Nasenschleimhäute in Form eines chronischen Katarrhs. Chronische Nasenkatarrhe sind nicht selten sykotisch, sie datieren dann deutlich von der Unterdrückung einer Gonorrhoe an. Es sind Katarrhe der Nase und des Retronasalraums mit dickem, reichlichem Sekret, und keiner lokalen Behandlung gelingt es, sie zu unterdrücken, so hartnäckig und stark sind sie. Ist die Konstitution kräftig genug, wird sie die Absonderung trotz aller möglichen spezifischen Kurversuche

---

[1] Außer in der Form einer Gonokokkensepsis mit Fieber, monoartikulärer Arthritis, manchmal begleitet von einem Ausschlag. Das ist die einzige von den vielen Formen von Sykosis, welche die offizielle Medizin kennt (P.S.).

[2] An mehreren Patienten persönlich erlebt, ganz *Kents* Beobachtung bestätigend (P.S.).

aufrecht erhalten, bei schwächlichen Konstitutionen können solche Versuche die Absonderung unterdrücken und die Krankheit hineintreiben auf innere Organe, die äußeren werden verlassen. So geschieht es oft, daß ein Mann mit einem dicken, gelbgrünen Nasensekret nach einer Dosis *Calcarea,* das ein Homöosykotikum ist, und zwar eines der tiefstwirkenden – einen ehemaligen Urethralausfluß zurückkommen sieht und uns sagt: „Doktor, ich weiß nicht was los ist, ich war nur mit meiner Frau." Das ist der Moment, da man ihm sagen darf, er müsse in der Vergangenheit einmal einen Tripper gehabt haben, und zwar einen, dessen Natur sykotisch war, also einen chronischen, ernster Natur; denn hätte derselbe nicht spezifischen Charakter gehabt, hätte er nicht den ganzen Organismus durchzogen, um sich in diesem Nasenkatarrh zu entladen; und daß er nun durch das richtige homöopathische Heilmittel den neuen Ort wieder verlassen habe, um an der ursprünglichen Stelle durchzubrechen. Das muß man ihm in diesem Moment erklären, und jetzt kann man ihm sagen, sei er auf dem besten Weg zur Gesundheit, werde er seinen Katarrh endgültig los, aber er dürfe nun ja nichts gegen die Absonderung aus dem Glied unternehmen, sonst gelinge die Heilung nicht. Genau diese Geschichte ist nun schon so oft beobachtet worden, daß kein Zweifel mehr darüber bestehen kann.

Es ist in der Natur der Gonorrhoe, sich in den Frühstadien an der Oberfläche zu manifestieren. So kommt es bei kräftigen Konstitutionen bald nach der Unterdrückung des Trippers zu diesen eben beschriebenen chronischen Nasenkatarrhen; es kommt ein solcher aber nicht bald, so ist die Konstitution des Betreffenden zu schwach, den Katarrh als Repräsentanten der Krankheit an die Oberfläche zu bringen, und dafür geht sie dann im Innern weiter. Da mögen dann z. B. die *Bright*sche Krankheit auftreten, ein ernstes Lungen- oder Leberleiden, oder Rheumatismus ärgster Art, die den Patienten schließlich töten. Nur in den frühesten Stadien ist die Krankheit katarrhalisch. Der Mann denkt, geheilt zu sein, und die äußeren Manifestationen hatte er nicht, weil seine Konstitution schwächlich ist, aber die Krankheit geht hier im Innern weiter und weiter, bis sie sich am Blut bemerkbar macht, bis er anämisch wird.

Übertragung der Sykosis auf die Frau in einer Art Sekundärstadium

Heiratet er nun in diesem Stadium, bekommt die Frau auch nicht das katarrhalische Stadium, da die Übertragung eben nicht im Stadium der Blasen- und Urethralerkrankung erfolgt, sondern sie übernimmt die

Anämietendenz vom Manne. Man könnte dies, wenn man will, Sekundärstadium nennen, es ist einfach eine mehr innerliche Form der Krankheit. Aus diesem anämischen Stadium entwickelt sich dann die Krankheit in alle Teile des Körpers weiter.

Die Frau bekommt kein katarrhalisches Stadium, da die Übertragung auf die Frau in jenem Stadium erfolgt, in welchem der Mann gerade steht. Hat er das katarrhalische Stadium hinter sich, so erhält auch sie das übertragen, was nachher kam. Sie bekommt Leiden des Bindegewebes, Entzündungen des Uterus und der Adnexe oder pathologische Modifikationen in den Nieren. So geht es nun mit ihr, sie hat nun eines der heute so verbreiteten konstitutionellen sogenannten Frauenleiden. Es ist auffallend, daß die Krankheit gerade die weichen Gewebe und nicht die Knochen bevorzugt. Die Syphilis affiziert weiche Gewebe und Knochen. Die Psora ergreift alle Gewebe ohne Ausnahme, bei ihr kommt es zum Schluß zu einem ganz allgemeinen Zusammenbruch.

Manchmal nimmt die Krankheit nicht die katarrhalische Form an, sondern erzeugt z. B. eine Entzündung der Hoden oder affiziert das Rektum, oder wir finden, ans Krankenbett eines Mannes gerufen, der starke Injektionen zur Unterdrückung einer Gonorrhoe gebraucht hat, ein Individuum, das sich im Bett herumwälzt, sich windet und krümmt vor Schmerzen, die ständige Bewegung ist das einzige, was ihm Linderung verschafft; die Schmerzen sind ganz erheblich, sie reißen und zerren von Kopf bis Fuß; kann er noch gehen, so läuft er in seiner Pein Tag und Nacht auf und ab. Man sieht bei dieser Art Rheuma selten viel Schwellung, es scheint in den Nervenscheiden zu sitzen, und wird durch Bewegung gelindert. Ein oberflächlicher Verschreiber wird sogleich sagen, der Patient ist besser durch Bewegung, ergo ist *Rhus toxicodendron* das Mittel. Gibt man *Rhus,* so hilft es dem Manne aber auch gar nichts; bedenken wir, als wir die Natur der Sykosis studierten, haben wir doch *Rhus* nicht in der Liste der Homöosykotika gefunden, und deshalb hilft es auch hier diesem Patienten in seiner Unruhe und seinem Elend nicht, sondern trotz *Rhus* wird alles weiterdauern, und wenn die Attacke noch schlimmer wird, werden sich seine Sehnen zu kontrahieren beginnen und sich verkürzen, die Muskeln der Oberschenkel werden wundschmerzhaft, so daß man sie nicht mehr berühren noch bewegen darf; manchmal sind die Muskeln dann infiltriert und hart und die wehe Schmerzhaftigkeit erstreckt sich bis in die Fußsohlen, so daß der Patient dann nicht mehr laufen kann. Er kann nur noch sitzen oder liegen oder auf Händen und Knien herumkriechen, so heftig sind manche Fälle.

Und das geht u. U. jahreweise so. Ich habe schon gesehen, wie Allopathen wochen- und monatelang, ja jahrelang äußere Auflagen auf die wundschmerzenden Beine und Füße machen ließen, ohne allen Erfolg; aber eine wohlpassende Verschreibung eines Homöopathen, die der Sykosis Rechnung trägt, wird den Wundschmerz aus den Füßen nehmen und den ursprünglichen Ausfluß zurückbringen. Die Wiederkehr der alten Symptome bedeutet Erholung, bedeutet, den richtigen Weg zur Heilung gefunden zu haben. Kommt der Ausfluß zurück, nehmen die äußerst argen Schmerzen ab. Betrachten wir keinen Patienten als geheilt, bei dem der Ausfluß noch nicht wiederkam.

Bei Therapie im Sekundärstadium bei der Frau kein Auftreten des Primärstadiums

Bei der Frau hingegen, von der man weiß, sie hat die Krankheit in demjenigen Stadium übernommen, in dem der Mann zur Zeit der Übertragung stand, und welche dann z. B. eine fibrinöse Entzündung bekam und nun in eine schlimme Anämie hineingleitet, mit der großen Schwäche, dem blassen, wächsernen und gefleckten Teint, dem Abnehmen und Einschrumpfen, und auch gewissen organischen Schäden, muß man bei Applikation eines gut passenden homöosykotischen Mittels nicht erwarten, daß da gegen das Ende der Behandlung ein gonorrhoischer Ausfluß auftritt; das ist bei ihr nicht nötig, sie kann auch ohne das gesund werden. Die umgekehrte Folge der Krankheitserscheinungen bei ihr betrifft nur diejenigen Krankheitserscheinungen, die sie selbst durchmachte. Sie hatte vielleicht das Primärstadium nicht, aber alles, was sie hatte, das muß noch einmal wiederkommen, Stadium um Stadium, Symptom um Symptom. Die Frau ist ja dabei das unschuldige Opfer, sie weiß von allem nichts, ist ahnungslos; wenn dann die Anämie kommt und der gesundheitliche Niedergang, einige Jahre nach der Heirat, da soll der Arzt stets an diese Krankheit denken und die Gelegenheit nicht vorübergehen lassen, die Dinge entsprechend abzuklären. Bitte man den Gatten her, rede ruhig mit ihm, sage ihm, man sollte wissen, ob er in jungen Jahren eine der spezifischen Krankheiten durchgemacht habe, versichert ihm, seine Aussage strikt vertraulich zu behandeln. Wo man die ganze Familie behandelt, da muß das getan werden.

Wohl mit Furcht und Zittern wird er dann die ganze Geschichte erzählen; er hat ja bis zu einem gewissen Grade entschuldbar gehandelt, als er heiratete, da ihm sein Arzt ja sagte, was er gehabt habe, stecke seine Frau nicht mehr an. Hat man dies in einer Familie entdeckt, da achte man auf die Kinder; erstens wird es kaum viele geben, da die Sykosis zu Sterilität führt; sollte es ihrer aber doch etliche geben, wird man bei ihnen im ersten Lebensjahr eine starke Tendenz zu Marasmus beobachten, oder im ersten und zweiten Sommer eine starke Tendenz zur Tuberkulose, oder sie haben auffallend geschrumpfelte, alt aussehende Gesichter. Jedes dieser drei Miasmen kann das Kind zu diesen Dingen prädisponieren, da wo das Kind aber wächsern und anämisch ist, öfters unverdaute Stühle (lienterische Stühle) hat, und eine auffallend schlechte Verdauung, wenn jede Hitzewelle Störungen bringt, die an Cholera infantum denken läßt und das Kind nicht wächst, nicht vorangeht, denkt man mit Recht an eine Sykosis, denn für solches ist die Sykosis die Hauptursache.

Die Krankheit manifestiert sich, wie man sieht, weniger durch Hautausschläge aller Art, außer solche warzigen Charakters; sie manifestiert sich nicht durch Hautausschläge wie Syphilis und Psora, sondern bringt eher einen rheumatischen Zustand mit Anämie. D. h. sie greift vor allem das Blut an. Und offenbar muß man ihr auch jene Leute zuzählen, die, wenn sie einmal weit fortgeschritten mit tiefsitzenden Übeln behaftet sind, eine Tendenz zu Epitheliomen haben. Sykotiker sind speziell der *Bright*schen Krankheit unterworfen und akuter Phthise. Haben Sykotiker eine Pneumonie, führt diese leicht zu Komplikationen von Seiten der Lunge. Haben sie irgend eine akute Krankheit, die sich in die Länge zieht, wie z. B. Typhus, so ist die Rekonvaleszenz immer schleppend.

Es ist wirklich ein gutes Ding, die vollkommene Anamnese eines Patienten zu haben, all' das zu wissen, was bisher in seinem Leben Bedeutungsvolles ablief, ob jemand syphilitisch oder sykotisch ist. Wir wissen, daß jedermann psorisch ist; wer aber ein aufrechtes Leben führte, der entging den beiden anderen chronischen Krankheiten, die der Mensch sich vor allem durch eigne Schuld zuzieht, weil er sie sucht.

Mischung von sykotischem und syphilitischem Miasma

Wenn ein Patient sich dem Ende einer langen Krankheit nähert, z. B. Typhus, dann weiß man ja einesteils, daß er psorisch ist, man weiß aber ebenso, daß er auch syphilitisch oder sykotisch ist, und kann so seine Rekonvaleszenz beschleunigen. Wenn er uns diese Dinge jedoch verheimlicht, kann uns das Schwierigkeiten machen und uns sehr verwirren.

Ein sykotischer Patient kann z. B. am Ende eines Typhus in einen apathischen Zustand der Reaktionslosigkeit oder gar des Niedergangs kommen; man wartet vergebens auf das Erwachen neuer Lebenskräfte, er liegt da, jeder Speise abgeneigt, er reagiert nicht, er erholt sich nicht, es wird kein neues Gewebe gebildet, es geht keine Assimilation vor sich, es ist keine Vitalität da; er liegt so da, nicht ganz ruhig, aber doch so passiv, es ist einfach nichts von Erholung zu merken. Ist es ein sykotischer Patient, muß er nun ein homöosykotisches Mittel haben, und dann wird sich alles wenden. Ist er Syphilitiker, so muß es ein homöosyphilitisches Mittel sein. Ist aber weder das eine noch das andre Miasma da, so wird ein Mittel, das auf Psora paßt, ihm auf die Beine helfen. Wir müssen stets an diese Dinge denken, nicht vergessen, daß diese drei großen Miasmen im Organismus im Hintergrund stehen können und daß nach einer akuten Krankheit noch recht oft ein Kampf mit ihnen auszutragen ist. Wer das nicht weiß, dem welken solche Patienten dahin und sterben an offensichtlichem Mangel an Vitalität, ohne sich aufzufangen und in eine Rekonvaleszenzphase zu gelangen.

Auch beim Kind wird die homöosykotische Behandlung nur dasjenige Stadium zurückbringen, das angesteckt wurde, wie man es wird beobachten können, also nicht einen Ausfluß. Das Kind hat nur die innere Form der Krankheit, nicht die primären und mehr äußerlichen Stadien. Noch etwas weiteres kann man beobachten, nämlich daß solche Kinder im Aufwachsen eine spezielle Empfänglichkeit für die Sykosis haben, d. h. sie ziehen sich bei der ersten Gelegenheit fast sicher schon eine sykotische Gonorrhoe zu. Diese abnorm gesteigerte Empfänglichkeit wird durch Eltern und Voreltern herbeigeführt, genau so wie die gesteigerte Anfälligkeit für Psora und die Empfänglichkeit für Syphilis.

Der Mensch kann sich nur einmal mit den drei großen Miasmen anstekken, es ist z. B. unmöglich, die Syphilis zweimal zu bekommen, genau so ist es mit Sykosis und Psora. Das ist nicht allgemein bekannt. Ein Mann mag sagen, er habe mindestens ein halbdutzendmal einen Tripper gehabt, aber es war eben nur einer derselben sykotisch. Man kann die sykotische Konstitution nicht zweimal erwerben. Die **eine Attacke verleiht eine lebenslängliche Immunität.** Die Nachkommenschaft wird aber immer empfindlicher auf alle diese Miasmen, je häufiger das Menschengeschlecht sich mit ihnen ansteckt. Und je mehr die Miasmen sich gegenseitig komplizieren, umso empfänglicher wird der Mensch auf alle akuten und epidemischen Krankheiten.

Wir haben in diesen vier Vorlesungen die Psora, die Syphilis und die Sykosis skizziert und versucht, einen Begriff davon zu geben, was die Homöopathie unter den „chronischen Miasmen“ versteht.

Kommentare zur Gonorrhoe

Einige Autoren haben einen Unterschied zwischen **Blenorrhagie** und **Gonorrhoe** machen wollen und den ersteren Ausdruck für die akute, einfache Form der Krankheit, d. h. die einfache katarrhalische Urethritis ohne Gonokokken reserviert, den zweiten für die akute oder chronische echte Gonorrhoe, hervorgerufen durch den Gonokokkus. Aber diese Unterscheidung vermochte sich nicht zu behaupten. Der Ausdruck **Gonorrhoe** kommt vom griechischen gonos = Samen und rein = fließen.

Ätiologisch handelt es sich um einen Samenfluß, den die Alten als einen durch die Genitalorgane erfolgenden Abgang schlechten, veränderten Samens ansahen, was wir heute Spermatorrhoe nennen.

Granier lehrt uns in seinem Homoeolexique, daß der Ausdruck Blenorrhagie von blenna = Schleim und regnumi = ich gebe ab, jage hinaus, komme.

Dieser Ausdruck bezeichnet jede krankhafte Absonderung von den Schleimhäuten. Heute reservieren wir ihn jedoch einer Entzündung der Urethra und des Präputiums beim Manne, der Urethra und der Vagina bei der Frau mit schleimig-eitrigem Ausfluß, in dem sich stets ein besonderer Erreger, der von *Neisser* entdeckte Gonokokkus nachweisen läßt, der folgende vier Charakteristika hat:

1. die nierenförmige Gestalt, wobei zwei Kokken stets zusammenliegen und dann ein kaffeebohnenähnliches Bild geben, also immer zwei und zwei beieinander, daher der Name Diplokokkus,
2. seine Gruppierung in Häufchen – als wenn er Herdeninstinkt hätte ...,
3. seine Gramnegativität,
4. seine Lage innerhalb von Leukozyten, wodurch er sich von banalen Saprophyten unterscheidet.

Die Encyclopédie médico-chirurgicale von 1954 gibt an, der Ausdruck **Blenorrhoe** bezeichne etymologisch jede schleimig-eitrige Absonderung ohne entzündliche Phänomene (komme vom griechischen blenna = Schleim und reo = ich fliesse). Deshalb sprach man z.B. von Blenorrhoe des Tränensacks. Heute reserviert man den Ausdruck für die „goutte militaire“, d.h. die chronische Gonokokkenurethritis. Jedoch durch Gonokokken verursachte eitrige Ophthalmien nennt man **Blenophthalmien.** *Alibert*, der große französische Dermatologe des 18. Jahrhunderts, nannte die einfachen Urethritiden **Blenorrhoiden** oder **Blennosen** und unterscheidet diese Genitalaffektionen z. B. vom Nasenkatarrh, den er **Blenorrhinie** nannte. Heute unterscheidet man entzündliche, spezifische Urethritiden, d. h. rein gonokokken bedingte, von Urethritiden, die kombiniert mit einem syphilitischen Schanker vorkommen.

Dringt der Gonokokkus in die Blutbahn ein, so erzeugt er eine Allgemeinerkrankung, die **Gonokokzie** genannt wird.

I. a. werden viererlei Arten venerischer Ausflüsse aus Urethra und Genitalwegen beschrieben:
1. **Die einfachen, nicht spezifischen Blenorrhagien,**
deren Ursache eine banale Entzündung der Urogenitalwege ist. Hier keine Gonokokken, manchmal überhaupt keine Mikroben. Sie können nach Koitus auftreten oder aber ohne jeden sexuellen Kontakt.
2. **Die spezifischen, venerischen Blenorrhagien**
von akutem Typ, mit Spontanheilungstendenz. Man findet immer Gonokokken.
3. **Die von vornherein chronischen, spezifischen, venerischen Blenorrhagien**
mit Gonokokken. Das sind die sog. konstitutionellen Blenorrhagien, seit *Hahnemann* nun *Sykosis* genannt.
4. Und endlich die **syphilitischen Blenorrhagien,** schon von den Alten beschrieben, d. h. es ist ein syphilitischer Schanker vorhanden und dazu ein Gonokokkenausfluß. Das ist die syphilitische Blenorrhagie, wir nennen sie Syko-Syphilis. In Wahrheit ist sie aber durch Syphilis und Sykosis komplizierte Psora, so daß wir genauer von **Psoro-Syko-Syphilis** sprechen, denn die Geschlechtskrankheiten können ja nur auf einem psorischen Terrain angehen, wie wir früher, bei Besprechung der Psora, erkannten.

Die chronische Blenorrhagie oder Sykosis weist alle möglichen Komplikationen auf. Die alten Homöopathen haben vor allem sehr auf die Feigwarzen geachtet.

Aber an solchen Komplikationen müssen wir weiter erwähnen:

1. die Balanitis,
2. die Phimosis,
3. die Orchitis,
4. die Epididymitis,

5. die Funikulitis,
6. die Follikulitis,
7. die Prostatitis,
8. die Entzündung der *Mery-Cowper*schen Drüsen, dieser paraprostatischen Drüsen von der Größe einer kleinen Erbse, die zu beiden Seiten des Bulbus liegen, im Ligament von *Carcassonne*, und deren Ableitungsgang in den Urethralhals mündet, vorderhalb des **vern montanum**,
9. bei der Frau die Vulvo-vaginitis, die Entzündung der *Skene*schen Drüsen (Skenitis), die Endometritis mit chronischer Leukorrhoe, die leicht zu Adnexitis führt, zu Sterilität und Aborten,
10. die inguinale Adenitis.

Und als Folgen

11. Urethralstenosen,
12. Zystitis und aszendierende Pyelo-Nephritis,
13. dann Ophthalmien, Gonokokken-Dermatosen, Gonokokken-Rheumatismus oder **blenorrhoische Arthritis,** besser als **infektiöser Pseudo-Rheumatismus** bezeichnet, der besonders oft die Knie, seltener die Fußgelenke, die Ellbogen, die Handgelenke, die Hüftgelenke befällt, und vor allem zwei Gelenke, die der gewöhnliche Gelenkrheumatismus eigentlich nie befällt: die Sterno-Clavicular-Gelenke und die Temporo-Maxillar-Gelenke.

Diese Lokalisationen enden nach der akuten Phase leicht in der *Gosselin*schen plastischen Ankylose.

Sieht man vor sich ein abgezehrtes, mageres Individuum,
ruhelos, pressiert,
hypersensibel,
von traurigem Gemüt und immer ängstlich,
welches alles hinausschiebt, sich nicht entscheiden kann,
kein Interesse an der Arbeit mehr hat,
für fünf Minuten einschläft und nachher glaubt, Stunden geschlafen zu haben,
verschlimmert im Frühling und bei feuchtem Wetter,
häufigen Katarrhen unterworfen,
mit rauher Stimme,
Störungen beim Schlingen,
oder mit dem Zwang, oft leer zu schlucken,
und dies alles zusammen mit
verschiedenartigen Hautausschlägen,
repetierenden Furunkeln,

chronischen Ulzera,
Warzen,
auffallend weichen Nägeln,
einer Tendenz zu Rheumatismus, vor allem monoartikulärem, mit Asthma, zusammen mit hepato-renalen Störungen, dann weiß man, daß dahinter eine ausgesprochende Sykosis steckt.

Die zwei großen Mittel, welche auf diesen Zustand passen und ihn beherrschen, hat *Hahnemann* uns angegeben, es sind, je nach den Symptomen, *Thuja* und *Nit.ac.*, zu denen wir heute noch die Nosode *Medorrhinum* hinzufügen dürfen.

Teste hat den essentiellen Wert von *Sepia* gegen diese Diathese hervorgehoben. Unsere Materia medica ist sehr reich an homöosykotischen Mitteln, hier deren detaillierte Liste:

Die meistgebrauchten Blenorrhagiemittel:

Für akute Fälle:

Cann-s.	*Puls.*
Canth.	*Petros.*
Merc.	*Naphthal.*
Sulf.	*Sars.*
Cub.	*Petrol*
Cop.	*Matiko [KAFKA]*
Argn-n.	*Ars-iod.*
Hep. [intus et extra]	

Für chronische Fälle:

Thuja	*Nit.ac.*
Nat-s.	*Selen*
Sulf.	*Cinnab.*
Calc.	*Staph.*
Graph.	*Kali-sulf.*
Lyc.	*Med.*
Sep.	*etc. …*

Die homöopathischen Heilungen gehen eingestandenermaßen langsamer vor sich und dauern mindestens zwei oder drei Wochen, aber dafür gibt es bei dieser Behandlung nachher sozusagen keine Rückfälle. Es ist bedauerlich, daß die homöopathischen Ärzte keine öffentlichen Spitäler zur Verfügung haben, wo sie obiges öffentlich beweisen und so den Wert ihrer indirekt ätiologischen Therapie herausstellen könnten.

Die Allopathie „heilt“ heute, so sagt sie (genau genommen ist es nur ein Beseitigen des Ausflusses), eine akute Gonorrhoe mit Sulfonamiden und Penicillin in 24 Stunden. Ist das wirklich „Heilung“, nicht nur Vertreibung, d.h. rein abortive Behandlung, die einfach den Ausfluß beseitigt, sowie den Gonokokkus, ohne daß eine Immunität gegen letzteren zurückbleibt, ist es eine echte Heilung ohne sekundäre oder metastatische innere Reaktion?

Es ist möglich, daß diese Art Behandlung für die rein akute Form nützlich und genügend ist. Die chronischen Formen aber entsprechen dem, was man in der Schulmedizin heute als resistente Fälle bezeichnet. Da verschlimmert diese Abortivbehandlung die Situation nur, sie macht die Sykosis noch hartnäckiger und hinterhältiger, sie kompliziert sie, führt zu Komplexbildungen, die *Hahnemann* mit ihren Charakteristika und Gefahren im *„Organon“* so treffend beschrieben hat.

Für die akute Phase verwendet die Allopathie vor allem Penicillin, dann Eleudron, Pyrimal, ferner Albucid und Eubasin, Thiazol- (Sulfathiazol) und Pyridin-Sulfamide.

Der **Progrès médical** von März 1951 ruft die steigende Frequenz von venerischen Urethritiden in Erinnerung, die sich von der Gonokokkenurethritis durch eine längere Inkubationszeit, Abwesenheit der Gonokokken im Ausfluß, hingegen intra-zytoplasmatische Einschlüsse abheben. Diese Urethritiden seien total resistent gegen Penicillin, sprächen jedoch sehr rasch auf Chloromycetin an.

In der **Presse médicale** von Januar 1951 betont *Palazolli* den großen Nachteil der Penicillintherapie der Gonokokkenerkrankung, indem nämlich dadurch oft eine gleichzeitige Syphilis verschleiert werde oder die Anzeichen einer sekundären Spezifität verändert würden. Er hat darum in 250 Fällen mit ausgezeichnetem Erfolg Streptomycin angewendet, welches gegen Spirochaeten inaktiv ist, und zwar als einmalige Injektion von 20 cgr mit 200’000 E.

Der Vorteil dieses Antibiotikums ist, in der Mehrheit der Fälle das nachherige Angehen einer banalen sekundären Urethritis zu verhindern. Das interessiert uns: Kann Streptomycin banale Urethritiden provozieren? Wenn ja, würde die bemerkenswerte Wirkung dieses Mittels gegen Urethritiden nach dem Ähnlichkeitsgesetz erfolgen, und dann sollte man es als homöopathisches Mittel etwas näher in die Augen fassen.

Nahon und *Viala* (**Presse médicale**, Januar 1951) ihrerseits behandeln die akute gonorrhoische Urethritis mit einer Standarddosis von 50 cgr

Streptomycin in einer einzigen intramuskulären Injektion, aufgelöst in physiologischer Kochsalzlösung, ohne weitere Zusätze. Sie haben diese Behandlung bei 228 Kranken durchgeführt und eindeutig bessere und konstantere Resultate gehabt als mit jeglicher Penicillintherapie. Sie zählten 80 % Heilungen in 24 Stunden, 18 % in 48 Stunden und nur 2 % erfolgen erst in einigen Tagen. Reaktivierungsversuche und Kulturen auf Gonokokken haben bei allen Kranken die Solidität der Heilung bestätigt. Diese Behandlungsweise scheint zur Zeit die beste zu sein vom Standpunkt aus, daß die Blenorrhagie eben von einer Syphilis begleitet sein kann und daß da die Penicillintherapie in steigenden Dosen das Risiko einer „geköpften Syphilis", wie man das heute nennt, mit sich bringt.

Einst war die Behandlung der Gonorrhoe rein lokal. Die Erfolge dabei waren aber so enttäuschend, daß manche Ärzte überhaupt nichts davon wissen wollten und lieber gar nichts unternahmen, so sagt *Maschas* in der Encyclopédie médico-chirurgicale.

Vom chemotherapeutischen Standpunkt aus ist Sulfapyridin das wirksamste Sulfonamid für die Schnellbehandlung, das gefahrloseste ist aber Sulfathiasol, welch letzteres schnell ausgeschieden wird und wenig Nebenwirkungen hat. Man fordert früh einsetzende Behandlung, massive Dosen, die sukzessive verkleinert werden, und kurze Behandlungsfrist.

Sulfonamidresistenz

Seit einigen Jahren häufen sich die Fälle von Sulfonamidresistenz bei diesem klassischen Vorgehen.

Man muß bei Männern die kürzlich übertragene akute Urethritis, die auf Sulfonamide reagiert, von der Streuherdurethritis unterscheiden, bei welcher ein kleiner, ungeheilter Herd stets zu neuem Aufflackern führt und deren Symptomatologie nicht sehr charakteristisch ist und welche nach allopathischer Ansicht nur gebessert, nicht aber geheilt werden kann.

Die Sulfonamide wirken bei akuter Primoinfektion optimal, der Kranke aber, der irgend eine Komplikation hat, sei sie auch nur minimal, der heilt viel weniger leicht. Die Unterscheidung zwischen einfacher und komplizierter Gonorrhoe ist unumgänglich, wenn man Mißerfolge mit der Sulfonamidtherapie meiden will, sagt *Maschas*.

1. 24 Stunden Milchdiät und Bettruhe.
2. 1 Tablette Thiazol-Sulfonamid-Präparat No. 2090 RP oder 640 M alle 1/2 Stunden, total 18 Tabletten pro Tag.

3. Dreimal eine Dosis Oxychinolinsalicylat oder 6 Kapseln Santalol.
4. 1 Injektion von 4 ccm Propidon.
5. Eine Urethralspülung mit einer entsprechenden Permanganatlösung.

Was wird man in fünf Jahren von dieser Vorschrift halten? Das ist aber noch nicht alles, die betreffenden Kollegen fügen ihren therapeutischen Vorschlägen noch folgendes bei:

„Durch die Brutalität ihrer austrocknenden Wirkung besteht bei Sulfonamiden noch mehr als bei Spülungen die Gefahr, eine Heilung **vorzutäuschen.** Deshalb ist dringend zu fordern, daß nachher ein Reaktivierungsversuch angeschlossen wird. Am besten in Form einer Ausätzung der Urethra durch 3 mal tägliche Instillation von 1,2 % Höllensteinlösung (!!!)".

Flandin vom Hospital St. Louis schreibt im **Phare médical** in seinem Enthusiasmus über die Penicillintherapie in äußerst realistischem, unverblümtem Stil:

Erfahrungen mit Penicillin

„Den Tripper in drei Stunden heilen, erinnert uns etwas allzu sehr an die Reklamen, welche wir als Jungen in den Pissoirs lasen. Und dennoch ist das heute Realität geworden, und wir verdanken Beaujon jeden Vormittag ganze Serien von „Heilungen". Wenn der Kranke am Morgen noch Ausfluß hatte, kann er schon am selben Abend wieder Geschlechtsverkehr pflegen ohne Angst, seine Partnerin anzustecken, oder, kehrt er zur selben Quelle zurück und steckt sich erneut an, was sich ein paar Tage später zeigen wird, es wird sich auf die gleiche Weise mit derselben Medikation wieder verlieren.

Diese Erfahrungen sind sehr lehrreich", sagt er, „da sie uns einmal mehr zeigen, daß das Penicillin wohl heilt, aber es kommt zu keiner Immunität. Ich bin sogar geneigt, heute zu sagen, im Gegenteil, und das wird sehr oft verkannt."

Solche Behandlungsmethoden erscheinen wirklich bedenklich mephistophelisch, sie machen aus dem Arzt ja den Komplizen des Lasters, das er deckt, begünstigt. All das kann uns weit führen, wenn man es sich nicht nur als Arzt, sondern als Humanist und Philosoph überlegt.

Auf alle Fälle in der Armee war ein großes Hurra über die damaligen brillanten, 100 % perfekt scheinenden Resultate zu Beginn der Penicillinära. Nachher hat man zwar zurückbuchstabieren müssen, als die

Zahl der resistenten Fälle anwuchs und den Militärärzten die größte Mühe machte, da sie fast nicht zu bändigen waren, was man dagegen auch anwendete.

Heute hat der Ruhm des Penicillin sehr nachgelassen, und man kommt nun mit dem Streptomycin; wir haben aber heute noch zu wenig Abstand, um wirklich eindeutige Schlüsse über den exakten und wahren Wert dieser Blitztherapieweisen ziehen zu können, bei welchen der Organismus keine Zeit hat, eine eigne Resistenz aufzubauen und eine solide, seriöse Immunität zu erlangen. Die Zukunft wird richten. Bleiben wir wachsam, verdammen wir unsre Methoden nicht, und kann dann ein gehöriges Arzneimittelbild vom Streptomycin aus Prüfungen am gesunden Menschen und aus der Toxikologie dieses Mittels am Kranken gewonnen werden, welches zeigt, daß es eine typische Urethritis erzeugen kann, dann sind wir in der glücklichen Lage, unsere Materia medica dank dieser Ähnlichkeit mit einem neuen, wertvollen Mittel gegen diese Krankheit zu bereichern (P.S.).

22. Krankheits- und Arzneimittelstudium im Allgemeinen

Ein Teil unserer medizinischen Studien bestehe in eingehender Befassung mit den Krankheiten, denen der Mensch unterworfen ist. Die Lehrbücher der alten Schule sind diesbezüglich ungenügend, da sie von der Psora, der Syphilis und der Sykosis nur ein höchst inkomplettes Bild geben, indem sie nur deren akute Manifestationen behandeln, das große Bild der Psora und der Sykosis z. B. fehlt ganz. Sie stellen auch nur die diagnostischen oder pathognomonischen Symptome heraus, diejenigen Symptome, welche die eine Krankheit von der anderen unterscheiden. Das ist leider aber nicht die vollständige Symptomatologie. Nur die vollständige Symptomatologie einer Krankheit erlaubt uns aber, Parallelen in der Arzneimittellehre zu finden, ein Heilmittel mit entsprechendem Symptomenbild. Aber der Allopath verschreibt nicht nach diesem Gesichtspunkt, darum vernachlässigt er die volle Symptomatik.

Wichtig: Gesamtbilder der Krankheit und der Mittel

Es ist richtig, einmal die große Menge Symptome, die uns *Hahnemann* von der Psora gegeben hat, durchzustudieren, wenn man sich ein möglichst vollständiges Bild von der Krankheit Psora machen will. Nehmen wir die „Chronischen Krankheiten" vor und schreiben wir neben jedes von *Hahnemann* als psorisch bezeichnete Symptom diejenigen Mittel, welche in Prüfungen dasselbe Symptom ergaben, dann bekommen wir auf diese Weise eine Liste der Homöopsorika heraus. Das ist eine gute Übung und zugleich eine gute Einführung ins Studium der Arzneimittellehre.

Versuchen wir folgendes zu meistern: Man soll Krankheiten nicht bloß an ein paar wenigen Symptomen, die der Kranke vor einem gerade hat, studieren, sondern man soll sich stets die ganze Krankheit vorstellen, wie sie sich beim Kollektiv der ganzen Menschheit zeigt. So ist es ein Fehler, die Psora nur aus einigen wenigen Symptomen verstehen zu wollen, genau so wie es ein Fehler ist, aus einigen wenigen Symptomen schon auf ein Mittel zu schließen. Das Bild des Mittels ergibt sich erst aus *allen* Symptomen, eingeschlossen die eigentümlichen, auffallenden; und so erkennt man Psora aus ihren Charakteristiken, den Dingen, welche Psora ausmachen. Wichtig beim Mittel ist sein Erscheinungsbild.

Für das Erscheinungsbild einer Krankheit, ausgedrückt in ihren Symptomen, muß ein passendes Erscheinungsbild eines Mittels, ausgedrückt in seinen Symptomen, gesucht werden. Haben wir Psora so studiert, können wir es nachher mit der Sykosis in gleicher Weise machen. Laßt uns viel Zeit darauf verwenden, alle Symptome, die Patienten mit Sykosis zeigten, zu sammeln, alle ihre Leiden und die Endzustände. Fassen wir alles zusammen zu einem großen Bild, dem ein einziges Miasma zugrunde liegt. Nachher greifen wir zur Materia medica, stellen die Liste der Symptome auf und schreiben neben jedes Symptom alle Mittel, die dieses Symptom in den Arzneimittelprüfungen hervorriefen. Wir erkennen sogleich, daß jene Mittel, welche besonders häufig vorkommen, als Homöosykotika zu bezeichnen sind, d.h. Mittel, die sich besonders gut zur Behandlung der Sykosis eignen, Mittel, die der Natur der Sykosis entsprechen.

Auf gleiche Weise verfassen wir auch eine Anamnese der Syphilis. Auf diese Art verschafft man sich ein akurates Bild von den drei großen Krankheiten des Menschengeschlechtes. Ist dies getan, sind wir genügend vorbereitet, nun das Studium von deren Therapie in die Hand zu nehmen.

Wenn man für einen chronisch Kranken verschreiben muß, ist stets daran zu denken, daß einzig die Symptome die Basis für die Verschreibung sind, es gibt keine andere. Wir mögen Theorien spinnen, soviel wir wollen, kommt es zur praktischen Applikation, so sind es **einzig die Symptome die zum Heilmittel leiten.** Freilich kann man die Symptome verschieden ansehen. Sehr leicht kann man über sie in Verwirrung geraten und unwichtige für wesentliche Symptome ansehen. Unser Arzneimittellehrstudium muß uns lehren, wie man Krankheiten studieren soll; denn wie man Arzneimittellehre studiert, um sich lebendige Heilmittelbilder zu verschaffen, so verfährt man auch beim Studium der Krankheiten nach demselben Plan.

Gesamtbild der Krankheit

Derjenige Arzt, der von einer Krankheit oder einem Heilmittel nur ein paar auswendig gelernte Symptome in seinem Gedächtnis speichert, wird nie ein guter Homöopath. Nie lernt er denken, er prägt sich nur Bruchstücke ein und nichts, was sie verbindet. Was er speichert, ist vollkommen ohne Ordnung, sind eine Menge Einzeldinge, die, so ohne Zusammenhang, nur allzu leicht dem Gedächtnis wieder entfallen.

Hier will ich nun eine Anmerkung *Hahnemanns* vorlesen, enthalten in der Anmerkung 2 des Paragraphen 81 des *„Organon“*:

„Glaubt man aber dennoch zuweilen gewisser Krankheitsnamen zu bedürfen, um, wenn von einem Kranken die Rede ist, sich dem Volke in der Kürze verständlich zu machen, so bediene man sich derselben nur als Kollektivnamen, und sage z. B.: Der Kranke hat eine Art Veitstanz, eine Art von Nervenfieber, eine Art kalten Fiebers, nie aber [damit endlich einmal die Täuschung mit diesen Namen aufhöre]: Er hat den Veitstanz, das Nervenfieber, die Wassersucht, das kalte Fieber, da es doch gewiß keine festständigen, sich gleichbleibenden Krankheiten dieser und ähnlicher Namen gibt.“

Es ist gefährlich und führt zum Abfall, wenn man die Gewohnheit annimmt, in generellen Bezeichnungen von Krankheiten nach deren Anschein zu sprechen und sie auf die alte Weise zu benennen. Der Homöopath muß vermeiden, so zu denken. Wer gewohnt ist, in diesen Geleisen zu denken, für den ist es eine große Anstrengung, sich davon frei zu machen, um nicht wieder in diese Grube zu fallen. Sicher, mit einem Allopathen oder einem Laien kann man nur in Ausdrücken reden, die er kennt, die ihm geläufig sind; das dürfen wir auch, nur müssen wir uns immer klar sein, daß diese Ausdrücke nur den Anschein bezeichnen.

Dies bringt uns zum § 83, der das Studium des Patienten, das Krankenexamen aufnimmt und die erforderlichen Qualifikationen für das Verständnis eines Krankheitsbildes nennt. Nach all dem, was wir gehört haben, erkennen wir nun wohl, daß ein Allopath und wahrscheinlich die Mehrzahl jener Ärzte, die sich Homöopathen nennen, vollkommen inkompetent zu einem echten homöopathischen Krankenexamen sind und folglich auch inkompetent zur Beurteilung der Homöopathie, sie daraufhin zu prüfen, ob tatsächlich etwas an ihr sei oder nichts. (Man wird nicht Homöopath ohne große Arbeit, und dazu muß man den Geist der *Hahnemann*schen Doktrin erfassen, was gar nicht jedem gegeben ist (P.S.).) Manche Ärzte tragen alle Elemente zum Mißerfolg in sich und kein einziges zum Erfolg. Eine Beurteilung der Homöopathie ist unmöglich, solange der Beurteiler nicht in der Lage ist, ein Krankheitsbild abzufassen, so wie wir es nun besprechen wollen, ein komplettes Krankheitsbild, das auf ein bestimmtes homöopathisches Heilmittel hindeutet.

Falsche Anwendung homöopathischer Mittel

Was ist natürlicher, als einen Allopathen sagen hören: „Ich will die Homöopathie einmal prüfen. Dieser Patient da leidet an Erbrechen, so will ich *Ipecacuanha* geben, weil dieses Mittel Erbrechen provoziert." Er gibt Ipeca und – der Kranke fährt fort, zu erbrechen. Ohne Scham erklärt er nun, die Homöopathie geprüft zu haben, es sei nichts an ihr. Das ist die Art, wie die Homöopathie i. a. geprüft wird. Schon mancher Kollege hat mir gesagt, er habe sie geprüft, das Resultat sei aber negativ gewesen. Ich weiß aber gut, daß das gar nicht an der Homöopathie liegt, sondern am Untersucher. Solche Mißerfolge sind immer dem Untersuchenden zuzuschreiben, nie dem Gesetz. Solcher Art sind diese „Prüfungen", denen unsre Kunst in unserem erleuchteten Zeitalter unterworfen wird. Die Untersucher haben weder die notwendigen Kenntnisse, noch die unvoreingenommene Geisteshaltung, die für solche Tests nun einmal erforderlich sind. Sie haben keine Ahnung, was beobachtet werden muß, und wie das Mittel zu wählen ist. Schauen wir z. B., welche Mittel alle Erbrechen provoziert haben, das gibt eine ganz hübsche Liste zusammen; um nun diese Liste aber nutzbringend anwenden zu können, muß man in der Lage sein zu sehen, welches davon dem Erbrechen des Probanden am meisten gleicht.

Vorurteilslosigkeit bei Krankenuntersuchung erforderlich

§ 83

„Diese individualisierende Untersuchung eines Krankheitsfalles, wozu ich hier nur eine allgemeine Anleitung gebe und wovon der Krankheits-Untersucher nur das, für den jedesmaligen Fall Anwendbare beibehält, verlangt von dem Heilkünstler nichts als Unbefangenheit und gesunde Sinne, Aufmerksamkeit im Beobachten und Treue im Aufzeichnen des Bildes der Krankheit."

Die zu fordernde Grundbedingung beim Arzt ist vor allem eine unvoreingenommene Geisteshaltung. Wo soll man so jemanden finden? Das ist aber wesentlich für die Untersuchung eines Patienten zu dem Zwecke, das Heilmittel für ihn zu finden. Wo gibt es noch unvoreingenommene Köpfe? So etwas existiert ja heutzutage kaum mehr. Geht man z. B. etwas unter die Ärzte, die angeben, Homöopathie zu praktizieren, man wird sie alle voll von Vorurteilen finden. Alle werden sie zu erzählen beginnen, was sie glauben; der eine glaubt das, der andre etwas anderes; man wird die verschiedensten, widersprechendsten Ansichten treffen. Nicht nackte Tatsachen sind's aber, die dahinter stehen, sondern nur, was der Betreffende für ein Faktum ansieht, für ein Faktum hält. Was man gerne so hätte, das sieht man dann auch so. Auf diese Weise etablieren sich Vorurteile; nicht zwei Leute gehen mehr einig miteinander, jeder hat eine andre Meinung; die Mehrzahl derselben muß ja notgedrungen falsch sein. Gehen wir, wohin wir wollen, überall treffen wir auf Menschen voller vorgefaßter Meinungen. Schon an die Untersuchung eines Patienten wird mit Vorurteilen herangegangen, der Arzt hat den Kopf schon voller Theorien, bevor er die Untersuchung beginnt. Er hat schon seine festgefaßte Meinung über die beste Art und Weise der Untersuchung, und dann geht die Untersuchung eben nicht mehr darauf aus, nur die Wahrheit, nur die volle Wahrheit und sonst nichts andres herauszubringen, sondern sie geht nur auf die Bestätigung seiner Theorien aus. Seine Vorurteile verleiten ihn, den Patienten schon zu unterbrechen[1], wenn er eben erst begann, seinen Fall zu schildern. Er klopft da, drückt und hört dort, von Kopf bis Fuß, und nachher sagt er dem Patienten, was los sei. Und schließlich verschreibt er ihm etwas, was aber keinerlei irdische Relation zu dem konstitutionellen Zustand des Patienten hat. Kann so etwas Untersuchung genannt werden? Wirklich absolut nicht.

Man darf ehrlich und redlich sagen, der aufrechte Mann kennt keine Vorurteile. Der aufrechte Mensch ist der von Vorurteilen freieste, ein solcher kann zuhören, kann Offenkundiges sehen und untersuchen und darüber nachdenken. Was würde man von einem Richter sagen, der an einen Fall mit starken Vorurteilen herantritt? Das Gesetz sieht vor, daß kein Richter über seinen Bruder, über seine Gattin oder andre Verwandte Recht sprechen darf. Ein homöopathischer Arzt kann Vorurteilslosigkeit nur erlangen durch Erlernen all' der Wahrheit und aller Doktrinen der Homöopathie.

Geht jemand in die Praxis mit Vorurteilen gegen bestimmte Potenzhöhen, gegen bestimmte Krankheiten oder bestimmte Grundsätze, so ist er nicht objektiv, so ist er nicht frei dem Patienten gegenüber und beginnt die Untersuchung schon als Ignorant; kann er sich nicht von allen Vorurteilen befreien, so kann er nie gut verschreiben. Ist aber jemand zu einem objektiven, gesunden Verstehen der homöopathischen Doktrinen vorgedrungen, der Potenzierlehre, der Lehre von den akuten und chronischen Krankheiten, der Materia medica, dann geht er voller Frei-

---

[1] „Um sich in die Lage zu versetzen, die Krankheit zu unterbrechen, darf man den Patienten nicht unterbrechen“ (Prof. *Joannon*).

heit an das Krankenexamen heran, willens, den ganzen Fall des langen und breiten zu untersuchen, den Patienten geduldig anzuhören. Auch die Freunde und die Umgebung des Kranken hört er an und beobachtet derweil alles vorurteilslos weiter, weise und objektiv jedes Symptom abwägend. Er muß sich lange jedes Urteils enthalten, erst dann darf er es formen, wenn alle Zeugen ihre Geschichte erzählt haben und alles klar vor ihm liegt. Dann beginnt er, den Fall als Ganzes zu studieren. Das nennt man Untersuchung ohne Vorurteile, und dazu ist viel gesunder Menschenverstand erforderlich, viel Wissen um Umwelteinflüsse und Kenntnis des menschlichen Herzens.

Käme per Zufall ein allopathischer Arzt zu diesem langen Krankenexamen eines Homöopathen, wollte er sicher wissen, zu was all das diene, diese genaue Aufnahme der Symptome und all' die vielen Fragen. Er kann den Zweck nicht erkennen, da er eben von unserer unendlich detaillierten Arzneimittellehre keine Ahnung hat.

Des Homöopathen Absicht dabei ist, des Patienten Krankheit zu Papier zu bringen, um nachher dann in Ruhe in der Materia medica deren Ebenbild zu finden. Ein Allopath kann das nicht, er ist nicht in der Lage, dieses detaillierte Krankheitsbild zu zeichnen, für das es nachher in der Arzneimittellehre das treffende Arzneimittelbild finden heißt, da er ja auch nicht ein einziges unserer Medikamente kennt, neben das er sein Krankheitsbild zum Vergleich halten könnte.

Vorurteilslosigkeit – gesunder Menschenverstand – gute Erziehung

Vorurteilslosigkeit wächst aus gesundem Menschenverstand, und gesunder Menschenverstand hängt von einer guten Erziehung ab. Wir sprechen hier von der Erziehung in Homöopathie, von der schrittweisen Einführung in deren Prinzipien. Hat man einmal gelernt, wie und wo man aufmerksam sein soll und welchen Dingen Aufmerksamkeit zu widmen ist, muß man nachher aber auch Treue üben. Wer seine Vorurteile nie alle über Bord warf, indem er seinen Geist den Prinzipien und Lehren voll öffnete, der wird auch nie ganz zuverlässig sein.

Wir arbeiten hier alle zusammen nach einheitlicher Doktrin. Ein Student, der ein Jahr hier verbrachte, arbeitet nach unserer Methode, trägt den Stempel unserer Schule; genau so wie man einen Studenten von Harvard oder von Yale erkennt, so erkennt man später auch die Studierenden unserer Postgraduate School hier, die hier getreulich und ernsthaft ihr Curriculum absolvierten.

Wir werden nun in den folgenden Kapiteln den Plan für die wahrheitsgetreue und sorgfältige Untersuchung eines Kranken behandeln. Unsere Absicht ist, den Kranken zu heilen. Für die Erfüllung dieses Postulats müssen wir uns überlegen, welches die bestmögliche Art ist, die Symptome des Patienten vor unsern Geist zu bringen. Das Studium dieser Frage ist zeitraubend und erfordert Ausdauer, und viele Schwierigkeiten lagern auf dem Wege. Die Krankheit stellt sich in Symptomen dar, und das Symptomenbild muß mit irgendeinem Heilmittel der Arzneimittellehre in Einklang gebracht werden. Alle Krankheiten des Menschen haben ihre Ebenbilder in der Materia medica. Der Arzt muß die Kunst des Vergleichens erlernen, so daß er diese Ähnlichkeiten erkennen kann. Man wird zuerst denken, das sei schwer, und wirklich kann auch nur geduldige Ausdauer zur Meisterschaft darin führen. Alle Sinne müssen bei der Untersuchung hellwach auf der Lauer nach Ähnlichkeiten sein und besonders auf Allerähnlichstes achtgeben. Und nun kommen wir zu den Anleitungen für den Arzt, dies Bild einer Krankheit zu entdecken und festzuhalten.

23. Die Untersuchung des Kranken

§ 84

„Der Kranke klagt den Vorgang seiner Beschwerden; die Angehörigen erzählen seine Klagen, sein Benehmen, und was sie an ihm wahrgenommen; der Arzt sieht, hört und bemerkt durch die übrigen Sinne, was verändert und ungewöhnlich an demselben ist. Er schreibt alles genau mit den nämlichen Ausdrücken auf, deren der Kranke und die Angehörigen sich bedienen. Wo möglich, läßt er sie stillschweigend ausreden, und wenn sie nicht auf Nebendinge abschweifen, ohne Unterbrechung[1]. Bloß langsam zu sprechen, ermahne sie der Arzt gleich anfangs, damit er dem Sprechenden im Nachschreiben des Nötigen folgen könne."

Etwas vom Wichtigsten bei der Suche nach dem Bild einer Krankheit ist, alles, was der Patient aussagt, möglichst genau festzuhalten, in seinen eigenen Ausdrücken, und solange er bei der Sache bleibt, soll man ihn ungehindert, ohne ihn zu unterbrechen, sprechen lassen, d.h. solange er nicht Dinge hereinmengt, die lächerlich sind oder nichts mit der Krankheit zu tun haben. Solange er fortfährt, von seinen Beschwerden zu sprechen, soll man ihn sprechen lassen, wie er es versteht, ohne ihn zu unterbrechen, sei es, er berichte von Behandlungen, sei es, er gebe Erklärungen, und bezüglich der Notizen, die man nimmt, sei man streng darauf bedacht, seine Ausdrücke wörtlich niederzulegen, nur etwaige grammatikalische Fehler darf man natürlich korrigieren. Dies tun wir, um uns eine möglichst wortgetreue Anamnese zu verschaffen.

Braucht man Synonyme, verwende man nur solche, von denen man sicher ist, daß sie dasselbe bedeuten, daß also der Sinn ja nicht entstellt wird. Wenn eine Frau z.B. von ihren „Tagen" oder von ihrem „Unwohlsein" spricht, darf man freilich dafür das Wort „monatliche Regel" setzen, ein Synonym zu obigen Bezeichnungen, das aber medizinisch genauer und passender ist. So darf man also schon einzelne Ausdrücke des Kranken durch allgemeinere Termini ersetzen, solange der Sinn dadurch nicht verändert wird. Wenn man z.B. „untere Extremität" für

---

[1] „Jede Unterbrechung stört die Gedankenreihe der Erzählenden, und es fällt ihnen hintendrein nicht alles genau so wieder ein, wie sie es anfangs sagen wollten."

„Bein“ setzt und ganz sicher ist, daß man den Gedanken des Patienten dadurch nicht abändert, so ist so etwas keine Modifikation. Aber immer Vorsicht, daß eine solche Interpretation genau wiedergibt, was der Patient meint[1]!

Bei Aufstellung des Dossiers eines Patienten ist eine sehr wichtige Forderung diejenige nach Übersichtlichkeit, damit man bei den nächsten Konsultationen jedes gewünschte Symptom, jede gewünschte Modalität möglichst rasch wiederfindet, wenn der Patient sie wiederholt, daß man also nicht dasselbe immer wieder von neuem notiert und nachher an allen möglichen Orten nachsuchen muß. Schreibt man seinen Bericht, indem man ein Wort dem andern folgen läßt, wird man bei nächstfolgenden Konsultationen so verwirrt werden durch das Nachsuchen in dem unübersichtlichen Bericht, daß einem das Krankheitsbild dadurch ganz entgeht, denn es ist unmöglich, dem Patienten die erforderliche gespannte Aufmerksamkeit zuzuwenden, wenn man gleichzeitig im Bericht nach etwas sucht.

Disponieren wir unsere Notizen so, daß man sofort, mit einem Blick, jedes gewünschte Symptom sieht, wenn der Patient im Verlauf der Untersuchung darauf zurückkommt oder etwas dazu präzisiert[2]. Rasch und

---

[1] Man gehe sicher, Nacken nicht mit Hinterhaupt zu verwechseln oder Augen mit Augenlidern, Rachen mit äußerem Hals oder Gaumen, die Fußsohle mit dem ganzen Fuß, das Kreuzbein mit der Nierengegend etc. (P.S.).

[2] Wir empfehlen an dieser Stelle das *Mure*sche Alphabet, das er in seinen Pathogénésies brésiliennes (1849) veröffentlicht hat und welches uns schon größte Dienste leistete.
Ein einziger Buchstabe dieses Alphabets an den Rand gesetzt, bezeichnet die verschiedenen Organe des Körpers (P.S.):

A = abdomen
B = bouche (Mund mit Gaumen + Zunge)
C = coeur (Cor, Herz)
D = dents (Zähne)
E = estomac (Magen)
F = face (Gesicht)
G = gorge (Rachen, Pharynx, Oesophagus)
H = thorax (Thorax mit Mammae + Lungen)
I = intellect (Geistes- und Gemütssymptome)
K = cou externe (äußerer Hals + Thyreoidea)
L = lombes (ganzer Rücken)
M = matrice (weibl. Genitale)
N = nez (Nase)
O = oreilles (Ohren + Gehör)
P = Penis (männl. Genitale)
Q = système cutané (Haut)
R = transpiration (Schweiß)
S = sommeil (Schlaf)
T = tète, vertiges (Kopf + Schwindel)
U = voies urinaires (Urinwege)
V = voix (Larynx, Trachea)
W = fièvre, frissons (Fieber, Frost)
X = membres supérieurs (Arme)
Y = yeux (Augen + Virus)
Z = membres inférieurs (Beine)

zuverlässig soll man alles im gewünschten Moment wiederfinden können. Ist der Bericht nicht so verfaßt, ist er mangelhaft.

Wenn wir unsere klinische Beobachtung erheben, teilen wir das Blatt z. B. in drei Spalten. In die erste kommen alle Daten und alle Verschreibungen, in die zweite die Symptome oder ein Titel, dies oder jenes Organ oder Organsystem (Herz, Leber, Genitalorgane, Drüsensystem) oder Syndrom bezeichnend, und in die dritte Rubrik dann die Attribute und Modalitäten zu den Symptomen der Rubrik 2. Das ergibt folgendes Bild:

Datum	Symptome	Modalitäten dieser Symptome
		= Aggravation = Verschlimmerung
		= Amelioration = Besserung
Verschreibung		

Hat der Patient seine Beschwerden frei und ungehindert geschildert, hat man dann alles nochmals durchgeschaut und alle Modalitäten präzisiert, so kann man sich nun noch an Personen wenden, die stets um den Patienten herum waren und nun auch noch sie um ihre Beobachtungen bitten. In der Privatpraxis also z. B. die Pflegerin, sei das eine Krankenschwester oder die Mutter oder die Gattin, die alles beobachtete, über was der Kranke klagte.

> „Die Angehörigen erzählen seine Klagen, sein Benehmen,
> und was sie an ihm wahrgenommen.“

Nun aufpassen, was ich jetzt sage, ist sehr wichtig. Es ist sehr wesentlich, hier zu erkennen, ob der erzählende Beobachter überängstlich ist; ist es z. B. die Gattin, müssen wir uns vergewissern, ob sie bei ihres Gatten Krankheit nicht, panikergriffen, Tatsachen mit eigenen Befürchtungen und Angstvorstellungen vermischt. Da heißt es, auf der Hut sein. Man halte die pflegende Person dazu an, die Klagen des Kranken möglichst wörtlich zu bringen. Erreicht man das bei akuten Leidenszuständen, so ist das viel wert, auf alle Fälle viel mehr, als wenn die Pflegeperson schon ihre eigne Interpretation gibt, gar wenn es die Gattin ist, denn je interessierter und ängstlicher die Pflegende ist, desto weniger wahrscheinlich ist das Bild, das sie uns gibt, wahrheitsgetreu. Nicht daß sie uns absichtlich täuschen will, nein, bewahre, man muß bedenken, wie aufgewühlt ihr Inneres ist und je mehr sie über seine Äußerungen nachdenkt, desto schlimmer erscheint ihr alles, und so übertreibt sie eben dann beim Erzählen. Die wertvollsten Auskünfte gibt jemand, der die Sache objektiv beobachtet, nicht zu sehr emotionell daran beteiligt ist.

Hat der Arzt zwei oder drei solcher Beobachter, die mit Intelligenz beobachten, konsultiert und ihre Aussagen festgehalten, notiert er nun noch, was ihm selbst auffällt. Ist z.B. in puncto Urin etwas Auffallendes, muß das festgehalten werden; sind Urin und Stuhl aber völlig normal, erübrigt sich natürlich deren detaillierte Beschreibung.

Seit Hunderten von Jahren suchen die Richter nach der besten Art der Zeugenvernehmung, und das Resultat sind bestimmte Regeln, nach denen vorgegangen wird, wenn man die Wahrheit herausbringen will. Auch die Homöopathie hat ihre Regeln für das Krankenexamen, die in der täglichen Praxis exakt befolgt werden sollen.

Unter den früheren Schülern meiner Kurse hier kenne ich welche, die ohne innere Beteiligung und ohne die Dinge bis auf den Grund begriffen zu haben, alles einfach auswendig lernten, was hier gelehrt wurde, und andere, die gar nichts behielten und dann natürlich gleich auch wieder abfielen. Diese Studierenden haben nachher gegen alle Regeln verstoßen, die sie hier gelehrt worden waren; sie sind zu tiefen Potenzen übergegangen, und ihre Mißerfolge häuften sich, zur Schande der Lehrer und der Wissenschaft, der sie zu folgen vorgeben. Ich nehme, nicht ohne schmerzliche Gefühle, an, daß auch unter denen, die mir nun hier zuhören, solche sind, die bis in fünf Jahren auf solchen Wegen wandern könnten. Ich ermahne diese einzuhalten, ehe sie zu weit gehen, denn nachher erkennen sie nicht mehr, daß der Fehler an ihnen liegt, sondern kommen zur Meinung, sie seien hypnotisiert worden und auf falsche Theorien geführt. Vernachlässigt man die Anamneseaufnahme, wird der Patient der erste sein, der darunter leidet, nachher wird man aber auch selbst zum Opfer und schließlich auch die Homöopathie.

Die Fragebeispiele, die *Hahnemann* uns angibt, sind nicht als obligatorisch anzusehen, aber sie haben suggestiven Wert und können uns zur Orientierung dienen. Man soll zuerst den Patienten ausfragen, dann seine Freunde und nebenbei auch eigene Beobachtungen machen; hat man danach noch kein genügend klares Bild für eine Verschreibung, so nimmt man die auffallenden Symptome nochmals genau vor. Nach langer Praxis mit mancher Erfahrung wird man eine großartige Meisterschaft im Herausbringen der Wahrheit aus den Patienten erlangen.

Man lerne Materia medica, vermehre die Kenntnisse darin, daß man immer mehr kann und daß ihre Sprache die eigene werde. Nur wer viel Materia medica weiß, kann auch intelligente Fragen an den Patienten stellen. Man stelle die Fragen aber auch so, daß der Patient sie versteht, in seiner Sprache.

Seien wir sicher, dem Patienten nie ein Wort in den Mund gelegt zu haben[1] oder seine Ausdrucksweise beeinflußt zu haben. Wir wollen alles bis ins Detail genau wissen, aber man muß sich hüten, das mit direkten Fragen herausbringen zu wollen.

Auskünfte, die man auf direkte Fragen erhielt, soll man nie in den Bericht eintragen, denn in 99 auf 100 Fällen wird der Patient auf solche mit „Ja“ oder „Nein“ antworten. Antwortet der Patient mit „Ja“ oder „Nein“, war unsre Frage schlecht formuliert (Organon, 87, 88). „Sind Sie eifersüchtig?“ „Haben sie Durst?“ Der Kranke kann mit „Ja“ antworten, da seine Frau ihn effektiv hintergeht. Dann ist das eben kein Symptom, sondern begreiflich, also normal. Sagt er aber „Ja“ bei der Frage nach dem Durst, weil er gerade an körperliche Arbeit mit lebhaftem Schweiß oder an eine fieberhafte Erkrankung denkt? Dann wäre auch dies wieder kein Symptom, sondern ebenfalls normal. Darum soll man die Frage etwa so stellen: „Bei welcher Gelegenheit empfinden Sie Eifersucht?“ „Wann haben Sie Durst?“ „Was trinken Sie dann?“ Auf diese Weise kann er nicht mit „Ja“ oder „Nein“ antworten, sondern ist gezwungen, eine volle Antwort zu geben, d.h. unsre Frage ist gut gestellt gewesen.

Erbringt eine Frage keine Antwort, lasse man sie, da der Kranke dafür eben keine Antwort weiß oder die Sache nicht beachtet hat oder aber den Fragenden gar nicht verstanden hat. Eine Frage, die eine Wahl zwischen verschiedenen Antworten erlaubt, ist ebenfalls schlecht gestellt.

Der Kranke soll stets die Körperstelle zeigen, an welcher er den Schmerz empfand, und man soll sich des genauen Charakters des Schmerzes versichern etc. Es gibt eben Kranke, welche die genaue Lage von Leber und Milz nicht wissen und beide miteinander verwechseln oder nicht wissen, was links und was rechts am Körper ist, die Flanke für die Leiste ansehen, unter ‚Arm‘ nur den Vorderarm meinen etc.; darum lasse man sich mit dem Finger den exakten Ort zeigen, über den er sich beklagt.

[1] Sagen wir also nicht – was aber leider fast alle Ärzte tun –: „Haben Sie Syphilis gehabt?“ oder „Wie viele Tripper haben Sie schon gehabt?“ Sondern man formuliere z. B. so: „Zu welcher Zeit wurden Sie schon auf eine Geschlechtskrankheit behandelt, z. B. einen Ausfluß oder ein Geschwür?“
Sagen wir nicht: „Sie haben zweifellos Hunger vor dem Mittagessen?“ Sondern: „Zu welchen Zeiten empfinden Sie Hunger?“ „Wann innerhalb der täglichen 24 Stunden sind Sie müde?“ „Welches sind Ihre Gelüste und Abneigungen z. B. in puncto Süßigkeiten, Torten und Gebäck?“ (P.S.).

Nimmt man's genau, gibt es ja viele Dinge, die man beim Krankenexamen aufzunehmen hat, z. B. die Dauer der Attacken, das Aussehen der Absonderung, falls es sich um Erbrechen handelt, dessen Charakter, die Stunde, da es erfolgt etc. Jeder Student sollte alle diese Fragen durchdenken und lernen, ergänzende Fragen zu stellen, er soll Gelegenheit zur Fallaufnahme haben, um sich zu üben[1].

Man muß eine Atmosphäre schaffen, in der der Patient sich frei aussprechen kann. Man lege ihm vor allem nie Worte in den Mund, die man gern hören möchte. Man erlaube sich nie, einen Patienten zur Eile anzutreiben, ihn zu bedrängen, man unterziehe sich einem bestimmten, gleichmäßigen Modus der Krankenuntersuchung, dann wird einem der Patient auch treu bleiben. Nur durch an Perfektion grenzende Arbeit können wir unseren Ruf aufrecht erhalten.

Sprechen wir selbst so wenig wie möglich, aber halten wir den Patienten zum Sprechen an und bei der Sache. Ist ihm die Zunge einmal gelöst, werden wir stets allgemeine und Lokalsymptome finden; schweift er ab, bringe man ihn ruhig zur Sache zurück, möglichst ohne ihn zu irritieren. Ist ein Kranker allzu wortreich, so daß er nicht zu einem Ende kommt mit der Aufzählung seiner Leiden, zeige man keine Ungeduld, sondern räume ihm nochmals einen neuen Zeitpunkt zur Fortsetzung der Aussprache ein.

Alle diese Empfehlungen lassen sich in der Privatpraxis ohne allzu große Schwierigkeiten durchführen, und man kann da eine durchschnittlich viel qualitätvollere Arbeit leisten als in einem Krankenhaus oder gar in einer Poliklinik, wo die Zeit für jeden Kranken für eine solche Art ernsthafter und nützlicher Therapie viel zu beschränkt ist.

Den Schlaf betreffend gibt es keinerlei Symptome, die nicht von gewissem Wert wären, da alle in der Nähe der Geistes- und Gemütssymptome stehen; alles, was im Moment des Einschlafens bis zum Erwachen vor sich geht, der Übergang vom Schlaf- in den Wachzustand, d. h. der Kommandoübertragung vom Großhirn auf das Kleinhirn, ist wichtig. Die alten Pathologen waren außerstande, eine Erklärung für das schwere Atmen im Schlaf zu geben. Es ist das Mesenzephalon, das die Atemtätigkeit im Schlaf reguliert.

So unentbehrlich die Kenntnis der Physiologie des Zentralnervensystems ist, mit den Aufgaben der grauen und weißen Substanz, so un-

---

[1] The Art of Interrogation, Vortrag in englischer Sprache, gehalten in London durch P. *Schmidt*.

entbehrlich ist auch das Studium der Anatomie desselben. Kein Homöopath hat je vom eingehenden Studium von Anatomie und Physiologie abgeraten. Und nicht nur oberflächliche, sondern tiefe, echte Kenntnisse darin sind nötig, um ein Symptomenbild vom andern unterscheiden zu können.

Man studiere diesen Paragraphen sorgfältig und überdenke ihn genügend.

Wenn man nicht von Anfang an gewisse Regeln befolgt, wird man auch später keine Praxis aufbauen. Ohne Ordnung, ohne Methodik wird man Gewohnheiten annehmen, aus denen man nicht mehr ausbrechen kann.

24. Die Untersuchung des Kranken
(Fortsetzung)

Bei der Untersuchung ist man bestrebt, stets möglichst genau das Krankheitsbild zu erfassen, dabei sucht man aber dauernd Parallelen mit der Materia medica zu entdecken. Manche Symptome haben Beziehung zu Pathologie und Diagnose, während andre nur solche zur Materia medica haben (z. B. als Symptom Sinusitis frontalis links = diagnostisches oder pathologisches Symptom. Aber: Sinusitis mit Schmerzen, die durch Druck besser werden, durch leise Berührung aber verschlimmert = Symptom, das zur Materia medica Beziehung hat). Beim Krankenexamen muß so jedes Symptom auf seinen Wert hin abgewogen werden, ob es sich um

ein **gewöhnliches Symptom** handelt (wie z. B. Appetitlosigkeit, Nervosität, Fieber etc.)

oder aber um

ein **auffallendes, sonderliches** (wie z. B. Furcht vor Hunden, nach der Seite nehmende Schwindel, Kopfweh bei Sturmwetter etc.).

Wenn man nur gewöhnliche Symptome findet, hat man damit nichts, was man mit der Materia medica in Beziehung bringen könnte. Entweder hat man den Kranken, ohne bei der Untersuchung auch nur im mindesten Parallelen zur Materia medica zu entdecken bestrebt, ausgefragt, oder es sind wirklich keinerlei gute Symptome da. In puncto Therapie kommt es auf das gleiche heraus, ob solche wirklich fehlen oder ob nur der Arzt unfähig ist, sie herauszubringen, der Schlüssel zur Verschreibung fehlt halt dann auf jeden Fall.

Ist hingegen das Bild abgerundet, voll komplett, wird man darin Symptome finden, die zur Pathologie in Beziehung stehen, solche, die zur Diagnose, andre, die zur Prognose und solche, die zur Materia medica in Beziehung stehen[1]. Später werden wir noch von unheilbaren Fällen, pathognomonischen Symptomen, obskuren Fällen und Materia medica-Symptomen sprechen.

---

[1] Als Beispiel drei an Urtikaria leidende Patienten! Der erste weist eine generalisierte, erythematöse Form auf, der zweite und dritte haben eine noduläre Form. Das sind diagnostische Symptome. Alle drei haben die typischen Quaddeln mit brennendem Juckreiz. Das sind die pathognomonischen Symptome der drei Fälle.
Auf solche Symptome soll man die Mittelwahl nie gründen. Der erste sieht seine Urtikaria immer nur dann erscheinen, wenn er Wein trinkt, er kratzt vor

Wenn der Arzt dann das erhobene Dossier nach der Untersuchung durchsieht, um die Symptome zu klassifizieren und Zusammengehöriges zusammenzustellen, um daraus ein Bild zu gewinnen, wird er dabei auffallende, besondere Symptome finden, dann Symptome, die den Organismus als ganzes betreffen, Allgemeinsymptome genannt, und solche, die nichts Besonderes sind, sehr häufig und weitverbreitet sind und als Gemeinplätze bezeichnet werden können. Diese drei Grade lassen sich in jedem gut aufgenommenen Fall nachweisen, genau so wie in jeder vollkommenen Arzneimittelprüfung:

1. **die seltenen, charakteristischen Symptome**: z. B. Abneigung gegen Trost, Suizidideen während den Menses, Träume von Toten bei Linkslage etc.,
2. **die Allgemeinsymptome**: z. B. Verschlimmerung durch Zugluft, Symptome bloß auf der linken Körperseite etc.
3. **gewöhnliche Symptome** (Gemeinplätze, weite Allgemeinbegriffe): z. B. Schlaflosigkeit, Verstopfung, abendliche Verschlimmerung etc.

Das Studium der Homöopathie und ein Sinn für Beobachtung werden einen in die Lage versetzen, diese drei Arten von Symptomen schon beim schnellen Durchlesen ohne Mühe aus jedem Fall herauszupicken. Bei jedem Kranken findet man banale Symptome ohne Originalität, die weit verbreitet sind, es kann aber sein, daß auch auffallende, charakteristische Symptome fehlen. Bei solchen erwarte man keine Heilung!

---

allem nachts, und seine Haut ist dann über und über krebsrot wie bei einem konfluierenden Ausschlag, mit verrücktem Juckreiz.
Der zweite sieht in der gesunden Haut plötzlich da und dort einzelne Quaddeln aufschießen, und zwar speziell nach jedem Bad. Der Ausschlag ist jedesmal begleitet von rheumatischen Erscheinungen in den Gelenken, sein Juckreiz ist schlimmer nach Anstrengung und langen Märschen.
Der dritte Kranke sieht einen Ausschlag auftreten, der demjenigen des zweiten Kranken gleicht, aber stets vor allem im Frühling, ferner verschlimmert Feuchtigkeit ihn, speziell wenn Kopf oder Füße naß werden. Kratzen verschlimmert ihn eindeutig.
Das sind nun die zur Materia medica in Beziehung stehenden Symptome der drei Fälle. Vom prognostischen Gesichtspunkt aus genügt es dem ersten, den Wein zu meiden, dann ist seine Prognose günstig. Bei den andern beiden mit den klimatischen und meteorologischen Einflüssen ist die Prognose ebenfalls gut, aber erst auf lange Sicht.
Der erste Kranke hat *Chloralum* nötig, der zweite *Urtica urens* und der dritte *Rhus toxicodendron,* und zwar wird etwa die 200. Zentesimalpotenz gerade richtig sein (P.S.)

Ohne auffallende, sonderliche, persönliche Symptome kann man ja kein gut passendes Heilmittel finden.

Die Homöopathie ist in jedem heilbaren Fall anwendbar, die Frage ist nur, wie diese Anwendung erfolgen soll. Der Arzt sitzt über seinen Symptomen und hat bei jedem zu entscheiden, ob es auffallend, sonderlich oder aber banal, weit verbreitet ist. Ist des Patienten Bericht unzusammenhängend, fragt es sich, ob er berauscht, vergiftet ist oder deliriert, oder aber ob seine Gehirnfunktionen am Zusammenbrechen sind oder ob Geisteskrankheit vorliegt. Der Blick des Kranken ist da von großer Bedeutung, er wird euch Dinge verraten, welche die Pflegerin nicht sagen kann.

Es ist für den Arzt von großer Bedeutung, den Gesichtsausdruck des Kranken lesen zu können. Starrt der Patient mit gläsernen Augen ins Leere, handelt es sich um einen Schock, ein Schädeltrauma, eine Alkoholvergiftung oder um Typhus oder eine andere Krankheit, die sein Gehirn lähmte? Da fragt der Arzt sogleich: „Wie lange dauert das schon?“ Ist sein Charakter über alle Zweifel erhaben, wird Alkoholintoxikation ausscheiden, ist der Kranke schon viele Tage bettlägerig mit Fieber, belegter Zunge, empfindlichem Abdomen etc., dann ist der Kranke in voller Entwicklung eines Typhus begriffen.

Schon beim Betreten des Raumes muß der Arzt fähig sein zu erkennen, um was es sich handelt: Apoplexie, Koma, Opiumvergiftung etc. Mit Recht darf man vom Arzt verlangen, daß sein Kopf unmittelbar zu arbeiten beginnt, um festzustellen, was dem Patienten fehlt und welche Beziehungen dessen Symptome zur Materia medica haben. Ist’s z.B. eine Opiumvergiftung, muß ein Antidot gewählt werden; ist’s eine Apoplexie, muß eine sorgfältige Symptomenaufnahme erfolgen, welche die pathognomonischen Symptome, die in direkter Beziehung zum Herd im Hirn stehen, erfaßt, damit einer Entzündung zuvorgekommen werden kann, dann müssen die Allgemeinsymptome ausgeschieden werden und jene Symptome, die zum Heilmittel weisen. Der Patient mag aber zugleich eine Alkoholvergiftung und eine Apoplexie haben etc. Der homöopathische Arzt muß also fähig sein, eine perfekte pathologische Diagnose zu stellen, und er muß auch die modernsten Methoden beherrschen, selbige zu etablieren, dazu hinzu muß er aber, wie gesagt, eingehende Materia medica-Kenntnisse haben, also Kenntnisse der Toxikologie, um auch die sogenannte therapeutische Diagnose aufzustellen, d.h. diejenige, welche den Vergleich der Symptome des Kranken mit jenen der Arzneimittelprüfungen gestattet.

Kein Symptom im Krankenzimmer ist ohne Bedeutung, speziell bei akuten, schweren Fällen. Z.B. findet man ein Kind im tiefen Schlaf, aus dem man es nicht erwecken kann; die Mutter sagt, das Kind habe Würmer, und deshalb habe sie ihm *Cina* gegeben, da *Cina* auch auf diesen Stupor passe, diese Schwierigkeit aufzuwachen und die Tendenz, kaum erweckt, wieder einzuschlafen. Aber der Zustand des Kindes verschlimmert sich, wird zum richtigen Koma, die Atmung beginnt rasselnd zu werden. Nasenflügelatmung beginnt, es runzelt die Stirn, das alles zeigt beginnende Hirnkongestion an. Es ist am Arzt, hier nun alle Seiten der Krankheit abzuklären, um deren Natur herauszufinden und damit deren Prognose, d.h. was zu erwarten ist. Wer in solchen Fällen unterläßt, alle notwendigen Untersuchungen zu machen, ist kein rechter homöopathischer Arzt; eine nur rein oberflächliche Anwendung der Homöopathie genügt ja nun einmal nicht.

Sind alle Symptome herausgeschrieben, muß der Arzt nachher die Natur des Fiebers ergründen, sehen, ob es ein intermittierendes Fieber ist, eine Kontinua oder ein remittierendes Fieber, oder ob es nur aus einer einzigen akuten Attacke bestand; er muß mit der Symptomatologie solcher Fieber soweit vertraut sein, um diese Dinge beurteilen zu können. Man wird nach und nach so viel über die Bedeutung und Tragweite jeglicher Bewegung, jeglicher Geste des menschlichen Wesens lernen, daß man je länger desto weniger Wert auf die diagnostischen Symptome legt, dafür lernt man mehr und mehr vom Wert der Symptome als solchen.

Wir werden staunen, zu welcher Meisterschaft wir es durch das Studium der Symptome in Diagnose- und Prognosestellung bringen. Wir können bei jedem Fall, mit dem wir zu tun haben, etwas lernen. Da sehen wir z.B. ein wächsernes Gesicht. Eine wahre Lawine von Fällen, die wir schon gesehen haben, kommen uns in den Sinn, rasch gehen wir alle durch und schließen aus, was hier nicht vorliegen kann: z.B. Cholera oder ein großer Blutverlust etc. Das Spektrum der Möglichkeiten engt sich ein, und zuletzt erkennen wir die Ursache dieses Aussehens beim betreffenden Patienten. Wir werden erkennen, wann bei einer *Bright*schen Krankheit die Herzdekompensation einsetzt. Dieses Ereignis tut sich durch ein merkwürdiges, wellenartiges Zittern an Gesicht und Hals kund und sakkadierte, zitternde Zungenbewegungen, wobei die Zunge nur halb herausgestreckt werden kann, ferner durch blasse, kalte Haut, die halb durchsichtig und von kaltem Schweiß bedeckt ist. Es ist sehr wesentlich, in solchen Fällen sogleich klar zu sehen, denn die Therapie hängt davon ab; aber denken wir stets daran, daß die nosologische Determination des Leidens nicht die Hauptsache ist.

Von allen diesen Symptomen leiten Fäden zum Heilmittel, aber auch zur Diagnose. Je mehr nur rein pathologisch-anatomische Manifestationen die vorhandenen Symptome bedingen, desto weniger Wert haben diese Symptome für eine Heilmittelwahl; hat man ausschließlich nur solcher Art Symptome erhoben, muß man sich keine Hoffnung machen, ein Heilmittel zu finden.

Erschwerende Umstände der Krankenuntersuchung – Vorhergehende Medikation

Unter den vielen Dingen, die das Krankenexamen erschweren, ist das vorangehende Einnehmen von irgendwelchen Medizinen an erster Stelle zu nennen, oder daß sonst irgend etwas unternommen wurde, das in der Lage war, die Symptome abzuändern. Es ist ja sehr häufig, daß der Patient bei seiner Vorstellung beim Arzt nach der Aufzählung einer langen Liste von Symptomen zuletzt sagt, nun hätte er gestern Abend halt mal eine Dosis *Calomel,* z.B. in Form von zwei *Carter*schen Pillen genommen, oder vor zwei Tagen eine Dosis *Chinin oder Optalidon,* und nun fühle er sich aber gar nicht besser, darum komme er nun eben zum Fachmann. In akuten Krankheiten ist so etwas sehr ungeschickt und kann uns der Möglichkeit berauben, das homöopathische Heilmittel zu finden. Bei sehr dringenden Fällen muß dann halt sehr oft für den Allgemeinzustand, zusammengesetzt aus natürlicher Krankheit und Arzneimittelkrankheit, verschrieben werden. In chronischen Krankheiten aber ist es anders.

Die Symptome, welche nach Einnahme einer starken Medizin auftreten, sind keine Anzeiger für ein Heilmittel, sondern verwirren nur; das reine Bild der Krankheit wird dadurch nur getrübt, und dem Arzt bleibt nichts anderes übrig als zu warten, bis der Störeffekt vorbei ist, oder höchstens ein gut bekanntes Antidot zur administrierten Droge verabreichen. Manchmal muß er eine beträchtliche Zeit warten, bis das Symptomenbild wieder klar ist und die Natur der Krankheit wieder rein ausdrückt. Es ist aber genau so übel, wenn der Arzt selbst so agiert wie der Patient in obigem Beispiel. Die Verwirrung, die aus schlechtem Verschreiben des Arztes selbst resultiert, ist genau dieselbe, wie sie aus Pfuscherei des Patienten auf eigene Faust entsteht. Es gibt leider Ärzte, die auf ihrer Runde nichts als ihre Fälle komplizieren und schließlich fortgesetzt für Symptome verschreiben, die sie selbst erzeugt haben. Sie haben offenbar noch nie gehört oder daran gedacht, daß man manchmal am gescheitesten wartet, bis das volle Bild einer Krankheit sich spontan enthüllt. Medikament über Medikament in den Kranken hineinjagen, ist der beste Weg, die Symptome zu verändern und den Krankheitsfall unkenntlich zu machen, ihn zu „maskieren“. Alles, was Veränderungen zu erzeugen fähig ist, ändert auch die Symptomatologie des Kranken – seien es Beruhigungsmittel, sei es zu starker Alkoholkonsum, sei es leichtsinniges Aussetzen der Unbill der Witterung, alles das kann zur Maskierung des Falles führen, soll der intelligente Arzt aber eine Heilung vollbringen, muß diese Maske zuerst fallen.

Des Arztes Streben geht in jedem Falle danach, sich die reine Sprache der Natur zu sichern. Ist dieselbe durch alle möglichen Drogen verwischt, kann sie vorderhand nicht erkannt werden. Solche Pfuscherei verändert den Aspekt eines Falles so sehr, daß es dem Arzt nicht mehr möglich ist, eine wirkungsvolle und heilsame Verschreibung zu treffen, und ist's der Arzt selbst, der so pfuscht, so wird er unausweichlich bei schlechten Methoden, ja der Allopathie landen. Ich habe schon in die Arbeit schlechter Verschreiber hineingeschaut und fragte mich jeweils, was auf Gottes Erdboden können die an der Homöopathie noch Anziehendes finden, wenn sie keinerlei Heilungen damit erzielen. Sie können einem keine geheilten Fälle vorstellen. Die Patienten können bei solchen Praktiken ja unmöglich befriedigt sein.

Ja, auch ein blindes Huhn findet ab und zu einmal ein Korn, und so kann auch ihnen einmal zustoßen, daß ein robuster, kräftiger, starker Bursche trotz vielem Mittelwechsel bei Symptomenwechsel doch am Ende wohl aus der ganzen Kur hervorgeht, wenn er einmal das homöopathische Heilmittel bekommen hat, d. h. er heilt, man darf schon sagen, trotz der Pfuscherei mit einer Vielzahl von Mitteln, doch aus. Der Arzt, der diese Kur vollbracht hat, kann aber nachher nicht sagen, welches Mittel nun das gute war, da er so viele gegeben hat. Nur robuste Konstitutionen halten bei einer solchen homöopathischen Prostitution durch. Und so gibt es auch kräftige Leute, die nach Applikation des homöopathischen Heilmittels trotz weiterer Unmäßigkeit im Essen und Trinken doch gesunden; man kann nur bewundern, wie ihr Organismus die Krankheit überwindet. In der alltäglichen Praxis jedoch sehen wir solche Dinge kaum, sondern da stellt sich alsbald Verwirrung ein, wenn der Arzt rasch mit einem andern Mittel eingreift, statt zuerst einfach einmal Placebo zu geben und zu beobachten, wenn das doch erst nach reiflicher Überlegung gewählte erste Mittel nicht gerade sofort bessert.

Von Zeit zu Zeit kann man einmal einen Patienten sehen, bei dem man ein recht klares Bild der Krankheit bis zu einem bestimmten Datum hin erhält. Am betreffenden Datum, sagt der Patient, habe er eine gewisse Medizin genommen, und von da an seien die meisten Symptome verschwunden. Das Bild nachher ist nun ein ganz andres, und zwar eines, aus dem man gar nichts entnehmen kann, der rote Faden fehlt vollkommen, die Symptomatologie ist vollkommen zusammenhanglos. Man füllt Seite um Seite mit Symptomen, aber sieht man ein Mittel, das darauf paßt? Nichts dergleichen; es schaut so aus, wie wenn der Betreffende Arzneimittelprüfungen mit einer großen Zahl von Arzneisubstanzen durchgeführt hätte, und nun sind von allen denselben Symptome da, ein wirres Durcheinander[1], in welchem eine Unterscheidung, eine Individualisation ein Ding der Unmöglichkeit ist. Es ist nun aber möglich, daß das Bild *vor* dem ominösen Datum alles ist, was man braucht. Jenes Bild ist klar und weist eindeutig auf ein bestimmtes Heilmittel hin, gibt man es jetzt noch, so kann es sein, daß es auch jetzt noch das Richtige ist; es kann aber sein, daß es zuerst noch gar nicht richtig zu wirken scheint – wegen der Verwirrung, die seit jenem Datum herrscht –, aber warten wir ein bißchen, und wir werden erleben, daß es doch das Richtige ist, auch jetzt noch zur Aktion kommt. Gar manches Mal habe ich erlebt, daß das Mittel, welches auf einen klaren Zustand in der Vergangenheit paßte, auch später noch das richtige war. Aber auch das Gegenteil kam vor, vollkommenes Versagen. In letzterem Falle wartet man eine Weile, dann wird Ordnung in die Dinge kommen und dann wird jenes Mittel doch noch heilsam wirken, das auf den Zustand *vor* der unglücklichen Administration aller möglichen Drogen paßte.

Nehmen wir an, ein Kollege kommt, uns zu sagen: „Bis zu einem gewissen Zeitpunkt war ich immer in der Lage, einem meiner Patienten mit *Thuja* zu helfen, da schien es, die Symptome veränderten sich, und da begann ich dann, andre Mittel zu geben, aber ohne je wieder ein ebenso gutes Resultat wie mit *Thuja* zu erzielen.“ Da muß er eben wieder zu *Thuja* zurückkehren, d.h. den Faden da wieder aufnehmen, wo er ihn verlor. Untersuchen wir die Umstände stets ganz genau, die herrschten, bevor eine Verwirrung im Symptomenbild eintrat, denn dort muß der klare Aspekt gefunden werden.

---

[1] Siehe die Schrift „Cocktails“, 1934 von Pierre *Schmidt.*

§ 91

„... diejenigen Symptome und Beschwerden hingegen, welche er vor dem Gebrauche der Arzneien oder nach ihrer mehrtägigen Aussetzung litt, geben den echten Grundbegriff von der ursprünglichen Gestalt der Krankheit... "

Hier also das Prinzip: **Suche nach dem ursprünglichen Krankheitsbild.**

Um zu ihm zu gelangen, müssen wir manchmal durch eine Masse von Schwierigkeiten und Bedingungen durchfinden, aber wir *müssen* durchstoßen zu ihm, denn wir werden sehen, daß dem ursprünglichen Krankheitsbild – in Übereinstimmung mit den Gesetzen der allmächtigen Vorsehung – ein bestimmtes Heilmittel zugeordnet ist, für dessen Heilung erschaffen. Die Symptome zu jenem Zeitpunkt indizieren klar ein bestimmtes Heilmittel, was seither geschah, hat alles nur Verwirrung gestiftet, und jetzt ist nichts mehr da, an was man anknüpfen könnte, nichts mehr, dessen Untersuchung Klarheit bringen könnte, man kann keinerlei Beziehungen mehr entdecken; aber sehr oft können wir doch den Faden in der Vergangenheit noch finden und das damals klar indizierte Mittel, und sollten auch 20 Jahre vergangen sein. War ein bestimmtes Mittel damals indiziert, wurde aber nicht gegeben, so ist die Heilung, die damit oder mit einem Simile hätte vollbracht werden können, das einzige Moment, das uns jetzt interessiert; dieses Mittel und nur dieses Mittel allein ist das Heilmittel des Falles, auch jetzt noch.

In diesen 20 Jahren war der Patient einem dauernden Wirbel von Medikamentenwirkungen unterworfen. Es ist aber kein Grund, nicht mehr an jenes indizierte Heilmittel zu denken, weil nun 20 Jahre verflossen sind. Die Krankheit des Patienten wurde in dieser Zeit ja nicht geheilt, sondern nur abgeändert, modifiziert, aber es sind derselbe Patient und dieselbe Krankheit und verlangen immer noch nach demselben Heilmittel. Wurde die Krankheit durch Drogen verkompliziert, so kann man, wie gesagt, manchmal bei nunmehriger Applikation des ursprünglich indizierten, echten Heilmittels keine unmittelbare, einwandfreie Aktion desselben sehen, hat man aber nachher die störenden Drogenwirkungen antidotiert, muß man diese wahre Medizin, die man durch mühsame Nachforschungen herausgefunden hat, wieder geben, und jetzt wird sie die Heilung bringen.

Neuralgie im Erwachsenenalter – Ekzem in der Kindheit – Zusammenhang

Wichtig ist auch die Beobachtung einer Krankheit in ihrer ganzen Entwicklung, begonnen bei den ersten Anfangsstadien, den ersten Manifestationen, fortgesetzt bei den später dazutretenden Symptomen bis zu den Endstadien. Stelle man sich z.B. einen erwachsenen Patienten vor, der an höchst heftigen neuralgischen Schmerzen entlang dem Verlauf eines Nerven leidet! Man verschreibt Mittel und Mittel, bis es einem verleidet ist, da es nur höchstens kurzdauernde Erleichterungszeiten zu verschaffen gelang. Da entdeckt man, daß er als Kind an Ekzem litt, und man kann mit seiner alten Mutter noch abklären, wie dasselbe aussah, und man findet, daß es ganz an *Mezereum* denken ließ. Man nimmt die Arzneimittellehre vor und studiert *Mezereum* darin und sieht, daß die heftigen Neuralgien von *Mezereum* ganz ähnlich denen des Patienten sind. Die Verabreichung von *Mezereum* heilt ihn von seinen Neuralgien und bringt den Ausschlag, den er als Kind hatte, vorübergehend zurück, um auch diesen dann, diesmal endgültig zu heilen. Nie wäre man auf *Mezereum* gekommen, wäre man nicht auf die Fährte dieser Hautaffektion und ihrer Charakteristika gekommen.

Statt Mezereum hätte diese Dermatose des behaarten Kopfs auch z.B. *Sepia* gleichen können, dann hätte der Patient nur sehr auffallende und charakteristische Symptome von *Sepia:* alle die kleinen Symptome, die unter unglücklicher Medikamentenwahl in solches Durcheinander gerieten, paßten alle auf *Sepia*. So geben wir nun dem Patienten *Sepia*, da sehen wir die zuletzt erschienenen Symptome zuerst verschwinden, und dann kommt der Ausschlag auf dem Kopf und hinter den Ohren zurück, und nachher erfolgt dann die gänzliche Heilung.

Wer in seiner täglichen Praxis solche Dinge ein über's andre Mal erlebt, der muß sich des Erstaunens voll ja fragen, ob hinter diesem allem sich nicht eine große Wahrheit versteckt. Bei unserem Leben, wenn wir zuverlässig arbeiten, unsere Fälle sorgfältig und in aller Länge studieren, alles zu erfassen suchen, was am Anfang der Erkrankung war, dann werden unsere Kuren so frappant sein, daß wir von Kranken überschwemmt werden.

Man schenke größte Aufmerksamkeit der Maskierung der Symptome des Patienten durch falsche Medizin, unrichtige Repetition solcher und fahrlässige Dosierung.

§ 94

„Bei Erkundigung des Zustandes chronischer Krankheiten müssen die besondern Verhältnisse des Kranken in Absicht seiner gewöhnlichen Beschäftigungen, seiner gewohnten Lebensordnung und Diät, seiner häuslichen Lage usw. wohl erwogen und geprüft werden… "

Äußere Umstände beeinflussen Krankheitssymptome

Fast alles im Leben ist umständebedingt. Alle Tätigkeiten im Leben sind umständebedingt, d.h. es gibt keine Tätigkeiten, welche nicht durch Umstände gelenkt würden. Alle unsere Unternehmungen hängen von den umgebenden Umständen ab. Die Bedingungen, unter denen sich die Ereignisse im menschlichen Leben abspielen, lenken seine Aktionen und Reaktionen und beeinflussen seine Symptome und deren Entwicklung. Der menschliche Körper und sein Funktionieren hängt von den Umständen ab, und wir können sagen, alle natürlichen Funktionen des Lebens stehen im Zusammenhang mit Umständen. Ohne selbige hätten wir nichts, daran wir uns für unsre Verschreibungen halten könnten, nichts, das den einzelnen Symptomen Form gäbe, darum müssen wir die Umstände von Leben und Gewohnheit studieren, stets bereit, auch den geringsten Details unsre Aufmerksamkeit zu schenken.

Um richtig verstanden zu werden, möchte ich ein praktisches Beispiel geben: Z.B. die Untersuchung einer Frau hat sich auf ihre Ernährung zu erstrecken, auf den Stuhlgang, auf die Menstruation, auf ihr Reinlichkeitsbedürfnis, ihre Kleidung; denn alle diese Dinge gehören zum Naturell der Frau. Es sind die Umstände, unter welchen ihre Symptome auftreten oder nicht.

Weiß die Frau nicht, warum wir darauf eingehen, versteht sie uns nicht, und fragt: „Was meinen Sie, Doktor?" Dann kann man etwa sagen: „Sie haben mir verschiedene Symptome genannt. Sie haben von ihren Kopfschmerzen, Magenschmerzen etc. gesprochen, aber alles leider erst etwas vage geschildert; ich möchte nun wissen, unter welchen Umständen und Bedingungen sich genannte Beschwerden einstellen, welchen Einfluß das Wetter darauf hat, welchen Einfluß die Menstruation (vor, während, nachher), die Kleidung usw.". Diese Dinge bilden die natürlichen Umstände, um die es uns hier geht.

Im Zusammenhang mit diesen kommen wir zu einer weiteren Gruppe von Umständen, die von obigen aber etwas abweichen, und zwar zu jenen, die mit der Beschäftigung des Patienten zu tun haben. Jedermann kann auch wieder in ganz besonderen Umständen stehen, die beim großen Haufen nicht vorkommen. So kann die Ergreifung eines Berufs danach bei einer jungen Frau Veränderungen in ihren Umständen bringen. Steht sie z. B. den lieben langen Tag als Verkäuferin in einem großen Warenhaus, so kann dies mit der Zeit zu Prolaps disponieren. Arbeitet sie ihr ganzes Leben als Näherin, so ist das eine ausschließlich sitzende Beschäftigung und führt zu Leiden, die von sitzender Beschäftigung kommen. Andere Berufe wieder laufen unter anderen Umständen ab, und diese Umstände prägen das Bild, das die Psora beim einzelnen annimmt. „Lebensweise“ bedeutet eine große Menge verschiedener Dinge. Diese addieren sich und überlagern die natürlichen Lebensbedingungen und -umstände. Bei der Betrachtung der natürlichen Funktionen und Umstände des Lebens dürfen wir die Lebensweise nicht außer acht lassen. Die Lebensweise spielt als krankheitsauslösender Faktor herein, welcher der inwohnenden Psora ihre bestimmte Entwicklungsrichtung weist.

§ 94

„... wohl erwogen und geprüft werden, was sich in ihnen Krankheit Erregendes oder Unterhaltendes befindet, um durch dessen Entfernung die Genesung befördern zu können."

Die ehelichen Beziehungen sind öfters Ursache zu Störungen bei der Frau, sei es, daß der Mann sexuell für ihr Temperament zu viel von ihr verlangt oder gar abnormal ist, sei es, daß sie in Familienverhältnissen steht, die man nicht ändern kann und welche sie dauernd erleiden muß (Beleidigungen, Demütigungen, Enttäuschungen, Kummer oder gar Brutalitäten). Man muß untersuchen, wie stetig solche Einflüsse sind, bei jeder Gelegenheit darauf bedacht, sie zu sanieren. Dieselbe Situation kann sich auch beim Mann, wiewohl seltener, präsentieren. Können solche Konditionen nicht beseitigt werden, lenken auch sie die Entwicklung der Psora in bestimmte Bahnen.

25. Die Untersuchung des Kranken
(Fortsetzung)

Merke speziell auf das, was überrascht.
Prof. *Johannon*

„Organon“, §§ 95–98

Die Kranken lenken unsre Aufmerksamkeit gewöhnlich auf die banalsten Dinge, dabei sind es doch die merkwürdigen, sonderlichen Dinge, die auf das Heilmittel lenken. Die Symptome, welche sich der Beobachtung des Arztes am auffälligsten darbieten, sind oft die Wegweiser zum Heilmittel, aber manchmal gibt es in der Beobachtung doch irgendein Loch, und erst wenn man das Symptom findet, das es stopft, ist das Bild komplett und liegt das Heilmittel auf der Hand.

Das sind noch brauchbare Symptome, von denen der Patient bekennt, er habe nie daran gedacht, daß das betreffende Symptom, das er übrigens schon lange, lange beobachte, etwas mit seiner Krankheit zu tun hätte, deretwegen er jetzt beim Arzt ist. Fragt man ihn: „Warum haben Sie mir das nicht früher gesagt?“, antwortet er: „Ich dachte nie, daß das irgendwelche Bedeutung hat, es ist doch so trivial.“

Wie oft gibt der Arzt leider Mittel auf Geradewohl ab. Unter der Zwangsidee, er müsse doch etwas verschreiben, gibt er dem Patienten ein Mittel, wiewohl er keinen einzigen stichhaltigen Grund angeben kann, das Heilmittel gefunden zu haben, da des Patienten Bericht so verwirrt war und die erhaltenen Symptome alle so ordinär, so gewöhnlich, solche Gemeinplätze, daß fast jedes Mittel auf sie paßt. Bei so unsolider Basis besteht ja keinerlei Gewähr, keinerlei Sicherheit dafür, das Heilmittel gefunden zu haben. Und hat er nachher auch noch mehrere andre Mittel auf Geradewohl folgen lassen, so kommt der Patient immer wieder ungeheilt zurück. Monat um Monat, Jahr um Jahr. Diejenigen Symptome, die er bei sich behält, die er uns nicht anvertraut, die so obskur scheinen und so schwierig aus ihm herauszubringen sind, sind gerade diejenigen, von denen er glaubt, sie hätten absolut keine Bedeutung. Was ihm kleine, unbedeutende Symptömchen scheinen, sind sehr oft gerade die Charakteristika einer Krankheit und für die Heilmittelwahl unentbehrlich.

Beispiel für auffälliges Symptom

Wollen wir das Gesagte durch ein Beispiel illustrieren: Eine Patientin mit blassem Gesicht, recht krankem Aussehen, müde und schwach, stellt sich vor; sie klagt über häufiges Kopfweh, Blasen- und Verdauungsstörungen; aber trotz all' unserer Fragen bringen wir nichts Besondres, Auffallendes, Frappierendes heraus. Wir erklären dies der Patientin und bitten sie, weiter nachzudenken, ob sie auch alles gesagt und nichts vergessen habe, wir lassen sie ihre Symptome schriftlich niederlegen – alle Bemühungen führen zu nichts, Monat um Monat kommt sie wieder, wir haben *Sulfur, Lycopodium* und eine gute Zahl anderer Mittel gegeben. Manchmal haben wir noch herausfinden können, daß sie eine frostige Natur ist oder aber warmblütig, und damit haben wir vielleicht gewisse Mittel ausschließen können, an die wir sonst auch gedacht hätten. Eines schönen Tages aber bemerkt die Patientin einmal: „Doktor, es ist doch komisch, wie mein Urin stets riecht, nämlich wie Pferdeharn." Da geht uns plötzlich ein Licht auf: Das ist ein Fall für *Acidum nitricum.* „Wie lange haben Sie dies denn schon beobachtet?" „Oh, das habe ich schon stets gehabt, ich dachte nicht, daß das so wichtig wäre." Schauen wir nun bei *Acidum nitricum* all' die gewöhnlichen Symptome des Falles nach, so sehen wir, wie sehr gut *Acidum nitricum* auf ihn paßt.

Das ist ein Beispiel, wie ein Leitsymptom auf die richtige Fährte setzen kann. *Acidum nitricum* hat als Leitsymptom „Urin riecht stark, wie Pferdeharn." Gäben wir aber *Acidum nitricum* allein auf dieses Symptom hin, d. h. ohne daß weitere Allgemeinsymptome von *Acidum nitricum* am Patienten nachweisbar sind, so würden wir damit nur einige Lokalsymptome und dies spezielle Symptom des Pferdeharngeruchs beseitigen, und auch nicht für immer, sondern bloß für eine kleine Weile, und nachher sind sie wieder da. Unsere Therapie wäre in diesem Falle rein palliativ, parzellär, da sie nur einen Teil der Symptome deckte. Das ist ein Beispiel dafür, wie man es *nicht* machen soll. Man benütze ein Leitsymptom dazu, das durch dasselbe indizierte Mittel daraufhin zu untersuchen, ob es auch alle übrigen Symptome des Patienten deckt.

Was ich hier beschrieben habe, ist nur ein hypothetischer Fall. An einem arbeitsreichen Tag kann's der Zufall wollen, daß man gerade einige solcher Patienten sieht, an denen man nun schon Monate arbeitet und die schon einen Haufen Geld ausgegeben haben, ohne zu einem Resultat gelangt zu sein. Man hätte gerade so gut *Sac.lac.* geben können, bis man das richtige Mittel gefunden hat. Man kann nicht sagen: „Warum sah ich das richtige Mittel nicht vorher?“ Es war unmöglich, es zu erkennen. Höchstens kann man sich beim Übergehen des Berichtes vorwerfen: „Warum habe ich auch nicht nach dem Geruch des Urins gefragt, und wäre etwas Besonderes gewesen in puncto Geruch, nach was er denn rieche.“ Aber es ist mir schon vorgekommen, ein Dutzendmal nach dem Uringeruch zu fragen, und der Patient wußte nichts zu sagen, und erst später kam einmal spontan die Bemerkung, der Urin rieche wie Pferdeharn, und das wäre schon stets so gewesen.

Eigenberichte der Patienten von unterschiedlicher Qualität

§ 95

„... teils weil die Kranken der langen Leiden so gewohnt werden, daß sie auf die kleineren, oft sehr bezeichnungsvollen [charakteristischen], bei Aufsuchung des Heilmittels viel entscheidenden Nebenzufälle wenig oder gar nicht mehr achten... “

Man könnte noch viel zum Thema Schwierigkeiten im Herausbringen der Symptomatologie aus dem Patienten sagen. Man könnte denken, die gebildete Klasse stelle ihre Symptomatologie am besten dar. Wir werden die einfachen Leute, die nichts über Krankheiten wissen, aber oft bessere Schilderungen geben sehen; unvoreingenommen erzählen sie uns, was sie bemerken, auch die so wichtigen kleinen Details, und dies in der Sprache, die auch unsre Arzneimittellehre spricht. Die Protokolle unserer Arzneimittelprüfungen sind zum großen Teil in der Umgangssprache abgefaßt, und diese einfache Sprache ist bei einfachen, unkomplizierten und unkultivierten Leuten eher zuhause als bei den Aristokraten. Reiche haben sofort Angst und haben meist schon viele Ärzte konsultiert, sie haben schon alle Ärzte von Ruf für ihr chronisches Leiden aufgesucht; der Patient mit viel Geld hat schon die Runde bei allen Kapazitäten gemacht, und wenn er zu uns kommt, uns seine Symptome zu schildern, bringt er uns lauter Fachausdrücke, die er bei den verschiedenen konsultierten Ärzten aufgeschnappt hat; und hat er seine Schilderung dann beendet, so sind wir leider meist noch vollkommen im Dunkeln über das, was er nun persönlich von seiner Krankheit spürt, denn er hat uns ja nur Fachausdrücke, oftmals noch falsch verwendet, und Gemeinplätze gebracht, mit denen wir nichts anfangen können. Nur langsam und mühsam kann man ihn dazu bringen, seine Leiden wieder in einfacher Sprache zu beschreiben.

Patienten, welche schon jahrelang an chronischen Leiden laborieren und dadurch einigermaßen hypochondrisch geworden sind, konsultieren einen mit der Liste ihrer Diagnosen. Sie haben schon eine Menge Geld ausgegeben, haben sich eine Menge Fachausdrücke gemerkt und sind meist bis zur Vergiftung vollgepackt mit Drogen. Der Arzt muß sehr diplomatisch mit solchen Patienten umgehen, denn wenn man sie irritiert, bleiben sie gleich weg.

Hahnemann spricht hier von einer Kategorie Kranker, die

§ 96

„... ihre Klagen in allzu grellem Lichte aufstellen und, um den Arzt zur Hilfe aufzureizen, die Beschwerden mit überspannten Ausdrücken bezeichnen."

Das ist ein spezielles Charakteristikum bei geborenen Iren. Man wird erfahren, daß sie ihre Symptome gern übertreiben, da sie tatsächlich und ernsthaft meinen, der Arzt gebe ihnen stärkere Medikamente, wenn sie sich sehr krank hinstellen, kranker als sie sind, und er schenke ihnen dann mehr Aufmerksamkeit; sie glauben, wenn sie nicht kräftig übertreiben, würde er sie mit irgendeiner einfachen Medizin abfertigen.

Dann kennen wir die Klasse der Neuropathen, die so sensibel sind, daß sie ihre Symptome lebhafter und quälender fühlen als der Durchschnittsmensch. Sie sind überempfindlich, äußerst nervös, teilweise sind ihre Beschwerden schon der Hysterie zuzurechnen. Der Arzt ist hilflos in den Händen solcher Übertreiber, denn die Homöopathie kann nur auf Wahrheit aufbauen, alles, was sie will, ist die Wahrheit sicherstellen, sonst nichts weiter; es ist gleich übel, zu viel wie zu wenig Symptome zu bekommen. Jede tendenziöse Farbgebung, erfolge sie durch den Patienten oder den Arzt, führt zu Mißerfolgen.

Halten wir fest, daß die Tendenz zum Übertreiben selbst als Symptom anzusehen ist. Finden wir einen Patienten, der aus einigen wenigen Symptomen eine große Zahl macht, notieren wir einfach in unserem Bericht: Tendenz zur Übertreibung der Symptome. Einige unserer Mittel decken dies, z.B. *Cann-i., Aether., Nux-m, Plb.* und *Stram.* Aber auf alle Fälle führt uns Übertreibung gern in die Irre, denn wir wissen dabei nie, welche Symptome der Patient nun wirklich hat und welche er erfindet.

Wer den Arzt aufsucht, ist irgendwie krank nach Meinung Kents und Hahnemanns

Ein Ding ist sicher, kein Mensch wird den Arzt aufsuchen, wenn er keine Symptome hat; es ist sehr unwahrscheinlich, daß ein Patient seine ganze Krankheit nur in der Einbildung fabriziert; die Tatsache, daß er das Bedürfnis hat, sich einem Arzt zu stellen und daß er das Bedürfnis hat, seine Symptome und Leiden zu übertreiben, ist in sich selbst schon eine Krankheit; denn niemand, der sich wohlfühlt, täte das. Das muß in Betracht gezogen werden, vielleicht ist das das erste und einzige festhaltenswerte Element von allen, was solche Patienten zeigen. Beurteilen wir dieses Übertreiben mit Takt und Weisheit.

96, Anmerkung: „*Eine reine Erdichtung von Zufällen und Beschwerden wird man wohl nie bei Hypochondristen, selbst nicht bei den unleidlichsten, antreffen – dies beweist die Vergleichung ihrer zu verschiedenen Zeiten geklagten Beschwerden, während der Arzt ihnen nichts oder etwas ganz Unarzneiliches eingibt…* “

Hahnemanns Vorschlag geht dahin, in solchem Fall vorerst keine Medizin zu geben, die Symptome von Zeit zu Zeit aber wieder aufzunehmen und das stets Wiederkehrende festzuhalten. Der Patient kann unmöglich alle die verschiedenen Symptome, die er meist aus gewissen Quellen zog, lange im Gedächtnis behalten; der Arzt aber kann durch Beobachtung und Vergleich von Zeit zu Zeit jene Dinge herausbringen, die der Patient wiederholt, die Konsultationsdaten müssen nur genügend Abstand voneinander haben, so daß der Patient nur Memorisiertes inzwischen vergißt. Der junge Arzt wird durch solche Fälle in die Irre geführt, bis er einmal genügend Erfahrung in der Beobachtung von Krankheiten hat und etwas über die Natur der Symptome weiß, die erscheinen mögen.

Patient soll Symptome zur Zeit ihres Auftretens notieren

Ein anderes Hindernis für die Untersuchung ist Faulheit, Bequemlichkeit; der Kranke ist zu bequem, seine Symptome im Moment, wenn sie da sind, aufzuschreiben, und zu träge und vergeßlich, um sie sich nachher in Gegenwart des Arztes in Erinnerung zu rufen. In Präsenz des Arztes kommen sie ihm einfach nicht mehr in den Sinn, er ist aber zu faul, sie zu Hause im Moment ihres Erscheinens niederzuschreiben. Wenn ein Kranker seine Symptome nicht gut wiedergibt, soll er angehalten werden, sie im Moment ihres Auftretens jeweils zu notieren. Will er dies nicht tun, so muß der Arzt darauf dringen, widrigenfalls ihn nicht zu behandeln. Es ist manchmal sehr wesentlich, was herauskommt, wenn der Kranke seine Symptome im Augenblick ihrer Präsenz in Memorandumform niederlegt. Nicht nachts aufschreiben, was den Tag über passierte, sondern sofort, wenn das Symptom da ist, zum Notizblock eilen und das Symptom in einfacher Sprache festhalten unter Angabe der Gefühlsqualität des Symptoms und der Modalitäten. Faulheit und Vergeßlichkeit wirken sich bei dieser Arbeit der Erfassung aller Symptome wirklich als Hindernisse aus.

Heutzutage scheinen Reinheit und Unschuld nicht mehr zu existieren; an deren Stelle hat sich eine falsche Scham gesetzt, die den Patienten daran hindert, dem Arzt die volle Wahrheit zu sagen. Die Patienten leugnen ab, Gonorrhoe gehabt zu haben oder Umstände, welche einer Gonorrhoe sehr ähnlich waren. Wäre der Lebenswandel der ganzen Menschheit bis heute unschuldig geblieben, würde die Frau z.B. dem Arzt hemmungslos und offen Auskunft über ihre Menses geben, ja sogar über die sexuellen Funktionen, über Dinge des Willens und der Intelligenz. Leider ist aber Tatsache, daß das nicht mehr so ist; mit Mühe bloß bringt der Arzt die diesbezügliche Symptomatologie, eben dieser falschen Scham wegen, aus dem Patienten heraus. Konsultiert ein Patient einen Arzt, sollte er alle Reserve auf diesem Gebiet beiseite lassen. Man wird finden, daß die im Geiste Unschuldigsten dies am leichtesten können, denn es geht ja nur darum, die Wahrheit zu sagen, nichts andres, als bloß ganz frei und offen die volle Wahrheit. Handelt es sich um eine weibliche Kranke, soll sie alles erzählen, was in den Beziehungen zwischen ihr und ihrem Gatten abnorm ist. Erzählt sie frei und offen, wird dem Arzt nur wenig zu fragen bleiben, seine Aufgabe besteht dann nur darin, aufmerksam der Wahrheit zuzuhören. Ich erinnere mich so vieler Patienten, vor allem weiblichen Geschlechts, die so geniert schienen und so gehemmt, wenn sie über ihre Symptome sprechen sollten, daß sie die Hauptsache vergaßen, und erst nach langem geduldigen Warten wurden sie frank und frei und offen gegen mich. Es ist manchmal sehr schwierig, einen Patienten in die Stimmung zu versetzen, daß er sich frei und offen ausspricht. Es ist ein Ding, das studiert und in Betrachtung gezogen werden muß, damit man weiß, was man sagen muß, um einen schüchternen Patienten zum Reden zu bringen; es gehört beinahe ein gewisses Talent dazu. Ein Arzt muß ein ungewöhnliches Maß an Umsicht, Takt und Kenntnis des menschlichen Herzens haben, Vorsicht und Geduld, um in der Lage zu sein, sich ein wahrheitsgetreues und vollständiges Bild der Krankheit in allen Details zu machen. Er muß ein integres Leben führen, einen guten Ruf haben, respektabel und vertrauenswürdig, kurz, in den Augen aller ein Ehrenmann sein.

Der homöopathische Arzt muß gründlich sein, das menschliche Herz kennen und denken können

Hahnemann sagt, daß Nachlässigkeit, Faulheit und Oberflächlichkeit einen Arzt daran hindern, so in die Homöopathie einzudringen, daß er deren Materia medica wirklich erfaßt und eins wird mit seiner Wissenschaft. Hat er den Ruf der Nachlässigkeit etc., wird er keinen Respekt von seinen Nachbarn genießen, und dann wird er auch das Bild einer Krankheit nicht so zu Papier bringen können, wie es sein soll.

Hahnemann hatte eine wunderbare Kenntnis des menschlichen Herzens, und das ist ein wichtiges Ding, Kenntnis des menschlichen Herzens und dessen, was im Menschen darin ist. Leider scheinen in unserer Gesellschaft nur sehr wenige mit Kenntnissen des menschlichen Herzens anzutreffen zu sein. Nie haben sie ihr eignes Inneres erforscht, ihr Herz und ihre Impulse, wild leben sie einfach darauflos. Das menschliche Herz gut kennen, heißt vor allem, sich selbst prüfen auf seine Impulse, wie man sich unter wechselnden Umständen verhält, welche Kontrollimpulse in einem wohnen, die einen erst zur Persönlichkeit machen. Hat ein Mensch alle Wünsche seines Herzens ohne jegliche Selbstkontrolle erfüllt, ist er keines Respektes wert. Hat er aber im Gegenteil seine Impulse kontrolliert, dann ist er zur Persönlichkeit geworden, der man Respekt entgegenbringen kann. Der Arzt, der sich selbst kennt und sich im Zügel hat, wird mit der Zeit zu einer solchen Kenntnis des menschlichen Herzens gelangen, daß er aller Sympathie genießt und die Sprache der Krankheiten versteht.

Zusammenfassend fügen wir noch hinzu (P.S.):

Es heißt, das Vertrauen des Patienten gewinnen.

Die Aufgabe des Arztes ist immens. Er ist, wie *Carton* sagt, ein Auferwecker, er steht zwischen Krankem und Natur oder Schöpfer als Mittler. Er genießt eine privilegierte Stellung durch das, was ihm alles anvertraut wird. Er ist, wie es im Hindu-Sprichwort heißt:

Der Priester, dem Gott die Wache im Tempel des menschlichen Körpers übertragen hat.

Welch bewundernswürdige Rolle, als Arzt, der seine Mission begriffen hat,

zu hören,
zu verstehen,
zu helfen,
zu heilen
oder wenigstens zu lindern und
zu trösten.

Das Vertrauen seiner Kranken gewinnen, die Atmosphäre zu schaffen, in welcher sich der Kranke willig öffnet, ohne etwas zu erzwingen, das ist der Anfang des Heilakts und in der Homöopathie der Ausgang zu vielen brillanten Heilungen.

Ich vergesse jenen Professor nie, der für ein chronisches Asthma schon alle Kapazitäten konsultiert hatte, ohne von jemand Erleichterung erfahren zu haben, und nun zu mir kam und spontan erklärte, er sei Exhibitionist, wobei er hinzufügte: „Das ist das erste Mal seit 25 Jahren, daß ich dies jemand anvertraue."

Diese wertvolle Beichte erlaubte mir, sein Heilmittel zu bestimmen, es war *Phosphorus.* Schlagen wir unsere Repertorien beim Kapitel „Schamlos, Exhibitionismus" auf, da finden wir 5 Mittel, allein *Phos.* aber deckte alle hochwertigen übrigen Symptome des Patienten, und dieses Mittel war für ihn denn auch außerordentlich hilfreich.

Und jene 67jährige Dame, die bei der ersten Untersuchung eingestand, Onanie zu treiben, obwohl sie einer religiösen Sekte angehörte und deren Sätze in Frömmigkeit befolgte. Sie bemerkte, sie wisse nicht, warum sie mir das sage, habe sie es doch seit ihrer Kindheit nie jemandem anvertraut.

Nehmen wir solche Geständnisse in Ernst und mit Respekt entgegen, wie etwas Heiliges, das uns anvertraut wird. Machen wir uns ja nie lustig über solche Kranke. Denn gerade diese Symptome, die nie jemand anvertraut wurden und die als ohne Zusammenhang mit der Krankheit angesehen wurden, sind doch so oft die Schlüssel zu ihrem Seelenzustand, enthüllen recht eigentlich, wer sie sind.

Wirklich, das menschliche Herz zu kennen, ist ebenso wichtig wie den menschlichen Körper zu kennen, beides ist unabdingbar für den Arzt, der seiner Kunst würdig ist, und *Hahnemann* wie *Kent* betonen den großen Wert dieser Dinge.

Es ist nicht die pathologische Anatomie, noch sind es die auch noch so vollständigen Laboratoriumsbefunde, welche uns die affektiven Gefühle des Patienten, der leidet, verstehen lernen, noch und vor allem nicht unser offizieller Studiengang mit den brillanten Kliniken dieses oder jenes Professors, wo diese Fragen niemals angeschnitten wurden. Sondern es ist das Studium der Psychologie im Alltag, sehr oft ganz allein getrieben, im Kontakt mit den Kranken, das dem wahren Arzt nach und nach diese Kenntnis des menschlichen Herzens verschafft.

26. Die Untersuchung des Kranken
(Fortsetzung)

Zwei Krankheitsbilder vermischen sich miteinander

Es kann vorkommen, daß zwei Krankheitsbilder gleichzeitig ein und denselben Organismus besetzt halten. Da muß man sich nicht verwirren lassen. So kann ein chronisch Kranker auch an einer interkurrenten akuten Krankheit erkranken, und der herbeigerufene Arzt mag denken, er müsse da eben auch die Totalität der Symptome erfassen. Tut er das aber bei einer solchen akuten Krankheit und mischt dabei chronische und akute Symptome zusammen, so kommt er in große Verwirrung und findet das rechte Mittel nicht. Die zwei Dinge müssen getrennt gehalten werden.

Er braucht nur die Symptome der akuten Krankheit zur Verschreibung, das Erscheinungsbild der akuten Krankheit. Die chronischen Symptome schweigen übrigens während der Herrschaft der akuten Krankheit, da letztere sie unterdrückt oder suspendiert; aber der fleißige Arzt, der dies nicht weiß, gibt sich vielleicht die größte Mühe, alle Symptome zusammenzubringen, die der Patient auch in seinem ganzen vorherigen Leben hatte.

Wenn man andererseits die chronischen Symptome für eine Verschreibung sammelt, genügt es, einfach anzugeben, daß der Patient Typhus oder Masern oder ein andres akutes Miasma hatte; die nähere Symptomatologie dieser verflossenen akuten Krankheit brauchen wir nicht. Diese Krankheiten sind ja nicht ein Teil des chronischen Miasmas. Die Symptome der akuten Krankheit existierten separat von jenen der chronischen Krankheit, also ganz für sich. Wir müssen erkennen, daß die Bemühung, für zwei verschiedene Miasmen gleichzeitig zu verschreiben, zum Mißerfolg führt, ein Irrtum ist.

Der status präsens

Wenn man im westlichen Teil unseres Landes praktiziert, wird man oft recht verworrene Fälle bekommen, z.B. von folgender Art: Ein Patient litt an Malaria und erhielt dafür *Chinin, Arsen* und Tiefpotenzen dieser und jener Droge, bis der Fall recht kompliziert ist. Man entdeckt, daß die Symptome nun recht verschieden von denen des Beginns sind, daß ein richtiger Szenenwechsel stattgefunden hat. Man verschreibt nun für den jetzigen Zustand, den man als eine Spezies von Malaria ansieht. Man verschreibt in der Absicht, mit der Verschreibung auch all' die Drogen, die der Patient erhalten hat, zu antidotieren, und da bringt das Mittel dann eine Überraschung: Es schließt den Fall in wunderbarer Weise auf.

Bis dahin war der Patient unfähig, den Urzustand seiner Malaria einigermaßen anschaulich zu schildern, jetzt kommt er aber nach ein, zwei Wochen zurück und sagt: „Doktor, jetzt ist's genau wie am Anfang." „Gut, welche Symptome haben Sie denn jetzt?" Und man findet nun, daß er einen Abend um 5 Uhr einen Frost mit allen Begleitsymptomen hat, die weit in die Nacht hinein dauern, dann folgt ein Tag des Wohlbefindens, aber am Tag darauf hat er dann um 11 Uhr vormittags einen Frost, dann folgt wieder ein guter Tag. Dann hat er zwei Krankheitstage hintereinander, darauf wieder einen guten Tag. Untersucht man all' dies genauer, findet man, daß die beiden Froste an verschiedenen Körperregionen beginnen und die Hitze danach ebenfalls, und man sieht, daß die beiden Attacken überhaupt total verschieden sind. So etwas scheint jenem unwahrscheinlich, der es noch nie gesehen hat, wer aber im Westen lebte und akurat praktizierte, der hat solche Beispiele, wie obiges, erlebt, aber wirklich nur, wenn er keine sogenannte Chinin-Homöopathie trieb. Eine korrekte Verschreibung wird zwei verschiedene Malariamiasmen im selben Organismus von einander trennen, so daß sichtbar wird, daß beide nebeneinander im Organismus existieren, wobei jedes seine individuelle Symptomatologie hat. Wir sehen hier ein Beispiel von Koexistenz, jedes hat seine eignen Zeiten für Frost, Fieber etc. und seine eignen individuellen Äußerungen, ohne mit dem andern groß zu interferieren. Große Dosen *Chinin* komplizieren das ganze nur, alles wird weniger deutlich, alles kommt durcheinander, so daß schließlich niemand mehr darauskommt.

Wenn man in einem solchen Fall ein Mittel zu verschreiben sucht, welches beide Symptomengruppen umfaßt, wird die Kur scheitern. Nein, schäle man zuerst die schlimmere Gruppe heraus und lasse die andre vorderhand unberücksichtigt. Es ist auch eine schlechte Praktik, nebeneinander ein Mittel für die eine, ein zweites für die zweite Gruppe zu verschreiben. Sondern nehmen wir, wie gesagt, die schlimmere heraus und suchen sorgfältig das deckende Mittel und geben wir es, dann werden wir diese Gruppe verschwinden sehen, und dann ist nur noch die andre da, und zwar vollkommen rein, genau so, wie wenn der Patient überhaupt kein Mittel bekommen hätte.

Beeile man sich nun nicht zu sehr, auch die zweite zu beseitigen. Man wird feststellen, daß es nach Beseitigung der einen dem Patienten schon bedeutend besser geht und daß die zweite von Tag zu Tag deutlicher heraustritt; dann wird es Zeit, auch für sie zu verschreiben.

Chronisches und akutes Miasma auseinanderhalten

Dieses Beispiel illustriert auch die Lehre, nicht zu gleicher Zeit für ein akutes und ein chronisches Miasma zu verschreiben. **Verordne man nie ein Mittel für zwei verschiedene pathologische Zustände gleichzeitig,** außer sie haben zusammen einen Komplex gebildet.

Halten wir fest, daß nur chronische Krankheiten zu einem Komplex zusammenwachsen können. Nie bilden akute und chronische Krankheit einen Komplex; die akute unterdrückt die chronische während ihrer Herrschaft, aber eine Komplexbildung kommt nicht vor. Die Allopathen sprechen zwar von den Nachkrankheiten der Masern, des Scharlach etc., aber sie ignorieren vollkommen, was da eigentlich los ist. Auch ihre Pathologie lehrt sie die Wahrheit darüber nicht. Alles, was herauskommt, wenn eine akute Krankheit, die im bestimmten Zyklus abläuft (wie Masern, Scharlach etc.) vorüber ist, gehört nicht mehr zu dieser letzteren; die sogenannten Nachkrankheiten der Masern gehören nicht zur Masernkrankheit, die sogenannten Sequelae von Scharlach gehören nicht zum Scharlach, sondern verdanken ihren Ursprung einer gewissen konstitutionellen Schwäche des Patienten, die schon vorbestand. Es sind Psoramanifestationen, die da nach Scharlach, Masern etc. herauskommen, und sie müssen auch als Psora behandelt werden.

Diese Nachkrankheiten sind, wie gesagt, psorisch. Die akute Krankheit hat die Psora nur aufgestört, und dann kommen die Manifestationen in der Schwächezeit nach der akuten Krankheit, der Rekonvaleszenzzeit, heraus. Je besser die akute Krankheit behandelt wurde, desto unwahrscheinlicher kommt es zu Nachkrankheiten. Wer Masern und Scharlach sorgfältig mit dem gut passenden homöopathischen Mittel behandelt, hat keine Störungen nachher zu befürchten. Nachkrankheiten gehen zum großen Teil auf das Schuldkonto des Arztes. Immerhin muß man sagen, daß es zwar manchmal doch extrem psorische Individuen gibt – man steht bei ihnen unter dem Eindruck eines fortgeschrittenen Verfalls –, und bei solchen ist es bei malignem Scharlach außerordentlich schwierig, das passende Mittel zu finden, so daß hier auch dem besten Arzt einmal ein Fehler unterlaufen kann. Im großen Ganzen aber, bei gewöhnlichen Fällen, verhindert gute Behandlung doch weitgehend die sogenannten Nachkrankheiten, wie langwierige Augenentzündungen, fließende Ohren etc.

Es ist von größter Bedeutung, in solchen Fällen die Dinge auseinander zu halten und zu trennen, die nicht zusammengehören. Man muß genau wissen, für was man und wann man etwas verschreibt. Man soll z. B. nicht schon im voraus ein Homöopsorikum geben in der Absicht, auf diese Weise Nachkrankheiten zu verhüten. Zuerst verschreibt man für die akute Krankheit nach den Symptomen, die zur akuten Krankheit gehören.

Es ist aber wertvoll für den Arzt, auch alte Symptome chronischen Charakters, die der Patient hat, zu kennen, damit man weiß, was etwa zu erwarten ist, wenn die akute Krankheit ihrem Ende zugeht, wo alte Psoramanifestationen am ehesten zum Durchbruch kommen. Es kann aber auch sein, daß da eine vollkommen neue Gruppe von Symptomen erscheint. Kommen am Ende eines Scharlachs Ohrbeschwerden oder Ödeme, so gehören dieselben, wie gesagt, nicht zum Scharlach, sondern haben ihre Ursache in einer vorher bestehenden konstitutionellen Schwäche des Patienten. Die Ödeme, die akute Nephritis sind mit der Psora verknüpft, und die nunmehrigen Symptome werden uns zum Konstitutionsmittel weisen. Vergessen wir den psorischen Hintergrund also ja nicht, sonst machen wir einen Fehler. Wenn wir nun nur die Diagnose *Bright*sche Krankheit im Kopfe tragen, kommen wir nämlich in Versuchung, für ein Endresultat nach dessen Diagnosetitel zu verschreiben, z. B. *Apis,* in den Büchern hochgelobtes Mittel für Nephritis nach Scharlach.

Nicht nach Krankheitsnamen Mittel wählen

Es ist aber ein großer Fehler, Mittel nach einem Krankheitsnamen oder pathologisch-anatomischen Zuständen, wie Kopfweh, Sinusitis, Verstopfung, Diabetes oder Krebs zu wählen. Es ist aber auch ein fataler Fehler für einen Arzt, an ein Krankenbett heranzutreten mit dem Gedanken im Kopf, einen ähnlichen Fall schon einmal zu behandeln gehabt zu haben und darum zu schließen: In jenem Fall gab ich das und das, so will ich's hier auch geben. Solche Gedanken muß der Arzt sich total aus dem Kopfe schlagen.

Bei Augenspezialisten, die homöopathisch praktizieren, ist es Gang und Gäbe, zu hören: „Ich habe so und so einen Fall mit dem und dem Mittel geheilt. Ich werde diesem Patienten jetzt dasselbe geben." Wie oft habe ich im Konsilium mit homöopathischen Ärzten schon hören müssen: „Ich hatte einen Patienten, Herrn X. oder Z., bei dem war alles sehr ähnlich wie hier, es war eine sehr ähnliche Krankheit wie diese, ich gab ihm das und das, hier bleibt dasselbe Mittel aber wirkungslos.“

§ 100

„Bei Erforschung des Symptomen-Inbegriffs der epidemischen Seuchen und sporadischen Krankheiten ist es sehr gleichgültig, ob schon ehedem etwas Ähnliches unter diesem oder jenem Namen in der Welt vorgekommen sei. “

Hämmern wir uns das ein, unterstreichen wir es ein halbdutzendmal mit roter Tinte, malen es an die Wand mit einem hinweisenden Finger. Es ist eines der wichtigsten Dinge, sich bei der Untersuchung eines Kranken die Idee fernzuhalten, schon einmal einen ähnlichen Fall zu behandeln gehabt zu haben. Achtet man nicht darauf, wird der Geist trotz bester Absichten voreingenommen sein. Bei jedem frischen Patienten, den ich in Behandlung nehme, habe ich damit zu kämpfen. Es kostet Überwindung, die Gedanken an Dinge wie dies da, die man früher kuriert hat, aus dem Kopfe zu schlagen, da solche Gedanken zu Vorurteilen führen.

Objektive Aufnahme der Symptome erforderlich

Der Zweck dieser Ausführungen ist, den Grundsatz mitzugeben, jeden Patienten ohne Vorurteile zu untersuchen, jeden Fall als neu, noch nie dagewesen anzusehen, bei seiner Untersuchung nicht an andre Fälle zu denken, alles aus dem Kopf auszuschalten, was einen ablenken könnte, z. B. Dinge, die man früher beobachtet hat, in der Absicht, jenes Mittel auch hier zu geben. Ist man nicht objektiv bei der Fallaufnahme, sieht man hinter dem Patienten von Anfang an ein bestimmtes Mittel, welche Meinung man bei der Untersuchung bestätigt sehen möchte, kommt man oft auf fatale Abwege. Denken wir bitte an kein Mittel, bevor wir nicht alle Daten komplett auf dem Papier haben. Haben wir alles sorgfältig niedergeschrieben und studieren die Symptomatologie dann in der Absicht, das Heilmittel zu finden, und kommen wir dann auf zwei, drei Mittel, von welchen wir nicht klar sagen können, welches nun an die erste Stelle gehört, dann gehe man zurück zum Patienten, erst jetzt ist es gestattet, denselben in Hinblick auf diese zwei, drei Mittel nochmals zu untersuchen, um das einzig richtige davon herauszufinden.

Das ist die einzige Situation, in der es erlaubt ist, den Patienten direkt auf ein Mittel hin zu examinieren; hier erfolgt die Untersuchung nach der direkten Fragestellung: Paßt dieses bestimmte Mittel auf den betreffenden Fall? Oder: Welches von diesen zwei, drei Mitteln paßt nun am besten auf den betreffenden Fall? Zuerst aber objektiv alle Symptome zusammensuchen, nachher kann die Analyse hinsichtlich des Mittels beginnen.

Auffallende, seltene, merkwürdige Züge der Krankheiten – Sonderheiten der Mittel

Die Analyse einer Krankheit dient dazu, alles, was am Fall Besonderes ist, zusammenzustellen, denn die Besonderheiten weisen zum Heilmittel. Die Krankheiten bergen in sich auffallende, seltene, merkwürdige Züge; es sind jene Elemente, die einen stutzen machen, und diese Dinge sind es, die mit den Sonderheiten der Mittel verglichen werden müssen. Damit man erkennt, was auffallend, sonderlich ist, muß man große Kenntnisse der Krankheiten haben und große Kenntnisse der Arzneimittellehre, nicht so sehr Kenntnisse pathologischer Anatomie, als Kenntnisse der Symptomatologie, d.h. der Sprache, in der sich die Krankheiten ausdrücken.

§ 100

„... da der Arzt ohnehin das reine Bild jeder gegenwärtig herrschenden Krankheit als neu und unbekannt voraussetzen und es von Grunde aus für sich erforschen muß, wenn er ein echter, gründlicher Heilkünstler sein will... "

Es hängt sehr viel von der Fähigkeit des Arztes ab zu sehen, was wir Miasma nennen. Ist er schwer von Begriff, mischt er Symptome zusammen, die nicht zusammen gehören.

Hahnemann scheint eine außerordentlich wache, empfängliche Beobachtungs- und Unterscheidungsgabe besessen zu haben. *Hahnemann* war darin so großartig, weil er einesteils ein ausdauernder und passionierter Materia medica-Student war und anderenteils sein ganzes Leben lang selbst an Arzneimittelprüfungen teilnahm. Er hatte seine Mittel fast alle sorgfältig an sich selbst geprüft, als Resultat dieser Prüfungen sah er sie, fühlte er sie, war jedes Mittel ihm eine lebendige Realität.

§ 100

„… der nie Vermutung an die Stelle der Wahrnehmung setzen, nie einen, ihm zur Behandlung aufgetragenen Krankheitsfall weder ganz, noch zum Teil für bekannt annehmen darf… "

Wir begreifen nun, warum es gar keine Rolle spielt, ob ein Arzt eine bestimmte Krankheit schon einmal gesehen hat oder nicht. Der homöopathische Arzt hat dank seiner Praxis umfassende Kenntnisse der menschlichen Symptomatologie[1], und er weiß, daß eine andere Krankheit nur eine Veränderung in der Kombination der Zeichen und Symptome ist, eine Veränderung in deren Repräsentation, in deren Art, sich auszudrücken.

In jeder Krankheit, die sich uns präsentiert, herrscht eine perfekte Ordnung, und es ist Aufgabe des Arztes, diese Ordnung zu finden. Hat der homöopathische Arzt gute Kenntnisse seiner Lehre, wird er nie in Verlegenheit sein.

---

[1] Die Homöopathie hat die Differentiation der Symptome auf's äußerste verfeinert. Sie unterscheidet objektive und subjektive Symptome, zufällige, organische, funktionelle, psychosomatische, pathognomonische, individuelle, gelegentliche Symptome, Begleitsymptome (= konkomittierende Symptome), latente Symptome, maskierte, unterdrückte, akute und chronische, allgemeine und lokale, lokalisierte Symptome, Bruchstücke von Symptomen, sonderbare, charakteristische, seltene, gemeine, d.h. nichtssagende, weitverbreitete Symptome, vage Symptome, sekundäre, primitive, alte und neue, oberflächliche und tiefe, äußere und innere Symptome, Krankheitssymptome, pathogenetische Symptome (= Symptome der Arzneimittelprüfungen), ähnliche und unähnliche Symptome, gegensätzliche Symptome, gewohnte, spezifische etc. Symptome. … (P.S.)

27. Aufzeichnung des Krankheitsbildes und des Krankheitsverlaufs

Die großen Krankheiten der Menschheit – ihre Symptome

„Organon", § 103

„... so daß nur an sehr vielen einzelnen dergleichen chronischen Kranken, der Inbegriff aller, zu einem solchen miasmatischen, chronischen Siechtume, insbesondere der Psora gehörigen Symptome ausgemittelt werden konnte, ohne deren vollständige Übersicht und Gesamtbild die homöopathisch das ganze Siechtum heilenden [namentlich antipsorischen] Arzneien nicht ausgeforscht werden konnten, welche zugleich die wahren Heilmittel der einzelnen, an dergleichen chronischen Übeln leidenden Kranken sind."

Der homöopathische Arzt muß sich bemühen, zu einem klaren, umfassenden Bild von all den akuten und den drei großen chronischen Infektionskrankheiten („Miasmen") zu kommen. Als erstes empfiehlt es sich, einmal das Bild der Psora aus all den Symptomen, deren man habhaft werden kann, zusammenzusetzen, besonders aus den Symptomen, die *Hahnemann* uns in den „Chronischen Krankheiten" übermittelt. Danach tun wir gut, das Bild der Syphilis auf dieselbe Weise auszumitteln, indem wir alles erreichbare Material aus Büchern, Klinik und Beobachtung und allen denkbaren Quellen möglichst komplett zusammentragen und später dann auch noch das Bild der Sykosis. Diese Dinge gehören zur Grundausbildung des homöopathischen Arztes. In einem, zwei und schließlich drei großen Bildern hat er die Grundbegriffe für das Verständnis aller chronischen Krankheiten der menschlichen Rasse beisammen.

Das Bild der Psora sei, wie gesagt, das erste, das man sich zusammensetzt, denn die Psora ist die Grundkrankheit des Menschen. Wer sie einmal erkannt hat, der sieht die Spuren dieser mit der legendären Lepra zusammenhängenden Krankheit überall in der Menschheit. Fügt man diesem üblen Zustand dann noch die Syphilis bei, so wird eine schon bedenkliche Situation noch schlimmer; und dann noch die Sykosis, dann erkennen wir, wie krank die Menschheit heute ist.

Dann geht das Studium weiter. Es folgt nun die sorgfältige Erfassung der akuten Infektionskrankheiten. Wir sammeln das, was wir in den Büchern darüber finden, was darüber schon beobachtet wurde, kurzum benützen jede Informationsquelle, die uns zur Verfügung steht. Das Material stellen wir schriftlich zu einer Übersicht zusammen, daß wir als Schlußresultat von jeglicher ein klares Bild im Kopfe haben. Die Pocken z. B. haben einige ganz charakteristische Zeichen, und man kann sich das Bild der Pocken gut einprägen. Und so ist es mit allen akuten Infektionskrankheiten („Miasmen"), Cholera, Gelbfieber etc., die schon epidemisch oder endemisch auftraten.

Von allen sollen wir ein deutliches Bild im Kopfe tragen. Von der Untersuchung und Prüfung ihrer Symptomengesamtheit aus gesehen, kann man alle als echte Krankheiten bezeichnen. Nie hat man ausgelernt, je mehr man von einem Krankheitsbild aus dem Studium der Symptomatologie weiß, desto besser. Die alten medizinischen Werke[1] geben die einzelnen Krankheitsbilder meist sehr gut wieder, da sie sehr viel Wert auf die genaue Symptomatologie legen, und das ist die beste Information über eine Krankheit, die man sich nur wünschen kann.

Vom Wert der Krankengeschichte

Heutzutage dürfen die Patienten dem Allopathen, aber leider auch manchem Homöopathen ihre Krankengeschichte nicht mehr schildern, wie sie sie empfinden. Da fährt der Arzt ungeduldig dazwischen: „Das will ich nicht hören." Denn das Sprechen des Patienten stört ihn bei der Abfassung seines Rezepts. Von Niederschrift der Krankengeschichte ist schon gar nicht die Rede mehr.

Denken wir nun an eine der Polikliniken, in deren Nähe wir hier wohnen. Wie will man sich merken, was von Tag zu Tag und von Woche zu Woche dem Patienten gegeben wurde, wenn man es sich nicht aufschreibt? In der alten Schule wird einer genauen Festhaltung der Symptome mit Beziehung zur Arzneimittelwahl keine Bedeutung beigemessen. Dort ist es einzige Aufgabe des Arztes, eine Diagnose zu stellen und dann dem Patienten eine möglichst aktive Medizin darauf zu verpassen.

Man hat vielleicht noch nie daran gedacht, daß es verschiedene wichtige Gründe dafür gibt, eine Krankengeschichte zu führen und sich immer wieder auf sie zu beziehen. Auch die regulären Kliniker unter mei-

---

[1] Der vorurteilsfreie Arzt wird sich in seinem Bestreben, stets auf der Höhe des Fortschritts in der Medizin zu bleiben, ebenso gern in guten alten als in neuen Werken instruieren. In den verschiedenen Sparten der Medizin wird eben dauernd geändert und modifiziert (P.S.).

nen Zuhörern hier haben bisher die volle Bedeutung einer solchen vielleicht nicht eingesehen. Aber nehmen wir einmal an, ich habe eine Patientin in drei Jahren aufmerksamer Führung teilweise geheilt, es geht ihr nun bemerkenswert gut, von einer Invaliden ist sie wieder zur guten Gattin und Mutter geworden, wie gesagt, noch nicht ganz geheilt. Nun kommt sie aus irgendwelchen Gründen in die Hände eines anderen Homöopathen. Was kann derselbe für sie tun, wenn er sich bei mir nicht erkundigt, was ich für sie getan habe? Lebt der Patient in derselben Stadt, so ist es wesentlich, daß er vertrauensvoll und treu am Arzte hängt, der ihm so viel Gutes getan hat. Ein gewissenhafter Kollege wird demselben keinen Patienten wegnehmen oder bei sich empfangen, sondern ihn höflich darauf hinweisen, daß er sich in besten Händen befindet, also am besten dort bleibt. Wenn ich weiß, daß jemand gute Arbeit leistet, würde ich mich nie unterstehen, mich dreinzumischen oder ihn gar ersetzen zu wollen. Leuten freilich, denen es nur ums Geldmachen geht, die werden sofort dareinspringen und etwas für Patienten anderer verschreiben, ohne sich Skrupel zu machen.

„Organon", § 104

„Ist nun die Gesamtheit der, den Krankheitsfall vorzüglich bestimmenden und auszeichnenden Symptome, oder mit andern Worten, das Bild der Krankheit irgend einer Art einmal genau aufgezeichnet[1], so ist auch die schwerste Arbeit geschehen. Der Heil-

[1] *Die Ärzte alter Schule machten sich es hiermit in ihren Kuren äußerst bequem. Da hörte man keine genaue Erkundigung nach allen Umständen des Kranken, ja der Arzt unterbrach diese sogar oft in der Erzählung ihrer einzelnen Beschwerden, um sich nicht stören zu lassen bei schneller Aufschreibung des Rezeptes, aus mehreren von ihm nach ihrer wahren Wirkung nicht gekannten Ingredienzen zusammengesetzt. Kein allopathischer Arzt, wie gesagt, verlangte die sämtlichen genauen Umstände des Kranken zu erfahren und noch weniger schrieb er sich etwas davon auf. Wenn er dann den Kranken nach mehreren Tagen wieder sah, wußte er von den wenigen, zuerst gehörten Umständen [da er seitdem so viele verschiedene, andere Kranke gesehen] wenig oder nichts mehr; er hatte es zu dem einen Ohre hinein und zu dem andern wieder hinaus gehen lassen. Auch tat er bei ferneren Besuchen nur wenige allgemeine Fragen, tat, als fühlte er den Puls an der Handwurzel, besah die Zunge, verschrieb in demselben Augenblicke, eben so ohne verständigen Grund, ein anderes Rezept, oder ließ das erstere [öfters des Tages in ansehnlicheren Portionen] fortbrauchen und eilte mit zierlichen Gebärden zu dem fünfzigsten, sechzigsten Kranken, den er denselben Vormittag noch gedankenlos zu besuchen hatte. So ward das eigentlich nachdenklichste aller Geschäfte, die gewissenhafte, sorgfältige Erforschung des Zustandes jedes einzelnen Kranken und die darauf zu gründende spezielle Heilung von den Leuten getrie-*

künstler hat es dann bei der Kur, vorzüglich der chronischen Krankheit, auf immer vor sich, kann es in allen seinen Teilen durchschauen und die charakteristischen Zeichen herausheben, um ihm eine gegen diese, das ist, gegen das Übel selbst gerichtete, treffend ähnliche, künstliche Krankheitspotenz in dem homöopathisch gewählten Arzneimittel entgegenzusetzen, gewählt aus den Symptomenreihen aller, nach ihren reinen Wirkungen bekannt gewordenen Arzneien. Und wenn er sich während der Kur nach dem Erfolge der Arznei und dem geänderten Befinden des Kranken erkundigt, braucht er bei seinem neuen Krankheitsbefunde von der ursprünglichen Gruppe der zuerst aufgezeichneten Symptome bloß das in seinem Manuale wegzulassen, was sich gebessert hat, und dazu zu setzen, was noch davon vorhanden oder etwa an neuen Beschwerden hinzu gekommen ist."

Ohne Krankengeschichte ist man wie der Schiffer auf hoher See ohne Kompaß und Ruder. Hat man das Bild einer Krankheit aufgezeichnet, sagt *Hahnemann*, „kann man es in allen seinen Teilen durchschauen und die charakteristischen Zeichen herausheben", d.h. man hat dann die Natur der Krankheit schließlich stets im Kopf präsent. Wenn das Krankheitsbild aus dem Kopf entschwand, da man keine Notizen machte[1], wird man auch dessen Natur vergessen.

Homöopathische Verschlimmerung – Fortwährende Veränderung der Symptomatologie

Hier kommt ein Punkt, über den wir im klaren sein müssen. Wenn wir eine erste Verordnung gemacht haben, erfolgt manchmal eine homöopathische Verschlimmerung darauf. Es ist zu empfehlen, das Datum derselben zu notieren, und wie lange sie dauert und sie überhaupt nicht aus den Augen zu lassen. Erfolgt aber weder eine solche Verschlimmerung noch sonst eine Veränderung, so wird dasselbe Krankheitsbild ein-

---

ben, die sich Ärzte, rationelle Heilkünstler nannten. Der Erfolg war, wie natürlich, fast ohne Ausnahme schlecht; und dennoch mußten die Kranken zu ihnen, teils weil es nichts Besseres gab, teils aus Etikette, und weil es so eingeführt ist.

[1] *Hahnemann* empfahl denjenigen, die sich bei ihm erkundigten, an was man einen guten Homöopathen erkennen könne, drei Punkte zu beachten: 1. Ein solcher hört seine Patienten an und klärt unklare Punkte durch entsprechende Fragen. 2. Er notiert die Symptome. Und 3. verschreibt er nur wenige Mittel, in den meisten Fällen ein einziges (P.S.).

fach fortdauern. Wo aber Veränderungen eintreten, die andauernd von weiteren Veränderungen abgelöst werden, da werden wir bald einsehen, daß in einer solchen Phase kein Medikament verschrieben werden kann noch soll – der stets wechselnden Symptomatologie wegen müßte man ja fast alle Tage etwas andres verschreiben, und wohin das führen würde, kann man sich vorstellen. Diese stets wechselnden Symptome können niemandem als Führer dienen, da kann niemand sagen, was zu tun ist. Es ist, als wenn ein Erdbeben alles in Bewegung gebracht hätte. Während alles in Bewegung ist, kann nicht verschrieben werden; die Symptome wechseln den Ort, sie kommen und gehen und dies vielleicht ein bis drei Wochen lang nach jener ersten Verschreibung. In dieser Zeit heißt's nur beobachten und *warten*. Notiere man sich, wann wieder Ordnung in die Symptome kommt, dann ist's Zeit für eine weitere Dosis Medizin. Solche Dinge ereignen sich aber nur nach Administration recht hoher Potenzen des Heilmittels, auf alle Fälle so hoher, die den Fall richtig „im Griff haben". Erst dann kommt wieder Ordnung in die Symptome, wenn eine neue Dosis Medizin nötig wird.

Nehmen wir an, ein Patient ist drei oder vier Jahre krank gewesen, vielerlei Symptome plagten ihn, und nun reist er von weit her zu einer Konsultation zu uns; auf der Reise geht es ihm so schlecht, daß er gezwungen ist, einen homöopathischen Arzt zu rufen. Er erhält eine Dosis Medizin, die tut ihm so gut, daß es geradezu an ein Wunder grenzt. Nachher kommt er aber dann doch noch zu uns. Was tun wir nun? Wir wissen nicht, was es war, das diese Veränderung hervorrief, wir schreiben deshalb jenem Arzt, der aber hat vergessen, was er gab. In welch konfuser Situation ist man nun, nicht wahr? Genau so geht's, wenn man keine schriftlichen Aufzeichnungen macht.

Ich habe die Erfahrung gemacht, daß auch von den Besten unserer Schule für die Überweisung von Patienten von einem zum andern Arzt oft zu wenig Sorgfalt aufgewendet wird. Zwischen einem andern Hahnemannianer und mir hat sich die Gewohnheit herausgebildet, uns unsere Fälle mit genauen Berichten zu übergeben, und das machte uns beiden viel Freude. Wenn er einen Patienten aus seiner Obhut entließ, um ihn mir anzuvertrauen, so informierte er mich, unter welchem Mittel der Patient bei ihm gestanden hatte, und ich tat ebenso, wenn ich ihm jemand sandte. Es ist Pflicht eines Arztes, diese Information mitzugeben, wenn z.B. einer seiner Patienten in eine andere Stadt umzieht und sich dort einem näher gelegenen Arzt anvertraut. Es ist Pflicht des

Arztes, solch einen Patienten auch möglichst in gute Hände zu übergeben, wenn dort jemand ist, der einem dafür bekannt ist.

Das hier behandelte Thema ist die Einleitung zum Paragraphen 105, welcher zum zweiten Schritt in praktischer Homöopathie führt.

28. Die Arzneimittelprüfung

§ 105

„Der zweite Grund des Geschäftes eines echten Heilkünstlers betrifft die Erforschung der zur Heilung der natürlichen Krankheiten bestimmten Werkzeuge, die Erforschung der krankmachenden Kraft der Arzneien, um, wo zu heilen ist, eine von ihnen aussuchen zu können, aus deren Symptomenreihe eine künstliche Krankheit zusammengesetzt werden kann, der Haupt-Symptomen-Gesamtheit der zu heilenden natürlichen Krankheit möglichst ähnlich."

§ 107

„Gibt man, um dies zu erforschen, Arzneien nur kranken Personen ein, selbst wenn man sie nur einfach und einzeln verordnete, so sieht man von ihren reinen Wirkungen wenig oder nichts Bestimmtes, da die von den Arzneien zu erwartenden, besonderen Befindens-Veränderungen mit den Symptomen der gegenwärtigen natürlichen Krankheit vermengt, nur selten deutlich wahrgenommen werden können."

§ 108

„Es ist also kein Weg weiter möglich, auf welchem man die eigentümlichen Wirkungen der Arzneien auf das Befinden des Menschen untrüglich erfahren könnte – es gibt keine einzige sichere, keine natürlichere Veranstaltung zu dieser Absicht, als daß man die einzelnen Arzneien versuchsweise ***gesunden*** *Menschen in mäßiger Menge eingibt, um zu erfahren, welche Veränderungen, Symptome und Zeichen ihrer Einwirkung jede besonders im Befinden und der Seele hervorbringe, das ist, welche Krankheits-Elemente sie zu erregen fähig und geneigt sei, da, wie [§ 24–27] gezeigt worden, alle Heilkraft der Arzneien einzig in dieser ihrer Menschenbefindens-Veränderungskraft liegt, und aus Beobachtung der letzteren hervorleuchtet."*

Bevor wir jetzt das Studium des praktischen Teils der Homöopathie beginnen, ist es ratsam, nun noch einmal aufmerksam den ganzen ersten Teil unseres Organon-Studiums (§ 1-70) durchzusehen, in welchem die allgemeinen Grundsätze enthalten sind, welche für die nun folgende

Anwendung der Homöopathie von Nutzen sind, inklusive die von *Hahnemann* zuerst gefundenen ältesten Regeln und Prinzipien.

Der erste Schritt mag theoretische Homöopathie genannt werden oder die Prinzipien der Homöopathie, nach welchem wir uns nun der homöopathischen Methode des Studiums der Krankheiten zuwenden wollen. Dabei werden wir dann sehen, daß das Studium der Krankheit in unserer Schule etwas ganz anderes ist als das Studium der Krankheit im offiziellen Lager. Trotz Erwerbung dieser praktischen und theoretischen Erkenntnisse haben wir jedoch unser Ziel noch nicht erreicht, sondern dazu braucht es dann noch einen dritten Schritt, nämlich die Einführung in den Gebrauch unserer Materia medica (§ 143 uff.).

Wir haben gesehen, daß wir Krankheiten anhand der Symptomatologie **kranker Menschen** studieren müssen; die Symptome als Sprache der Natur sind die Basis dazu. Und wir sahen, daß die Gesamtheit der Symptome die Natur und Qualität einer Krankheit so vollkommen darstellt, daß wir weiter nichts mehr darüber zu wissen brauchen, sondern damit alles haben, was nötig ist.

Ausprobieren der Arzneiwirkungen am Kranken – Arzneimittelprüfungen am Gesunden

Das Thema, das wir nun aufnehmen und überlegen wollen, ist, wie wir die Werkzeuge kennen lernen können, die wir zur Bekämpfung der Krankheiten brauchen. Wir wissen sehr wohl, daß in der alten Schule kein anderer Weg zur Erforschung der Wirkung der Medikamente besteht als der ihres Ausprobierens am Kranken (und heute, wie schon früher, der des Tierversuchs im Laboratorium. P.S.). *Hahnemann* verdammt diesen Weg als gefährlich, da er einesteils schon leidenden Personen eventuell Schaden antun könne, andernteils aber auch wegen seiner Unsicherheit. Obwohl dieses System schon viele hundert Jahre existiert hat, enthüllte es nie ein Prinzip oder eine Methode, an welchen man, im Bestreben, Kranken zu helfen und sie zu heilen, einen Halt gehabt hätte.

Im Gegensatz dazu hat der Gründer der Homöopathie die Erforschung der Medikamente am gesunden Menschen[1] unternommen, bevor er das Studium der Krankheiten aufnahm. Mit anderen Worten: Er hat zuerst

[1] Welche Kritik hat sich nicht schon gegen die homöopathische Arzneimittelprüfung gewendet! Es gibt keinen gesunden Menschen, hieß es z.B. In diesem Sinne gibt es aber auch keine absolut gesunden Tiere.

die Materia medica aufgebaut, erst nachher trat er ans Studium der Kranken heran, um zu sehen, welchem Arzneimittelbild dieses oder jenes Krankheitsbild glich. Heute, wo die Homöopathie und ihre Materia medica als festes Gebäude dastehen, geht freilich das Studium der Kranken dem Studium der Materia medica voran. Aber hier in unserer Einführung in die Homöopathie gehen beide Hand in Hand.

Um eine Materia medica zu besitzen, auf die er sich verlassen konnte, mußte *Hahnemann* sich zuerst eine solche schaffen, denn bisher gab es keine, bisher waren noch nie systematisch Arzneimittelprüfungen durchgeführt worden. Wir haben es heute leichter, wir haben die Werkzeuge vor uns, können sie studieren, wir haben heute die ganze Fülle geprüfter Mittel. Als *Hahnemann* die Nichtigkeit der alten Schule zutiefst erkannte, so daß ihn deren Methoden anekelten, und als seine Kinder nun krank wurden und er sich unter Gottes Führung und Vorsehung stellte im festen Glauben, daß Gott diese Kleinen doch nicht zum Leiden geschaffen habe und schon gar nicht, um ihren Zustand durch heftige Medizinen noch zu verschlimmern, da war sein Geist offen für eine Entdeckung. Es war ein Zustand völliger Ernüchterung und der Abscheu vor allen diesen nutzlosen Dingen der bisherigen Medizin, ein Zustand des Nichtwissens und die Erkenntnis, daß alle bisherigen Meinungen menschlicher Gehirne über Bord geworfen werden müssen. Das war ein Zustand tiefster Demut, in welchem ihn nur der Glaube an die Vorsehung[1] noch aufrecht hielt.

Hahnemann und seine vielen Schüler haben diese opferreiche Arbeit nicht ohne vielfältige Sicherheitsmaßnahmen auf sich genommen, sie haben sich – das sei ausdrücklich festgehalten – die Mühe genommen, äußerst präzise und ins Detail gehende Angaben über die Methodik zu machen, über die Auswahl der Prüfperson, wie psychische und autosuggestive Einflüsse ausgeschaltet werden können, die Art, wie die Medikamente gegeben werden sollen, die Dosierung, die Wiederholung der Dosen, die Diät und Lebensordnung dabei, die Protokollführung über die beobachteten Wirkungen, die kritische Sichtung durch den Prüfungsleiter etc. (P.S.).

[1] Obwohl man an vielen Stellen seiner Werke *Hahnemanns* Frömmigkeit und festen Glauben durchschimmern sieht, halten wir es für angezeigt, hier der Nachwelt seine letzten Worte zu überliefern. Als er sich eben von einem der wiederholten Erstickungsanfälle erholte, an denen er vor dem Tode litt, jammerte seine verzweifelte Gattin: „Die Vorsehung wäre Dir eigentlich einen Erlaß aller Leiden schuldig, weil Du so viele andere gelindert und in Deinem mühevollen Leben so manche Beschwerde erduldet“, worauf er antwortet: „Mir? Warum denn mir? Jeder auf dieser Welt wirkt nach den Gaben und Kräften, die er von der Vorsehung empfangen, und findet ein *Mehr* oder *Weniger*

Demut erforderlich für den ärztlichen Beruf

In einem solchen Zustand der Demut ist der Geist empfänglich; solange ein Mensch sich für unfehlbar hält, sieht er sich für einen Gott an, er sieht nur noch sich selbst und rund herum nichts mehr, sein Geist ist dann vollkommen blind. Wenn einer aber merkt, wie klein und unvollkommen er ist, wenn er seine Fehler einsieht, da beginnt die Erkenntnis und die wahre Weisheit. Der gegenteilige Geisteszustand schließt alle Erkenntnis aus und entfernt den Betreffenden vom wahren Wissen.

Ich habe lange genug gelehrt, um gewisse interessante Beobachtungen zu machen und will ein bißchen davon erzählen. Ich habe eine nicht geringe Zahl junger Leute der Homöopathie den Rücken kehren sehen, nachdem sie sich vorher zu ihr bekannt hatten und angaben, sie auch praktiziert zu haben und dafür in gewissem Grade auch fähig schienen. Ich habe mich oft gewundert, wieso sie sich abwandten, nachdem sie sich zuerst doch öffentlich zu ihr bekannt hatten. Ich fand heraus, daß der Grund stets ein Mangel an Demut war. Der große Fehler wird dann begangen, wenn man nur noch auf sich selbst achtet und nur noch sich selbst etwas Rechtes zutraut, da schließt sich der Geist, es fließen keine neuen Kenntnisse mehr ein, das klare Erkennen geht verloren.

Der Mensch entfernt sich vom Strome der Vorsehung, wenn er in Selbstzufriedenheit verfällt und denkt: „Nun habe ich so viel getan, nun muß ich nichts mehr weiter studieren." Das ist eine vollkommen falsche Haltung, nichts blendet den Menschen mehr als Selbstzufriedenheit, macht ihn unfähig zur richtigen Anwendung der Mittel und hält ihn von der so nötigen Weiterbildung anhand der Arzneimittellehre ab.

Der homöopathische Arzt muß sich wie der Priester stets der größten moralischen Reinheit bemühen, der Unschuld und der Demut. Sobald er dies nicht mehr tut, so sicher fällt er dann ab. Nichts zerstört einen Mann in der Welt der Wissenschaft so rasch als Überheblichkeit. In der alten Schule sehen wir Leute, die aufgeblasen, ja geschwollen vor Überheblichkeit sind. Je weiser und wertvoller ein Wissenschaftler ist, desto einfacher ist er im allgemeinen, und man muß mir nicht erzählen, daß derjenige, der sich heute unschuldig und einfach gibt, nicht einen immensen Kampf um seine Selbstkontrolle hinter sich hat, bis er diesen Zustand der Einfachheit erreichte.

---

nur vor dem Richterstuhl der Menschen, nicht aber vor dem der *Vorsehung* statt; die Vorsehung ist mir nichts, ich aber bin ihr viel, ja alles schuldig." (*Jahr*, Allg.ho.Ztg. 1843, Bd. XXIV, S. 258).

Große Kenntnisse machen einen Mensch einfach, machen ihn bescheiden. Große Kenntnisse führen zur Einsicht, wie wenig man im Grunde weiß, wie viel noch zu lernen bleibt und wie winzig klein man ist. Je kleiner einer sich fühlt, desto mehr weiß er, das ist etwas, was sicher ist. Aus dem Gefühl seiner Kleinheit heraus sucht er dauernd eine Erweiterung seiner Kenntnisse, die er in Ernst und Unschuld betreibt.

In der Welt der Wissenschaft können wir viel schreckliche Eifersucht und Haß beobachten auf jene, die mehr wissen als wir. Ein Mann, der solche Gefühle nicht unter Kontrolle halten kann, sie nicht niederhalten kann, ist nicht geeignet, in die Wissenschaft der Homöopathie einzutreten. Ein echter Wissenschaftler muß in solchen Dingen unschuldig sein, er muß solche Dinge beiseite legen, er muß willens sein, aus allen Quellen zu lernen, vorausgesetzt, sie seien seriös und sicher, d.h. es seien Quellen der Wahrheit. In dieser Geisteshaltung und nur in dieser soll ans Studium der Materia medica herangetreten werden.

Wir haben schon angedeutet, daß *Hahnemann* in seinen Anfängen keine solche zur Verfügung stand. Er hatte nicht wie wir heute Bücher, die er nur zu lesen brauchte, dann über das Gelesene nachdenken konnte, um so die Heilmittel zu finden, die ein Ebenbild zu dieser oder jener menschlichen Krankheit darstellten. Er hatte keinerlei Studienmaterial. Das ist der Grund, warum er vor allem zuerst einmal eine zuverlässige Materia medica aufbauen mußte. Man kann sich leicht vorstellen, in welchem Verzweiflungszustand sich der große Erneuerer befand, so daß er sicher nahe daran war anzunehmen, es gebe hienieden überhaupt keine wahren, positiven Kenntnisse. Er kam zur Einsicht, daß wir nie zu zuverlässigen Arzneimittelkenntnissen gelangen, solange wir die Arzneimittel nur aus ihren Effekten am Kranken beurteilen, sondern daß eine echte, reine Arzneimittellehre nur aus der Beobachtung der Arzneieffekte am gesunden, menschlichen Individuum[1] resultieren kann.

Hahnemanns Arzneimittelversuch mit Chinarinde

Hahnemann machte sich unverzüglich ans Werk, aber er verabreichte die zu prüfenden Medikamente nicht andern, sondern nahm z.B. die Chinarinde gleich selbst ein und beobachtete die Wirkung an sich selbst. Er nahm so viel, bis Symptome auftraten, die er ablaufen ließ. Und als er auf diese Weise Chinarinde (in unserer Materia medica als

[1] Diese Hilfe von Seiten gesunder menschlicher Individuen hat etwas Ergreifendes. Welche Barmherzigkeit und welche Voraussicht! (Prof. *Joannon*).

China geläufig) geprüft hatte, kann man sagen, war das der historische Moment der ersten Arzneimittelprüfung am gesunden Menschen, der ersten bewußten ungewollten Beobachtung von Drogeneffekten am gesunden Menschen und damit die Geburt unseres Heilmittels *China.* Zur Vervollständigung seiner Dokumentation suchte *Hahnemann* in der medizinischen Literatur seiner Zeit zusammen, was von *China* sonst noch zufällig für Effekte beobachtet worden waren, diese verleibte er seinen eigenen Aufzeichnungen ein, sofern sie damit harmonierten.

Wir haben schon bemerkt, daß *Hahnemann* nach der *China*-Prüfung an der Wirkung von *China* deren weitgehende Ähnlichkeit zur Symptomatologie der schon immer existierenden Wechselfieber auffiel, daß eine ganz starke Ähnlichkeit zwischen dem *China*-Vergiftungsbild und dem Krankheitsbild intermittierender Fieber besteht. Wundert es uns deshalb, daß *Hahnemann* auf die Idee kam:

Ist es möglich, daß das Ähnlichkeitsgesetz, ein Naturgesetz, das Gesetz auch der Heilung ist? Ist es möglich, daß Drogen, die Symptome wie eine bestimmte Krankheit erregen, diese Krankheit auch heilen? Jede weitere Droge, die er prüfte, bestätigte ihn in seiner Ansicht mehr und mehr, machte ihn sicherer, und jede weitere Droge, die er prüfte, fügte der Materia medica ein neues Werkzeug bei, bis er sein großes Werk, das wir als *Hahnemanns* **Reine Arzneimittellehre** und die Materia medica der **Chronischen Krankheiten** kennen, beisammen hatte. Das Werk ist in der Tat als eines einzigen Mannes Werk enorm, ja gigantisch, aber seit seiner ersten Veröffentlichung sind viele Beifügungen dazu gekommen, und das sind nun die Werkzeuge, die uns heute zum Studium zur Verfügung stehen.

Studium eines Arzneimittels durch Selbstversuch

Die beste Art, ein Medikament zu studieren, besteht darin, einen **Selbstversuch** damit zu machen. Nehmen wir an, wir sollen diese Idee in die Tat umsetzen, nehmen wir an, diese Klasse hier will eine Arzneimittelprüfung machen. Zuerst muß jedes Mitglied der Klasse, sagen wir, etwa eine Woche lang sorgfältig die Symptome registrieren, die es sowieso zu diesem Zeitpunkt oder von Zeit zu Zeit hat oder zu haben meint, und dies auch für mehrere Monate rückwärts. Jeder Student notiere sie dann sorgfältig und stelle sie in Tabellenform zusammen. Diese Symptomengruppe stellt dann die Abweichung von der Gesundheit dieses Individuums dar.

Dann wird der Prüfungsleiter bezeichnet, und er präpariert für die Prüfer eine Substanz, die der Klasse geheim bleibt, nur ihm selbst bekannt ist. Er verschafft sich die Substanz möglichst im Rohzustand, sagen wir z.B. die Urtinktur, und potenziert sie mit 30 Gläschen zur 30. Zentesimalpotenz nach den Angaben von § 270 des *Organon*. Für jede an der Prüfung teilnehmende Person gibt er dann etwas davon in ein separates Fläschchen. Die Prüfer wissen nicht, was sie nehmen, und sind gebeten, eventuell auftretende Symptome nicht untereinander zu besprechen und bekannt zu machen. Wenn bei einem Prüfer dann bei der Arzneimittelprüfung dessen eigne Symptome herauskommen, so wird einfach notiert, welchen Effekt das genommene Mittel auf betreffendes chronisches Symptom ausübt, d.h. ob das Mittel dasselbe beseitigt oder verschlimmert oder überhaupt nicht beeinflußt; tritt das Symptom unverstärkt oder unvermindert auf, so betrachtet man es als ein für den betreffenden Prüfer natürliches Phänomen, und solche natürlichen Dinge, die also nichts Neues sind, werden ausgeschlossen, d.h. eben nicht notiert. Wenn eine Prüfperson z.B. an habituellem Kopfweh leidet, merke man zuerst einmal darauf, ob dasselbe nun vom Prüfstoff modifiziert wird oder nicht; produziert es sich aber genau, wie er es vor der Prüfung gewohnt war, zu der und der Stunde, bei der und der Gelegenheit, weder verstärkt noch vermindert, so kann man dieses Kopfweh nur als ein dem Prüfer eigenes natürliches Symptom ansehen, das nichts mit der jetzigen Prüfung zu tun hat, also auch aus den Prüfungsresultaten ausgeschlossen werden muß. Wenn ein Prüfstoff einen Organismus energisch angreift, sind die durch denselben produzierten Symptome i.a. sehr deutlich und die der Prüfung vorgängigen Symptome des Prüfers verblassen i.a. ganz dagegen; ergreift ein Prüfstoff den Organismus nur teilweise, sind auch nur wenige Symptome zu erwarten. Diese paar Symptome jedoch zeichnen die Silhouette des chronischen Effektes des Mittels ganz schön, wenn man sie zu denen hinzufügt, die von andern Prüfern bekannt sind. Man erhält auf diese Weise eine Physiognomie des Mittels, welche man als Effekt des Mittels auf die menschliche Rasse bezeichnen kann.

Nun zur Methodik. Nachdem der Prüfungsleiter jedem Teilnehmer eine Einzeldosis des Prüfstoffes gegeben hat, nimmt jeder Prüfer seine Dosis, z.B. drei Kügelchen oder fünf Guttae, ein und wartet nun ab, ob die Einzeldosis schon einen Effekt entwickelt. Ist der Prüfer überempfindlich auf diese Substanz, wird schon die Einzeldosis Symptome hervorrufen, und diese soll man ja nicht durch automatisch gegebene weitere Dosen stören, sondern sie sollen sich ungestört entwickeln und ihren Verlauf nehmen. Ist die Prüfsubstanz ein akutes Mittel, wie z.B. *Aconitum,* da mag der Prüfungsleiter, der die Substanz kennt, zu den Prüfern sagen: „Wenn diese Substanz Symptome macht, so wird sie das in den nächsten drei bis vier Tagen tun." Sind bis zum Ablauf dieser Frist keine Symptome erschienen, muß man bei solchen Substanzen wie *Aconitum, Nux vomica, Ignatia* nicht länger warten mit den folgenden Dosen, wohl aber bei *Sulfur* oder gewissen Homöopsorika. Unternehmen wir z.B. eine Prüfung von *Alumina silicata,* wird der Prüfungsleiter die Klasse anweisen, nach der ersten Dosis mindestens 30 Tage nicht Weiteres folgen zu lassen, da die Invasionszeit (Prodromalzeit) dieser Substanz bis zu 30 Tagen betragen kann.

Es ist von höchster Wichtigkeit, die wahrscheinliche Prodromalzeit einer gegebenen Substanz nach der ersten Gabe abzuwarten. Ist es ein kurzwirkendes Mittel, wird der Effekt rasch eintreten. Wir dürfen beim Studium der Materia medica nie vergessen, daß ein Medikament, wenn es in den Organismus eintritt, genau wie ein Infektionserreger seine Prodromalzeit, die Zeit der Zunahme der Arzneikrankheit und die Zeit der Abnahme hat. Der Prüfungsleiter wird i.a. der Klasse angeben können, ob mit der folgenden Dosis eine lange oder kurze Zeit gewartet werden muß; daraus können die Prüfungsteilnehmer ja dann schließen, ob es ein akutes oder chronisches Mittel ist, aber das ist alles, und wenn sie das auch wissen, macht das nichts.

Überempfindlichkeit von Prüfern

Wenn die erste Dosis keinen Effekt beim Prüfer auslöste und genug Zeit verstrichen ist zur Feststellung, daß der Prüfer nicht überempfindlich auf die betreffende Substanz ist, ist der nächste Schritt nun die Sensibilisierung des Prüfers auf die betreffende Substanz. Wenn wir die Effekte von Giften betrachten, finden wir, daß wer z.B. einmal eine *Rhus*-Intoxikation hatte, nachher ein dutzendmal empfindlicher auf *Rhus* ist als zuvor. Wer einmal eine *Arsen*-Vergiftung hatte, ist nachher außerordentlich empfindlich auf *Arsen,* wenn die ersten Effekte einmal vorbei sind. Wenn man aber bei den ersten Effekten nicht aufhört, weitere Dosen zu nehmen, nimmt die Empfindlichkeit darauf ab, so daß es hiernach zur Erzielung von Effekten größere und größere Dosen braucht (Mithridatisierung). Das ist eine Regel, die für alle Gifte gilt, die den Organismus stark angreifen.

Nun, wenn die Zeit herum ist, in welcher es herauskam, ob der Prüfer überempfindlich auf die betreffende Substanz ist oder nicht, wenn er keinen Effekt von der Einzeldosis notierte (in einer Klasse von 40 Schülern sind vielleicht ein oder zwei solcher Überempfindlicher, die schon von der 1. Dosis der C 30 Prüfungssymptome bekamen), kann mit der oben angedeuteten Sensibilisierung begonnen werden. Zu diesem Zweck löst man die Medizin in Wasser und läßt z.B. während 24–48 Stunden alle zwei Stunden einen Teelöffel voll davon einnehmen, bis Symptome herauskommen. Auf diese Weise (rasche Gabenfolge) kürzt man die Prodromalperiode ab. Die Medizin scheint durch die Repetition intensiviert zu werden, und der Patient wird auf diese Weise unter die Wirkung der betreffenden dynamisierten Substanz gezwungen. Sobald aber Symptome sich zu zeigen beginnen, das Mittel anhalten, nicht mehr weiter einnehmen.

Die beschriebene Applikationsweise der Arzneistoffe bei einer Arzneimittelprüfung ist ganz gefahrlos; Gefahr droht erst dann, wenn man die Medizin ein paar Tage nimmt, dann aufhört, nachher aber die Gaben wieder aufnimmt. Nehmen wir an, wir prüfen *Acidum arsenicosum*, unser *„Arsen"*. Wir finden zuerst einmal heraus, daß wir absolut nicht überempfindlich darauf sind, und nachdem man nach der ersten Dosis 30 Tage gewartet hat, beginnt man die Gaben wieder, nun gelöst in Wasser, während drei bis vier Tagen, bis Symptome kommen. Nun absetzen, nichts mehr nehmen, sondern nun warten und beobachten. Wenn man dies so macht, also absetzt beim Auftreten von Symptomen, wird man nie Schäden verursachen. Wenn die Symptome kommen, wartet man und läßt *Arsenicum* nun sein Arzneimittelbild entwickeln, man lasse den Effekt von *Arsenicum* eintreten, sich entwickeln und abflauen, bis alles vorbei ist, und störe, unterbreche ihn nicht; muß man ihn aus irgendeinem Grunde unterbrechen, so unterbreche man ihn nur mit einem echten Antidot; bitte nie aber Unterbrechung, Störung des Ablaufs durch neue Gaben des Prüfstoffs. Das letztere nämlich ist etwas vom Gefährlichsten, was man tun kann. Wenn die *Arsen*-Symptome kommen und sich klar zeigen, könnte es einem nach einer Woche oder 10 Tagen einfallen: „Laßt uns das Bild etwas auffrischen, daß die Symptome etwas stärker werden." Und um dies zu bewirken, nimmt man nun noch eine große Portion *Arsen* mehr. Damit prägt man dann aber dem Organismus eine *Arsen*-Diathese tief ein, die nie mehr weichen wird, nicht heilbar ist! Mit dieser unangebrachten Repetition des Prüfstoffs bricht man in den Zyklus des Prüfstoffs ein, und das ist ein gefährliches Ding. Leider ist das schon getan worden, und gewisse Prüfer haben dann die Effekte der betreffenden Arzneimittelprüfung bis an ihr Lebensende mit sich getragen. Lasse man das *Arsen-Bild* ruhig sich entwickeln; wenn es einmal begonnen hat, wird es auch wieder ganz erlöschen, und der Prüfer findet sich nachher oft in besserer Gesundheit als zuvor.

Eine korrekt durchgeführte Arzneimittelprüfung erhöht jedermanns Gesundheit, eine solche hilft Dinge in Ordnung bringen, die nicht in Ordnung waren. Aus diesem Grund empfahl *Hahnemann* jungen Leuten jederzeit, Arzneimittelprüfungen zu unternehmen (§ 141 des *Organon*).

Grobtoxische Effekte eines Mittels wenig ergiebig für das Arzneimittelbild

Ein gewisser Teil der Prüferklasse wird keine Symptome bekommen, ganz gleichgültig, wie sehr diese Prüfer auch Mißbrauch mit dem Prüfstoff treiben, und wenn es sich um *Arsen* handelt, müssen sie schon eine Dosis rohe Arzneisubstanz nehmen, um einen Effekt zu bemerken, die aber dann auftretenden Symptome sind nur die grobtoxischen Effekte von *Arsen*, denen man wenig entnehmen kann. Die toxischen Resultate von Arzneimittelprüfungen von Giftstoffen sind Symptome vom allergröbsten Charakter ohne die wesentlichen feineren Details. Gibt man z. B. *Opium* in so großen Dosen, daß es unmittelbar vergiftet, dann sieht man nichts als die paar gröbsten, überstarken Symptome, die alles andere übertönen: das unregelmäßige, stertoröse Atmen, die Bewußtlosigkeit, die Miosis, das aufgedunsene, kongestionierte Gesicht und die unregelmäßige Herzaktion; alle Details fehlen, man hat nur die gewöhnlichsten Dinge vor Augen.

Bedeutung von Nachprüfungen – Wiener Gesellschaft homöopathischer Ärzte

Von größter Bedeutung sind auch **Nachprüfungen** von Mitteln. Die Gesellschaft homöopathischer Ärzte Wiens stellte sich sehr kritisch zu *Hahnemanns* Arzneimittelprüfungen. Sie hielten es für unmöglich, daß Prüfpersonen in ihren Empfindungen so wundervolle Dinge zu Tage fördern können. Sie konnten sich auch nicht für die 30. Potenz zu Prüfungszwecken erwärmen, die *Hahnemann* doch dazu empfohlen hatte. So taten sie sich zusammen und beschlossen, selbst Arzneimittelprüfungen durchzuführen und auch diese fragwürdige 30. Potenz zu testen. Die Gesellschaft bestand hier aus ehrenwerten, objektiven Männern, denen es nur um die Wahrheit ging. Sie prüften *Natrium muriaticum, Thuja* und andere Mittel. W. war ehrlich genug, zu sagen – obwohl er gegen eine solche Art Prüfungen sei –, daß die Symptome, die er mit der C 30 erhielt, sehr deutlich und stark waren. Die Wiener Gesellschaft demonstrierte mit ihren Nachprüfungen, daß *Hahnemanns* Polychreste voll ausgeprüft waren. Ihre Nachprüfung von *Natrium muriaticum* in der 30. Dynamisation war eine wahre Offenbarung für sie. W. hielt trotz dieses Resultats weiter an seinen Vorurteilen fest. Er erkannte, daß er nicht recht hatte, konnte sich aber nicht entschließen, nun seinen Patienten höher als etwa bis C 15 zu geben. Er konnte sich nicht zu einer C 30 erheben, zu stark waren seine Vorurteile. *Dunham* sagt von einigen derselben, sie hätten aus Vorurteilen einfach nicht nachgeben können, obwohl sie bessere Resultate von der 30. und höheren Potenzen sahen. *Dunham* drückt es mit Humor aus: „So verkalkt ihre Gebeine sind, so verkalkt sind ihre Gehirnwindungen." Das heißt, ihr Geist war nicht flexibel, konnte sich einfach nicht an neue Gegebenheiten anpassen. Im figürlichen Sinne sagen wir, jemand laufe mit geschlossenen Augen in der Welt herum, wenn sein Geist, sein Verstand abgekapselt, verschlossen ist, so daß er nichts wahrnimmt.

Nachwirkungen – Dosierung bei Prüfungen

§ 112

„In jenen älteren Beschreibungen der oft lebensgefährlichen Wirkungen in so übermäßigen Gaben verschluckter Arzneien nimmt man auch Zustände wahr, die nicht anfangs, sondern beim Ausgange solcher traurigen Ereignisse sich zeigten und von einer, den anfänglichen ganz entgegensetzten Natur waren. Diese der ***Erstwirkung*** *[§ 63] oder eigentlichen Einwirkung der Arzneien auf die Lebenskraft entgegenstehenden Symptome sind die Gegenwirkung des Lebensprinzips des Organismus, also die* ***Nachwirkung*** *desselben [§ 62–67], wovon jedoch bei mäßigen Gaben zum Versuche an gesunden Körpern selten oder fast nie das Mindeste zu spüren ist, bei kleinen Gaben aber gar nicht. Gegen diese macht der lebende Organismus beim homöopathischen Heilgeschäfte nur so viel Gegenwirkung, als erforderlich ist, das Befinden wieder auf den natürlichen gesunden Zustand zu erheben."*

§ 113

„Bloß die narkotischen Arzneien scheinen hierin eine Ausnahme zu machen. Da sie in der Erstwirkung teils die Empfindlichkeit und Empfindung, teils die Reizbarkeit hinwegnehmen, so pflegt bei

ihnen öfters, auch bei mäßigen Versuchsgaben, in gesunden Körpern, eine erhöhte Empfindlichkeit in der Nachwirkung [und eine größere Reizbarkeit] merkbar zu werden."

Wenn der Prüfer zu Beginn einer Arzneimittelprüfung unter dem toxischen Einfluß einer Droge steht, scheint dieser nicht parallel zur Richtung seiner Lebensfunktionen zu laufen, aber die nachfolgende Reaktion von Seiten des Körpers tut es dann wohl. Die in der Phase der Reaktion auftretenden Symptome sind die besten Symptome. Daraus folgt, daß bei Arzneimittelprüfungen nur so viel von der Prüfsubstanz eingenommen werden soll, daß einfach ein Störeffekt resultiert, nicht aber so viel, daß alle Lebensfunktionen suspendiert werden. Nur leicht sollen die letzteren gestört werden, daß davon Symptome auftreten, nicht Aufhebung aller Funktionen, wie es etwa eine große Dosis *Opium* bewirkt.

Suspension aller Tätigkeiten des Organismus bedeutet Verschleierung, Vernebelung aller Funktionen; deshalb ist auch das Geben einer großen Dosis Medizin zur Palliation von Schmerz und Leiden ein gefährliches Ding. Eine Aufhebung der Lebensordnung im Organismus erfolgt stets dann, wenn wir Medizin geben, die nicht parallel zur Richtung des Influx im Körper wirkt.

Die Homöopathie will mit ihren Mitteln entweder Ordnung schaffen, und dafür gibt sie höhere Potenzen, oder sie will einen Störeffekt erzielen, dann gibt sie niedere Potenzen. Zu Arzneimittelprüfungen sollten wir eigentlich nie die rohe Substanz nehmen, außer zum Zwecke eines momentanen oder zeitlich begrenzten Experiments. Nie soll damit lange fortgemacht werden; auf die Resultate aus Prüfungen mit der rohen Substanz soll auch kein großes Gewicht gelegt werden. Im besten Falle geben solche nämlich nur eine fragmentarische Idee von der Wirkung des Mittels. Wenn die Informationen, die man aus einer Arzneimittelprüfung mit starken Dosen zog, nicht durch eine Arzneimittelprüfung mit schwachen Dosen ergänzt wird, bleibt das erhaltene Bild Stückwerk und nutzlos. Würden wir nur die Giftwirkung von massiven Dosen *Opium* kennen, könnten wir dieses Mittel nach dem Similegesetz ja nur bei ähnlichen Zuständen, also etwa der Apoplexie, verwenden und alle anderen Anwendungsbereiche, die es noch hat, blieben im Dunkeln.

Opium und Alumina bei Apoplexie

Es gibt einige homöopathische Ärzte, die lehren, daß Primär- und Sekundäreffekt eines Mittels separat gehalten werden müßten und auch für getrennte Zustände zu verwenden seien. Eine solche Unterscheidung ist nicht nötig. Ich stand oft am Lager eines Patienten mit Apoplexie, der ohne die Anwendung seines homöopathischen Heilmittels gestorben wäre. Wenn der Puls schon flatterte, das Auge gläsern schien, das Aussehen dumpf, abwesend war und die Atmung schon stertorös wurde, mit Schaum vor dem Mund, hat schon einige Minuten nach der Administration von *Opium CM*[1] ein gesunder, ruhiger Schlaf eingesetzt, und nachher erwachte der Patient wieder bei vollem Bewußtsein, und nun ging es der Genesung zu. Bei *Alumina* kennt man einen ähnlichen Stupor, der ebenfalls an Apoplexie erinnert, darum sind übrigens *Alumina* und *Opium* gegenseitige Antidote. Ich erinnere mich eines Falles von Apoplexie, der mehreren Ärzten einige Tage lang ein Rätsel war, und mir auch. Der Patient lag in tiefem Stupor. Der diensttuende Arzt hatte vor meiner Ankunft *Opium* gegeben, das stoppte wohl die stertoröse Atmung, aber der Patient blieb trotzdem weiterhin bewußtlos. Bei intensiver Beobachtung erkannten wir schließlich, daß er eine Seite bewegte, während die andere schon viele Tage ohne Bewegung lag und daß er an den gelähmten Teilen ganz heiß anzufühlen war, während die nicht gelähmte Seite eine ganz normale Temperatur aufwies. Diese Erkenntnis kam uns erst nach manchen Tagen genauester Untersuchungen. Ich fragte den behandelnden Arzt, ob er nicht auch der Meinung sei, daß normalerweise ein gelähmtes Glied kalt sei; er war derselben Ansicht. Die ganze gelähmte Seite vermittelte der prüfenden Hand den Eindruck von Fieber, die andere Seite war normal. Das war das einzige uns auffallende merkwürdige Symptom an dem Fall; er sprach nicht, machte keinerlei Anstrengung, sich aufzurichten oder sich zu bewegen, die Därme schafften nicht; das sind aber bloß pathognomonische Symptome, es sind also sonst keinerlei Handhaben für eine Verschreibung zu erkennen. Nach sorgfältigem Studium der Arzneimittellehre kam ich zum Schluß, daß *Alumina* auf den Fall passe, und 12 Stunden nach Verabreichung einer Dosis *Alumina* in hoher Potenz hörte das Fieber auf der gelähmten Seite auf, und das Bewußtsein kam wieder. Ein Beispiel dafür, was die Homöopathie vollbringen kann.

---

[1] 100'000 Zentesimalpotenz nach *Korsakoff* (P.S.).

Beobachtung, Experiment, Versuch und Erfahrung

Zum Abschluß ein paar Betrachtungen zu den Themen:

Experiment **Versuch** **Erfahrung**

Experiment: Die Kunst, Fakten zu produzieren, die man beobachten will, um das Gesetz dahinter herauszufinden; man fixiert dabei die Ursachen genau, um zu erkennen, welche Wirkung sie haben; es ist also eine provozierte Beobachtung.

Die gewöhnliche Beobachtung liefert uns nur Tatsachen, die sich von selbst darbieten; die Erkenntnisse, welche uns das Experiment liefert, sind die Frucht unseres Tastens in Richtung Erkennung, ob ein Ding existiert oder nicht und von welcher Art es ist. Das Experiment muß in voller Freiheit des Geistes, in voller Objektivität durchgeführt werden, ohne Vorurteile, ohne fixe Ideen (*Littre*).

Über die homöopathische Arzneimittelprüfung im Sinne obiger Definition des Experiments gibt uns *Granier* eine präzise Umschreibung:

„Die Arzneimittelprüfung ist der Versuch, die Wirkung eines Arzneistoffes am gesunden Organismus herauszufinden. Man stört das physiologische Gleichgewicht, wodurch die charakteristischen Phänomene, welche die zu erforschende Substanz hervorrufen kann, herauskommen."

Diese Definition enthält verschiedene Begriffe, die der Erklärung bedürfen: **Versuch** heißt, man weiß nichts über die Substanz, die man erforschen will, man hat keine Ahnung, welche Effekte dabei auftreten werden; man will ohne jegliche Voreingenommenheit an den Versuch herantreten, ohne Idee, wie er etwa ausfallen könnte.

Der Versuch ist ein Tasten, eine analytische Operation, eine Prüfung einer Sache, um herauszufinden, wofür sie nützlich sein kann.

Der Begriff **Medikament** wird für diejenigen Substanzen verwendet, die man prüfen will; werden dieselben Substanzen dem Kranken in der Absicht, zu heilen, gegeben, nennt man sie **Heilmittel.**

Organismus bezeichnet jeden lebenden Körper, Mensch oder Tier; dieser allgemeine Begriff unterstellt, daß die Arzneimittelprüfungen sowohl an Tieren als auch an Menschen vorgenommen werden.

Gesund will heißen, daß die Arzneimittelprüfungen an Organismen vorgenommen werden, die von Krankheit so frei als möglich sein sollen; man weiß ja, daß eine 100 %ige Gesundheit eine Utopie ist, aber es gibt doch relativ reine Organismen, an welchen auch reine Arzneieffekte beobachtet werden können.

Stören bedeutet die präzise Absicht, die Natur zum Reden zu zwingen. Das **physiologische Gleichgewicht** ist synonym zum Begriff Gesundheit.

Phänomene nennt man die bei der Prüfung auftretenden Fakten; die **Symptome** gehören zur Krankheit, sind das, was die Krankheiten hervorrufen.

Charakteristisch bedeutet, daß man hauptsächlich die typische Physiognomie der Prüfsubstanz herausstellen will.

Die zu erforschende Substanz, d. h. die Unbekannte: Vor der Prüfung kennt man die betreffende Substanz nicht. Diese unbekannte Substanz nimmt man sich vor, durch die Prüfung bekannt zu machen.

Erfahrung: nach *Littre* Kenntnisse, die man sich durch Beobachtung aneignete, und zwar durch wiederholte Beobachtung am selben Objekt. Die Erwerbung von wahrer Erfahrung in der Medizin erfordert nicht allein die Fähigkeit, alle Teile eines Gegenstandes zu bemerken und zu differenzieren, sondern auch die Fähigkeit, über das Beobachtete nachzudenken und sich durch einen Denkprozeß von den Phänomenen zur Ursache zu finden, vom Bekannten zum Unbekannten. Es braucht also das Talent, genau zu beobachten, das Gesehene geistig zu verarbeiten, eine große, durch eine gesunde historische Kritik gereinigte Gelehrsamkeit. Das sind in wenigen Worten die notwendigen Voraussetzungen zur Erwerbung jener Erfahrung, die den wissenschaftlichen Arzt vom Empiriker unterscheidet.

Versuche machen ist etwas ganz anderes als Erfahrung erwerben (*Littre*). Wir kennen in der Medizin das Fach der experimentellen Pathologie, deren Begründer *Claude Bernard* war. Es gibt auch eine experimentelle Physiologie und eine experimentelle Therapeutik, bleiben wir hier aber beim Begriff Erfahrung, wie ihn unsre Doktrin versteht.

Nach *Granier* ist **Erfahrung die Kenntnis, die wir aus Verabreichung eines Heilmittels beim Kranken erwerben, Verabreichung in der Absicht, das physiologische Gleichgewicht wiederherzustellen, durch Neutralisation der charakteristischen Symptome der Krankheit.**

Die **experimentelle Methode** ist die Wissenschaft von den Tatsachen, d. h. ihrer Manifestationen oder ihrer Entstehung, und von ihrer Interpretation. Die Natur schafft Tatsachen, die einen spontan, die anderen, weil sie gefragt, ja von der Wissenschaft auch zur Antwort gezwungen wird. Der menschliche Verstand befaßt sich mit der Interpretation derselben.

Tatsachen verbinden und analysieren, zu ihren Ursprüngen vordringen, indem man vom Bekannten zum Unbekannten vorstößt; die Beziehungen zwischen Ursachen und Resultaten studieren; nach Kenntnis der Ursachen die Resultate jederzeit reproduzieren zu können; einteilen aller der Tatsachen, um das Verständnis derselben zu erleichtern; und zuletzt Aufstellung der festen Gesetze aus der Kenntnis der Tatsachen heraus: Das ist die **Rolle der experimentellen Wissenschaften**. Diese Wissenschaften sind die sichersten, denn als ihre Werkzeuge haben sie

die Beobachtung, das Experiment und die Erfahrung.

Die Beobachtung wohnt der Genese, der Manifestation der Tatsachen aufmerksam, aber passiv bei, wie jener Mann, der unterm Baum sitzt und dem spontanen Fallen der Früchte zusieht.

Das Experiment zwingt die Natur, ihre Geheimnisse preiszugeben, wie jener Mann, der den Baum schüttelt, um die Früchte zum Fallen zu bringen.

Die Erfahrung aber konstatiert die Tatsachen und stellt die Gesetze auf, die zwischen ihnen bestehen, wie jener Forscher, der die Gesetze studiert, welche das Fallen der Früchte regieren.

In anderen Worten: **Die Beobachtung** hört auf das, was die Natur spontan von sich gibt, **das Experiment** zwingt sie zu sprechen, und **die Erfahrung** unterhält sich darauf mit ihr.

Alle Wissenschaft also, die das Glück hat, ins Gebiet des Experiments zu fallen, daselbst Wurzel zu schlagen und Früchte zu tragen, ist eine vollkommen sichere Wissenschaft, da sie vollkommene Basen und einen vollkommenen Aufbau hat. – Nun, die homöopathische Wissenschaft kann sich zu den experimentellen Wissenschaften zählen. **Nie verwendet sie ein Heilmittel, solange sie dasselbe nicht auf die Wirkung am gesunden Menschen hin geprüft hat.**

Die Effekte, welche sie einmal in einer Arzneimittelprüfung beobachtet hat, lassen sich beliebig wieder reproduzieren. Sie kennt daher nicht allein die Physiologie sehr genau, sondern auch die physiologischen Störungen, welche die Arzneimittelprüfung ausbringt; deshalb spricht man auch von der **physiologischen Arzneimittelprüfung**, einem Begriff, den man oft hört. Sie kennt nicht allein die Physiognomie der Medikamente, sondern weiß auch, daß diese Physiognomie **rein** ist, d.h. frei von beigemischten, fremden Symptomen, die vom Kranken stammen, wenn man die Prüfung an kranken Menschen vorgenommen hätte.

Das ist der Grund, warum man sie oft auch **reine Arzneimittelprüfung** nennen hört.

Am Krankenbett lernt sie die Tatsachen kennen, die aus der Anwendung des Medikaments beim Kranken resultieren, also dann, wenn das Medikament zum Heilmittel wird. Man nennt dieses dann die **klinische Erfahrung**. Sie weiß, daß die Medikamente sehr verschieden wirken, je nachdem, ob man sie Gesunden oder Kranken verabreicht. Hieraus ersieht man auch, warum sie die Dynamolexie (Wahl der geeigneten Dynamisationsstufe) mit fast mathematischer Genauigkeit treffen kann. Sie erkennt, daß die Neutralisation der Symptome durch Heilmittel sich nach dem Ähnlichkeitsgesetz vollzieht. Damit ist auch die Pharmakolexie (Wahl des Heilmittels) in der Mehrzahl der Krankheitsumstände eine angenehme Sache, wiewohl es auch schwierige Fälle gibt. Also Kenntnis des Medikaments auf der einen Seite, Kenntnis des Gesetzes, welches Krankheit und Medikament verbindet, diese beiden Dinge genügen, um Sicherheit herbeizuführen, eine Sicherheit, die ebenbürtig jeder Sicherheit der experimentellen Wissenschaft ist, eine Sicherheit, fast auf gleicher Stufe wie die analytische und synthetische Methode der Mathematiker. Hier gibt es keine theoretischen Spekulationen, keine hypothetischen Gegebenheiten: Alles nur für und durch die experimentelle Wissenschaft.

Darum konnte *Hahnemann* voll Stolz von seiner Pharmakologie sagen:

§ 144

„Von einer solchen Arzneimittellehre sei alles Vermutete, bloß Behauptete oder gar Erdichtete gänzlich ausgeschlossen; es sei alles reine Sprache der sorgfältig und redlich befragten Natur".

Kann die Allopathie dieselben Sicherheitselemente vorweisen? Sie kennt die Physiologie, das stimmt. Sie kennt die Krankheiten, das ist wahr. Aber kennt sie das Medikament und die Beziehungen zwischen ihm und der Krankheit? Davon ist sie weit entfernt! Kann man es verstehen, daß ein seriöser Arzt sich zufrieden gibt mit der Kenntnis über seine Medikamente, die er einzig aus dem Gebrauch derselbigen beim Kranken hat? Kann man verstehen, daß diese Resultate, die zum Ungewissesten, Unsichersten gehören, was man sich denken kann, unseren therapierenden Gegnern als Kompaß dienen? Die Homöopathie hat immerhin zwei Pole, nach denen sie sich richten kann: Kenntnis der Arzneimittel und Kenntnis der Krankheit. Die Allopathie hat nur einen: Kenntnis der Krankheit. Welche navigiert nun sicherer auf den Fluten der Therapie?

Schon die alten Ärzte haben eingesehen, daß das Experiment der Angelpunkt der Therapie ist. Wahrheiten sind ewig. Die einen zeigen sich plötzlich und enthüllen sich sofort bis in alle Details. Andere haben ihre Vorläufer und warten auf das Genie, das sie endgültig aufdeckt. *Hippokrates* entdeckte das Ähnlichkeitsprinzip; *Galen* erprobte die Medikamente zuerst an sich selbst, bevor er sie seinen Kranken verabreichte, wie einer seiner Biographen schreibt. Es fehlte darum wenig, so wäre die Homöopathie schon einige Tausend Jahre vor *Hahnemann* entdeckt worden. Es ist ungefähr ein Jahrhundert, seit das Dogma von der Prüfung der Arzneimittel in präziser Weise gefordert wurde.

Und zwar ist es der große *Haller*, der im Vorwort zur **helvetischen Pharmakopoe** folgende unsterbliche Worte schrieb: „Primum in corpore sano medela tentanda est, sine peregrina ulla miscela; odoreque et sapore eius exploratis, exigua illius dosis ingerenda et ad omnes, quae inde contingunt, affectiones, quis pulsus, qui calor, quae respiratio, quaenam excretiones, attendendum. Inde ad ductum phaenomenorum, in sano obvirorum, transeas ad experimenta in corpori aegroto etc.".

Warum blieb *Haller* dabei stehen? Warum haben seine Nachfolger diese schöne Idee nicht sogleich befruchtet? Aber nein, sie begnügten sich mit Versuchen an Tieren und sammelten die Phänomene, welche aus gewissen zufälligen und kriminellen Vergiftungen resultierten. Und die Allopathie begnügt sich heute noch damit und marschiert also immer noch blind, nur mit dieser einzigen Stütze, auf den Wegen der Therapie. Da mußte das Genie unseres Meisters auftreten. Wenn *Hahnemann* nicht ganz allein das Dogma von der Prüfung der Arzneien aufgestellt hat, so hat er es doch zum Gesetz erhoben, und erst seit seinen Arbeiten ist dieses Dogma der wahre Eckpfeiler der Therapie.

Statt diese große Wahrheit begierig zu erfassen, haben unsere Opponenten sich ein Vergnügen daraus gemacht, Einwände dagegen aufzuführen. Gegen wen und gegen was wurde das nicht schon gemacht?

Die Haupteinwände gegen die homöopathische Arzneimittelprüfung

Hier die hauptsächlichsten:

Man kann durch den Arzneimittelversuch keine echten Krankheiten erzeugen.

Das ist wahr. Man kann nichts als Gruppen oder Serien von Phänomenen erzeugen, welche Gruppen oder Serien von Symptomen gleichen, aus denen sich Krankheiten zusammensetzen.

Man kann keine organischen Krankheiten damit erzeugen.

Auch das ist wahr. Man kann den Arzneimittelversuch am Menschen nicht so weit treiben, aber beim Tier schon. Vergiftungen und Suizidversuche mit Medikamenten enthüllen ferner, was der Arzneimittelversuch nicht das Recht hat auszusagen.

Es gibt keine absolute Gesundheit.

Ist ebenfalls wahr. Aber es gibt relativ vollkommene Gesundheit, und solche Personen können Versuchsresultate liefern, welche an absolute Reinheit grenzen. Übrigens existiert auch beim Tier keine absolute Gesundheit.

Man wirft *Hahnemann* vor, sich bei der Aufstellung seiner Pathogenesien auch **klinischer Resultate** bedient zu haben. Aber die Klinik kann die Ergänzung zum Arzneimittelversuch sein. Der Homöopath weiß genau, daß er jene Symptome nicht rechnen darf, die sich verloren, wenn er ein Heilmittel gab, welches ähnliche Phänomene produzierte. Aber Symptome, die mit dem gegebenen Heilmittel nichts zu tun haben, darf er nehmen, d. h. Symptome, die dieses Mittel in der Arzneimittelprüfung am gesunden Menschen noch nie produziert hat. Es ist sogar empfehlenswert, diese Symptome zu registrieren.

Hahnemann hat den Versuch von Arzneimitteln am Kranken zu sehr verdammt, um nun seine Pathogenesien auch dort zu schöpfen.

„Organon“, § 107

*„Gibt man, um dies zu erforschen, Arzneien nur **kranken** Personen ein, selbst wenn man sie nur einfach und einzeln verordnete, so sieht man von ihren reinen Wirkungen wenig oder nichts Bestimmtes, da die von den Arzneien zu erwartenden, besonderen Befindensveränderungen, mit den Symptomen der gegenwärtigen natürlichen Krankheit vermengt, nur selten deutlich wahrgenommen werden können“.*

Es ist grausam und ungerecht, Arzneimittelprüfungen am gesunden Menschen durchzuführen

Aber man treibt den Versuch ja gar nicht so weit, daß er grausam und ungerecht würde. Man kann damit jederzeit aufhören. Und übrigens, wer erhebt diesen Vorwurf? Leute, die mit Lanzette, Blutegeln, Vesikatorien, Kautern, Moxa, Haarseilen und Skarifikationen arbeiten!

Die Arzneimittelprüfungen beweisen, daß unendlich Kleines nicht wirkt

Diese Herren unterziehen sich der Prozedur, ganze Gläschen voller Kügelchen einer Apotheke zu verschlucken und sagen nachher, sie hätten rein nichts verspürt dabei. Wie oft muß man wiederholen, daß Medikamente oder Heilmittel nur bei Empfänglichkeit des Individuums, das sie schluckt, reagieren? Medikamente in hohen Dynamisationsgraden führen bei gewissen „gesunden" Personen zu keinen Reaktionen, da diese einen unempfindlichen Organismus haben. Diejenige Substanz, welche in hoher Dynamisation nichts bewirkt, wird ihre Phänomene aber in sehr geringer Verdünnung schon auch entwickeln. Wenn der Organismus aber krank ist, ist er sensibler auf die Wirkung des Heilmittels, und je kranker er ist, desto mehr und desto höher soll dann die Dynamisation des Heilmittels sein.

Braucht man z. B. so und so viele Tropfen *Belladonna*-Tinktur, um Schwindel oder Delirium zu erzeugen, so braucht es beim Kranken vielleicht nur 1 Tropfen der 30. Dynamisation, um diese Symptome zu beseitigen. Man darf aber deshalb nicht sagen, daß die Medikamente beim Gesunden nicht wirken: Alles hängt von der Empfindlichkeit des Empfängers ab. Gesund oder krank, man ist mehr oder weniger sensibel. Darum muß die Dosis eben immer den Gesetzen der Dynamolexie unterworfen werden, sowohl beim physiologischen Versuch als bei der Anwendung am Krankenbett (*Granier*).

29. Idiosynkrasien[1]

„Organon", **§ 117:**

„Zu den letztern gehören die sogenannten Idiosynkrasien, worunter man Körperbeschaffenheiten versteht, welche, obgleich sonst gesund, doch die Neigung besitzen, von gewissen Dingen, weiche bei vielen andren Menschen gar keinen Eindruck und keine Veränderung zu machen ***scheinen****, in einen mehr oder weniger krankhaften Zustand versetzt zu werden. Doch dieser Mangel an Eindruck auf einige Personen ist nur scheinbar. Denn da zu diesen, so wie zur Hervorbringung aller übrigen krankhaften Befindensveränderungen im Menschen, beide, sowohl die der einwirkenden Substanz inwohnende Kraft, als die Fähigkeit der den Organismus belebenden geistartigen Dynamis [Lebensprinzips], von dieser erregt zu werden, erforderlich ist, so können die auffallenden Erkrankungen in den sogenannten Idiosynkrasien, nicht bloß auf Rechnung dieser besondern Körperbeschaffenheiten gesetzt, sondern sie müssen von diesen veranlassenden Dingen hergeleitet werden, in denen zugleich die Kraft liegen muß, auf alle menschlichen Körper denselben Eindruck zu machen, nur daß wenige unter den gesunden Körperbeschaffenheiten geneigt sind, sich in einen so auffallend kranken Zustand von ihnen versetzen zu lassen. Daß diese Potenzen wirklich auf jeden Körper diesen Ein-*

---

[1] Man definiert Idiosynkrasie als *abnormale Empfindlichkeit auf gewisse Stoffe, bedingt durch eine spezielle konstitutionelle Reaktionsbereitschaft.*
Das Kapitel XIV. dieser Vorlesungen behandelte die Frage der Empfänglichkeit, d.h. die Bedingungen, welche die Ursache dafür sind, daß der Mensch krank werden kann und durch Heilmittel affiziert werden kann.
Das ist, was *Hahnemann* in seinem hervorragenden Artikel „Über den Geist der homöopathischen Heillehre", 1813 veröffentlicht, als *Affektibilität des lebenden Organismus* bezeichnet.
Empfindlichkeit, Empfänglichkeit, Affektibilität, Prädisposition sind die großen treibenden Kräfte in der Medizin, sie rühren an die Trilogie
Kranker = Pathologie,
Medikament = Pharmakodynamie, Pathogenesie,
Heilmittel = Therapie.
Für Claude *Bernard* ist die Idiosynkrasie ein Übersättigungsproblem, *Albahary* schreibt in seinem Werk „Maladies médicamenteuses thérapeutiques ou experimentales" (1952), daß die Idiosynkrasie ein ebenso paradoxes als unerklärliches Phänomen sei (P.S.).

druck machen, sieht man daraus, daß sie bei ***allen*** *kranken Personen für ähnliche Krankheitssymptome, als die welche sie selbst [obgleich anscheinend nur bei den sogenannten idiosynkratischen Personen] erregen können, als Heilmittel homöopathische Hilfe leisten."*

Beziehung zwischen Idiosynkrasie und Homöopathie

Das Phänomen der Idiosynkrasie hat enge Beziehungen zur Homöopathie. Die übliche Definition des Terminus ist: Überempfindlichkeit auf eine einzelne oder eine beschränkte Zahl von Substanzen. Dieselbe hat nichts zu tun mit jener allgemeinen Überempfindlichkeit schwacher Konstitutionen gegen alles und jedes, die kleinste Unannehmlichkeit, die geringste Widerwärtigkeit.

In der offiziellen Medizin verwendet man den Begriff für jene Patienten, welche jeder Praktiker als überempfindliche kennt. Ein solcher Überempfindlicher kann z. B. kein *Opium* für seine Schmerzen nehmen, da dasselbe ihm sehr unangenehme Kongestionen bringt, ja eventuell sogar lebensgefährliche Nebenwirkungen hat, er ist überempfindlich darauf und bekommt sogar von der kleinsten Dosis Komplikationen, so daß sein Arzt schließlich lieber die Hände davon läßt. Ein anderer Patient kann bei Frost und Fieber *Chinin* nicht ertragen, die Primärwirkung desselben bei ihm ist ein alarmierender Krankheitszustand, wo andere ohne Beschwerde 50 cgr. ertragen.

Bei dem, der eine Idiosynkrasie auf *Chinin* hat, wirken schon 2 cgr. der Droge zu stark – es folgt eine richtige Chininvergiftung.

Für den Homöopathen sind die Grenzen des Gebiets der Empfindlichkeit sehr weit gesteckt, weiter als für den Allopathen. Wir kennen z. B. chronische Idiosynkrasien von einem chronischen Infektionserreger („Miasmen" und akute von einem akuten Infektionserreger, d. h. an deren Wurzel ein chronischer oder akuter Infektionserreger steht. Jedermann kennt Leute, die wegen Heuschnupfen keine Überlandfahrt machen können, andere, die sich krank fühlen, wenn sie Blumen in ihren Aufenthaltsräumen haben, es gibt auch Personen, welche Rosenduft unpäßlich macht. Ich kenne eine ganze Zahl Beispiele dafür. Die Erscheinung ist gar nicht so selten, und man nennt sie Rosenschnupfen oder Rosenfieber. Ich habe eine Patientin, die keine Lavendelblüten im Haus haben kann, ohne Schnupfen davon zu bekommen. Es sind noch zwei oder drei andere Dinge, die bei ihr dieselbe Wirkung haben; sie wird dadurch so belästigt, daß sie dann jeweils das ganze Haus absucht, um die Ursache zu finden und zu beseitigen. Ich habe einen anderen Patienten, der keine Pfirsiche im Raum erträgt, ohne davon krank zu werden, u. a. bekommt er Diarrhoe davon, wohlgemerkt also bloß vom Geruch derselben.

Solche Beispiele sind von großer Wichtigkeit für uns, sie erklären gewissermaßen die Empfindlichkeit des Kranken aufs Heilmittel. Besteht beim Kranken keine Idiosynkrasie auf sein Heilmittel, ist er nicht empfindlich genug, um geheilt werden zu können. Wenn der Kranke empfindlich genug auf sein Heilmittel wird, gleicht dieser Zustand dann sehr einer solchen Idiosynkrasie. Stelle man sich vor, wie empfindlich jemand auf sein Heilmittel sein muß, wenn selbiges ihn in so hohen Verdünnungen, wie wir sie verwenden, noch heilt.

Es gibt erworbene und angeborene Idiosynkrasien. Erstere nennt man heute Sensibilisierungen, letztere sind die echten Idiosynkrasien[1]. Die kongenitalen und diejenigen, welche von Giften kommen, sind sehr schwer zu heilen. Wer je eine Vergiftung mit der amerikanischen *Rhus toxicodendron*-Pflanze hatte, ist nachher so empfindlich gegen sie, daß er in mehreren 100 Metern Distanz von einem solchen Strauch Vergiftungssymptome bekommt, obwohl er nichts von ihm riecht. Eine sehr hohe Potenz von *Rhus tox.* kann diese Überempfindlichkeit manchmal beseitigen, und eine Dosis *Rhus* CM oder MM kann oftmals eine akute *Rhus*-Vergiftung beendigen; wo jemand aber eine angeborene Idiosynkrasie auf diese Pflanze hat, da wird *Rhus* in Potenzform wohl einige Male palliativ beschwichtigen, schließlich aber unwirksam bleiben. Wer mit einer Hyperergie geboren ist, der ist schwer zu heilen und wird sie sehr oft, trotz unserer größten Bemühungen, bis an sein Lebensende behalten. Wenn man sie samt Wurzel beseitigen kann, so nur mit einem Homöopsorikum.

Heuschnupfen zu Beginn des Herbstes schreibt man irritierenden Stoffen zu, die zu jener Zeit in der Luft schweben und auf welche der Patient allergisch reagiert; manchmal ist die Ursache am Boden liegendes geschnittenes Heu, in anderen Fällen sind es die zu dieser Zeit blühenden Gräser. Manche Patienten haben genau herausgefunden, welches ihr Allergen ist. Die Wurzel aller dieser Erscheinungen ist aber die Psora.

Patienten, welche sich von einem Typhus erholen, leiden oft an Idiosynkrasien, verantwortlich dafür sind die „chronischen Miasmen" (wir

---

[1] Vgl. Idiosynkrasie – Allergie – Atopie am Schluß dieses Kapitels!

würden heute sagen, die chronischen Infektionen), so wie es auch die Psora ist, die an der Basis der Augenentzündungen nach Scharlach steht. **Alle Sequelae sind miasmatischen Ursprungs,** sie sind nur der Ausdruck eines Aufflackerns der chronischen Miasmen.

Es gibt Personen, die nicht nur auf ein oder zwei Dinge überempfindlich sind, sondern auf fast alles, was sie umgibt, überempfindlich auf hohe Potenzen, überempfindlich in puncto Geschmack, überempfindlich auf Licht und viele andere Dinge. So etwas ist konstitutionell, der Patient ist geboren damit. Es gibt auch Personen, die auf nutritiver Ebene keinerlei Überempfindlichkeiten aufweisen, nur auf der Ebene dynamisierter Stoffe. Man bemerkt bei Tische z.B. ein außerordentliches Salzverlangen bei manchen Leuten, sie streuen Haufen Salz auf ihre Speisen, scheinen jedoch nie genug davon zu bekommen. Sie absorbieren große Mengen Salz, bleiben aber trotzdem kränklich und magern konstant ab. Das ist die nutritive Ebene. Nun gibt man ihnen eine CM Dynamisation vom selben Salz, das macht sie richtig krank, d.h. gibt eine heftige Verschlimmerung.

Substanz der nutritiven Ebene wird dynamisiert zum Heilmittel

Eine Substanz, die wir in unserer Ernährung brauchen, wird dynamisiert, also auf einer höheren Ebene, zu einem Heilmittel. Wir verlassen durchs Dynamisieren die nutritive Ebene und stoßen zu einer höheren vor, einer subtileren, der Ebene der Krankheitsursachen und deren Heilung.

Calcarea gelte als ein anderes Beispiel. Wir sehen den Allopathen und Verschreiber massiver, substantieller Dosen dem Kind, das zu langsam Knochen und Zähne bildet, dessen Fontanellen sich nicht schließen, Kalkwasser in Milch oder andere Kalkpräparate geben, aber je mehr er davon gibt, desto weniger bildet es Knochen. Es handelt sich hier um eine Knochensalzkarenz, eine Nichtassimilation des angebotenen Kalks. Eine Dosis *Calcarea* in hoher Potenz wird das Kind in die Lage versetzen, allen Kalk, den es braucht, aus dem Angebot in seiner Nahrung zu assimilieren. Das auf dynamischer Ebene wirkende Heilmittel bringt Aufnahme und Assimilation des Kalks, der natürlicherweise in der Nahrung angeboten wird, in Ordnung. Man kann Kalk in Substanz in allen möglichen Formen füttern und doch keinen Erfolg sehen, das Kind magert ab und geht zurück. Bei solchen Assimilationsstörungen treten Symptome auf, die nach *Calcarea* oder *Natrium chloratum* (bei uns *Natrium muriaticum* genannt) verlangen, sie machen den intelligenten Arzt darauf aufmerksam, daß das betreffende Kind *Calc.* oder *Nat-mur.* braucht. Wir wissen sehr wohl, daß wir mit einer CM-Potenz von *Calc.* keinen materiellen Kalkbeitrag an die Knochen leisten, sie korrigiert nur eine Assimilationsstörung und führt auf diese Weise zur strukturellen Harmonie in den äußeren Formen. Wenn das Innere zur Ordnung zurückkehrt, kommt auch die Assimilation von innen heraus wieder zur Ordnung. So sehen wir, daß die Begriffe der Idiosynkrasie und der Sensibilisierung in der Homöopathie von großer Bedeutung sind.

Homöopathizität und Simillimum

Wir wollen hier ein neues Wort prägen: Homöopathizität[1]. Was bedeutet es? **Homöopathizität ist die Beziehung zwischen dem homöopathischen Heilmittel und dem Kranken, den es geheilt hat.** Wenn das Simile gut gewirkt hat, den Kranken wirklich geheilt hat, ist der Beweis erbracht, daß es in Ähnlichkeitsbeziehung zum betreffenden Krankheitsfall stand, und diese Beziehung kann, wenn sie realisiert ist, Homöopathizität genannt werden, und das therapeutische Resultat unterstreicht dieses. Es stimmt, daß wir von normaler Homöopathizität sprechen können und von einer zu großen, übertriebenen. Diese Intensivierung findet sich, wo ein Patient überempfindlich aufs Heilmittel ist. Da-

---

[1] *Kent* prägte dieses Wort erst im Jahre 1900, wahrend *Granier* es schon 1874 verwendete, freilich mit etwas anderem Sinn. Nach *Granier* ist Homöopathizität der innere, essentielle Wert eines homöopathischen Agens, seine Qualität.
Didaktisch ist es bei *Granier* die möglichst vollkommene homöopathische Anpassung eines Heilmittels an einen gegebenen Krankheitsfall.
Man soll Homöopathizität nicht verwechseln mit der Ähnlichkeit oder Affinität. Die Homöopathizität umfaßt das Wesentliche an der Wirkung der beiden letzteren Eigenschaften; mit anderen Worten: Die Affinität und die Ähnlichkeit sind der Grund für die Homöopathizität, d. h. die Kraft des Ähnlichkeitsprinzips, umgesetzt in die Tat.
Wenn man die Homöopathizität als die möglichst vollkommene, homöopathische Anpassung eines Heilmittels an einen Krankheitsfall betrachtet, so ist der Grund der Homöopathizität nichts anderes, als die Heilmittelwahl, welche möglichst perfekt sein soll und die wir *Pharmakolexie* nennen.
Welches sind die Bedingungen der Homöopathizität, d. h. die Bedingungen, daß ein Heilmittel homöopathisch genannt werden kann und auf exakt homöopathische Weise wirkt:
1. Das Heilmittel muß dem Krankheitsfall in seinem Erscheinungsbild möglichst ähnlich sein.
2. Das Heilmittel muß dynamisch wirken, und es wirkt auch stets so, wenn wir uns in Erinnerung rufen, daß es drei Arten von Dynamisation gibt:

selbst sehen wir dann nicht nur eine heilende Mittelwirkung, sondern vor der Heilung eine richtige Verstärkung der Leiden des Kranken.

Ein Mittel beweist seine Ähnlichkeit mit einem Krankheitsfall durch die Heilung des Patienten, durch letztere ist die Homöopathizität erfüllt. Die homöopathischen Ärzte verwenden hier den Begriff Simillimum. Man kann Simillimum jenes Mittel nennen, welches den Kranken von seiner Krankheit befreit, aber bevor es geheilt hat, kann man nur sagen, es scheint das ähnlichste zu sein; erst dann kann man es das Simillimum nennen, wenn es wirklich die Gesundheit wiedergebracht hat.

Es ist nicht unwichtig, die Differenz zu betrachten, die zwischen einem Gift besteht, welches auf nutritiver Ebene wirkt und in Form seiner rohen Substanz eingenommen wurde, und einem Gift, das auf dynamischer Ebene wirkt, eingenommen in dynamisierter Form. Ersteres wirkt auf physiologischer Ebene und i. a. nicht sehr in die Tiefe, sondern, kann man sagen, relativ oberflächlich und mehr auf die äußeren Teile des Körpers, die Gewebe, während die Wirkung eines Giftes der anderen Art ein

---

die künstlichen Dynamisationen,
welche aus unserer pharmazeutischen Technik, also
Trituration, Dilution, Sukkussion, hervorgehen,
die natürlichen Dynamisationen,
welche aus dem geheimnisvollen Wirken der Natur
resultieren, z. B. die Mineralwässer, die Viren etc.,
und die physiologischen Dynamisationen,
welche aus der physiologischen Manipulation jeder
Substanz, die in unsern Körper eingeführt wird,
resultiert: Sie kommt mit dem Blut zum Herzen, wird
verdünnt, geschüttelt, also auch dynamisiert und
vitalisiert, durch den Kreislauf in alle Teile des
Organismus gesandt, wobei das Herz als perfekter
Dynamisator wirkt.

Es ist *Allendy*, der diese Idee später entwickelte, ohne von *Granier* aus Nimes etwas zu wissen, der dasselbe schon 60 Jahre früher gesagt hatte.

Nun könnte man sagen, wieso denn nicht starke Dosen geben, der Körper wird sie dann schon selbst verdünnen und dynamisieren? Weil die Dosis oder der Dynamisationsgrad stets dem Empfänglichkeitsgrad des einzelnen Individuums angepaßt sein soll.

Es ist schon wahr, daß der Organismus eine massive Dosis Substanz selbst dynamisiert, aber bevor es so weit ist, bevor sie ihren rein dynamischen, vitalen Effekt ausüben kann, wirkt sie als massive Dosis zuerst störend, und gegen diesen Störeffekt muß sich der Organismus zuerst wehren. Das wollen wir aber gerade verhüten, er soll seine Kräfte für Besseres sparen, darum geben wir die Substanz besser so, daß nur ihre dynamisierten, spezifischen Effekte zur Wirkung kommen, nicht sich folgende oder alternierende Primitiveffekte (P.S.).

Leben lang dauern kann. Genau so ist es mit den Krankheitserregern – in der Homöopathie unter dem Begriff „Miasmen“ geläufig. Man kann indes nicht leugnen, daß gewisse Gifte, auf nutritivem Weg genommen, ebenfalls, je nach Empfänglichkeit des Organismus, auch einen lebenslänglichen Effekt haben können. Jedoch in puncto Intensität ist kein Vergleich mit dem Einfluß einer hohen Dynamisation, von z. B. *Ars.*, in ihrer ganzen Tiefenwirkung auf den gesamten Organismus.

Um einen Patienten mit hohen Potenzen krank machen zu können, braucht es von seiner Seite i. a. eine spezielle Empfänglichkeit, während die Vergiftung auf physiologischer Ebene eine solche nicht nötig hat, da jeder Patient auf den Einfluß eines Giftes, das auf nutritiver Ebene wirkt, reagiert. Hier ist noch eine Besonderheit zu erwähnen. Innere Substanzen und solche, die man als Nahrungsmittel braucht, also Dinge, die auf Ernährungsebene, auf physiologischer Ebene wirken, können auf dynamischer Ebene, also dynamisiert, sehr schädliche Effekte bei jenen haben, die empfänglich dafür sind; so sehr, daß man sagen kann: **Es gibt keine Substanz, die, dynamisiert, in hohen und höchsten Dynamisationen nicht fähig wäre, Symptome zu provozieren.** Das zeigt uns den Unterschied zwischen der rohen Substanz und ihrer dynamisierten Form, einen Unterschied, den man sich eingehend überlegen soll.

Alle diese Betrachtungen beweisen uns, daß es keine Homöopathie gäbe, wenn es diesen speziellen Zustand der Empfänglichkeit des lebenden Organismus, das Phänomen der Idiosynkrasie, nicht gäbe. **Ohne Empfänglichkeit keine Krankheit, aber auch keine Homöopathie.**

Jede Ansteckung, aber auch jede Heilung beruhen vor allem auf dieser Empfänglichkeit. Ätiologie und Therapie, Ursache und Heilung der Krankheiten, beide klopfen an dieselbe Pforte. Die subtilen Kräfte, die dahinter stehen, begegnen sich und wirken auf derselben Ebene, der Ebene der immateriellen Substanz. Jede Krankheitserscheinung hat ihren Ausgangspunkt in der primitiven Substanz, der Ursubstanz; aber auch jede Heilung beginnt daselbst.

Einst glaubten wir, daß alle Substanzen, die fähig sind, das Leben zu stören oder gar zu zerstören, die Lebenskraft zu Boden zu zwingen oder gar auszulöschen, materielle Gifte sein müßten. Diese Ansicht ist zu einfach. Jede Substanz, die fähig ist, den Organismus anzugreifen, so daß Tod oder Unordnung in seinen Funktionen eintritt, verdient den Titel eines Gifts. Diese Definition umfaßt sowohl dynamisierte, als auch rohe materielle Gifte.

Ein Gift stellt zweierlei Probleme dar, ein äußeres und ein inneres. Das äußere hat mit Quantität, Menge, zu tun, das innere mit Qualität. Eine immaterielle Kraft kann nicht mit Maß und Gewicht erfaßt werden, sie ist nur Qualität. Rohe Substanz aber ist meß- und wägbar, ist Quantum.

Methoden der Prophylaxe

Diese Gedanken sind nur Andeutungen, die zum Denken anregen sollen. Das Thema führt auch zum Begriff des Schutzes vor Krankheit. Es gibt zwei Arten von Schutz vor Krankheit:

Künstlicher Schutz durch Homöopathie (homöopathische Mittel, Vakzinetherapie, Serotherapie) und

natürlichen Schutz durch entsprechende moralische Einstellung, nämlich die Einstellung des Dienens und Helfenwollens (*Swedenborg*). Ärzte und Pflegepersonal, die in einer Umgebung von Gelbfieber, Typhus oder Pocken, Diphtherie etc. in echter Hingebung wirken, sich als Werkzeuge eines Höheren fühlen, werden einen großen Schutz ganz allein von ihrer Liebe zum Werk, von der Freude daran, genießen. Sie kennen keine Furcht. Furcht[1] macht sehr krankheitsempfänglich; wen die Furcht packt, der wird sehr wahrscheinlich erkranken, wer der Krankheit ohne Furcht kühn ins Auge blickt, hat die größte Chance, wohl zu bleiben; manchmal kann aber auch so einer erkranken, das ist wahr, aber ich glaube, doch nur, weil ihn heimlich einmal die Furcht beschlich.

Das andere und größere Prophylaktikum ist das homöopathische Mittel. Wenn man einige Wochen in einer Epidemie steht, findet man schließlich so zu einem halben Dutzend Mitteln, die täglich indiziert sind und eines davon besonders häufig. Dieses eine Mittel scheint am besten auf die allgemeine Natur der Krankheit zu passen. Man findet dann heraus, daß für prophylaktische Zwecke keine so große Ähnlichkeit zwischen Prophylaktikum und Krankheit nötig ist wie für die Heilung. Ein Mittel zur Vorbeugung einer Krankheit braucht nicht ein so genaues Simile zu sein wie jenes zur Heilung, um wirksam zu sein, und mit jenen oben erwähnten Mitteln, die täglich gebraucht werden, kann man auch eine große Zahl Personen vor der Krankheit schützen[2].

Man kann mit Homöopathie also ebenso gut schützen als heilen.

---

[1] Siehe Alain Bomgard, Naufrage volontaire (P.S.).

[2] Siehe Pierre *Schmidt*, Le génie épidémique (zu beziehen beim Autor) und Prophylaxie homoeopathique in Schweiz. Zeitschr. f. Hom., Sept. 1967.

Zu den Begriffen: Idiosynkrasie – Allergie – Atopie

Idiosynkrasie – Allergie – Atopie. *Tzanck* hat unter dem recht vagen Begriff der **Unverträglichkeit** die Titel

Idiosynkrasie
Anaphylaxie
und Hyperergie

zusammengefaßt, also Sensibilisierung, Sensibilität und Überempfindlichkeit, drei Begriffe, die auf einer **speziellen, konstitutionellen oder erworbenen Reaktionsbereitschaft** basieren.

Eine beliebige Substanz kann im Organismus Störungen hervorrufen, wenn sie als Reaktogen wirkt, = dann spricht man von **Unverträglichkeit,** oder als Gift, = dann spricht man von **Vergiftung.**

Aber ein Gift kann auch Störungen beider Sorten hervorrufen, = dann spricht man von **Unverträglichkeit – Vergiftung.**

Vom sozialen Standpunkt aus besteht Arbeitsfähigkeit, wenn die Vergiftung mäßig ist, während eine Unverträglichkeit zu definitiver Aufgabe eines Berufs verdammen kann.

Wenn jemand an einer Überempfindlichkeit leidet, wirkt bei ihm eine Substanz als Reaktogen, indem sie schon in minimalen Dosen zu verhältnismäßig starken Effekten führt. Nach Absetzen der Substanz tritt restitutio ad integrum ein, aber bei neuem Kontakt kommt es immer wieder zu Rezidiven.

Ein wichtiges Element für den modernen Biologen stellt die individuelle Prädisposition dar.

In der Tat haben die Ansichten sich sehr geändert seit jenen Zeiten, wo man in der toxischen Pathologie nur den chemischen Stoff, in der Infektionspathologie nur die Mikrobe beachtete.

Heute ist der **Begriff des Terrains** so wichtig geworden, daß man ihn fast als die Hauptsache ansieht. Darin nähert sich die moderne Allopathie endlich dem Standpunkt der Homöopathie, wie ihn *Hahnemann* schon 1810 vertrat.

Auf der Gegenseite zur Idiosynkrasie stehen

1. die Resistenz,
2. die Gewöhnung,
3. die Mithridatisation.

Wenn bei der Unverträglichkeit die Störungen nicht von der Dosis abhängen, da minimale Mengen dazu genügen, so bei der Vergiftung wohl, denn hier sind die Erscheinungen der Dosis proportional. Man hat noch viele unterscheidende Charakteristika zwischen Unverträglichkeit und Vergiftung herausgestellt, so daß z. B. für *Roger* alles Vergiftung ist, sogar die Infektion. Er sagt auch, der Begriff der Vergiftung sei leichter zu begreifen als zu definieren.

Der typische Fall von Unverträglichkeit ist jener, bei welchem eine Substanz, der jede Giftwirkung abgeht, zu unangenehmen Erscheinungen führt (Beispiel: die Milch oder das Ei).

Damit ein Nahrungsmittel als Reaktogen wirken kann, braucht es schon eine besondere individuelle Reaktionsbereitschaft.

Bleibt kein anderes Unterscheidungscharakteristikum zwischen Unverträglichkeit und Vergiftung als der Umstand, daß ein Gift bei gleicher Dosis bei allen Vergifteten dieselbe Symptomatologie hervorruft, während ein Reaktogen nur bei einigen wenigen Prädisponierten Störungen macht?

So verstanden, kann die Unverträglichkeit konstitutionell oder erworben sein. Mit *Tzanck* reservieren wir den Begriff der Idiosynkrasie für die konstitutionelle Unverträglichkeit, während wir die erworbene Sensibilisierung nennen.

Die Idiosynkrasie ist also eine kongenitale und spontane Unverträglichkeit; d. h. schon beim ersten Kontakt mit einer i. a. gut verträglichen Substanz kommt es zu pathologischen Symptomen.

Die Idiosynkrasie ist stabil, sie bleibt permanent bestehen und ist strikt spezifisch.

Sie hat also keine Tendenz, sich auf andere Substanzen auszudehnen. Sie widersteht der Desensibilisierung.

Es ist selten, daß sie gleichzeitig mehrere Organe oder Gewebe beim selben Individuum affiziert.

Ist sie auf die Haut beschränkt, so ist die Reaktion auf allen Tegumenten dieselbe, aber strikt auf die Kontaktstellen beschränkt; jeden Kontakt zeigt sie sofort getreulich an.

Die Kuti-Reaktion bleibt negativ.

Die Idiosynkrasie, primitive Unverträglichkeit, ist also etwas anderes als diejenigen Unverträglichkeiten, welche sich erst nach multiplen Kontakten oder wenigstens nach einem präparierenden Kontakt mit der verursachenden Substanz bemerkbar machen. Für alle letzteren reservieren wir den etymologisch exakten Begriff der allergischen Reaktion.

Die **Sensibilisierung** kann im Gegensatz dazu im Lauf des Lebens zu- und unter bestimmten Umständen auch abnehmen.

Sie ist nicht spezifisch.

Sie hat die Tendenz, sich auch auf andere, mehr oder weniger zahlreiche Substanzen auszudehnen.

Die Kuti-Reaktion ist oft positiv.

Zusammenfassend ist die Unverträglichkeit, sei sie konstitutionell oder erworben, Ausdruck einer besonderen, übertriebenen Reaktionsbereitschaft der betreffenden Person gegenüber einer Substanz, die giftig oder bloß schädlich oder aber auch gänzlich anodyn ist.

Allergie: Unter dem Begriff Allergie versucht man heute alle Phänomene zusammenzufassen, welche auf einer spezifischen Sensibilisierung beruhen. Das hat zur Folge, daß unter demselben Titel so verschiedene Dinge wie z. B. die Tuberkulinallergie und die Anaphylaxie figurieren.

Der Begriff Allergie charakterisiert eine Reaktionsbereitschaft, die aus einem vorangehenden Kontakt mit einer sensibilisierenden Substanz, Allergen oder Antigen genannt, resultiert und die sich bei fernerem Kontakt mit betreffender Substanz dann manifestiert. Sie scheint sowohl mit Immunität als auch Überempfindlichkeit zu tun zu haben (*Sedalliant*).

Die Reaktion der Haut ist bei ferneren Kontakten von anderem klinischem Typ oder von anderem Grad als bei der ersten sensibilisierenden Berührung.

Wohlbekannte Beispiele sind toxische Hautausschläge, die Tuberkulide (auf eine initiale Tuberkulose hin), die Syphilide (auf einen Primäraffekt hin) etc. Der Begriff Allergie bedeutet vor allem einmal: Verstärkung der Empfindlichkeit; auf alle Fälle umfaßt er aber recht komplexe Begriffe. **Dem Begriff der Krankheitsprädisposition gesellt sich derjenige der Hautüberempfindlichkeit bei. *Charles Richet* und *Portier* haben demonstriert, daß gewisse Stoffe in infinitesimalen Dosen im Organismus allgemeine Unverträglichkeitsreaktionen auslösen können.**

Von Pirquet, der das Wort Allergie 1906 zum ersten Mal brauchte, beschrieb darunter zwei Eventualitäten, die sich bei Pocken-Revaccination zeigen können: entweder ein Fehlen jeglicher Reaktion oder eine besondere Art Reaktion in puncto Zeitpunkt ihres Erscheinens, Intensität und Dauer. Dieser Zustand, der sich sowohl durch Überempfindlichkeit als auch durch Reaktionslosigkeit gegen den Impfstoff auszeichnet, wird Allergie genannt.

Der Begriff, den wir dafür reservieren und welchen *Bordet* schon 1926 verwendete, ist nach und nach in den allgemeinen Sprachgebrauch eingegangen. *Hallion* kommt 1933 von weitesten Gesichtspunkten aus in einer Gesamtübersicht über die allergischen Phänomene zu folgendem Schluß:

Die Definition des Wortes Allergie lautet am besten etwa folgendermaßen, wenn man die Gesamtheit aller Fälle, in welchen es gebraucht wird, betrachtet: Allergie ist eine funktionelle Modifikation, welche abnormal latent ist und die Tendenz hat anzudauern und eventuell durch ein bestimmtes Agens hervorgerufen wird; deren Hauptcharakter ist ihre spezifische Manifestation bei einer zweiten oder einige Male wiederholten Einwirkung des verursachenden Faktors oder eines Agens, welches daraus durch vorübergehende und nicht spezifische Reaktionen hervorging und welche dieses Agens nicht schon beim ersten Kontakt auslöste.

Diese Definition der Allergie umschließt dann logischerweise Manifestationen von verschiedenster Physiopathologie. In einem Wort, es gibt die verschiedensten Arten von Allergien.

Neben einer vaskulo-humoralen Allergie, welche alle Charakteristika der **Anaphylaxie** aufweist – humoraler Schock durch infinitesimale Dosen –, entdeckt 1902 durch *Richet*, vor allem ein experimentelles Phänomen, gibt es an jedem Gewebe eigene Allergien und in einem gegebenen Organ kann sogar jeder Gewebeanteil desselben (Gefäßwände, Blut, Parenchym) eine ihm eigene Sensibilität aufweisen (*Sezary* und *Mauric*). Diese Gewebsallergie hat die Bezeichnung **Biotropismus** erhalten. Sie kann dermo-neurotrop oder mesotrop sein. Deshalb ist das Ekzem eine Unverträglichkeitsreaktion bei bestimmten Berufen (s. Tabelle in der XIV. Vorlesung).

Es ist zu bemerken, daß die Bezeichnung Allergie, etymologisch „abgeänderte Reaktion“, speziell gut auf die Gesamtheit der Manifestationen paßt, die darunter zusammengefaßt werden, und daß dieser Begriff viel eher verwendet werden soll als der zu häufig gebrauchte Hypersensibilität, Überempfindlichkeit.

Atopie. Dieser Ausdruck wurde von *Coca* 1926 eingeführt. Er kommt aus dem Griechischen und bedeutet Merkwürdigkeit, Besonderheit. Er charakterisiert eine angeborene Reaktionstendenz auf sensibilisierende Substanzen. Die Atopie kann sich in recht kapriziösen Formen äußern, sie kann z. B. einen bestimmten klinischen Typ annehmen, sie kann sich in Einzelmanifestationen äußern oder in einer Vielfalt von solchen gleichzeitig.

Als klassisches Beispiel dafür gilt heute der Komplex Ekzem-Heuschnupfen. Es handelt sich um einen Zustand, der mit Allergie verwandt ist, aber darüber hinausgeht.

Die Atopie existiert bei niederen Tieren nicht; sie ist den Einflüssen der Heredität unterworfen und deshalb oft familiär; sie wird dominant übertragen, d. h. in direkter Linie von Generation zu Generation.

Die Substanzen, welche utopische Personen sensibilisieren, werden **Atopene** genannt und die den Antikörpern analogen Substanzen, die jedoch etwas von ihnen abweichen und sich im Blut finden, **Reagine.**

Die Diagnose ‚atopischer Hautausschlag' muß sich deshalb auf folgende drei Postulate stützen:

1. Asthma, Heuschnupfen oder Rhinitis vasomotorica und Ekzem in der Familie.

2. Andere atopische Manifestationen in der Vorgeschichte des Kranken, z. B. Asthma in der Kindheit eines Ekzematikers.

3. Demonstration einer passiven Übertragung der Sensibilisierung mittels eines positiven *Prausnitz-Küstner*schen Tests. (nach *Duvoir* und *René Faure* in Encyclopédie med.-chir., Kap. Intoxication).

30. Individualisation

Unterschiede zwischen ähnlichen Mitteln sorgfältig beachten

§ 118 und folgende bis zu § 146 des *„Organon"*.

Charakter und Natur sehr ähnlicher Dinge müssen sehr sorgfältig verglichen, individualisiert und differenziert werden. In der Homöopathie ist die Substitution eines Mittels durch ein anderes nicht durchführbar, ja nicht einmal denkbar. So etwas ist bei uns unmöglich. Der homöopathische Arzt muß individualisieren, unterscheiden. Er muß unterscheiden können zwischen Dingen, die einesteils wohl sehr verschieden, in anderen Zügen aber wieder nahe verwandt sind.

Denkt z. B. an die beiden Mittel *Secale* und *Arsen:*

Beide passen bei Frostigkeit, aber der *Secale*-Patient will trotzdem alle Bedeckungen entfernt haben und verlangt nach frischer Luft, während *Arsen* alles heiß will, ja nichts Kaltes. Darin sind die beiden Mittel total verschieden, an dieser Allgemeineigenschaft unterscheidet man sie voneinander, während sie sich in ihren Lokalsymptomen sehr gleichen. Ein vor lauter Bäumen den Wald nicht sehen – der Bücherwurm findet – verloren in der großen Symptomatologie –, keine Differenz zwischen *Secale* und *Arsen*.

Eines Tages steht man am Bett eines sehr unruhigen Patienten, der an Peritonitis leidet, er beklagt sich über ein furchtbares Brennen im Leibe und unstillbaren Durst, seine Zunge ist trocken und rot, sein Puls hoch frequent, sein Leib aufgetrieben, ab und zu bricht er Blut aus, oder solches entleert sich per anum. Nun, sowohl *Arsen* als *Secale* passen auf diese Symptome, ist aber *Secale* indiziert, sieht man den Kranken seine Bedeckungen zurückstoßen, Kühle suchen und kalte Anwendungen, er verlangt nach Luft, will die Fenster offen, da ein warmer Raum bei ihm verschlimmert, er kann die Wärme nicht ertragen. Wenn hingegen *Arsen* indiziert ist, sieht man den Kranken tief versteckt in seinen Hüllen und Decken, er verlangt – und sei es auch heißer Sommer – nach heißen Speisen und Getränken. Die ganze Arzneimittellehre ist voll von solchen Eigenheiten, sie basiert ganz auf dieser Art Individualisation.

Ohne die Allgemeinsymptome eines Falles – d. h. diejenigen Symptome, welche die Reaktionen des Individuums als Ganzes gegenüber den verschiedensten äußeren Einflüssen darstellen – kann man nicht Homöopathie praktizieren, denn ohne sie kann man nicht individualisieren, nicht unterscheiden. Wenn man alle Lokalsymptome eines Falles zusammengestellt hat – d.h. alle Symptome, welche zu einem bestimmten Organ oder einer anatomischen Örtlichkeit zugeordnet sind –, sieht man, daß ein stark ausgesprochenes Allgemeinsymptom das eine Mittel ausschließt und ein anderes in den Vordergrund rückt. Wer nichts davon versteht, pickt zwei Symptome heraus, z.B. Frostigkeit und Verschlimmerung bei Wetterwechsel, oder ein Symptom, welches bei zwei verschiedenen Mitteln vorkommt, also z.B. auch Frostigkeit und Verschlimmerung bei Wetterwechsel, und hält uns vor: „Aber diese beiden Mittel haben doch genau dasselbe Symptom, wieso trennen Sie die beiden, wieso schließen Sie das eine aus und sagen, das andere sei das Simillimum?“ Nun, wenn man seine Materia medica gut kennt und die Kunst des Individualisierens, wird man die Allgemeinsymptome leicht zu entdecken wissen. Die Allgemeinsymptome beim einen Mittel sind so und so, beim anderen so und so, und darin unterscheiden sie sich, und nun sieht man, welches der beiden Mittel, – die beide freilich das ganz gleiche Lokalsymptom im gleichen Grade decken, – am besten auf die Konstitution des Kranken paßt. Das Gesagte schließt die Idee einer Substitution total aus. – Jene kann man sagen hören: „Wenn das eine Mittel nicht wirkt, gebt halt ein Mittel nach dem anderen, dem Alphabet nach, bis ihr das richtige trefft.“ Welch’ erhebendes Konzept!

Es ist eine wohlbekannte Tatsache, daß ein Mittel ein Symptom, das es in keiner Arzneimittelprüfung manifestierte, doch zum Verschwinden bringt, den Fall doch heilt, wenn es nur besser als alle anderen Mittel auf die **Allgemeinsymptome** des Falles paßt. Das ist die Kunst in der Anwendung unserer Materia medica.

Wie oft haben doch Patienten merkwürdige, seltene Symptome, die man noch nie ein Arzneimittel in einer Arzneimittelprüfung hervorbringen sah. Da muß man dann eben den ganzen Fall examinieren und schauen, welches Mittel von allen dem Patienten selbst möglichst ähnlich ist. Man muß die Entwicklung der Krankheit von ihren Anfängen bis zum Ende studieren. Kann der Homöopath die Brücke zwischen auswendig gelernten Symptomen und der Praxis nicht schlagen, wird er keinen Erfolg haben.

Im § 118 lesen wir:

„Jede Arznei zeigt besondere Wirkungen im menschlichen Körper, welche sich von keinem anderen Arzneistoffe verschiedener Art genau so ereignen.“

Das ist die Basis einer Doktrin, welche lehrt, daß es keine Substitution geben kann. Manchmal kommen ja so verworrene Fälle zu uns, daß man trotz intensivsten Studiums keine Unterscheidungen sehen kann, aber merken wir uns eines, auch solche Fälle benötigen das eine Mittel, ob man es erkennen kann oder nicht, sie schreien danach, und es gibt keinen Ersatz dafür; denn dieses eine Mittel unterscheidet sich von allen anderen, wie dieses eine Individuum sich von allen anderen Individuen unterscheidet. Es mag sein, daß wir es nicht erkennen, es mag nicht indiziert scheinen, trotzdem verlangt es nur nach diesem einen, mögen Auge und Ohr des Arztes auch nicht in die Tiefe gedrungen sein. Das zeigt die Notwendigkeit des Wartens und Wachens über den Fall. In der Homöopathie kann keine Medizin an die Stelle einer anderen treten, sie ersetzen, noch ist die eine ebenso gut wie die andere.

Herkunft, Beschaffenheit, Aufbewahrung der Medikamente

Wenn wir noch näher auf unser Thema eingehen, lesen wir, was *Hahnemann* im § 122 seines *Organon* schreibt:

„Es dürfen zu solchen Versuchen – denn von ihnen hängt die Gewißheit der ganzen Heilkunst und das Wohl aller folgenden Menschen-Generationen ab –, es dürfen, sage ich, zu solchen Versuchen keine anderen Arzneien als solche genommen werden, die man genau kennt und von deren Reinheit, Echtheit und Vollkräftigkeit man völlig überzeugt ist."

Diese Frage der Reinheit ist sehr wichtig; die Medikamente müssen sorgfältig aufbewahrt werden, damit sie ihre volle Kraft, ihren unveränderten Gehalt bewahren, die sie bei den Arzneimittelprüfungen hatten. Es ist wichtig, daß man so weit als möglich dieselben Substanzen verwendet, die man geprüft hat. Unter den hier an unserer Poliklinik verwendeten Hochpotenzen, welche von *Fincke* und anderen hergestellt worden sind, sind eine große Zahl Substanzen, welche identisch sind mit den Prüfstoffen, die von Arzneimittelprüfern bei ihren Prüfungen verwendet wurden. Das ist sehr wichtig, man soll sie möglichst nicht modifizieren.

Eine Pflanze, die wohl denselben Namen trägt wie eine ausgeprüfte, aber in einem andern Klima wuchs, auf einem anderen Boden, ist nicht ganz genau dasselbe und soll darum nicht anstelle der anderen verwendet werden. Sondern man soll sich wo möglich die Originalpflanze, die zur Prüfung diente, verschaffen, *Fincke* erkannte dies; darum verschaffte er sich die Originalsubstanzen, die zu *Herings* Prüfungen gedient hatten. Wir haben also z.B. dasselbe *Lachesis,* das *Hering* prüfte. Ich besitze ein Muster von *Herings* Original-*Lachesis* in einem kleinen Fläschchen, das *Herings* Namen trägt.

Jede Medizin soll wohl bekannt sein, auch in puncto Geschichte, die sie hat, wie sie entwickelt wurde, Schritt für Schritt, bis in alle Details. Auch die Frage der Herstellung der Hochpotenzen muß hier beleuchtet werden, man muß die Hände kennen, aus denen sie kommen, man muß die Hände wissen, durch die sie gegangen sind, alle diese Partikularitäten unserer hohen Potenzen müssen wohl bekannt sein. Vernachlässigen wir diese Dinge nicht, kaufen wir nicht Potenzen von Dick, Tom und Harry zusammen. Wenn möglich, gehe man zu den als erstklassig und zuverlässig bekannten Herstellern und besorge sich die Potenzen dort.

Hahnemann schreibt in § 144:

„Von einer solchen Arzneimittellehre sei alles Vermutete, bloß Behauptete, oder gar Erdichtete gänzlich ausgeschlossen; es sei alles reine Sprache der sorgfältig und redlich befragten Natur."

Wir haben unsere Materia medica aus dem Material geformt, aufgebaut und ausgestaltet, welches Arzneimittelprüfungen ergaben und reine Beobachtungen, welche von ernsthaften, intelligenten Beobachtern zusammengetragen wurden. Unter reinen Beobachtungen versteht man Beobachtungen, frei von eventuellen Zwielichtigkeiten, wie sie sich z.B. bei Prüfungen an Kranken notgedrungen einschleichen.

§ 145:

„Freilich kann ein sehr ansehnlicher Vorrat genau nach dieser, ihrer reinen Wirkungsart in Veränderung des Menschenbefindens gekannter Arzneien uns in den Stand setzen, für ***jeden*** *der unendlich vielen Krankheitszustände in der Natur, für* ***jedes*** *Siechtum in der Weit, ein homöopathisches Heilmittel, ein passendes Analogon von künstlicher [heilender] Krankheitspotenz auszufinden."*

Die Materia medica enthält heute Heilmittel für fast jede Krankheit – aber Vorbehandlungen machen Fälle verworren

In unsern Tagen wird uns nur selten eine voll entwickelte Krankheit begegnen, für welche kein Simillimum in unserer Materia medica gefunden werden kann, und damit also ihr Heilmittel und ihre Heilung. Nur die durch alle möglichen Vorbehandlungen verworren gemachten Fälle, die uns nur eine unvollkommene Seite ihres Wesens zeigen, machen uns Kopfzerbrechen.

31. Charakteristika

Nun wenden wir uns dem Studium des § 146 des *„Organon"* zu:

„Der dritte Punkt des Geschäftes eines echten Heilkünstlers betrifft die zweckmäßigste Anwendung der auf ihre reine Wirkung in gesunden Menschen geprüften, künstlichen Krankheits-Potenzen [Arzneien] zur homöopathischen Heilung der natürlichen Krankheiten."

Dieser dritte Punkt unter den Aufgaben des Arztes wird uns nun in den restlichen Paragraphen des *„Organon"* beschäftigen:

§ 147

„Bei welcher unter diesen, nach ihrer Menschenbefindens-Veränderungs-Kraft ausgeforschten Arzneien man nun in den von ihr beobachteten Symptomen das meiste Ähnliche von der Gesamtheit der Symptome einer gegebenen, natürlichen Krankheit antrifft, diese Arznei wird und muß das passendste, das gewisseste homöopathische Heilmittel derselben sein; in ihr ist das Spezifikum dieses Krankheitsfalles gefunden."

Nicht selten lesen wir beim heutigen fortgeschrittenen Stand der Wissenschaften von spezifischen Heilmitteln. Die alte Schule behauptet eindeutig, daß es nur drei oder vier solcher spezifischer Heilmittel gebe, und jeder Anfänger in der medizinischen Karriere läßt sich mit dem Vorsatz nieder, dieselben auszunützen, wie jedes Quacksalbers erste Taten sind, Spezifika für Kopfweh, Diarrhoe etc. zu empfehlen. Das hat aber mit Homöopathie nichts zu tun, sondern ist das pure Gegenteil. In der Homöopathie ist erst das ein Spezifikum, was mit großer Sorgfalt und Umsicht am Krankenbett für diesen individuellen Kranken als Heilmittel herausgefunden wurde. Da ist man dann berechtigt zu sagen: Diese Medizin, welche diese Symptome deckt, die diese Krankheit charakterisieren, ist deren **Spezifikum.** Notieren wir uns bitte, welcher Nachdruck auf dem Wort „charakterisiert" liegt. Es ist kein banaler Ausdruck.

Gesamtheit der Symptome ist Repräsentation der Krankheit – Besondere Symptome

In den vorangehenden Kapiteln haben wir gelesen, daß Krankheit sich dem Arzt durch Zeichen und Symptome zu erkennen gibt, und daß die Gesamtheit der Symptome die einzige Repräsentation der Krankheit für den Arzt ist, aber diese Gesamtheit muß daraufhin studiert werden, was unter allen Symptomen die Krankheit charakterisiert, welche Symptome eine besondere Marke tragen.

Hahnemann beginnt nun die Gesamtheit der Symptome darauf hin zu untersuchen, was darin charakteristisch ist. In diesen Vorlesungen ist schon darauf hingewiesen worden, daß diese Untersuchung notwendig ist und daß die Fähigkeit, das Charakteristische an einem Fall zu erkennen, den weisen homöopathischen Arzt ausmacht; wer das kann, der versteht, was er zu behandeln hat. Das am besten passende Mittel ist das der Krankheit am meisten gleichende, aber bevor man es angewendet hat und sieht, wie es wirkt, kann man nie sagen, es sei das spezifische Heilmittel; denn man kann sich in seiner Ansicht über die Natur der Krankheit ja täuschen. Wenn es aber dann gewirkt hat, dann kann man erkennen, ob es dem Fall homöopathisch oder spezifisch entsprach oder nicht. Man hat keine Ahnung, welches Mittel auf einen Fall homöopathisch paßt, solange man die Gesamtheit der Symptome nicht examiniert hat und dann ans Ausscheiden dessen ging, was den Fall charakterisiert.

Schreiben wir das Wort *„charakterisiert"* groß, mit roten Lettern. Man kann nie genug darüber nachstudieren, denn mit jedem Studium des Falles wird sie größer und umfassender, diese Idee vom Charakteristischen.

Was an diesem Fall macht ihn zu etwas Besonderem, was daran ist individuell, was daran unterscheidet ihn von allem, was einem schon begegnete? Auch beim Mittel heben wir heraus, was dasselbe charakterisiert, genau wie bei der Krankheit. Und wenn man das beides im Geiste vor sich sieht, so daß man darüber nachdenken kann und erkennt, was das eine und das andre charakterisiert, und erkennt, daß dieses Mittel das ähnlichste zu dieser Krankheit in der gesamten Materia medica ist, dann ist man sicher, daß es den Fall heilen wird; es braucht nun lediglich noch dessen Anwendung, um zu beweisen, daß es das Spezifikum ist. Die Homöopathizität steht fest, durch die Heilung wird bestätigt, daß die Ähnlichkeit der Medizin stimmt.

„Homöopathische Mittel"

Wir können auf keine andre Weise demonstrieren, daß ein Mittel homöopathisch ist, als durch die Heilung, die es vollbringt; vor der Heilung können wir nur annehmen, es sei homöopathisch, oder sagen, es scheine uns homöopathisch, weil das, was an der Krankheit charakteristisch sei, in dem, was das Mittel charakterisiere, sein Spiegelbild habe oder umgekehrt. Wir können mit guten Gründen annehmen, daß dieses Mittel das Spezifikum sei, aber die Homöopathizität können wir nur durch die Heilung demonstrieren. So ist denn ein Mittel noch lange nicht homöopathisch, weil ich es in meiner Taschenapotheke mit mir trage. Homöopathische Mittel sind sie nicht, weil ein Homöopath sie braucht, auch die Potenzierung und Verdünnung macht noch kein Mittel zum homöopathischen Mittel, noch die ganze Weise, in der unsere Schule ihre Mittel präpariert.

Was ist ein homöopathisches Heilmittel? Die Antwort ist: Ein Mittel, das seine heilende Wirkung am Patienten bewies, nachdem es der Simileregel gemäß verschrieben worden war; wobei die Heilung in der richtigen Richtung, von oben nach unten, von innen nach außen und in der umgekehrten Reihenfolge des Auftretens der Symptome vor sich geht. Das ist ein homöopathisches Mittel, und das ist homöopathische Arzneiverschreibung. Dieses Mittel ist dann auch das Spezifikum für diesen Fall. Dem Wort Spezifikum kann keinerlei anderer Sinn unterlegt werden.

Hypothese über Vorgang der Heilung nach Hahnemann

Hahnemann gibt zu Beginn des § 148 seine Hypothese über den Vorgang der Heilung, aber **niemand ist gezwungen, selbige zu akzeptieren.** *Hahnemann* sagt selbst, es sei nur eine Hypothese, freilich die beste unter allen bestehenden, aber sie sei absolut nicht bindend[1].

---

[1] § 28 des *„Organon"*:
„Da dieses Naturheilgesetz sich in allen reinen Versuchen und allen echten Erfahrungen der Welt beurkundet, die Tatsache also besteht, so kommt es auf die scientifische Erklärung, wie dies zugehe, wenig an und ich setze wenig Wert darauf, dergleichen zu versuchen. Doch bewährt sich folgende Ansicht als die wahrscheinlichste, da sie auf lauter Erfahrungs-Prämissen gründet, etc."

§ 148

„Die natürliche Krankheit ist nie als eine irgendwo, im Innern oder Äußeren des Menschen sitzende, schädliche ***Materie*** *anzusehen [§§ 11, 13], sondern als von einer geistartigen, feindlichen Potenz erzeugt, die, wie durch eine Art von Ansteckung [Anm. zu § 11], das im ganzen Organismus herrschende, geistartige Lebensprinzip in seinem instinktartigen Walten stört, als ein böser Geist quält und es zwingt, gewisse Leiden und Unordnungen im Gange des Lebens zu erzeugen, die man [Symptome] Krankheiten nennt."*

Im § 149 kommt aber etwas, was hingegen akzeptiert werden muß, d. h. man muß es wissen und dann akzeptieren, da es wahr ist. Es sind allgemeine Überlegungen über die Resultate mit homöopathischen Heilmitteln bei der Heilung von Krankheiten. Die Zurückweisung dieses Paragraphen trennt diejenigen, welche an unsere Methode glauben, von denen ab, welche nicht an sie glauben.

Akute Krankheit vergeht in kurzer Zeit nach passender Mittelwahl

§ 149

„Wird, wie gesagt, die passend ausgewählte, homöopathische Arznei gehörig angewendet, so vergeht die zu überstimmende, akute, natürliche Krankheit, wenn sie kurz vorher entstanden war, unvermerkt, nicht selten in einigen Stunden, die etwas ältere, natürliche Krankheit aber [nach Anwendung noch einiger Gaben derselben, höher potenzierten Arznei, oder, nach sorgfältiger Wahl, einer oder der anderen, noch ähnlicheren, homöopathischen Arznei] etwas später, mit allen Spuren von Übelbefinden."

Dieser Paragraph unterstellt mich der Notwendigkeit anzuerkennen, daß Krankheiten, die unter meiner Behandlung nicht auf diese Weise heilen, es deshalb nicht tun, weil ich nicht das richtige Mittel gefunden habe. Das wiederum zwingt den ehrenhaften homöopathischen Arzt, das richtige Mittel weiter zu suchen und nicht den Versager dem System, dem Gesetz, der Ordnung zuzuschreiben, sondern ihn als eigenen Versager zu buchen. Hat man das richtige homöopathische Mittel für einen gewöhnlichen Scharlachfall gefunden, so fällt damit auch das Fieber sofort ab, und es geht dem Kind rasch besser; der Ausschlag bleibt noch bestehen, aber maligne Tendenzen, die sich schon abzeichneten, verschwinden; in wenigen Tagen will das Kind schon wieder zur Schule, da es ihm so viel besser geht. Aber so etwas sieht man nur, wenn man das Kind und nicht das Fieber behandelt. Solange der Arzt den Ausschlag von Scharlach oder Masern als Hauptsymptome ansieht, wird er keine Erfolge haben, die Patienten werden sich nicht so rasch und gut erholen, wie oben angedeutet; der echte homöopathische Arzt verschreibt für den Patienten, verschreibt für das, was die Krankheit charakterisiert, auch da, wo er es mit festständigen Krankheiten zu tun hat.

Nicht für Geringfügigkeiten verschreiben – Gefahr des Durcheinanders der Symptomatologie

Der § 150 behandelt eine der Schwierigkeiten, mit denen wir uns zu befassen haben.

§ 150

„Werden dem Arzte ein oder ein paar geringfügige Zufälle geklagt, welche seit kurzem erst bemerkt werden, so hat er dies für keine vollständige Krankheit anzusehen, welche ernster, arzneilicher Hilfe bedürfe."

Man hat das Recht, für eine starke Erkältung eines Patienten etwas zu verschreiben, auch wenn er z. Zt. gerade eine Kur mit seinem Konstitutionsmittel macht, vorausgesetzt, diese Erkältung sei wirklich ungewöhnlich stark. Verursacht die Erkältung ernsthafte Störungen, dann muß etwas für sie verschrieben werden, bei leichten Unpäßlichkeiten aber soll man keine Mittel verabreichen. Es gibt Patienten, die kommen bei jedem Windwechsei zu einer Konsultation, mit jedem leichten Schnupfen, den das Kind hat, mit jedem bißchen Kopfweh oder jedem kleinen Schmerz. Wenn man sich da jeweils sofort zum Mittelverschreiben verleiten läßt und für jede dieser kleinen Unpäßlichkeiten etwas verschreibt, muß man sich dann nicht wundern, wenn man nach nicht langer Zeit ein solches Durcheinander in der Symptomatologie des Patienten hat, daß man sich dann fragt, was nun eigentlich los sei mit diesem Patienten? Viel besser hätte man überhaupt nichts gegeben, und wenn der Patient klug und stark genug ist und Zutrauen zu einem hat, kann man demselben sagen, er brauche keine Medizin für die Attacke; aber gebe man ihm ab und zu eine Dosis seines Konstitutionsmittels, wenn die kleinen Attacken im Abklingen sind. Wenn man noch jung ist und seine Patienten nicht mit eisernen Klammern an sich binden kann, wenn sie zu einem kommen, gebe man am besten Placebo dafür und lasse die Attacke unter Placebo ablaufen. Halte man sie freilich dabei unter Beobachtung, da am Ende derselben eventuell konstitutionelle Manifestationen zutage treten, die Licht auf den Patienten werfen, den man da in Behandlung hat. Auf der andern Seite ist es eine einfache Sache, für ernsthafte akute Krankheiten zu verschreiben, sie sind nämlich klar umschrieben, zeigen deutliche, klare Symptome, ihre Manifestationen sind scharf umrissen, die Symptome springen in die Augen, und man ist bei ihnen nie so im Ungewissen, im Halbdunkel, wie bei den leichten Unpäßlichkeiten. Letztere sind nicht klar faßbar, und so weiß man meist auch nicht, was man für sie tun soll. Vergebens sucht man nach Charakteristika bei denselben, und darum ist es auch fraglich, ob irgend ein Mittel bei ihnen einen Wert hätte.

Man wird staunen, wenn man eine Reihe von Jahren praktiziert hat und die Patienten Vertrauen zu einem gefaßt haben, wie sie mit ein paar Pülverchen Saccharum lactis solche kleinen Trivialitäten raschestens verloren haben. Sie mögen etwa sagen: „Doktor, die Störung ging glänzend vorbei." Das ist gemeint, wenn ich sage, lassen wir diese kleinen Dinge ohne Mittel. Ernste Krankheiten zeigen deutlich ausgesprochene Symptome, da weiß man auch, was man zu tun hat.

§ 151

„Sind es aber ein paar heftige Beschwerden, über die der Kranke klagt, so findet der forschende Arzt gewöhnlich noch nebenbei mehrere, obschon kleinere Zufälle, welche ein vollständiges Bild von der Krankheit geben. "

32. Der Wert der Symptome

Natur der Symptome	Allgemeinsymptome
	weit verbreitete, alltägliche, gewöhnliche Symptome
	Lokalsymptome

Hierarchisation der Symptome	Allgemeinsymptome	Erster Grad
		Zweiter Grad
		Dritter Grad
	weit verbreitete, alltägliche, gewöhnliche Symptome	Erster Grad
		Zweiter Grad
		Dritter Grad
	Lokalsymptome	Erster Grad
		Zweiter Grad
		Dritter Grad

Der § 153 des *„Organon"* ist derjenige Paragraph, welcher genauer lehrt, wie der Prozeß der Individualisation und der Unterscheidung durchzuführen ist. Er spricht von Charakteristika und von unterschiedlichen Wertegraden.

Der homöopathische Arzt mag sich vorstellen, seinen Fall recht gut zu Papier gebracht zu haben; aber ob das wirklich so ist, das kann er erst sagen, wenn er die Idee dieses Paragraphen meistert. Er mag Seite an Seite an Symptomen haben und doch nicht wissen, welches nun das Heilmittel ist, und wenn er seine Aufzeichnungen nun einem Meister zeigt, so kann es sein, daß dieser sagt: „Das ist kein Fall, nur ein Haufen Worte." „Aber wieso, ich habe doch eine Riesenzahl an Symptomen aufgeschrieben." „Das heißt nichts, deswegen ist das doch kein Fall, es ist nichts in den Aufzeichnungen, was uns auf die Fährte des Heilmittels lenken könnte, das Bild der Krankheit, das da aufgezeichnet ist, ist vollkommen uncharakteristisch; alles, was dasselbe charakterisieren könnte, fehlt, ist ausgelassen. Ja, Sie haben viele Symptome, aber nichts, was diese Krankheit charakterisiert, was an ihr einmalig ist. Darum kann man nur sagen: Sie haben Ihren Fall nicht so aufgenommen, wie man soll."

Erst wenn man diesen Paragraphen versteht, weiß man, ob man seinen Fall richtig aufgenommen hat, ob darin etwas ist, das man einem Meister vorlegen darf, ob er ein Gesicht hat, das an ein Bild in der Materia medica erinnert.

Das Fehlen dieser Kenntnis ist die Ursache so mancher Versager in der homöopathischen Praxis.

Wie viele homöopathische Ärzte verschreiben ein Mittel um's andere und pfuschen lang an ihren Fällen herum und fragen uns, was denn ein Charakteristikum sei, was ein **auffallendes, sonderliches** Symptom, und ob nun so etwas Sonderliches zum Heilmittel leite. Die Idee der Schlüsselsymptome, der **key-notes,** taucht da dann in den Köpfen auf.

Ich will nicht sagen, daß alles oder jeder Teil dessen, was er aufgezeichnet hat, nun nutzlos sei, aber es ist unbedingt nötig, daß individualisierende Charakteristika darin sind, damit man die ganze Symptomatologie danach klassifizieren kann, erkennen kann, was darin an wertvollen Symptomen versteckt liegt; und läuft es dann auf ein paar Heilmittel hinaus, soll man anhand der Symptomenliste sagen können, welche Mittel darunter uns besonders wichtig scheinen oder am allerwichtigsten, und warum. Ohne im Besitz dessen zu sein, was den Fall charakterisiert, kann man nicht individualisieren.

Charakteristische Symptome; Beispiel: Masern, Fieber

Was charakterisiert denn einen Fall? Das sind **die Dinge, die uns stutzig machen, bei denen wir anhalten und nachdenken müssen.** Beispiel: Man habe schon mit vielen Masern- oder Keuchhustenfällen zu tun gehabt, und nun kommt da einer, bei dem man sich sagen muß: „Das ist nun wirklich merkwürdig, so etwas sah ich bisher bei Keuchhusten noch nie. Das ist sonderlich." Man zögert, stutzt, überlegt, und auf einmal erkennt man, daß das nun etwas ganz Individuelles ist, da es auffallend, selten und sonderlich ist.

Man weiß nicht, auf welches Mittel dieses Symptom paßt. Dann beginnt man, in dem Repertorium nachzusuchen oder Leute mit mehr Erfahrung zu fragen, und findet dann im Repertorium oder erhält zur Antwort, daß diese oder jene Medizin dieses Ding als einen stark betonten Charakterzug, als stark betontes Symptom besitzt, und daß es im Mittelbild genau so wie in diesem Fall auffällt, obwohl man selbst es bisher noch nie beobachtet hat, es für einen ganz neu ist. Man mag schon 100 Masernfälle gesehen haben, ohne diesem Symptom je begegnet zu sein.

Dieser auffallende Zug bei diesem einen Masernkranken ist individuelle Äußerung des Patienten, nicht der Krankheit. Die einzige Aufgabe des Arztes ist ja zu heilen. Und dieses auffallende Ding öffnet uns den Weg zum Heilmittel. Wenn wir ein Heilmittel auffinden, welches dieses spezielle Symptom hat und auch auf die übrigen Symptome des Patienten paßt, so verdient dieses Mittel unsere Aufmerksamkeit, und wenn sogar zwei oder drei solcher auffallender Symptome da sind, so bilden selbige die **charakteristischen Züge** des Falles, auf die es ankommt und ohne welche wir nichts anfangen können.

Was ist ein **alltägliches Symptom**? Wir sehen nun deutlich, daß alltägliche Symptome diejenigen Symptome sind, welche sozusagen bei allen Masernkranken anzutreffen sind, die man bei Masern stets erwartet. So wird es uns auffallen, wenn bei einem Masernkranken der Ausschlag nicht richtig herauskommt, das ist dann sonderlich, merkwürdig. Wir wissen, daß das Fehlen des Ausschlags bedeutungsvoll ist und eine Störung anzeigt, und das ist für uns festhaltenswert. Entweder handelt es sich dabei dann gar nicht um Masern, oder aber es sind Masern, und dann ist das eine ernste Sache.

Ein anderes Beispiel: Ein Fieberzustand. Der Patient ist sehr heiß, die Fieber kommen nachmittags und dauern über die Nacht, mit heißen Händen und Füßen, hoher Temperatur, trockener Zunge etc., wie es bei Fieber etwa so ist. Was denkt man nun über An- oder Abwesenheit von Durst bei einem solchen Fall? Man sagt, zu so einem Zustand gehört üblicherweise doch auch Durst, denn fast jeder, der Fieber hat, verlangt nach einem Getränk. Nichts ist natürlicher, als Feuer mit Wasser zu löschen. Ist **kein** Durst bei so einem Fieber, so ist das auffallend, selten und ungewöhnlich, merkwürdig, macht uns stutzig. Man greift sich an die Stirn: Ist es nicht merkwürdig, daß der Patient bei so hohem Fieber keinen Durst hat? Sofort leuchten im Kopf die Mittel auf, welche bei Fieber durstlos sind. Wir verstehen, was ich meine, und werden nun keinem Mittel mehr nachjagen, welches bei Fieber Durst hat.

So bedeutet also das Fehlen eines üblichen Symptoms[1] eine Besonderheit, da dieses Ausdruck der individuellen Reaktion des Patienten ist. Also denn, was pathognomonisch ist, ist üblich, wird üblicherweise bei der und jener Krankheit erwartet, aber der Mangel von etwas Pathogno-

---

[1] Die Notwendigkeit, die üblichen Symptome der Krankheiten zu kennen, wird dadurch für den Homöopathen doppelt so groß wie für den Schulmediziner. Der letztere kümmert sich weniger um das, was fehlt, und um das, was zuviel ist, als darum, was merkwürdig ist (P.S.).

monischem, das charakterisiert die Krankheit bei diesem speziellen Patienten, bedeutet also den Patienten selbst; und je mehr solcher Symptome individueller Reaktion man findet, desto mehr hat man damit Dinge in den Händen, die den Patienten charakterisieren, und das spezifische Mittel dafür wird das **Simillimum** für den Patienten sein. So ist es eben nötig, die Krankheiten nach ihrer Symptomatologie zu kennen, nicht nach ihrer Pathologie, nicht nach der physischen Diagnose – so wichtig auch diese beiden Zweige sind –, sondern nach ihren Symptomen, der reinen Sprache der Natur.

Homöopathische Verschreibung stützt sich nicht auf pathologisch-anatomische Zustände

Eine echte homöopathische Verschreibung kann nicht auf Pathologie, auf pathologisch-anatomische Zustände abgestützt getroffen werden, denn unsre Arzneimittelprüfungen wurden nie bis zu pathologisch-anatomischen Resultaten vorgetrieben. Die Pathologie gibt uns die Endresultate der Krankheiten und nicht die Sprache der Natur, welche an den intelligenten Arzt appelliert. Wir müssen viel Symptomatologie kennen, je mehr, desto besser. Kein Mensch, der nur pathologische Anatomie treibt und bloß pathognomonische Symptome erhebt, kann eine treffende homöopathische Verschreibung machen. Der Homöopath muß zu seinen diagnostischen Fähigkeiten hinzu noch etwas Besonderes haben, nämlich die Kenntnis, wie, in welcher Form, mit welchen Symptomen jedwede Krankheit sich äußert.

Er muß wissen, wie jede Krankheit sich äußert, in Sprache, Aussehen und Empfindungen. Er muß aber auch wissen, welchen Einfluß jedes Mittel auf Gedächtnis, Vernunft und Willen des Menschen hat, denn unsere Mittel wirken einzig durch den Geist, das Gemüt auf den Körper. Ferner muß er wissen, wie die Mittel die Körperfunktionen beeinflussen, denn nur über diesen Weg geht die Wirkung der Mittel auf den Körper.

Wenn er einmal weiß, mit welchen Zeichen und Symptomen die einzelnen Krankheiten sich äußern, dann erkennt er auch eine individuelle Krankheit, die etwas von allen anderen abweicht.

Der besondere Weg, auf dem dieselbe Krankheit verschiedene Patienten befällt, führt zu den besonderen, auffallenden, merkwürdigen und seltenen Symptomen. Was in einem Arzneimittelbild pathognomonisch ist, das studiere man besonders gut, denn das muß nachher auf den Patienten passen. In diesem Geist muß der homöopathische Arzt sein Studium anfangen, und wenn diese Art Denken einmal in Fleisch und Blut übergegangen ist, dann kann er beginnen, die Symptome der Krankheit auf ihren Wertgrad hin zu untersuchen.

Wertgrad der Symptome in den Arzneimittelbildern und bei der Hierarchisierung nach der Fallaufnahme

Die einzelnen Symptome der Arzneimittelbilder müssen speziell auf ihren **Wertgrad** untersucht werden. Wenn man sie als gleichwertig ansieht, da man meinen könnte, sie ständen alle auf gleicher Stufe, versetzt uns das in die Unmöglichkeit, Unterscheidungen zu treffen. Es gibt freilich schon Ärzte, denen das eine Symptom so viel wert ist wie das andere. In Tat und Wahrheit aber lassen sich die einzelnen Symptome doch zum großen Teil in eine gleitende Wertskala einteilen. Was beim einen Mittel auffallend, sonderlich ist, muß das beim andern gar nicht sein. Mag es bei einem chronischen Kranken auffallend sein, daß er so durstig ist, so ist dieses Symptom durchaus alltäglich, wenn es sich um eine akute fieberhafte Erkrankung handelt. Was in einem chronischen Fall in vieler Hinsicht real und gerechtfertigt erscheint, kann in einem akuten Fall das pure Gegenteil sein. Die chronischen Miasmen (chronischen Diathesen) sind in ihrem Charakter und ihrer Struktur das direkte Gegenteil der akuten Miasmen, und diese Tatsache muß dem homöopathischen Arzt bekannt sein.

Hat man es z. B. mit einem typischen Fall einer Entzündung der Parotis zu tun und sagt der Patient uns: „Drücken Sie bitte nicht daran, es tut weh, als ob da alles wund wäre." Wie beurteilen wir das? Ist das erklärlich, gehört das dazu, oder ist's auffallend, sonderlich? Wenn wir einen Moment überlegen, müssen wir uns sagen, es wäre sehr merkwürdig und auffallend, wenn eine so hoch entzündete Drüse **nicht** schmerzhaft wäre, und besonders auf Berührung. Dieser Wundschmerz bei Berührung ist also nichts, das als wertvoll für die Mittelsuche besonders festgehalten werden müßte, sondern man muß hier einfach wissen, daß es bei einer so hochgradigen Entzündung eben weh tut, man muß es in das Allgemeinbild dieser Krankheit hineinstellen. Das Mittel, das man dann wählt, muß sowohl die Entzündung der Drüse als den Wundschmerz decken. Eine ganze Reihe von Mitteln haben in Arzneimittelprüfungen Härte, Wundschmerz und Empfindlichkeit der Drüse hervorgerufen. Das Heilmittel in unserem Fall mag in dieser Gruppe stecken, es kann aber auch sein, daß das Heilmittel ein ganz anderes ist, von dem aus keiner der bisherigen Arzneimittelprüfungen solche Dinge bekannt sind, und doch heilt es hier, weil es die charakteristischen Züge beim Kranken deckt, und nicht die üblichen, erklärlichen.

In Krankheiten sind jene Symptome, die nicht erklärt werden können, sehr oft, da auffallend, das Wichtige für uns, Dinge, die erklärlich, logisch sind, hingegen weniger. Solche eigentümlichen Dinge, die aus dem Rahmen fallen, machen uns stutzen. Da ist z. B. ein Patient, der nur mit den Füßen hochgelagert – etwa auf dem Tisch – sitzen kann, er leidet große Schmerzen, und diese sind nur erträglich, wenn er mit hochgelagerten Füßen sitzt. Der eifrige Adept notiert sofort: Schlimmer bei Hinunterhängenlassen der Füße. „Nun, warum tun Sie das denn, was hat das für einen Grund?" „Warum? Weil bei hinunterhängenden Füßen meine Gesäßpartie auf dem Stuhl aufsitzt, und darin ist eine sehr schmerzhafte Stelle." Nun, damit wird die Sache schon etwas deutlicher. Man findet dann heraus, daß dieser alte Mann eine vergrößerte Prostata hat, welche zeitweise sehr weh tut, sehr empfindlich ist, und wenn er normal auf einem Stuhl sitzt, also mit hängenden Beinen, kommt die Drüse eben in Kontakt mit dem Stuhl. Fassen wir unsere gewonnene Erkenntnis zusammen: Er hat eine vergrößerte, sehr empfindliche, schmerzhafte Prostata, und dieselbe Last begreiflicherweise eben druckempfindlich. Das so auffallende Symptom der hochgelagerten Füße fällt also zusammen zur simplen Erkenntnis, daß diese Drüse im jetzigen Zustand sehr empfindlich ist; und das ist nun ja sehr logisch und nichts Besonderes.

Es gibt aber auch das Gegenteil, wo Hinunterhängenlassen der Füße bessert. Nehmen wir eine Periostitis an, und die Schmerzen sind besser, wenn der Patient die Beine hinunterhängen läßt. Kein Mensch kann sagen, wieso nun hier die Schmerzen besser sind, wenn er die Füße über's Bett hinunterhängen läßt. Man trifft ihn quer im Bett liegend an, die Füße läßt er seitlich übers Bett hinunterhängen. Wieso das hier so ist, kann niemand erklären. Diese Eigentümlichkeit nun kommt bei *Conium* vor, und man ist dann auch nicht erstaunt, nachdem man herausfand, daß *Conium* dieses Symptom hat, noch manch' anderes Conium-Symptom beim Patienten zu entdecken. Alle diese weiteren *Conium*-Symptome aber können alltägliche, nicht besonders eigentümliche Züge des *Conium*-Bildes sein.

Wenn man einmal geübt ist, in dieser Weise zu denken, wie nun hier gezeigt wurde, so wird es nicht lange dauern, und es wird ganz zur Gewohnheit, in jedem Krankheitsbild jedes Symptom sogleich zu taxieren, ob es alltäglich ist, ob man es so erwartet oder ob es auffallend, sonderlich, merkwürdig ist.[1]

Allgemeinsymptome – alltägliche Symptome – Lokalsymptome

Nun weiter. Beim Studium der Arzneimittelbilder finden wir Symptome, welche Allgemeinsymptome sind, studieren wir auf der anderen Seite eine Anamnese, müssen wir auf selbige ebenfalls achten, sie ebenfalls berücksichtigen. Alle Dinge, die den Patienten als Ganzes betreffen, sind etwas Allgemeines, alle Dinge, welche nur von einem einzelnen Organ ausgehen, nur mit einem einzelnen Organ zusammenhängen, sind etwas Lokales. So sehen wir also in jedem Fall

Dinge, die allgemein sind, den ganzen Patienten betreffen,
Dinge, die weit verbreitet, alltäglich sind, und
Dinge, die lokal sind;

manchmal mögen es Bedingungen oder Zustände sein, manchmal Symptome. Wir lehrten also, daß Dinge, die der Patient von sich selbst sagt, gewöhnlich etwas Allgemeines sind. Sagt er z. B. „Ich bin durstig“, so ist das doch auch ein Allgemeinsymptom, obwohl er den Durst bloß im Munde spürt; aber es ist eben doch der ganze Organismus, der nach Flüssigkeit verlangt.

Die Dinge, die er mit „Ich fühle … “ einleitet, sind meist etwas Allgemeines, Allgemeinsymptome. Der Patient sagt z. B. „Überall brennt's mich“. Examiniert man ihn, so findet man, daß er ein Brennen am Kopf empfindet, dann brennt die Haut des ganzen Körpers, daß er Afterbrennen hat, daß der Urin brennt und daß alle affizierten Regionen brennen. Das Wort „Brennen“ ist ein **Allgemeincharakteristikum,** das seinen ganzen Körper durchzieht. Wäre das Brennen an einem einzelnen Organ, dann wäre es ein Lokalsymptom, aber Dinge, die den **ganzen** Menschen betreffen, sind Allgemeinsymptome. Eine Patientin hat z. B. geschwollene Brüste vor der Regel, Handschweiß vor der Regel, Kreuzweh vor der Regel und sieht tanzende Mücken vor der Regel, dann steigen hier diese verschiedenen Lokalsymptome in der hierarchischen Ordnung der Symptome in den höheren Rang des Allgemeinsymptoms „allgemeine Verschlimmerung vor der Regel“, in der Sprache des Repertoriums ausgedrückt.

---

[1] Man muß stets den persönlichen Schrei des Patienten herausfinden, das Originelle, das ist's, was nottut (Prof. *Joannon*).

Immer, wenn der Patient uns von seinen Neigungen erzählt, geben wir acht, denn das sind meist Allgemeinsymptome. Spricht er von seinen Verlangen und Abneigungen, so haben wir da Dinge, die eng mit dem Menschen als Ganzes zusammenhängen, und Veränderungen darin werden auch von Veränderungen bis in die tiefsten Tiefen des Organismus markiert sein. Ist ein Mensch so weit, nicht mehr weiter leben zu wollen, so erkennen wir das als Allgemeinsymptom, das seinen ganzen Organismus durchdringt, dieses Symptom qualifiziert alle anderen Symptome und ist der zentrale Mittelpunkt aller seiner Zustände und Bedingungen. Hat er den Wunsch, Selbstmord zu begehen, d. h., hat er jeden Lebenswillen verloren, den Selbsterhaltungstrieb verloren, so sehen wir, daß das etwas vom Allerinnersten ist.

Arzneien affizieren den Menschen primär in seinen Neigungen, seinen Abneigungen und Verlangen, indem sie diese stören. Dinge, die er gern tat, sind nun gewandelt, nun verlangt er nach merkwürdigem Zeug. Das Medikament kann seine Fähigkeit zu begreifen, zu fassen, wandeln, es kann ihn in einen streitsüchtigen, gestörten Zustand bringen, es kann seinen Willen beeinflussen und mag unangenehme Träume hervorrufen. Träume sind reale Geisteszustände. Die Träume sind eng mit unserem Geisteszustand verbunden, so daß der Patient sehr richtig sagt: „Ich träumte letzte Nacht ... “, und das ist doch deutlich ein Allgemeinsymptom, schon in seiner Formulierung. Die Dinge, die am nächsten am Wesenskern des Menschen liegen, an seinem Leben, an seiner Lebensenergie, sind ganz ausgesprochene Allgemeincharakteristika, Allgemeinsymptome. Je ferner sie von diesem Wesenskern liegen, desto weniger allgemein sind sie, und zu äußerst sind nur noch die Lokalsymptome.

Auch die Menses dürfen wir zu den Allgemeindingen, die den ganzen Menschen betreffen, zählen. Die Frau sagt: „Ich menstruiere so und so ... “. Sie schreibt es nicht ihren Ovarien oder ihrem Uterus zu, es ist ihr ganzer Zustand, der bei der Menstruation verändert ist, ihr ganzer Organismus ist davon betroffen.

So sind also alle Dinge, die der Patient von sich selbst, von seinem **ego** aussagt, diejenigen Dinge, weiche er mit „Ich habe das und das ... “, „Doktor, ich fühle Wetterwechsel“, „Ich ersticke fast in einem warmen Raum“ etc. Allgemeindinge, Allgemeinsymptome, die vom Organismus als Gesamtheit kommen. Und diese Allgemeindinge stehen in puncto Wichtigkeit an vorderster Stelle.

Wenn man alle diese zusammen erhoben und niedergeschrieben hat, dann mag man nachher noch Organ um Organ darannehmen und schauen, was daselbst noch an Tatsachen festzuhalten ist. Oft wird man finden, daß die Modalitäten aller Organe, also aller Lokalsymptome den Allgemeinmodalitäten entsprechen. Es gibt aber auch den anderen Fall, daß nämlich Modalitäten der Organe, also lokale Modalitäten, den Allgemeinmodalitäten widersprechen, das Gegenteii der letzteren sind[1]. Auch bei den Medikamenten finden wir in den Prüfungsprotokollen, daß sie beim einen Patienten das eine, beim anderen das pure Gegenteil davon produzieren. Beim einen kommt es als Allgemeinsymptom heraus, beim anderen als Lokalsymptom.

---

[1] So z. B. ist Bryonia im allgemeinen schlechter bei Kälte, aber lokal kann Kälte sogar sehr wohl tun, z. B. kaltes Wasser im Munde bei Zahnweh oder kalte Wikkel bei Kopfweh (P.S.).

33. Der Wert der Symptome
(Fortsetzung)

Gleichartige Lokalsymptome – Allgemeinsymptome – persönliche Aussagen

Es ist sehr wesentlich, daß man deutlich versteht, was Allgemeinsymptome, alltägliche Symptome und Lokalsymptome sind, und darum wiederhole ich nochmals einige Dinge.

Allgemeinsymptome können sich also auch einmal aus Lokalsymptomen aufbauen. Examiniert man alle Teile für sich, so erhebt man damit nur die Lokalsymptome. Man stellt also z. B. die Symptome von Seiten der Leber zusammen, d. h. die Lokalsymptome der Leber. Dann prüft und notiert man die Symptome von Seiten der Augen oder die Symptome von sonst einer Region des Körpers, das sind aber also alles, wohlgemerkt, nur Lokalsymptome, die nur diese Organe, diese Regionen, nicht den gesamten Menschen betreffen.

Wenn man dann alle Lokalsymptome jeder einzelnen Region des Körpers beisammen hat, dann sieht man u. U. gewisse gemeinsame Züge durch die meisten Lokalsymptome durchgehen, wie z. B. diese Empfindung des Brennens im Beispiel weiter vorn. Solche Dinge werden dann eben zum Allgemeinsymptom.

Ein Allgemeinsymptom kann sich also auch einmal aus einigen gleichlautenden Lokalsymptomen ableiten. Dinge, die bei allen Organen wiederkehren, sind Aussagen vom Gesamtorganismus. Diejenigen Dinge, welche alle Teile desselben modifizieren, haben Beziehung zum allgemeinen Ganzen.

Dinge, welche das Individuum von sich selbst aussagt, sind ebenfalls Allgemeinsymptome. Man muß da zwar etwas achtgeben, der Patient bezeichnet vielleicht ein Symptom als von ihm selbst kommend, bei näherem Zusehen ist es aber doch bloß ein Lokalsymptom, da es nur Beziehung zu einem Organ oder Körperteil hat. So kann er z. B. sagen: „Ich habe Armschmerzen". Er formuliert so, wie er Allgemeinsymptome formuliert; die eindeutigere Formulierung wäre: „Der Arm tut mir weh". Dann ist es ein deutliches Lokalsymptom. Die meisten Dinge aber, die der Mensch von sich selbst sagt, sind Allgemeinsymptome.

Denke man z. B. an die Symptome des Schlafs! Man ist vielleicht versucht, sie auf den ersten Blick als alleinige Symptome des Gehirns anzusehen, aber es ist doch der ganze Mensch, der schläft, mitsamt dem Gehirn. So sagt der Mensch denn auch: „Letzte Nacht war ich lange wach“, d.h., er sagt damit etwas von sich selbst, vom ganzen Organismus, darum etwas Allgemeines. Oder er sagt: „Ich träumte … “, d.h., es ist in Wirklichkeit der ganze Mensch, der träumt. Man könnte vielleicht einwenden, nur der Geist träume, aber der Geist des Menschen ist der Mensch selbst, und darum erkennen wir nun sogleich, wie wichtig Schlaf und Träume in der Anamnese eines Falles sind.

Kaum weniger wichtig ist das, was die Frau von ihren Menses sagt. Die Menstruation steht in enger Beziehung zum ganzen Organismus der Frau, darum haben deren Symptome höchste Bedeutung.

Auch unsere fünf Sinne sind in engster Verbindung mit dem Organismus als Ganzem, so daß z.B. Gerüche, die uns angenehm sind, und solche, die uns unangenehm sind, auch als Allgemeinsymptome bezeichnet werden müssen.

Sinneswahrnehmungen als Lokal- und als Allgemeinsymptom – Vorrangigkeit der Allgemeinsymptome

Freilich gibt es gewisse Geruchsempfindungen, die nur mit der Nase als Organ zu tun haben, denn der Geruchssinn sitzt in der Nase, und die besondere Geruchsempfindung hat etwas mit irgendwelchen pathologischen Veränderungen in der Nase zu tun; das ist dann ein reines Lokalsymptom. Der Geruch der Speisen ist dem Menschen angenehm, wenn er Hunger hat, das hat also wieder mit dem Menschen als Ganzem zu tun, aber einer, der an Ozaena mit vielen lokalen Veränderungen in der Nase leidet, der hat keinen normalen Geruchssinn mehr, hat perverse Geruchsempfindungen, und das ist dann eben rein lokal, da nur durch die Nase als Organ bedingt. Oder der Patient sagt: „Ich sehe so und so …“, ohne daß er in Wirklichkeit etwas fixiert, die Augen braucht. Da ist eine Beziehung zum Allgemeinen vorhanden. Es ist ein Schauen mit dem Verstand, nicht ein Sehen mit den Augen. Ist aber das Auge selbst krank, dann sind die zu erhebenden Augen-Symptome Lokalsymptome, da sie eben von der Anatomie des Auges ausgehen. Je enger die Symptome mit der Anatomie eines Teils, eines Organs zusammenhängen, desto äußerlicher sind sie, je enger sie mit Gewebsveränderungen in Beziehung stehen, desto ausgesprochenere Lokalsymptome sind sie. Je mehr Beziehung sie aber zum Inneren, zum Wesenskern des Menschen haben, desto deutlichere Allgemeinsymptome sind sie. Und so sehen wir denn, daß diejenigen Dinge, die zum Menschen selbst in Beziehung stehen, in der Anamnese hervorgehoben werden müssen, und vor allem auf diese muß bei der Anamneseerhebung geachtet werden.

Wenn man einmal alle Symptome eines Patienten zusammengestellt hat, soll man zuerst daran gehen, zum Studium alles und jedes daraus herauszusuchen, was Aussagen des Menschen sind, alles, von dem man sagen kann, **er** fühlt das und das, **er** leidet das und das. Und dann sucht man zuerst heraus, welche Mittel auf diese letzteren Symptome passen.

Hat man die nur aus diesen Allgemeinsymptomen bestehende Anamnese beisammen und fertig gezeichnet, kann man manchmal sagen: Das und das und jenes Mittel passen darauf, man hat also z. B. drei Mittel der engeren Wahl, manchmal tritt aber sogar jetzt schon nur ein einziges aus dem Bild hervor. In 99 Fällen von 100 kann man die Lokalsymptome ganz weglassen, denn die Lokalsymptome sind meist in den allgemeinen schon enthalten. Wenn nur ein einziges Mittel die zahlreichen Allgemeinsymptome deckt, und zwar absolut, eindeutig und stark, dann wird dieses das Mittel sein, das den Fall heilt. Es mögen daneben noch ein Haufen kleine Lokalsymptome existieren, die vielleicht unser gefundenes Mittel zu kontraindizieren scheinen, das können sie aber nicht, denn nichts bei den Lokalsymptomen kann eine Kontraindikation zu dem abgeben, was die Allgemeinsymptome indizieren. Ein stark ausgesprochenes Allgemeinsymptom kann alle Lokalsymptome, die wir erheben mögen, überrollen. „Verschlimmerung durch Hitze" z. B. wird *Arsen* in jedem Fall aus unseren Überlegungen ausschließen.

Prolaps-Symptome. Sepia- und Nux-Symptome

Es mag ratsam sein, noch einmal auf die gewöhnlichen, üblichen, weit verbreiteten Symptome einzugehen. Bei einer Patientin mag z.B das ziemlich häufig anzutreffende Symptom Genitalprolaps vorliegen. Da ist es sehr begreiflich, daß sie sagt: „Doktor, ich habe so ein Abwärtsdrücken in meinem Leib, als ob alles unten hinauswolle." Das ist, wie gesagt, begreiflich, erklärlich, also ein recht gewöhnliches Symptom. Es ist nichts daran, was uns eine Heilmittelwahl ermöglichen würde, mit diesem Symptom allein können wir nichts anfangen, denn auf diese beiden recht gewöhnlichen Symptome (Prolaps und Abwärtsdrängen) passen eine ganze Reihe von Mitteln. Wenn man auf eine Rubrik trifft, welche 12, 15 oder 20 Mittel enthält, ist das ein gewöhnliches, alltägliches Symptom, nichts Besonderes. Ich möchte sagen, daß alle Frauen, welche an Prolaps leiden, dieses Abwärtsdrängen mehr oder weniger merken, als ob der Uterus herauskommen wollte. Nehmen wir dieses Symptom einmal etwas unter die Lupe, so stellen wir fest, daß davon Fäden in verschiedene Richtungen zu ziehen sind; wir werden nämlich herausfinden, daß es sowohl zu Allgemeinsymptomen führt, als auch zu Lokalsymptomen.

Wie sollen wir unterscheiden, wann *Sepia,* wann *Lilium tigrinum,* wann *Murex*, wann *Belladonna,* wann *Pulsatilla,* wann *Nux vomica,* wann *Natrum muriaticum* zu geben ist? Um aus dieser Gruppe von Mitteln dasjenige herauszufinden, welches die Angelegenheit heilen wird, muß man sowohl die Allgemein- als auch die Lokalsymptome des Patienten studieren, und zwar die Allgemeinsymptome stets zuerst. Ist es eine *Nux vomica*-Patientin, die an Prolaps leidet, was wird sie von sich aussagen, aus welchem man ersieht, daß sie *Nux* braucht? Sie wird fröstelig sein, oft Schnupfen haben, mit verstopfter Nase im warmen Raum, sie wird sehr reizbar sein, schnippisch, jähzornig, wobei sie jemand umbringen möchte, ihr Kind ins Feuer werfen oder ihren Gatten töten. Wahrscheinlich wird sie an Verstopfung leiden, und jeder Schmerz wird bei ihr zu Stuhldrang führen, aber nur wenig Stuhl geht ab, und bald ist der Drang erneut wieder da. Da erkennt man plötzlich, daß das ja alles Symptome von *Nux vomica* sind und daß alle Lokalsymptome, die sie hat, mit diesen Allgemeinsymptomen harmonieren. Das sieht man dann, wenn man nach den Allgemeinsymptomen auch noch die Lokalsymptome durchgeht. Das ganze Problem muß, wie jedes andere wissenschaftliche Problem, systematisch angepackt werden, vom Allgemeinen ausgehend bis in die Details, ins Lokale studiert werden.

Nun, nehmen wir an, *Sepia* sei das Mittel, das bei dieser Frau indiziert ist. Auch *Sepia* paßt auf dieses weit verbreitete Symptom Prolaps. Was aber hat diese Patientin, was andere nicht haben? Das Abwärtsdrängen ist etwa wie bei *Nux vomica,* aber bei *Sepia* ist damit ein ohnmachtähnliches Leeregefühl im Magen verbunden; und die einzige Besserung empfindet sie bei Sitzen mit gekreuzten Beinen. Dazu das konstante Gefühl eines Knollens im Rektum, sie meint, sie müsse für Stuhlgang aufs Klosett; aber tageweise erfolgt kein Stuhl; sie ist von gelblichem und kränklichem Aussehen, erzählt Symptome, die mit Leber und Galle zu tun haben, und hat einen gelben Sattel über der Nase. Sie berichtet, sie habe eine Abneigung gegen ihre Kinder, und sie schäme sich ganz, es zu sagen, sie liebe ihren Gatten nicht so, wie sie doch sollte. Sie fühle sich außerstande, ihren Kindern die Liebe zu erweisen, die sie doch für sie empfinde. Das ist alles, was sie über sich selbst aussagt. Was sie noch über ihren Magen, ihr Rektum erzählt, das ist lokal, freilich gar nicht so alltäglich. Man erkennt nun, daß das Abwärtsdrängen hier weder Allgemeinsymptom ist, noch als Lokalsymptom Bedeutung hat, sondern ein gewöhnliches Symptom ist, da es bei diesem Stand der Dinge durchaus erklärlich ist.

Symptome bei Scharlach – „Scharlachmittel"

Viele Regionalsymptome sind zugleich gewöhnliche Symptome und Lokalsymptome in einem. Letzteres deshalb, weil sie Symptome eines bestimmten Körperteils (nicht des Ganzen), und ersteres, weil sie einen Zustand beschreiben. Scharlach z. B. gibt uns eine Illustration dafür. Stellen wir die auffallenden Symptome dieser Krankheit, welche die Diagnose ermöglichen, einmal zusammen: den Ausschlag, die Erscheinungen an den Schleimhäuten, die Halsentzündung, die Fieber, die ganze Anamnese und die Prodromalperiode. Die Heilmittel für Scharlach müssen diese Symptome gemeinsam mit dem Scharlach haben. Ein Ausschlag dieses Aspekts ist eines der gewöhnlichen Symptome bei *Belladonna*-Arzneimittelprüfungen. Auch *Ailanthus* weist dasselbe Symptom auf, ebenfalls *Apis*. *Rhus toxicodendron* weist eine Symptomatologie auf wie die Scharlachvarietät mit rauhen, nicht glatten Flecken. Von *Sulfur* und *Phosphor* ist ebenfalls ein scharlachähnlicher Ausschlag bekannt. Stellen wir uns fürs Repertorium eine Rubrik unter dem Titel „Scharlachmittel" zusammen, werden wir also alle diese Mittel hineinschreiben.

Wann aber geben wir nun das eine oder das andere Mittel? Ab und zu können wir aus lokalen Äußerungen Dinge, die den Allgemeinzustand betreffen, ablesen. Stellen wir uns einen *Arum triphyllum*-Patienten vor; bei ihm ist das Auffallendste, daß er an Nase und Lippen herumzupft und Häutchen abreißt, bis sie bluten. Forscht man nach, warum er das tut, hört man, daß ihn diese Teile sowie die Zehen und Finger schmerzhaft prickeln; an denjenigen Teilen, Körperenden, an welchen nur schwache Blutzirkulation herrscht, aber wo reichlich Nervenendigungen liegen, spürt er ein ungewöhnliches Prickeln und Ameisenlaufen, darum zupft er dauernd an diesen Teilen herum. Das ist ein Zustand, der aber Ausdruck von etwas ist, das den ganzen Organismus beschlägt. Schaut man dann etwas näher hin, erkennt man, daß eine Flüssigkeit aus den Partien, die er auf diese Weise aufriß, heraussickert, eine wässerig-blutige Flüssigkeit, welche die Umgebung der offenen Teile wund macht. Das ist kein Lokalsymptom, sondern deutet auf das Allgemeine, ist eine Äußerung des Organismus als Ganzes.

Stellen wir uns nun einen Scharlachfall vor, bei dem der Ausschlag nur unvollständig herauskommt, und lassen wir uns hier die Symptome als reine Sprache der Natur erfassen.

Wir sprachen oben von *Phosphor*. *Phosphor* hat einen typischen Scharlachausschlag. Nehmen wir an, wir haben mit einem septischen Scharlach zu tun, der Ausschlag ist düster rot und die Haut marmoriert und purpurn und an verschiedenen Stellen des Körpers besteht eine deutliche Eiterungstendenz. Am Hals lassen sich Schwellungen feststellen, ebenso an Händen und Füßen, und selbige neigen zu Eiterungen; oder es sickert eine Feuchtigkeit heraus und Eiter bildet sich, und der Patient riecht so schlecht nach Eiter, daß man es gleich beim Betreten des Krankenzimmers schon bemerkt. Untersucht man nachher den Kranken, sieht man vielleicht, daß das Kind einen unheimlichen Durst hat und daß ihm das angebotene Wasser nie kalt genug ist. Seine Züge sind eingefallen, die Augengegend ist aufgedunsen, geschwollen, und die Augen sind rot. Auf der Haut sind Quaddeln septischen Charakters zwischen den Scharlachflecken aufgetreten. Da haben wir einen typischen *Phosphor*-Fall vor uns, *Phosphor* wird die schwere Krankheit unverzüglich zum Besseren wenden. Nun, was haben wir mit diesen Symptomen zusammengetragen? Das Erscheinungsbild des Allgemeinzustandes dieses Kranken! Durch den ganzen Körper durch geht die Eiterungstendenz, der Körper liegt in einem septischen Zustand. Vielleicht bringt die Epidemie viele solche septische Fälle, wir werden finden, daß wir sie alle mit unseren Mitteln beherrschen, wie ein wildes Pferd mit den Zügeln.

Wertgrade der Symptome

Nun zu den **Graden:** Wir unterscheiden bei den Symptomen drei Wertegrade. Allgemeinsymptome (generals) werden in drei Grade eingeteilt, 1., 2. und 3. Grad. Gewöhnliche Symptome (common symptoms) und Lokalsymptome (particulars) werden in dieselben drei Grade eingeteilt. Bei *Boenninghausen* findet man einen 4. Grad, aber in Wirklichkeit bilden diese Mittel (normale Drucktype bei *Boenninghausen*) keinen Grad, sie sind nur probeweise dort eingetragen und müssen erst durch Nachprüfung gesichert und durch praktischen Gebrauch bestätigt werden.

Die Allgemeinsymptome des 1. Grades haben alle, oder eine Mehrzahl der Prüfer, bei sich beobachtet, z. B. das *Apis*-Symptom „Erstickungsgefühl in einem warmen Raum“. Alle Prüfer von *Apis*, oder sehr viele wurden in starkem Maß in dieser Weise affiziert. Alle oder sehr viele Prüfer von *Pulsatilla* fühlten sich schlechter in einem warmen Raum. Über solche Symptome kann kein Zweifel bestehen, denn alle, oder eine Vielzahl der Prüfer, fühlten diesen Zustand so stark. *Kalium hydriodicum, Putsatilla, Jodum* und *Apis* sind unter denen, die dieses Symptom im 1. Grad haben, Verschlechterung im warmen Zimmer, Erstickungsgefühl im warmen Zimmer. Wenn nun diese Symptome, die bei den Prüfern als Allgemeinsymptome gefunden wurden, in der Erfahrung der Praktiker sich bestätigen, d.h. wenn die Mittel bestätigt werden dadurch, daß sie die entsprechenden Zustände in weitem Maße, überall, auf Jahre hinaus heilen, dann verdienen diese Mittel den 1. Grad vollkommen.

Wenn nur ein einzelner Prüfer ein bestimmtes Symptom festgestellt hat, ist es zweifelhaft, ob dieses Symptom wirklich durch das Arzneimittel hervorgerufen wurde; wenn aber mehrere Prüfer dasselbe Symptom festgestellt haben, wird dieses Symptom dadurch gesichert. Wenn dieses Symptom durch das Mittei von einem Arzt geheilt wurde, kann man sagen, es ist nun auch bestätigt. So werden die Symptome also

1. festgestellt,
2. durch Nachprüfung gesichert (confirmed) und
3. am Krankenbett bestätigt (verified).

Wenn mehrere Prüfer beobachtet haben, daß *Pulsatilla* sich verschlechtert in einem warmen Zimmer, wenn das durch andere Prüfer gesichert wird, und dann durch Heilung von Kranken bestätigt wird, dann schreibt man *Pulsatilla* für dieses Allgemeinsymptom im 1. Grad.

Nehmen wir an, wir beobachten eine Blasensymptomatologie. *Pulsatilla* hat ein Symptom „häufiges Urinieren“. Das ist selbstverständlich ein Lokalsymptom, da es sich auf ein Organ, eine Region bezieht. Wenn nun alle oder sehr viele der Prüfer eine reizbare Blase gehabt hätten, wäre das eine Sicherung des Symptoms, und wenn *Pulsatilla* dieses Symptom auch auf Jahre hinaus heilt, wäre es damit bestätigt und kann als Lokalsymptom von *Pulsatilla* im 1. Grad vermerkt werden. Genau so ist es mit dem Symptom „Abwärtsdrängen im Unterleib“, das auch unter *Pulsatilla* fällt, man reiht es als gewöhnliches Symptom ein, aber auch im 1. Grad.

Man nehme jetzt an, daß es andere Symptome gibt, die nur von wenigen Prüfern festgestellt wurden. Diese Symptome laufen jetzt nicht wie ein roter Faden durch die ganze Familie der Prüfer durch, aber sie sind durch Nachprüfung gesichert und gelegentlich auch klinisch bestätigt worden. Man sieht, daß sie nicht so viel Beachtung verdienen, sie gehören dann in den **2. Grad**, weil sie nicht so stark sind wie die vom 1.Grad, welche bei jedem oder fast jedem Prüfer feststellbar waren. Sind solche Symptome aber als klinisch sehr getreue Indikationen erkannt worden und **vielfach** klinisch bestätigt worden, so sind sie auch in den **1. Grad** vorgerückt. Natürlich gilt, was hier von den Allgemeinsymptomen gesagt wird, auch für die gewöhnlichen und Lokalsymptome.

Nun zum **3. Grad**: Ab und zu produziert ein Prüfer ein Symptom, das nicht durch andere Prüfer gesichert wurde, aber es ist ziemlich auffallend und stark und scheint einen 3. Platz zu verdienen, oder es wurde bestätigt durch Heilung von Kranken, oder aber, es wurde als klinisches Symptom aufgenommen: Manchmal haben genaue und sorgfältige Beobachter festgestellt, daß gewisse Symptome, die nie in einer Prüfung erschienen sind, ganz allgemein einem bestimmten Heilmittel gewichen sind, und andere haben diese klinische Erfahrung bestätigt. Solche Symptome wurden in den 3. Grad aufgenommen.

Viele von *Boenninghausen*s Symptomen im 4. Grad gehören eigentlich in den 3. Grad, weil *Boenninghausen* sehr vorsichtig mit den Symptomen war, die niemals bestätigt wurden. Seine Mittel vom 4. Grad schließen solche ein, die er von seiner klinischen Erfahrung her gesammelt hatte und bei denen er Zweifel hatte, ob es richtig sei, sie in den 3. Grad aufzunehmen, auch solche Symptome, die bei den Prüfern erschienen, aber nicht ordentlich gesichert wurden oder nicht bestätigt wurden. Er setzte sie sozusagen einer Probezeit aus, damit sie später geprüft und angenommen oder verworfen werden könnten.

34. Die homöopathische Verschlimmerung

„Organon", § 154 letzter Satz:

„Eine Krankheit von nicht zu langer Dauer wird demnach gewöhnlich durch die erste Gabe desselben ohne bedeutende Beschwerde aufgehoben und ausgelöscht."

§ 155

*„Ich sage: **ohne bedeutende Beschwerde**. Denn beim Gebrauche dieser passendsten, homöopathischen Arznei sind bloß die, den Krankheits-Symptomen entsprechenden Arznei-Symptome des Heilmittels in Wirksamkeit, indem letztere die Stelle der erstern [schwächeren] im Organismus, d. i. im Gefühle des Lebensprinzips einnehmen und letztere so durch Überstimmung vernichten[1], die oft sehr vielen übrigen Symptome der homöopathischen Arznei aber, welche in dem vorliegenden Krankheitsfalle keine Anwendung finden, schweigen dabei gänzlich. Es läßt sich in dem Befinden des sich stündlich bessernden Kranken fast nichts von ihnen bemerken, weil die zum homöopathischen Gebrauche nur in so tiefer Verkleinerung nötige Arznei-Gabe ihre übrigen, nicht zu den homöopathischen gehörenden Symptome, in den von der Krankheit freien Teilen des Körpers zu äußern, viel zu schwach ist und folglich bloß die homöopathischen, auf die von den ähnlichen Krankheitssymptomen schon gereiztesten und aufgeregtesten Teile im Organismus wirken lassen kann, um so das kranke Lebensprinzip nur die ähnliche, aber stärkere Arzneikrankheit fühlen zu lassen, wodurch die ursprüngliche Krankheit erlischt."*

Das heißt also, in akuten Krankheiten sieht man selten frappante Verschlimmerungen, mit Ausnahme jener Fälle, die nahe am Tode stehen oder sehr schwer sind, schon viele Tage dauerten und nun nahe am Zusammenbrechen des Widerstands sind, mit drohenden oder schon begonnenen Blut- und Gewebszerstörungen. Da sehen wir starke Ver-

---

[1] Dieser Prozeß erklärt sich heute sehr einfach mit der Interferenz ähnlicher Vibrationswellen (P. S.).

schlimmerungen, große Prostration, profuse Schweiße, Erschöpfung, Erbrechen und Durchfall als erste Folge der Mitteleinwirkung.

Ich habe schon höchst heftige Verschlimmerungen gesehen, die aber zur Anbahnung der Genesung notwendig schienen. So ein Zustand in einer akuten Krankheit, die nun schon viele Tage ohne Einleitung einer entsprechenden Behandlung bis in die Nähe des Zusammenbruchs gediehen ist, ist etwa gleichzusetzen dem, was eine chronische Krankheit von vielen Jahren des Bestehens darstellt. Langes Bestehen bedeutet Fortschritt der Krankheit; wir sprechen von sehr fortgeschrittener Krankheit oder, deutlicher, von einer Krankheit, die schon so weit vorgeschritten ist, daß leider bedeutende Endzustände, greifbare Endresultate registriert werden müssen.

Homöopathische Verschlimmerung hauptsächlich bei schon vorhandenen Gewebsveränderungen

Wenn eine Krankheit schon zu Gewebsveränderungen geführt hat, nicht mehr nur funktionell ist, dann sieht man auffallende Verschlimmerungen, sogar Verschlimmerungen, aus denen sich der Organismus nicht mehr auffängt, nämlich da, wo weit fortgeschrittene Gewebsveränderungen bestehen, also z. B. zerstörte Nieren, schwerste Leberschäden, oder bei Lungentuberkulose, bei der fast kein funktionsfähiges Gewebe mehr vorhanden ist.

Man muß sich stets klar Rechenschaft geben, ob es sich um eine akute oder chronische Krankheit handelt, mit der man es zu tun hat. Wo keine Gewebsveränderungen, also keine Endresultate einer Krankheit festgestellt werden müssen, da darf man Heilung ohne ernsthafte Verschlimmerung erwarten, ohne schmerzhafte Krisenperioden, da in solchen Fällen keine notwendige Reaktion auf bedeutende strukturelle Modifikationen vor sich gehen muß.

Wo bei einem tiefsitzenden septischen Zustand, der zur Pyämie zu führen droht, das Mittel gegeben wird, kann man darauf Erbrechen und Durchfall beobachten. Da beginnt die Reaktion, wenn die Ordnung im Organismus wiederhergestellt werden soll, offenbar mit einem Prozeß des Reinemachens. Die Lebenskraft tut das von sich aus, es ist nicht das Medikament, welches das tut; freilich, wird das Medikament im Rohzustand gegeben, also in Substanz oder Urtinktur, dann sind Erbrechen und Durchfall Wirkung des Mittels, aber das dynamisierte Mittel gibt nur den Anstoß zur Wiederherstellung der Ordnung.

Genau so ist es bei den chronischen Krankheiten. Hat die chronische Krankheit noch nicht zu Gewebsveränderungen geführt, mag gar keine Verschlimmerung nach der Gabe des Heilmittels zu beobachten sein, oder höchstens eine sehr leichte. Eine solche leichte Aggravation hat dann aber eine andere Bedeutung. Und zwar ist das die Arzneikrankheit, die vom Körper Besitz ergreift, nicht die Reaktion, die als Reinemachen im Organismus imponiert. Im letzteren Fall wird etwas ausgeschieden, über den Magen oder den Darm, durch Erbrechen oder in Form von Auswurf oder über die Nieren. Das sind diejenigen Fälle, bei denen immer alles bloß unterdrückt worden ist.

Reaktionen auf das Simillimum bei schweren chronischen Krankheiten

Stelle man sich z. B. ein Bein vor, jahrelang gelähmt, als Folge einer Neuritis, und was da das passende Mittel für eine Verschlimmerung bringen kann! Nehmen wir an, wir geben nun das richtige Mittel, das mitten ins Schwarze trifft, dasjenige Mittel, das im höchsten Sinne homöopathisch ist, das wahre Spezifikum: Da beginnt es im gelähmten Glied schmerzhaft zu prickeln, ein innerliches Ameisenlaufen macht sich bemerkbar, und das Prickeln und Stechen kann so stark werden, daß der Patient Tage und Nächte keinen Schlaf findet. Die Nerven des erkrankten Gliedes reagieren auf diese Weise. Sie erwachen zu neuem Leben, sie beginnen wieder zu arbeiten. Das ist eine typische Reaktion bei Lähmungen, wenn das Heilmittel einwirkt.

Oder ein anderes Beispiel: Ein Kind, das schon lange in stuporösem Zustand daliegt, die Tätigkeit des Gehirns ist herabgesetzt. Da erfolgt auf das Mittel ein Prickeln in der Kopfhaut, in Fingern und Zehen, das unheimlich stark ist, so daß das Kind sich windet und dreht, stöhnt und schreit; und da braucht es eine eiserne Hand auf Seiten des Arztes, die Mutter von unüberlegten Handlungen abzuhalten, die diesem Schreien nicht mehr zuhören kann und etwas dagegen unternehmen will. Je besser ihr so etwas gelänge, desto sicherer überantwortet sie damit ihr Kind dem Tode. Das ist eine heilsame Reaktion, durch welche in die Partien, welche pelzig sind, wie Holz gefühllos waren, und in die Teile, in denen die Zirkulation fast stillstand, wieder Blut einströmt, alles nur Resultat davon, daß sich im Organismus die Ordnung wieder durchsetzt. Dieser Teil war gefühllos, wie tot, und nun, wenn wieder eine bessere Zirkulation zur Behebung der Gewebeschäden einsetzt, geht das nicht ohne Reaktionen ab, die u. U. recht unangenehm sein können. Wenn der Arzt dem nicht zuschauen kann, die Nerven verliert, wird er den Fall nicht retten können. Meint er, er sehe darin eine Indikation für ein anderes Mittel, wird er alles verderben, was jetzt auf so guten Wegen ist. Wir müssen also unterscheiden können zwischen dem, was Reaktion ist, und dem, was Indikation für ein Mittel ist. Diese Dinge sieht man nur in der Homöopathie, sonst bei keiner anderen Methode.

Solche Reaktionen können uns manchmal auf harte Proben stellen, wir fühlen uns eventuell total am Ende unseres Lateins. Man erträgt das Zuschauen kaum, vielleicht weist man uns die Tür. Laßt uns auch so etwas als Mann ertragen, bleiben wir ruhig und geduldig, die Ignoranz von Mutter und Bekannten ist kein Entschuldigungsgrund für uns, unsere Prinzipien zu verletzen, und sei es auch nur ein einziges Mal.

Eine Krankheit, die schon lange bestand, kann manchmal nicht ohne solche Verschlimmerung, nicht reibungslos, nicht ohne Sturm weichen, und je tiefer eingenistet die Krankheit sich schon hat, je mehr Gewebsveränderungen schon da sind, desto wunderbarer, aber auch heftiger, unangenehmer und schmerzhafter ist die Reaktion.

Spätfolgen einer langen Entwicklung unterscheiden von Schwäche der Lebenskraft

Wenn ein Patient nach jeder neuen Dosis der Medizin mit heftiger Reaktion zurückkommt, mit heftiger Verschlimmerung seiner Krankheit, mit heftiger Verschlimmerung seiner Symptome, dann wissen wir, daß er ein sehr tiefsitzendes Übel hat. Es ist hier der Ort, darauf aufmerksam zu machen, daß Endresultate einer Krankheit, Spätfolgen einer langen Entwicklung, etwas sind, das man von Schwäche der Lebenskraft unterscheiden muß. Es gibt den Zustand der Schwäche des ganzen Körperhaushalts bei vielen Gewebsveränderungen, und das Gegenteil, sehr aktive Lebensprozesse mit vielen Gewebsveränderungen. Bei schwachen Patienten erwarten wir auch nur schwache oder gar keine Reaktionen nach Applikation unseres Mittels, aber schwache Patienten haben i. a. überhaupt nur wenig Symptome, und darum gelingt es leider nur selten, das wahre spezifische Mittel bei ihnen zu finden.

Beispiel: Heftige Reaktionen bei drohender Tuberkulose

Denken wir uns z. B. einen Patienten, der einer Tuberkulose zusteuert, ein recht verdächtiger Fall. Wir verabreichen ihm sein richtiges Heilmittel, es ruft eine heftige Reaktion hervor, welche uns alles an die Wand zeichnet, was mit den Jahren noch kommen wird, wenn er jetzt nicht geheilt wird. Diese Reaktion erschreckt ihn eventuell sehr, und er kann u. U. in die Sprechstunde zurückkommen, uns zu sagen, daß das eine schlimme Dosis Medizin, Gift, oder was weiß ich, war.

Das ist die Arzneikrankheit, von der *Hahnemann* spricht, das sind die Symptome des Mittels, welche uns die Zukunft dieses Patienten andeuten. Wäre das Mittel nicht ähnlich genug zu seiner Krankheit, könnte es solche Dinge nicht tun; nur weil es so ähnlich zu seiner Krankheit ist, kann es das; die Symptome, die nun unter der Mittelwirkung so deutlich hervortreten, mögen sonst nur schattenhaft angedeutet gewesen sein. Das Mittel kann ja keine Symptome machen, die nicht schon da gewesen wären. Es kann keine Symptome produzieren, die ohne Beziehung zu ihm sind, ausgenommen bei Überempfindlichkeit.

Reaktionen bei Überempfindlichen, bei solchen mit kräftiger Konstitution und solchen mit schwächerer Konstitution

Überempfindliche sind, wie wir wissen, Patienten, für die alles, was man ihnen gibt, zur Arzneimittelprüfung wird, jede Einzeldosis produziert alle möglichen Symptome dieses Mittels. Man muß da unterscheiden können, ob man es mit einem überempfindlichen Patienten zu tun hat, oder aber, ob der Patient einfach eine kräftige Konstitution hat und nun eine homöopathische Verschlimmerung produziert. Bei Überempfindlichen ist die Wirkung des Mittels übertrieben, sie geht über das bloße Decken der Symptome hinaus, das Mittel produziert noch Symptome von sich selbst. Auch bei schwachen Konstitutionen kann so etwas einmal zu beobachten sein, speziell bei Menschen mit kleinem, fliehendem Kinn, eingefallenen Augen und ausgesprochenen Senilitätszeichen an den Augen.

Der nächste Paragraph fährt bis zu einem gewissen Grade beim selben Thema fort:

§ 155

*„Ich sage: **ohne bedeutende Beschwerde**. Denn beim Gebrauche dieser passendsten, homöopathischen Arznei sind bloß die, den Krankheits-Symptomen entsprechenden Arznei-Symptome des Heilmittels in Wirksamkeit, indem letztere die Stelle der ersteren [schwächeren) im Organismus, d. i. im Gefühle des Lebensprinzips einnehmen und letztere so durch Überstimmung vernichten."*

Das ist einfach aus der Erfahrung heraus gesprochen. Wo immer *Hahnemann* so eine Bemerkung bringt, legt er nicht zu großen Wert auf sie, so etwas sei einfach Anschauungssache.

Leichte Verschlimmerung nach Mittelgabe bei akuten Krankheiten – Mittel nicht wiederholen

In akuten Krankheiten gilt ganz allgemein, daß es da, wo man eine leichte Verschlimmerung der Symptome, wenige Minuten nach der Gabe, sieht, nicht nötig ist, weitere Gaben folgen zu lassen. Das Mittel ist so passend, daß es tief greift, und da ist es kaum je nötig, zu repetieren.

Regeln für Wiederholung eines Mittels aufzustellen ist sehr schwierig

Es gibt aber doch Umstände, die eine Repetition erfordern. Das Thema ist sehr heikel zu lehren, es ist äußerst schwierig, Regeln dafür aufzustellen. Die einzige sichere Methode ist, zuerst einmal ohne Repetition anzufangen, d. h. eine Einzeldosis zu geben und dann zu warten und deren Effekte zu beobachten. Z. B. bei Typhuskranken von kräftiger Konstitution gebe ich die Medizin in Wasser zum öfter einnehmen, da es sich dabei um ein *kontinuierliches* Fieber handelt; aber ich beobachte sie dabei dauernd, wache über sie, lasse die Medizin mehrere Tage nehmen; beim leichtesten Anzeichen aber, daß die Medizin nun wirkt, lasse ich die Gaben stoppen. Von diesem Schema weiche ich nie ab. Bei fiebernden Patienten von schwacher Konstitution aber soll man nie eine rasche, unverzügliche Reaktion erzwingen wollen.

Bei *remittierenden* Fiebern mag die Reaktion schon nach einigen Stunden kommen, und die Einzeldosis sei da die Regel. Bei Typhus kommt die Reaktion selten schon nach einigen Stunden. Da ist es eine Sache mehrerer Tage, und deshalb ist da die Repetition zulässig. Aber bei zarten Typhuskranken darf man es nie so machen. Je stärker eine Konstitution ist, desto besser kann das Heilmittel mit dieser Kraft zusammenwirken und eine sichere und rasche Reaktion auslösen. Je schwächer ein Patient ist, desto vorsichtiger soll man sein und nur die kleinste Dosis wählen.

Bei vielen chronischen Krankheiten kann man schon in der ersten Nacht eine Reaktion erfolgen sehen, daher eben die Gefahr einer ungestümen Repetition der Gaben des Heilmittels.

Bei einer akuten Krankheit vergeht also z. B. das Delirium, die Haut wird feucht, der Patient schlummert auf einmal friedlich und ruhig; da soll nie eine neue Gabe dreingegeben werden. Es gibt z. B. bei Diphtherie Krankheitsabschnitte, in welchen eine Repetition des Mittels töten kann, andere, in welchen sie das Leben rettet. Ich hoffe, eines Tages noch dahinter zu kommen, die Prinzipien der Dosierung in solchen Fällen noch klar zu stellen.

In sehr schweren und akuten Fällen soll das Mittel – das ist eindeutig und klar – auf keinen Fall mehr repetiert werden, wenn sich einmal eine Reaktion auf das Gegebene bemerkbar macht. Hört die Reaktion auf und wird die Tendenz der Krankheit deutlich, sich wieder in schlimmer Richtung weiter zu entwickeln, dann mag Repetition am Platze sein, nie aber soll repetiert werden, wenn schon eine Reaktion im Anlaufen ist.

Die Fähigkeit, zu erkennen, wann Reaktion einsetzt, wann sie aufhört und die Krankheit wieder ihren Lauf nimmt, alles aus den Symptomen, das ist ein sehr wesentliches Ding für den homöopathischen Arzt.

„Organon" **§ 158**

„Diese kleine ***homöopathische Verschlimmerung****, in den ersten Stunden – eine sehr gute Vorbedeutung, daß die* ***akute*** *Krankheit meist von der ersten Gabe beendigt sein wird –, ist nicht selten."*

Daß eine natürliche Krankheit eine andere zufolge ihrer größeren Stärke und Intensität, vor allem aber zufolge ihrer Ähnlichkeit, vernichten kann, ist die volle Wahrheit, nichts anderes als reine Wahrheit. Wenn deshalb die leichte Verschlimmerung bei einer akuten Krankheit einmal vorkommt, werden wir selten oder überhaupt nie nötig haben, eine weitere Dosis des Heilmittels zu geben[1]. Kommt sie nicht vor, ist nicht die mindeste Verschlimmerung der Symptome festzustellen, scheint es dem Patienten nach der Gabe des Mittels aber besser zu gehen, so zeigt das nur, daß das Mittel bei dieser akuten Krankheit nicht auf derselben Ebene angriff, sondern zu wenig tief; wenn dann die Erleichterung wieder aufhört, ist die Reaktion vorbei, und dann ist eine neue Dosis Medizin angezeigt. Das ist korrekte Praxis.

---

[1] Diese Ansicht deckt sich genau mit den letzten Ratschlägen *Hahnemanns* in seinem posthumen *„Organon"*, 6. Auflage, welche *Kent* noch nicht gekannt hat (P.S.).

Bei akuten Krankheiten hält eine Besserung ohne anfängliche Verschlimmerung der Symptome nicht so lange an wie eine, bei der eine solche Aggravation eintrat. **Daß die Arzneikrankheit etwas stärker, intensiver als die zu bekämpfende Krankheit ist, ist stets ein gutes Zeichen.** Wir werden aber auch herausfinden, daß ein Mittel, das nicht ganz das richtige ist, nicht ganz das Simile, nie eine solche Aggravation nach sich zieht, außer bei überempfindlichen Patienten; und da ist es aber nur das Zeichen, daß der Patient sogleich eine Arzneimittelprüfung mit dem Mittel durchmacht.

Keine Verschlimmerung bei einer kräftigen Konstitution bedeutet oft, daß das Mittel nur teilweise ähnlich war

Stellt man bei einer guten, kräftigen Konstitution keine anfängliche Verschlimmerung der Symptome fest, absolut keine, dann ist unser Mittel sehr oft nur teilweise ähnlich zum Fall, und es mag dann zwei oder drei solch teilweise ähnlicher Mittel erfordern, um den Fall zu heilen. Beobachtet man etwas die Arbeit so eines Durchschnittspraktikers, wird man erkennen, daß er zwei oder drei Mittel geben muß, bis er einen Patienten durch eine Krankheit durch hat, wo der Meister nur eines brauchte.

„Organon", § 159

*„Je kleiner die Gabe des homöopathischen Mittels, desto kleiner und kürzer ist auch bei Behandlung **akuter** Krankheiten diese anscheinende Krankheitserhöhung in den ersten Stunden."*

Das hat *Hahnemann* in jener Zeit geschrieben, als er seine Erfahrungen mit dem, was wir kleine Dosen nennen, gemacht hatte, d.h. also Dosen von den niederen Potenzen bis zur C 30, selten viel höher. Er hatte reichlich Erfahrung mit der C 30, vereinzelt hat er auch C 60 gegeben, aber von dem Sturm, den höchste Dynamisationen geben können, hatte er noch keine Ahnung.

Wir wiederholen: *„Je kleiner die Gabe des homöopathischen Mittels, desto kleiner und kürzer ist auch bei Behandlung **akuter** Krankheiten, diese Krankheitserhöhung in den ersten Stunden*[1]*."*

Wir haben, um ganz klar zu sein, das etwas zweideutige „anscheinend" des Originaltextes einmal weggelassen.

---

[1] Für die 50.000er Potenzen, in chronischen Krankheiten angewendet (siehe *„Organon"* § 161), gilt dieses nicht (P.S.).

Hahnemann bemerkt, und wir finden diesen Standpunkt in verschiedenen seiner Schriften, daß die Krankheit tatsächlich zuerst intensiver wird, schlimmer wird durch ihr Heilmittel, wenn selbiges in perfekter Ähnlichkeit auf die Krankheit paßt. Verlassen wir aber die rohen Arzneisubstanzen und betrachten wir die Potenzen gegen C 30 hin, so beobachten wir von letzteren eine mildere Wirkung, aber eine tiefere Heilwirkung, und je kleiner die Dosis der homöopathischen Medizin, desto weniger und kürzer die Verschlimmerung. Die Idee ist, daß in den ersten Stunden eine Verschlimmerung eintritt, das ist der Standpunkt, den dieser Paragraph zuläßt, und diese Verschlimmerung ist's, über die *Hahnemann* hier spricht.

Gibt man bei heftiger Hirnkongestion die 3. oder 4. Potenz von *Belladonna,* so kann man manchmal darauf eine sehr heftige Verschlimmerung erleben, und setzt man das Mittel nicht ab, kann das zum Tod des Kindes führen. Die Krankheit selbst scheint dadurch verschlimmert zu werden, das Kind scheint so empfindlich auf *Belladonna,* daß es zusätzlich zur zu behandelnden Krankheit noch eine *Belladonna*-Vergiftung erleidet. Aber mit der 30. Potenz ist, wie *Hahnemann* beobachtete, die Verschlimmerung nur gering und von kurzer Dauer. Diese Verschlimmerung ist eine Verschlimmerung, die von außen dazugetragen wird[1]. Es ist die Arzneikrankheit, die das Mittel macht, zur zu behandelnden Krankheit hinzugefügt, also eine Verschlimmerung der letzteren durch das Medikament. Manchmal beobachtet man, daß der Patient in dieser Aggravation sagt, er fühle sich trotz derselben doch schon etwas besser.

Diese Aggravation wird unnötigerweise verlängert, wenn man zu tiefe Potenzen gibt, oder durch eine unangezeigte Repetition des Mittels. Gerade neulich sah ich so einen Fall, der nur von ungestümer Repetition herrührte. Ich sandte einer jungen, robusten 20jährigen Frau eine Dosis *Bryonia,* trocken auf die Zunge zu schütteln und zu zersaugen. Sie löste es aber irrtümlicherweise in Wasser auf und hatte schon zwei Tage wiederholt davon eingenommen. Am Ende des zweiten Tages rief man mich, da sie einer Pneumonie zuzusteuern drohe. Sie hatte einen trokkenen, rauhen Husten. „Was ist los mit meiner Tochter, geht sie dem Tod zu?“ Sie war daran, eine Arzneimittelprüfung von *Bryonia* zu machen. Ich stoppte sofort *Bryonia* und am andern Morgen war sie wohl. Und so etwas ist schon oft beobachtet worden, wenn die verab-

[1] Sie kommt von außen. Sie ist also etwas Äußeres, Zusätzliches und hängt nicht mit dem inneren Grund der Sache zusammen (P.S.).

reichte Medizin Simillimum war. Ist die Medizin nicht sehr ähnlich, nur teilweise ähnlich, jedoch trotzdem so ähnlich, daß sie die Krankheit heilen kann, also ein approximatives Simile, sieht man solche Dinge nicht, wie ich sie eben beschrieb; aber wenn man sehr treffend verschreibt und nur beste Arbeit leistet, da wird man es sehen, auch bei besten Konstitutionen.

Die Erklärung dafür ist natürlich, daß die Patientin ebenso empfänglich für die Wirkung der Medizin ist, die sie kurieren wird, wie für die Krankheit, an der sie nun leidet. Krankheiten werden durch unnötige Wiederholung des Mittels und nicht genügend kleine Dosen (also Dosen, die dem Rohzustand noch zu nahe stehen) nur verschlimmert. Die 3., 4. und 6. Potenz, all' das sind gefährliche Potenzen für einen guten Verschreiber. Ist man das nicht, so wird man freilich auch nie so etwas demonstrieren können. Wir werden also auf höhere und höhere Potenzen übergehen, um das, was eine giftige Dosis scheint, zu vermeiden.

Verschlimmerung durch tiefe Potenzen unterscheiden von der durch hohe

Die Verschlimmerung durch tiefe Potenzen ist etwas ganz anderes als die durch sehr hohe Potenzen, etwa eine C 100000. Bei letzterer Verschlimmerung fühlt sich der Patient im ganzen entschieden besser, obwohl die Symptome vorübergehend stärker sind. Diese Verschlimmerung ist kurz und entschieden; die charakteristischen Symptome der Krankheit sind eindeutig schlimmer. Die Krankheit selbst ist nicht schlimmer, es ist nichts zur Krankheit hinzugefügt, sie ist nicht intensiviert, aber die Symptome der Krankheit heben sich schärfer ab; dabei sagt der Patient jedoch: „Es geht mir schon etwas besser." Die Symptome können eventuell etwas alarmierend sein, aber, wie ein Sonnenblick durch die Wolken, fühlt der Patient trotzdem im Innern, daß ihm etwas besser ist. „Heute Morgen fühle ich mich viel besser", sagt der Patient, obwohl die Symptome vielleicht viel verschärfter sind.

Höhere Potenzen als Hahnemann sie gewöhnlich gab

„Organon", § 160

„Da sich jedoch die Gabe eines homöopathischen Heilmittels kaum je so klein bereiten läßt, daß sie nicht die ihr analoge, vor nicht langer Zeit entstandene, unverdorbene, natürliche Krank-

heit bessern, überstimmen, ja völlig heilen und vernichten könnte [§ 249, Anm.], so wird es begreiflich, warum eine nicht kleinstmögliche Gabe passend homöopathischer Arznei immer noch in der ersten Stunde nach der Einnahme eine merkbare, homöopathische Verschlimmerung dieser Art zuwege bringt."

Man wirft uns heute vor, von *Hahnemann* abgewichen zu sein. *Hahnemann* empfahl in einer bestimmten Schaffensperiode die 30. Potenz als genügend hoch und doch auch nicht zu tief. Wir sehen leicht ein, daß das in einer früheren Periode seines Forschens sein mußte, als er die Meinung vertrat, daß des Potenzierens doch irgendwo ein Ende sein müsse. Man klagt uns an, *Hahnemann* verlassen zu haben, weil wir andere Dosen geben als er. Ich will hier zeigen, daß diese Vorwürfe daneben gehen. Lesen wir den § 279:

„Diese reine Erfahrung nun zeigt durchgängig, daß, wenn der Krankheit nicht offenbar beträchtliche Verderbnis eines wichtigen Eingeweides zum Grunde liegt, [auch wenn sie unter die chronischen und komplizierten gehörte] und, selbst wenn bei der Kur alle anderen, fremdartig arzneilichen Einwirkungen auf den Kranken entfernt gehalten worden wären – ***die Gabe des homöopathisch gewählten, hochpotenzierten Heilmittels für den Anfang der Kur einer wichtigen [vorzüglich chronischen] Krankheit, in der Regel nie so klein bereitet werden kann, daß sie nicht noch stärker als die natürliche Krankheit wäre, daß sie dieselbe nicht, wenigstens zum Teil, zu übereinstimmen, nicht schon einen Teil derselben im Gefühle des Lebensprinzips auszulöschen und so schon einen Anfang der Heilung zu bewirken vermöchte."***

Wenn wir nun zur 200. Potenz gehen und feststellen, daß sie noch verschlimmert, gehen wir z.B. zur 50000. Potenz, finden auch da, daß sie ebenfalls noch verschlimmert, so gehen wir zur C 100000 und zur C 1000000 etc., aber finden auch diese noch verschlimmernd, d.h. noch von genügender Kraft, die Symptome anfänglich zu verstärken, aber immer noch mit derselben Heilwirkung begabt. D.h., es ist auch in diesen hohen und höchsten Potenzen noch genügend Kraft, die Symptome anfänglich zu verschlimmern und darauf zu heilen. Könnten wir eine so hohe Potenz fabrizieren, welche keine homöopathische Verschlimmerung mehr nach sich zieht, so können wir so gut wie sicher sagen, daß selbige auch keine Heilkraft mehr hätte. Wir sind jetzt bis zu

C 13 000 000[1] vorgestoßen, aber auch hier ist noch kein Ende der Wirkung feststellbar.

Wir haben nie behauptet, daß jede Potenz auf jeden Patienten paßt. Die Potenz muß dem Zustand des Patienten entsprechen, soll möglichst auf derselben Ebene wirken wie die Krankheit.

Finden wir jemand, der eine höchst positive, eindeutige Verschlimmerung der Symptome durch eine bestimmte Potenz aufweist, so ist das eine Bestätigung dafür. Wir sind absolut nicht von *Hahnemann* abgewichen, sondern handeln ganz in Übereinstimmung mit seiner Lehre.

Also noch einmal:

„Die reine Erfahrung zeigt durchgängig, daß ...die Gabe des homöopathisch gewählten, hochpotenzierten Heilmittels in der Regel nie so klein bereitet werden kann, daß es nicht noch stärker als die natürliche Krankheit wäre ... “

Und im § 280 der 5. Auflage des *„Organon“* heißt es weiter:

„Dieser unumstößliche Erfahrungssatz ist der Maßstab, wonach die Gaben homöopathischer Arznei, ohne Ausnahme, bis dahin zu verkleinern sind, daß sie nach dem Einnehmen nur eine kaum merkliche homöopathische Verschlimmerung erregen, *die Verkleinerung steige auch noch so tief herab und scheine den grobmateriellen Begriffen der Alltags-Ärzte auch noch so unglaublich; ihr Geschwätz muß vor dem Ausspruche der untrüglichen Erfahrung verstummen.“*

Kann noch der mindeste Zweifel darüber bestehen, was *Hahnemann* als kleinste Dosis ansieht? Kann noch Zweifel darüber bestehen, daß er sukzessive Verkleinerung der Gabe bis zu einem Punkt hin meint, wo wir auch keine leichte Verschlimmerung der Symptome mehr registrieren? In der berühmten Anmerkung zum § 249 sagt er:

„Da nach allen Erfahrungen fast keine Gabe einer hoch potenzierten, spezifisch passenden, homöopathischen Arznei bereitet werden kann, welche zur Hervorbringung einer deutlichen Besserung in der angemessenen Krankheit zu klein wäre [§§ 161, 279], so würde man zweckwidrig und

[1] Es handelt sich um *Lachesis* C 13 000 000, welches *Kent* für seine Gattin herstellte (P.S.).

schädlich handeln, wenn man, wie von der bisherigen Kurmethode geschieht, bei Nicht-Besserung oder kleiner Verschlimmerung, dieselbe Arznei, in dem Wahne, daß sie ihrer geringen Menge [ihrer allzu kleinen Gabe] wegen, nicht habe dienlich sein können, wiederholen oder sie wohl gar noch verstärken wollte[1]."

Das übliche Messen der Dosen von ihrer toxischen Qualität aus für die Homöopathie gänzlich unpassend

Unsere Sinne können die Kleinheit dieser Dosen nicht mehr fassen, sie sind außer deren Bereich. Der Mediziner ist gewohnt, Dosen vom Standard toxischer Quantitäten aus zu messen. Er wählt seine Dosis so, daß sie gerade unter der Toxizitätsgrenze liegt, *das* ist seine Dosierung. Man muß diese Dosis sehen können, und sie muß wägbar sein. *Hahnemann* lehrt uns ganz etwas anderes. Er rät uns, diejenige Dosis zu suchen, die gerade noch eine leichte Verschlimmerung der Symptome hervorruft. Wir sehen: Er setzt uns für die Verdünnung keine Grenzen, und praktisch lehrt er also, es gebe gar keine solche. Und tatsächlich ist eine solche bisher auch noch nicht gefunden worden[2].

Ähnlichkeit des Mittels zur Krankheit erstes Problem, das zweite die Dosis

Unter modernen Homöopathen – nicht bei den strengen Hahnemannianern – herrscht die Meinung vor, daß die Dosierungsweise *Hahnemanns* zu schwach sei zum Heilen. Das ist ein fataler Irrtum. Eine quantitative Verstärkung des Mittels macht dasselbe nicht homöopathischer. Die Ähnlichkeit des Mittels zur Krankheit ist die erste Forderung, die zweite die der geeignetsten Dosis. Daß die Dosen, die *Hahnemann* emp-

---

[1] Siehe auch *„Organon"* § 279. Der Allopath hat stets Angst, nicht genug von seiner Medizin zu geben, er sucht das gerade noch erträgliche Maximum zu ermitteln und bewegt sich so dauernd im Grenzbereich der Toxizität. Der Homöopath, im Gegensatz dazu, hat stets Angst, zu viel zu geben, sein Ziel ist, das eben gerade genügende Minimum zu geben, da er dauernd nach dem Wahlspruch *primum non nocere* (vor allem nicht schaden) lebt! (P.S.).

[2] Wir denken, es gibt keine Grenze für die Verdünnung, jenseits der keine Wirkung des Mittels mehr feststellbar ist. Aber in praxi liefern uns die *Kent*sche Skala von Potenzen von 30 bis 1 000 000 und die Quinquagintamillesimalpotenzen *Hahnemanns* alles, was wir von homöopathischen Dynamisationen in puncto therapeutische Wirksamkeit nur wünschen können. Die Suche nach der Grenze spielt also für die Praxis keine Rolle (P.S.).

fohlen hat, zu klein zum Heilen wären, das ist wirklich ein fataler Irrtum. Wir erkennen aus der Praxis an unseren Kliniken und bei Betrachtung der wunderbaren Dinge, die bei Beachtung der *Hahnemann*schen Lehren schon geleistet worden sind, daß die Dosisfrage gar nicht so überaus wesentlich sein dürfte, daß wir in puncto Dosierung wahrscheinlich recht weiten Spielraum genießen, und daß wir keine festen Regeln über einen bestimmten besten Potenzgrad zum Gebrauch am Krankenbett aufstellen können.

Nach allem, was wir nun durchgegangen haben, dürfte es klar sein, daß die 30. Potenz tief genug ist, einen Fall, sei er akut oder chronisch, damit zu beginnen, wo aber dann die obere Grenze der Verdünnung liegt, das hat bis jetzt kein Sterblicher erfahren.

Wir steigen in der Kur von Stufe zu Stufe in den Potenzgraden[1], bis wir den Wesenskern des Menschen im Innersten erreichen; unsere steigenden Potenzgrade erlauben uns dieses. Die verschiedenen Potenzen weichen von einander ab; manche sind sehr verschieden, liegen weit von einander ab, obwohl sie miteinander doch in fester Verbindung stehen.

Es ist ein Irrtum, wenn der Homöopath in die Praxis tritt mit der Idee, daß die Gabengröße, die *Hahnemann* lehrt, zu klein sei zum Heilen. Das zeigt nur, daß sein Geist im Materiellen gefangen liegt, unelastisch ist und höheren Beobachtungen unzugänglich, unfähig, in der Potenzwahl beobachtend höher und höher zu gehen, wie echter Forschergeist uns führt. Sitzt das brennende Verlangen nach der Wahrheit nicht in des Menschen Gehirn, dann sind die Erfahrungen, die er macht, nicht von ihr geprägt, bestehen nicht. Die Wahrheit wollen ist das erste, und dann sind die Erfahrungen, die man macht, auch gut und echt. Steht der Forschergeist allein im Dienste der Wahrheit, sind die Erfahrungen, die er macht, auch wahr. Erfahrungen und Beobachtungen von Menschen, die nicht vom Lichte der Wahrheit durchdrungen sind, kann man nicht trauen, man kann sich nicht auf sie verlassen, und diese Forscher selbst werden durch solche täuschenden Erfahrungen auch nicht zur Wahrheit hingeführt.

---

[1] Siehe *„Organon"* §§ 246 a, 248, 280, 281, 282 a (P.S.).

Quantität bei der einzelnen Dosis – Spätverschlimmerung

Beifügung durch P.S.:

In der 6. Auflage des *„Organon“*, das *Kent* noch nicht gekannt hat, fügt *Hahnemann* dem Begriff über die Rolle des Dynamisationsgrades (Dynamisationsgrad = Qualität) bei der homöopathischen Verschlimmerung noch eine ganz neue Idee bei, diejenige der Quantität, der Kügelchen- und Tropfenzahl bei der einzelnen Dosis.

***„Organon“*, § 283**

„Um nun ganz naturgemäß zu verfahren, wird der wahre Heilkünstler seine, für alle Rücksichten bestens gewählte, homöopathische Arznei auch schon deshalb nur in so kleiner Gabe verordnen ... “ (= wenige Globuli oder geringe Zahl von Tropfen bei der einzelnen Dosis).

Und andererseits spricht *Hahnemann* beim Thema Quinquagintamillesimalpotenzen von einer neuen Form der Verschlimmerung, auf welche der Therapeut achten muß, der Spätverschlimmerung (spez. in § 281 des *„Organon“*).

35. Prognose aus der Reaktion auf die erste Gabe

Wenn einmal die erste Gabe des Mittels gegeben worden ist, beginnt der Arzt, seine Beobachtungen am Kranken zu machen. Die Schlüsse, die er aus ihnen zieht, können für das weitere Schicksal des Patienten entscheidend sein, denn des Arztes Beobachtungen bestimmen sein weiteres Vorgehen, und davon hängt das Wohl des Patienten ab. Weiß er nicht, wie wesentlich das ist, was da zu beobachten ist, wird er nachher sehr leicht falsch handeln, falsche Verschreibungen treffen, seine Medizin wechseln und Dinge tun, die seinen Patienten schlecht bekommen. Es gibt hier wirklich nur *einen* Weg, und für die Intelligenz gibt es keinen Ersatz.

Diskutieren wir mit vielen Ärzten über die Beobachtungen, die man nach Verabreichung der ersten Gabe des Heilmittels machen kann, werden wir entdecken, daß die meisten nur Hirngespinste oder vorgefaßte Meinungen über dieses Thema haben und noch nie etwas sahen, wenn die Applikation einmal erfolgt ist. Die Beobachtungen, die ich nun mitteilen werde, sind die Frucht langen, geduldigen, aufmerksamen Wachens und Wartens [1]. Ist der homöopathische Arzt kein akkurater Beobachter, werden seine Beobachtungen unklar, undeutlich sein; sind seine Beobachtungen aber undeutlich, werden auch seine Verschreibungen darnach sein.

Nehmen wir an, eine Verschreibung ist gemacht, und zwar eine gut passende. Der Patient hat die erste Gabe eingenommen, diese ist also nun am Wirken, Wenn eine Medizin wirkt, beginnt sie doch sofort, Veränderungen im Patienten auszulösen, und diese Veränderungen machen sich durch Zeichen und Symptome bemerkbar. Die innere Natur einer Krankheit offenbart sich dem Arzt durch die Symptome. Nun beobachtet er, was vor sich geht, quasi mit der Uhr in der Hand. Dieses Wachen und Warten und Beobachten ist nun seine Pflicht, damit er anhand der Veränderungen beurteilen kann, was weiter zu geschehen oder nicht zu geschehen hat. Es ist in vielen Fällen recht bald völlig zweifelsfrei, was vermieden, nicht getan werden soll. Es gibt ein Kriterium, welches ihm sagt, was er nicht tun darf. Ist er ein scharfer und aufmerksamer Beobachter, wird er dieses Kriterium in jedem Fall erkennen.

---

[1] Sie sind auch eine Bestätigung dessen, was *Hahnemann* in den „Chronischen Krankheiten“ geschrieben hat (P.S.).

Wenn natürlich eine Verschreibung nicht auf den Fall paßte, dann wird selbige auch keine Veränderungen auslösen, und da ist es dann bald klar, was weiter geschehen muß; langes, geduldiges Warten nach einer unpassenden Verschreibung ist nur Zeitverlust. Vergessen wir das nie, wenn wir nun unsere Beobachtungen machen. Wir sprechen hier nur von jenen Beobachtungen, nur jene Beobachtungen haben einen Wert, die nach Verabreichung eines spezifischen Mittels zu machen sind, eines Mittels, das genügend auf den Fall paßt, um Veränderungen in den Symptomen auszulösen.

Nun beginnen die Veränderungen; welcher Art sind sie, was bedeuten sie, was zeigen sie an? Der Arzt muß merken, was vor sich geht, wenn er dem Bericht des Patienten zuhört. Man erkennt an der Veränderung der Symptome, daß die Heilmittelwirkung eingesetzt hat.

Das Verschwinden gewisser Symptome,
das Anwachsen anderer,
die Besserung einzelner Symptome,
die Reihenfolge, in der das geschieht,

alles sind Veränderungen aus der Mittelwirkung heraus, und diese Veränderungen müssen studiert werden.

Verschlimmerung des Kranken und der Krankheit. Verschlimmerung der Symptome; Besserung des Allgemeinzustandes

Unter die am häufigsten zu beobachtenden Heilmitteleffekte gehören Verschlimmerung und Besserung.

Von der Verschlimmerung gibt es zwei Arten:

1. **Die Verschlimmerung des Kranken und der Krankheit**, dem Kranken geht es wirklich eindeutig schlechter, oder

2. **eine bloße Verschlimmerung der Symptome**, bei welcher **der Allgemeinzustand** des Patienten sich aber **bessert.**

Eine Verschlimmerung der Krankheit mit Schwächer- und Schlechterwerden des Patienten und Verschlimmerung der Symptome ist etwas ganz anderes, als die homöopathische Verschlimmerung. Bei letzterer werden wohl die Symptome schlimmer, stärker, dem Patienten selbst aber geht es trotzdem besser. So etwas sieht man nur nach einer passenden homöopathischen Verschreibung. Eine echte homöopathische Verschlimmerung haben wir dann vor uns, wenn die Symptome dem Beobachter schlimmer scheinen, der Patient aber sagt: „Ich fühle mich besser."

Wir müssen nun diese Zustände etwas näher betrachten, und zwar auf ihren zeitlichen und örtlichen Ablauf, wie die Verschlimmerung auftritt, wie die Besserung, wie lange sie dauern etc. Die verschiedenen Arten von Verschlimmerung und Besserung, die Richtung, welche die Symptome nehmen, und viele andere Dinge gilt es zu besprechen, zu beobachten und zu beurteilen.

Das Wichtigste bei diesen Beobachtungen ist der Patient selbst, unsere Hauptaufmerksamkeit gilt der Frage: Bessert sich sein Befinden oder verschlechtert es sich? Wir müssen das anhand der Symptome beurteilen. Es wird auch vorkommen, daß der Patient sagt: „Ich werde schwächer und schwächer", und trotzdem wissen wir aus gewissen Zeichen, daß das nicht wahr ist; so sicher können wir uns auf die Symptome und das, was sie aussagen, verlassen. Sie sind zuverlässiger als die Meinungen des Patienten. Oft kann man einen Pessimisten jammern hören: „Mir geht es so viel schlechter". Wenn man dann aber die Symptome einzeln durchnimmt, erkennt man, daß er ganz auf dem richtigen Weg ist, daß man sehr zufrieden sein kann mit dem Zustand, daß es ihm in Wirklichkeit ganz gut geht. Von dem Moment an, da der Patient dann merkt, daß man voll Zuversicht ist, alles in Ordnung findet, fühlt er sich sofort auch besser, will aufstehen und verlangt zum ersten Mal wieder etwas zu essen.

Zentripetale Richtung der Symptome – schlechtes Zeichen; zentrifugale Richtung – gutes Zeichen

Aus den Symptomen erkennt man aber auch, wenn der Patient wirklich schwächer wird, wenn die Symptome eher eine zentripetale als zentrifugale Richtung einschlagen, dann weiß man – mag der Patient sich auch noch so optimistisch gebärden –, daß gar kein Grund zum Optimismus vorliegt. Auf die Symptome können wir uns verlassen, viel besser als auf das, was der Patient meint. In der alten Schule kennt man so etwas nicht, da steht die, wie wir nun sahen, manchmal recht unsachliche Meinung des Patienten ganz für sich da, der Arzt kann sie glauben oder nicht, er hat aber kein objektives Kriterium für Ablehnung oder Annahme. Die Meinung des Patienten ist da, wo homöopathisch verschrieben wird, nicht so wichtig. Viel wichtiger ist für uns die Sprache der Symptome. Die Meinung des Patienten und die Symptome sollten sich decken. Das ist auch oft der Fall, wo es aber nicht der Fall ist, da sind die Symptome die zuverlässigeren, befriedigenderen Anhaltspunkte als des Patienten Meinungen.

Hier nun noch eine weitere Bemerkung von allgemeinerem Interesse: Wir sollen nämlich anhand der Symptome auch erkennen können, ob die vor sich gehenden Veränderungen genügend tiefgreifend sind. Gehen nur äußerliche Veränderungen vor sich, muß der Arzt wissen, was das heißt, daß hier nämlich die Krankheit nicht von zuinnerst heraus geheilt wird, sondern daß hier nur ein paar Symptome verändert werden, deren Natur ganz oberflächlich ist. Gerade bei unheilbaren Fällen können milde Medikamente, die nur oberflächlich wirken, recht gut palliative Verwendung finden; sie wirken aufs Sensorium, auf die Sinne, in der Tiefe aber geht die verborgene Krankheit weiter und macht ihre Fortschritte, ja, wird manchmal sogar eindeutig verschlimmert, aber der Patient fühlt sich relativ beschwerdefrei dabei. So können wir aus den Symptomen also auch erkennen, ob die Veränderungen, die vor sich gehen, auch von genügender Tiefe sind, fähig, eine Heilung einzuleiten. Die Richtung, welche die Symptome einschlagen, genügt, uns darüber zu informieren, speziell bei chronischen Krankheiten.

Es gibt 12 verschiedene Reaktionsarten zu beobachten:

1. Da kommt ein Patient mit schlechter Haltung und einem trockenen, lästigen Husten von vielen Jahren Dauer in die Klinik. Unser klinischer Blick sagt uns, daß er schon lange krank sein muß; sein Gesicht sieht recht krank aus, er ist schwach und ängstlich, voller Sorgen, leidet Mangel an Kleidung und Nahrung. Wir nehmen nun seine Symptome auf, studieren sie und finden, daß er eindeutig ein Homöopsorikum braucht, da seine Symptome durch ein solches gedeckt werden, und aus der Krankheitsgeschichte wissen wir, daß er dasselbe schon recht lange nötig gehabt hätte. Die gründliche Untersuchung bestärkt uns in der Wahl des Homöopsorikums, die wir getroffen haben. Zuletzt schließen wir nun auch noch die physische Untersuchung an, bemerken, daß sein Brustkorb ungenügende Atemexkursionen macht, und bei der Auskultation stellen wir dann eine Tuberkulose fest. Der schwache Puls und viele andere, in gleiche Richtung weisende Symptome zeigen uns, daß der Patient gesundheitlich langsam, aber sicher immer weiter heruntergekommen ist.[1]

[1] Muß man es wirklich wiederholen? Die pathologisch-anatomische Diagnose ist für den Homöopathen ebenso wichtig wie für den Allopathen, beide müssen dieselbe von Grund auf beherrschen (P.S.).

Wir geben ihm nun die Medizin. Einige Tage darauf kommt er mit einer akuten Verschlimmerung der Symptome zurück: Er hustet mehr, hat nun Nachtschweiße, ist schwächer. Nun, der homöopathische Arzt hört so etwas gern, er hört gern von einer Verschlimmerung der Symptome. Aber nach einer weiteren Woche kommt der Patient noch einmal, und die Verschlimmerung ist noch nicht gewichen, im Gegenteil, sie ist noch eher stärker, der Patient hustet ärger, der Auswurf ist störender als je, die Nachtschweiße gehen weiter. Nach einer weiteren Woche kommt er wieder zurück und ist nun noch schlimmer daran, alle Symptome sind schlimmer, seit er diese Medizin erhielt. Er war bei relativem Wohlbefinden, bevor er sie genommen hat. Aber am Ende der vierten Woche müssen wir feststellen, daß es ihm dauernd schlechter geht. Es folgte also leider nie eine Besserung auf die Verschlimmerung hinab, sondern es geht schlechter und schlechter, der Patient ist vor Schwäche jetzt nicht einmal mehr fähig, zur Sprechstunde zu kommen.

Das ist die **erste Beobachtung: Lange, lange Verschlimmerung und schließlich Übergang in den Zusammenbruch.**

Was haben wir getan? Wir haben einen schweren Fehler begangen: Das gewählte Homöopsorikum war zu eingreifend, zu tiefwirkend, es führte zu Zerstörung, zu Gewebseinschmelzung. In diesem Stadium, in dem der Patient zu uns kam, konnte es keine lebensrettende Reaktion mehr geben, der Fall war unheilbar. Was hätte man denn tun sollen? Darf man denn in solchen Fällen das homöopathische Mittel nicht geben? Wie wir sehen, ging es damit dem Patienten schlechter und schlechter. Wenn wir trotz der sehr geringen Dosis im Zweifel sind, ob das von unserem Mittel kam, und es dem Patienten auf solche Weise schlechter geht, bleibt uns nichts übrig, als wohl baldigst den Totenschein auszufüllen.

Bei unheilbaren und zweifelhaften Fällen gehe man nie über C 30 oder C 200 hinauf und beobachte dann, ob die folgende Verschlimmerung zu tief geht oder zu lange dauert. Bei solchen Fällen gibt es zahlreiche Zeichen in der Brust, die den Arzt in Zweifel setzen, ob er nun ein so tiefgreifendes Mittel geben darf, wenn organisch schon solche Resultate vorliegen. Das Gesagte gilt freilich nicht, wo solche Dinge erst *drohen*, wo man Angst hat, es möge einst so weit kommen, sondern nur da, wo sie tatsächlich schon präsent sind. In obigem Fall sind wir aller Wahrscheinlichkeit nach mit dem Heilmittel zu spät gekommen, das Mittel hat dann den Organismus zur Reaktion aufgewühlt, damit aber nur Zerstörung eingeleitet, da keine Kraftreserven zu heilsamer Reaktion mehr da waren. Beginnen wir also solche Fälle mit einer mäßig tiefen Potenz[1] und die C 30 ist gerade recht für jedermann und jederlei Krankheit.[2]

Lange Verschlimmerung, dann langsame Besserung Beginn mit niederen Potenzen in zweifelhaften Fällen

2. Scheint der Patient nicht so schlecht daran zu sein wie der eben beschriebene, d. h. bekommen wir so jemand in einem früheren Stadium, bevor die Störungen so weit gediehen sind, und geben wir da unser Mittel in sehr hoher Potenz auf dieselbe Weise wie oben, können wir die zweite Beobachtung machen. Obwohl die Verschlimmerung auch lange geht und ernst ist, beobachten wir doch am Ende eine heilsame Erholung, eine Besserung. Die Verschlimmerung kann vielleicht manche Woche andauern, dann aber scheint der Organismus sich doch aufzurappeln, und von da an beginnt eine langsame, aber sichere Erholungsphase. Diese Art Reaktion zeigt uns nur, daß die Krankheit hier noch nicht so weit gediehen war, die Gewebsveränderungen waren noch nicht so ausgesprochen.Vielleicht am Ende von drei Monaten ist der Patient so weit, daß eine zweite Dosis folgen muß. Da sehen wir dann wieder genau denselben Effekt: lange Verschlimmerung, aber schließlich Erholung. Da wissen wir dann, daß dieser Patient an der Grenze zur Unheilbarkeit stand; wäre er noch länger nicht zur Behandlung gekommen, wäre Heilung unmöglich gewesen. Es ist immer ratsam, bei zweifelhaften Fällen mit niederen Potenzen (30. oder 200.) zu beginnen, das ist vorsichtiger; und wache man über den Fall, um jederzeit die Medizin, die man gab, antidotieren zu können, wenn es etwa schief geht.

Die **zweite Beobachtung** ist also **langdauernde Verschlimmerung, aber schließlich langsame** Erholung. Wenn es dem Patienten nach Verlauf einiger Wochen ein bißchen besser geht als zuerst nach Einnahme der ersten Dosis, dann besteht eine gewisse Hoffnung, daß die Krankheit nach und nach überwunden und hinausgeworfen werden kann, so daß schließlich Heilung eintritt. Aber manche Jahre mag nach jeder weiteren Dosis eine lange Verschlimmerungszeit folgen. Bei Patienten, die so reagieren, liegen stets sehr deutliche, ausgesprochene Gewebsläsionen im Anfangsstadium vor. Aus der Reaktion auf das Mittel können

---

[1] Mäßig tief = weniger „spitz“, weniger scharf (Prof. *Joannon*).

[2] Man verliert keinen Kranken, weil man zu wenige Mittel in zu schwacher Dosierung gab, aber viele Kranke, weil man zu viele Mittel in zu starken Dosen und vor allem in zu häufigen Dosen gegeben hat (P.S.).

wir erkennen, in welchem Zustand die Gewebe sind, und zugleich können wir daraus manchmal prognostische Schlüsse ziehen.

Rasche heftige Verschlimmerung – schnelle Besserung

Die **dritte Beobachtung** nach Administration des homöopathischen Heilmittels ist **rasch eintretende, kurze, heftige Verschlimmerung und danach rapide Besserung des Patienten.** Wo immer man eine Verschlimmerung beobachtet, die rasch kommt, kurz dauert und mehr oder weniger kräftig ist, findet man nachher langdauernde Besserung des Patienten. Und zwar bedeutende Besserung, die Reaktion des Körpers ist kräftig, nirgends ist eine Tendenz zu Strukturveränderungen in den lebenswichtigen Organen. Sind Strukturveränderungen da, so höchstens äußerliche, in nicht lebenswichtigen Organen. Es kann sein, daß Abszesse sich bilden; Lymphknoten, ohne welche man ebenfalls existieren kann, in Regionen, die nicht lebenswichtig sind, können eitern. Solche organischen Veränderungen sind aber alles nur oberflächliche Veränderungen und nicht zu vergleichen mit strukturellen Läsionen in lebenswichtigen Organen wie Leber, Nieren, Herz, Gehirn. Unterscheiden wir deutlich zwischen organischen Veränderungen in lebenswichtigen Organen, ohne welche Leben unmöglich ist, und organischen Veränderungen in Strukturen des Körpers, welche zum Leben nicht unbedingt erforderlich sind.

Eine rasch eintretende, kurze und starke Verschlimmerung ist das, was wir uns wünschen, auf dem Fuße folgt ihr rasch die Besserung. Dieser Art ist die leichte Aggravation in den ersten Stunden bei Applikation des Heilmittels in akuten Krankheiten und in den ersten Tagen bei chronischen Krankheiten („*Organon*", §§ 158 und 159).

§ 158

*„Diese kleine **homöopathische Verschlimmerung,** in den ersten Stunden – eine sehr gute Vorbedeutung, daß die **akute** Krankheit meist von der ersten Gabe beendigt sein wird – ist nicht selten, da die Arzneikrankheit natürlich um etwas stärker sein muß als das zu heilende Übel, wenn sie letzteres überstimmen und auslöschen soll; so wie auch eine ähnliche natürliche Krankheit, nur wenn sie stärker als die andere ist, dieselbe aufheben und vernichten kann [§ 43–48]".*

§ 159

„Je kleiner die Gabe des homöopathischen Mittels, desto kleiner und kürzer ist auch bei Behandlung ***akuter*** *Krankheiten diese anscheinende Krankheitserhöhung in den ersten Stunden."*

Keine Erstverschlimmerung – befriedigender Kurverlauf

4. Unter die **vierte Beobachtung** gehören eine Klasse von Fällen, bei denen wir einen sehr befriedigenden Kurverlauf finden, aber nach der Administration des Mittels **nie auch nur die geringste Erstverschlimmerung bemerken.**

Da ist auf alle Fälle kein organischer Schaden vorhanden, nicht einmal die Tendenz zu einer organischen Erkrankung. Die chronischen Störungen, auf welche das Mittel paßt, gehören mehr zu den funktionellen, nervösen, als zu solchen, in denen Gewebsveränderungen drohen. Es gibt so deutlich ausgesprochene Gewebsveränderungen, daß die Lebensenergie, welche durch den ganzen Körper fließt, durch sie in ihrem harmonischen Fließen gestört wird, und so leichte, daß sie auch mit unseren besten Präzisionsinstrumenten nicht entdeckbar sind. Funktionelle Krankheiten können sehr heftige Leiden sein, Heilung kann da aber ohne jede Verschlimmerung erfolgen. Wir wissen, daß da, wo keine Verschlimmerung eintritt, das Mittel ausgezeichnet paßt, exakt auf den Fall stimmt, aber eine solche Situation müssen wir nicht alle Tage erwarten. Obwohl nur ein rein nervöser, funktioneller Krankheitszustand vorliegt, gibt es da, wo unsere Potenz nicht paßt, eine Verschlimmerung, nämlich dann, wenn die Potenz zu nahe dem Rohzustand oder, im Gegenteil, zu hoch ist.

In Kuren ohne jede Aggravation wissen wir, daß unser Potenzgrad gerade der richtige, der passende war, und daß wir auch das richtige Mittel, das Heilmittel getroffen haben, wenn die Symptome in bestimmter Ordnung vergehen und der Patient zur Gesundheit zurückfindet. Die Heilung ohne Erstverschlimmerung in akuten Krankheiten ist die perfekteste Art der Heilung, obwohl man i. a. befriedigter ist, wenn man nach der ersten Gabe eine leichte Verschlimmerung der Symptome bemerkt. Die **vierte Beobachtung** umfaßt also jene Patienten, bei denen wir **Genesung ohne jede vorgängige Verschlimmerung** beobachten.

Fünfte Beobachtung: Eine anfängliche Besserung geht der Verschlimmerung voraus

Manchmal begegnen uns krank aussehende Patienten, so krank wie jene, die bei der ersten und zweiten Beobachtung geschildert werden; sie kommen zur Konsultation; nach langem Studium verschreiben wir ihnen ein Mittel. Nach ein paar Tagen kommen sie wieder mit dem Bericht, wie viel besser sie sich befänden, seit sie mit dieser Medizin begonnen hätten. Man stellt drei bis vier Tage eine offensichtliche Besserung fest, eine prompte Wirkung des Mittels. Der Patient sagt, er fühle sich besser, und die Symptome scheinen auch besser zu sein. Aber warten wir bis zum Ende der ersten Woche[1] oder schon nach vier oder fünf Tagen sind alle Symptome schlimmer, als da er das erste Mal zu uns kam. In sehr ernsten Fällen, in Fällen mit vielen Symptomen ist es gar nichts Ungewöhnliches, zuerst nach Applikation des Mittels eine Besserung der Symptome zu sehen, aber sagen wir, was wir wollen, die Situation ist trotzdem ungünstig.

Zuerst Besserung, dann Verschlimmerung heißt:

a) Entweder deckt das gewählte Mittel nur die oberflächlichen Symptome, ist nicht das echte, tiefgreifende Heilmittel, und wirkt deshalb bloß palliativ, d. h. beschwichtigend, dämpfend, nicht heilend.

b) Oder das gewählte Mittel paßt recht gut auf den Fall, der Patient ist aber unheilbar, die Krankheit ist schon zu weit fortgeschritten.

Welcher der beiden Gründe in unserem Fall zutrifft, das kann nur durch eine erneute Vorladung und Untersuchung des Patienten abgeklärt werden, wobei man auch herausfinden muß, wie weit die Symptome und das gegebene Mittel zusammenpassen. Manchmal merkt man dann, daß das gegebene Mittel ein falsches war, daß man sich also in der Mittelwahl täuschte, ein weiteres Studium des Falles offenbart, daß unser Mittel nur die besonders bedenklichen Symptome des Patienten deckte, nicht aber den ganzen Fall, daß es also den konstitutionellen Zustand des Patienten gar nicht berührte, oder aber, man kommt zur Einsicht, daß dieser Patient unheilbar ist und daß unsere Wahl ungünstig wirkt.

Das Beste, was dem Patienten passieren kann, ist, wenn die Symptome nachher, wenn die Mittelwirkung abklingt, genau so zurückkehren, wie

---

[1] Siehe den Aufsatz von Pierre *Schmidt* „The Belated Aggravation", 1936 in den USA publiziert, zu haben beim Autor. Prof. *Joannon* nennt diese Reaktionsweise vorübergehendes, zeitweises Déconditionnement (P.S.).

sie vorher waren; sehr oft kommen sie aber leider verändert zurück, und dann heißt es, Gewehr bei Fuß auch durch recht unangenehme Leiden durchhalten, bis das ursprüngliche Bild wieder hergestellt ist. Und der Patient wird darin besser bei der Stange bleiben, wenn der Arzt ihm sogleich gesteht, daß seine Wahl nicht ganz ideal, nicht ganz treffend war, und daß er das nächste Mal besser zu treffen hofft. Es ist merkwürdig, wie das Vertrauen der Patienten zu ihrem Arzt wächst, wenn derselbe die Wahrheit sagt. Seine Unvollkommenheit einzugestehen und sich derselben zu entschuldigen, weckt bei einem intelligenten Patienten Vertrauen.

Sechste Beobachtung: lange Wirkungsdauer hoher und höchster Potenzen

Hohe und höchste Potenzen haben, wie wir beobachten werden, sehr lange Wirkungsdauer. Wenn ich sage, sie wirken lange, so bin ich in Wahrheit nicht ganz sicher, ob diese Bezeichnung treffend ist, ich sollte vielleicht besser sagen, sie scheinen so lange zu wirken, denn die tatsächlichen Verhältnisse sind folgende: Die gegebene Hochpotenz in Einzeldosis wirkt, sobald sie eingenommen ist, sie löst sofort gewisse Prozesse aus, die den Zweck haben, wieder Ordnung in den Organismus zu bringen. Wenn diese einmal laufen, hat es gar keinen Zweck, weitere Medizin darein zu geben. Ein Zustand der Harmonie, der Ordnung tritt ein, der manchmal recht lange andauern kann, vielleicht mehrere Monate. Der Patient kommt ohne jegliche weitere Medizin ganz gut durch, und zwar eindeutig besser, als wenn man die Medizin, die ihm half, repetiert: eine Repetition wäre vollkommen unnütz, ja störend. Heilbare Fälle, deren Heilungschancen gut sind, erfreuen sich über lange Zeiträume eines recht guten Befindens, die Symptome, die sie hatten, sind bedeutend gelindert.

Der Patient kommt nach der ersten, zweiten oder dritten Woche zurück in die Sprechstunde und bemerkt, es sei ihm wohl; seit der C 100000 von *Sulfur* gehe es ihm bedeutend besser. Aber am Ende der vierten Woche kommt er wieder, und diesmal klagt er: „Es geht mir leider wieder schlechter." Der Arzt muß sich dann ein Urteil bilden, was da passiert ist, wie das zu erklären ist. Hat der Patient etwas getan, was die Aktion des Mittels stört? Hat er sich z.B. betrunken? Hat er mit Chemikalien zu tun gehabt, an denen er sich vergiftete? Kam er in Ammoniakdünste? Wenn nichts von alledem stattfand, hat diese Art Reaktion eine recht schlechte Bedeutung. Wenn eine gut gewählte Medizin in Hochpotenz nur wenige Wochen wirkt, wo wir eine Wirkung von Monaten erwarten, schaue man sich den Patienten etwas näher an, und besonders, wenn er absolut nichts getan hat, was die Medizin hätte stören können.

Diese **sechste Beobachtung** ist also **zu kurzes Andauern der Besserung.** Die Besserung auf die erste Gabe des Konstitutionsmittels dauert nicht lange genug, dauert nicht so lange, wie sie sollte. Die dritte Beobachtung war rasch eintretende, schnell vorübergehende Erstverschlimmerung und danach langanhaltende Besserung; hier bei der sechsten Beobachtung haben wir es mit einer Besserung zu tun, die aber nicht lange genug anhält, nach zu kurzer Dauer abbricht. Da, wo man eine eindeutige Erstverschlimmerung und nachherige rasche Erholung feststellt, wird man *nie, absolut nie*, eine zu kurze Wirkung des Mittels beobachten, oder in anderen Worten eine zu kurze Besserung. Nach der raschen Erholung ist man gewohnt, eine langanhaltende Phase des Wohlbefindens zu beobachten; tritt das nicht ein, hält sie nicht lange an, muß etwas die Wirkung unseres Mittels stören. Der Patient mag unbewußt etwas tun, was das Mittel stört, oder aber er stört es bewußt mit etwas, trotz unserer Warnungen.

Eine rasche Erholung bedeutet das Beste, was man sich nur wünschen kann:

> Das Mittel paßt vorzüglich, ist ein Schuß ins Schwarze, die Lebenskraft ist stark, der Organismus noch in guter Verfassung, ohne nennenswerte Gewebsveränderungen, die Heilung ist sicher, wenn alles gut geht.

Diese zu wenig lange dauernde Besserung kann sowohl bei akuten als chronischen Krankheiten gesehen werden. Geben wir z.B. in einer äußerst heftigen Hirnentzündung eine Dosis unserer Medizin, erleben wir eine auffallende Besserung der Symptome, welche aber z.B. nur eine Stunde andauert, und dann muß das Mittel wieder gegeben werden, also eine weitere Dosis. Da aber folgt eine Besserung von nur noch einer halben Stunde. Das hat eine schlimme Bedeutung, nämlich daß in diesem Falle keine Hoffnung mehr besteht, bei solch einer zu kurzen Besserung. Die Wirkung von *Belladonna* bei manchen akuten Zuständen mit hochrotem Gesicht ist fast momentan. In fünf Minuten schon kann die Besserung eintreten, die beste Art Besserung aber ist jene, welche schrittweise, so nach ein oder zwei Stunden eintritt, eine solche hält gewöhnlich dann auch länger an.

Wenn in *akuten* Krankheiten die Besserung zu kurz dauert, so dann, wenn so hochgradige Entzündungsprozesse vorhanden sind, daß Organe in ihrem Bestand bedroht sind.

Wenn bei *chronischen* Krankheiten eine zu kurze Besserung auf das Heilmittel konstatiert werden muß, so bedeutet das strukturelle Veränderungen, d. h. daß Organe schon zerstört oder, auf dem Wege der Zerstörung sind, oder mindestens in sehr prekärer Situation.

Man kann solche Veränderungen am lebenden Patienten gar nicht immer so sicher diagnostizieren, aber sie sind in diesen Fällen da, und ein scharfer Beobachter, der seinen Beobachtungssinn in jahrelanger ernster Arbeit vervollkommnet hat, wird oft an den Symptomen allein, ganz ohne physische Untersuchung, erkennen, was los ist; er durchschaut die Dinge so exakt, daß man nur staunen kann.

Die Familie, deren Arzt er ist, hält ihn darum für weiser als alle anderen, er erscheint ihnen wie ein Hellseher oder Prophet, da er ihre Konstitutionen in so erstaunlicher Weise kennt. Diese Kenntnis erwarb er sich durch das Studium ihrer Symptome, durch die Beobachtung, wie sie auf seine Mittel reagierten, wie die Symptome nach der Applikation der Mittel waren. Dieses Studium führt ihn so weit, daß er von vornherein genau weiß, wie ein Patient reagiert, langsam oder schnell. Von jedem Familienmitglied weiß er, wie die Mittel bei ihm anschlagen. Wir sprechen hier vom Hausarzt, er sollte wirklich intelligent genug sein, seine Patienten ein bißchen zu kennen, wenn er sie einmal eine Weile zu behandeln hatte. Der alte Arzt ist im Besitz dieser Kenntnisse, der Student und der junge Arzt müssen das alles lernen.

Siebente Beobachtung: Besserung der Symptome für die volle Wirkungsdauer des Mittels – dem Patienten geht es nicht besser

Ab und zu einmal kann man eine Besserung der Symptome für die volle Wirkungsdauer eines Mittels beobachten, ohne daß es dem Patienten selbst besser ginge.

Es gibt Patienten, bei denen nicht mehr möglich ist: Latente Bedingungen[1], latente organische Schäden verhindern bei ihnen eine Besserung über einen gewissen Punkt hinaus. Ein Patient mit nur einer Niere kann sich nur bis zu einem gewissen Grad bessern; Patienten mit fibrösen Narbenstrukturen in gewissen Geweben (Herz, Leber etc.), abgekapsel-

---

[1] Siehe Organon: Einseitige Krankheiten, § 172 uff. (P.S.).

ten Tuberkeln und Lungen, die nur noch eine beschränkte Arbeit leisten können, haben gewisse Symptome. Mit Mitteln kann man diese Symptome von Zeit zu Zeit bessern, der Patient selbst ist aber nur bis zu einem gewissen Grade heilbar, weiter geht es nicht, man kommt nie darüber hinaus. Man denke daran, wenn man einmal mehrere Medizinen hat, die Besserung jedes Mal zwar für die volle Wirkungsdauer des Mittels anhielt, der Patient selbst aber nicht vorwärts gekommen ist. Die Medizinen wirken günstig, aber der Patient kann nie als geheilt bezeichnet werden. Man hat das Übel also nur beschwichtigt, zurückgedrängt, man nennt das Palliation. Die homöopathischen Mittel bewirken hier also nur eine den Umständen angepaßte Palliation.

Achte Beobachtung: Arzneimittelprüfung empfindlicher Patienten mit jedem Mittel

Gewisse Patienten machen mit jedem Mittel, das man ihnen gibt, eine Arzneimittelprüfung. Es sind Patienten, die zur Hysterie neigen, übernervös, überempfindlich in jeder Hinsicht sind[1]. Man kennt eine konstitutionelle Überempfindlichkeit (Idiosynkrasie), und solche Menschen sind leider oft unheilbar. Gibt man ihnen eine Dosis in Hochpotenz, so produzieren sie sofort Symptome des Mittels, machen also sofort eine Arzneimittelprüfung. Und während sie unter dem Einfluß der betreffenden Medizin stehen, sind sie gegen andere Einflüsse immun. Die eine Dosis Hochpotenz ergreift ganz Besitz von ihnen, genau wie eine Krankheit; das Mittel macht sie arzneikrank, und die Arzneikrankheit hat, wie jede gewöhnliche Krankheit, ein Prodromalstadium, ein Wachstumsstadium und dann die Periode des Abklingens. Solche Leute sind natürlich gute Prüfer, d. h. sehr geeignet für Arzneimittelprüfungen, speziell auch zum Nachweis von Hochpotenzwirkungen.

Wenn man auf einen Patienten stößt, der die hohen Potenzen, die man ihm gibt, gleich in Form einer Arzneimittelprüfung verarbeitet, so gehe man bei ihm zurück auf die 30. und 200. Potenz, man gebe nicht höher. Solche Patienten machen uns viel Mühe. Wir werden sehen, daß wir deren akute Übel oft mit C 30, C 200 und C 500 heilen können und deren chronische Übel mit denselben Potenzen wenigstens erleichtern.

---

[1] Allergiker, Hypochonder, Anaphylaktiker [persönliche Überempfindlichkeit (*Bard*)] sind nur für gewisse spezielle Einflüsse empfindlich, nicht für alles (P.S.).

Viele von ihnen sind mit einer solchen Überempfindlichkeit geboren, und sie werden dieselbe bis zum letzten Atemzug behalten, nie kommen sie aus diesem übererregbaren, übernervösen Zustand heraus.

Solche überempfindlichen Patienten sind jedoch für den homöopathischen Arzt eine Informationsquelle erster Güte. Wenn sie eine Arzneimittelprüfung hinter sich haben, sind sie sofort wieder für eine Wiederholung der Prüfung oder eine Prüfung einer anderen Substanz frei.

Neunte Beobachtung: Die Arzneimittelprüfung an gesunden Versuchspersonen

Gesunden Prüfern tut eine richtig geleitete Arzneimittelprüfung stets wohl („*Organon*", § 141 a). Vor der Prüfung sollen die konstitutionellen Symptome desjenigen, der eine Prüfung mitmachen will, sorgfältig erhoben und niedergeschrieben werden, damit man sie nachher vom Prüfungsbild, das sich ergibt, abzieht. Diese konstitutionellen Symptome werden zwar während der Prüfung kaum hervortreten; tun sie es doch, so soll man die Veränderungen beachten, die sie durch die Prüfung erlitten.

Zehnte Beobachtung: Auftreten neuer Symptome nach Mittelgabe

Die zehnte Beobachtung betrifft das Auftreten neuer Symptome nach Applikation des Heilmittels.

Wenn nach Applikation eines Mittels eine große Menge neuer Symptome auftritt, wird sich unsere Verschreibung i. a. als eine unpassende erweisen. Dann und wann mag aber ein anscheinend neues Symptom doch nur ein altes Symptom sein, das der Patient früher hatte, damals aber nicht beachtete, welches nun wieder hervortritt. Er meint, es sei ein neues. Je größer die Reihe neuer Symptome nach Applikation eines Medikaments aber, wie gesagt, ist, desto mehr Zweifel wirft das auf die Richtigkeit unserer Verschreibung. Wenn dann der Aufruhr wieder vorbei ist, alle neuen Symptome wieder verschwunden sind, wird wahrscheinlich wieder alles so sein, wie es vor dieser Verschreibung war, und keinerlei Besserung festzustellen sein. Diese Beobachtung zeigt uns also, daß zwischen unserer Verschreibung und dem Krankheitsfall keine echt homöopathische Beziehung bestand.

Elfte Beobachtung: Rückkehr alter Symptome

Im gleichen Maße wie alte Symptome, die lange verschwunden waren, wieder hervortreten, wird die Krankheit heilbar sein. Diese alten Symptome verschwanden nur, da neue sie überlagerten. Es ist nichts Ungewöhnliches, alte Symptome nach Eintreten der Verschlimmerung wieder aufscheinen zu sehen. Die Symptome müssen ja, wenn es richtig geht, in umgekehrter Reihenfolge ihres einstigen Auftretens verschwinden. Die Symptome, die jetzt da waren, hören auf, und alte Symptome von früher steigen auf. Der Arzt muß wissen, daß der Patient in diesem Fall auf dem Weg zur Genesung ist, und es ist schön, wenn man dem Patienten sagen kann, wie ermutigend es ist, daß Krankheiten bei echter Heilung

> von oben nach unten,
> von innen nach außen
> und in umgekehrter Reihenfolge ihres Vordringens,
> ihrer Entwicklung

verschwinden (*Hering*sches Gesetz).

Häufig werden wir beobachten, wie alte Symptome zurückkommen und vergehen, ohne daß wir etwa unsere Medikation wechseln. Ein solcher Lauf der Dinge ist ausgezeichnet, man hat nichts zu tun, als die Medizin, die so gut wirkt, weiter wirken zu lassen, sie ja nicht zu stören. Erst dann, wenn alte Symptome, die zurückkamen, etwa hartnäckig stehen bleiben, kann eine Wiederholung der Gabe nötig werden.

Zwölfte Beobachtung: Symptome schlagen falsche Richtung ein

Manchmal bemerken wir, daß die Symptome eine falsche Richtung einschlagen. Verschreibt man z. B. für einen Rheumatismus in Knien und Füßen oder Händen, und tritt an diesen Orten Erleichterung ein, packen den Patienten nun aber auf einmal heftige innere Beschwerden, die sich auf die Herzgegend konzentrieren oder das Rückenmark als ergriffen erscheinen lassen, erleben wir eine Übertragung der Krankheit von der Peripherie zum Zentrum. Da müssen wir raschestens zum Antidot unseres obigen Mittels greifen, sonst werden wir strukturelle Veränderungen am neuen Sitz der Krankheit nicht verhindern können. Nehmen Krankheiten einen *zentrifugalen* Verlauf, von den lebenswichtigen Organen weg, von Herz, Lunge, Gehirn und Rückenmark weg, nach auswärts, z. B. auf die Extremitäten, so können wir stets beruhigt sein, das ist gut. Deshalb geht es z. B. gichtgeplagten Leuten doch in puncto Gesundheit und Allgemeinzustand am besten, wenn die Krankheit in ihren Fingern und Zehen am schlimmsten ist. Verschreibt man etwas für sie, sieht dann in der Folge dafür Herzsymptome bedrohlich werden, so wird es höchst ungemütlich, denn von da an geht es dann schrittweise abwärts. Hautausschläge und Affektionen an den Extremitäten sind Dinge weit vom Zentrum, treiben wir so etwas nie hinein. Äußeres ist nie so gefährlich wie Inneres. Ich erinnere mich einer gewalttätigen, älteren Patientin reichlich galligen Temperaments, die mich entließ, weil sie, wie sie sagte, noch laufen konnte, als sie in meine Behandlung trat, und nun von Rheumatismus geschwollene Knöchel habe, so daß sie keine Bewegung mehr machen könne. Sie nahm einen anderen Arzt, bald erschien ihre Todesanzeige.

Die große Gefahr ist stets, ein Mittel zu wählen, das nur auf die äußeren Symptome allein paßt, d.h. z.B. auf die Hautsymptome, und dabei jene Symptome zu ignorieren, die der Patient sonst noch hat, d.h. den Zustand des ganzen Organismus, des Patienten als Ganzes zu ignorieren. Das Mittel, das so wohl auf die Hautsymptome paßt, aber auf die ganze sonstige Symptomatologie des Patienten nicht, kann u.U. die Hautkrankheit dann unterdrücken, also von der Haut verschwinden machen. Das ist partielle Therapie, Unterdrückung eines einzelnen Symptoms oder Syndroms, die aber stets auf Kosten anderer Symptome geht, ist also nur eine Verschiebung der Gewichte. Es entwickelt sich dann dafür etwas Inneres, was stets schlimmer ist als Äußeres. Der Patient ist also durch das Verschwinden des Hautausschlags nichts weniger als geheilt. Er *bleibt* krank, und zwar so lange, bis der Hautausschlag wieder zurückkommt, entweder da, wo er zuerst saß, oder aber auch an einem anderen Platz.

36. Die zweite Verschreibung

Zweite Verschreibung nur nach nochmaligem Studium der Anamnese

Die zweite Verschreibung mag eine Wiederholung der ersten sein, also

dasselbe Mittel

a) in derselben Potenz oder
b) in einem anderen Potenzgrad oder aber
ein anderes Mittel, z. B.
a) das Antidot zum ersten oder
b) ein ergänzendes Mittel zum ersten (Komplementärmittel) oder
c) ein Mittel, das keinerlei Beziehungen zum ersten hat, oder
d) ein Mittel, das eine andere Diathese (Miasma) des Patienten bekämpft als das erste oder
e) eine Nosode.

Aber nichts von alledem kann ins Auge gefaßt werden, solange man die ganze Anamnese nicht noch einmal durchstudiert hat, das, was die erste Untersuchung des Patienten ergab und was seither geschehen ist, so daß das ganze Bild noch einmal lebendig vor den Augen des Arztes steht.

Wir sehen hier eine der Schwierigkeiten, mit denen man sich abfinden muß, wenn Patienten den Arzt wechseln, und warum das nicht im Interesse des Patienten liegt. Der strikte homöopathische Arzt weiß das und sucht darum eben möglichst genau Datum, Mittel und Potenzgrad der ersten Verschreibung herauszufinden.

Ist der erste Verschreiber ein strikter Homöopath, so ist niemand zuständiger für die zweite Verschreibung als er. Es ist oft ein rechtes Unglück für einen Patienten, in die Hände eines zweiten Arztes zu fallen, so viel Materia medica letzterer auch wissen mag. Denn die Medizin, die den Kranken ein Stück weit vorangebracht hat, ist auch fähig, ihn noch ganz zu heilen; man sollte sie deshalb nicht mit etwas anderem auswechseln, außer es bestehen gute Gründe dafür.

Wechsel von einem homöopathischen Arzt zum anderen oft nicht von Vorteil für den Patienten

Es kommt sehr häufig vor, daß Patienten aus den Händen von recht guten Verschreibern zu mir kommen. Ich rate ihnen, bei ihrem Arzt zu bleiben, ich will sie nicht. Denn solche Wechsel sind oft absolut nicht zum Vorteil des Patienten, außer der Patient bringt die ganze Anamnese mit allen Daten mit, vor allem, wenn er auf halbem Wege zur Heilung steht, wo das Mittel also ganz richtig wirkte. Hat der Patient keinen richtigen Grund, seinen früheren Arzt zu verlassen, ist es für den Patienten meist nur von Schaden, wenn ihn nun ein anderer Arzt übernimmt. Das ist gar nicht so sehr eine ethische Angelegenheit, keine Angelegenheit der Beziehungen von Arzt zu Arzt, denn zwischen Freunden macht so etwas ja nicht viel aus, sondern es ist eben so, daß ein intelligenter Arzt hier eine zweite Verschreibung erst nach höchst mühevollem Durchnehmen und Wägen aller Symptome treffen kann. Ganz allgemein gilt eben: Tat die erste Verschreibung gut, soll man dabei bleiben, bis ihre Wirkung vollkommen erschöpft ist („*Organon*", § 246).

Bitte, sage man mir, was soll der zweite Arzt nun tun, wenn er nichts vom Vorangehenden weiß? Die erste Aufgabe des Arztes ist das Wohl seines Patienten, deshalb gibt es hier nichts Besseres zu tun, als den Kranken zu bewegen, wieder zu seinem früheren Arzt zurückzukehren.

Überstürzte zweite Verschreibung gefährdet weiteren Verlauf

1. In der Regel beseitigt eben die erste, korrekte homöopathische Verschreibung die hervorstechenden Züge des Krankheitsbildes, für welche das Mittel gewählt wurde; eine Veränderung ist eingetreten, die geleitenden Symptome des Falles sind nun weg, wir finden nur noch alltägliche, triviale Symptome.

Freilich, wenn der Arzt lange genug wartet, wird das ganze Symptomenbild nach und nach wieder komplett werden, d.h. die jetzt verschwundenen Symptome werden auch wieder erscheinen; aber meist, wenn ein Patient in die Sprechstunde kommt, meint der Arzt ja gewöhnlich, er müsse rasch eine Verschreibung machen, er denkt kaum daran, daß jetzt eventuell gar nicht der richtige Zeitpunkt dafür ist und daß er gescheiter zuerst etwas warten und beobachten würde. Rasch verschreibt er etwas für den Torso, den er im Moment vor sich hat. Und das ist gerade das, was man *nicht* tun sollte, nämlich **eine überstürzte zweite Verschreibung** machen. Die Kranken, welche in die Hände solcher Homöopathen fallen, sind zu bedauern. Viele Patienten haben nach der ersten Verschreibung eine wunderbare Besserung gespürt, sie sagten mir: „Eine Weile hat mir Dr. X. wunderbar geholfen, aber nachher nicht mehr, er fand rein nichts mehr, was mir half." Wie ist das zu erklären? Da war die erste Verschreibung ganz korrekt, richtig gewählt, nach jener ersten Verschreibung aber hat dann der betreffende Doktor seine weiteren Medizinen überstürzt, unüberlegt und wahllos verordnet, und dann eben nichts mehr erreicht. Er hat den Fehler begangen, mit seiner zweiten Verschreibung nicht lange genug zu warten, und von da an ging es nicht mehr. Es kommt auf das gleiche heraus, ob er sich ein Gewissen daraus macht, *Sacch. lactis* zu geben, oder ob er nicht weiß, daß man das in solchen Fällen geben kann, das Resultat ist dasselbe.

Die zu frühe Repetition des Mittels, das gut tat, und dessen kontinuierliche Verabreichung ohne sorgfältige Beobachtung der Reaktionen nach der ersten Gabe verunmöglichen die Wahl des richtigen Moments für eine nützliche zweite Verschreibung.

Wenn der Arzt ein gut passendes, wohl gewähltes Mittel verabreicht, dasselbe aber zu früh repetiert, raubt er damit den Symptomen die Chance, nach und nach wieder zurückzukehren, damit beraubt er sich selbst aber der klaren Sicht, wann der Moment zur zweiten Verschreibung da ist. Die zu frühe Repetition führt zur Vermischung des Krankheitsbildes mit Symptomen von Seiten des Mittels, und dann gerät er auf Abwege, dann kann keine gute zweite Verschreibung mehr gemacht werden.

Die zweite Verschreibung setzt voraus, daß die erste korrekt gewählt war, gewirkt hat, und zwar ganz frei und ungestört bis zu Ende.

Hat die erste Verschreibung nicht heilend gewirkt, oder ließ man sie nicht auswirken, kann man auch keine zweite Beobachtung machen.

Die zweite Beobachtung wird dann gemacht, wenn der Fall zum Stillstand kommt. Denn nach der ersten Verschreibung sind ja Veränderungen eingetreten, d. h. Symptome kamen und gingen, und während diese Veränderungen vor sich gehen, kann ja keine rationelle Beobachtung gemacht werden; wird während dieser Zeit eine zweite Verschreibung gemacht, wird selbige aber auch sicher den Fall verderben. Läßt man den Patienten nicht völlig in Ruhe, d. h. hält man nicht streng jede weitere Medizin von ihm fern, verspielt man damit die Chance, eine rationelle zweite Verschreibung zu treffen.

Auf Rückkehr der alten Symptome vor der zweiten Verschreibung warten

2. Vermeidet man genannte Fehler, dann kann man nach und nach **die ursprünglichen Symptome wiederkommen sehen.** Das ist das erste, was wir zu beobachten haben. Vielleicht sind sie gar nicht sehr ausge-

sprochen, aber unsere erste Aufgabe ist, die Rückkehr der ursprünglichen Symptome zu erspähen.

Während nach der Applikation des Mittels noch alles drunter und drüber geht, während die Ordnung sich langsam durchsetzt, so lange haben wir keine Rückkehr der ursprünglichen Symptome zu erwarten. Das mag Tage, Wochen, Monate dauern. Wenn aber nie eine Rückkehr der Symptome zu beobachten ist, was dann?

Was kann der homöopathische Arzt ohne Symptome anfangen? Ganz gleichgültig, in welchem Zustand ein Patient sich befindet, was kann der Arzt ohne Symptome tun?

Außer Zeichen und Symptomen gibt es hier auf Erden nichts, was uns sonst noch als Wegweiser zum Heilmittel dienen könnte. So ist es eben die Pflicht des Arztes, **auf die Wiederkehr der ursprünglichen Symptome zu warten.** Kommen sie etwa so wieder, wie sie waren, vielleicht in ihrer Intensität etwas verändert, stärker oder schwächer, so ist es gut. Hat der Patient diese Symptome eine Zeit lang nicht gehabt, bestand eine deutliche Phase der Besserung und Erleichterung nach der ersten Verschreibung und kommen nachher die Symptome wieder, ungefähr wie sie einst waren, so ist das einer der Gründe anzunehmen, daß die erste Verschreibung gut war. Wenn die ursprünglichen Symptome nach einem Intervall von zwei oder mehr Monaten wiederkommen, wenn der Patient dann wieder dieselben Allgemeinsymptome, dieselben Lokalsymptome wie früher bekommt, so bedeutet das, daß die erste Verschreibung gut war und daß der Fall heilbar ist, und daß die zweite Verschreibung nur eine Wiederholung der ersten sein muß.

Zwei Kategorien von alten Symptomen

Es ist vielleicht angezeigt, hier darauf hinzuweisen, daß es zwei Kategorien von alten Symptomen gibt:

> **sehr alte,** die vor vielen Jahren da waren, und die man ungestört ablaufen lassen muß, wenn sie kommen,
> und **alte,** d.h. Symptome, die der Patient bei der ersten Konsultation hatte. Deren Wiederkehr deutet den Zeitpunkt für die zweite Verschreibung an[1].

[1] Siehe Anmerkung zu Punkt 4 hinten (P.S.).

Auftreten neuer Symptome vor der zweiten Verschreibung

3. Ein anderer Grund, eine zweite Verschreibung zu machen, ist das Auftreten einer Menge **neuer Symptome**, welche den Platz der alten einnehmen können; die alten kommen nicht zurück, sondern an deren Stelle kommen lauter neue Symptome. Der Patient sagt: „Nun, Herr Doktor, Sie haben mich von den Symptomen befreit, die ich hatte, aber nun habe ich dafür diese hier." Wenn der Arzt dann diese neuen Symptome sorgfältig studiert, ist es möglich, daß er sie unter den **pathogenetischen Symptomen** der verabreichten Medizin entdeckt, und dann schaut das Ganze also nach einer Arzneimittelprüfung aus, die der Patient macht. Er fragt den Patienten dann, ob er diese Symptome früher einmal hatte. „Meines Wissens nie, Doktor." Dann muß man sorgfältig, eventuell in wiederholter Befragung untersuchen, ob er sich nicht täuscht, um sicher zu sein, daß es wirklich neue Symptome sind. Ist es nämlich so, dann war unser Mittel nicht richtig, es war nicht homöopathisch zum Fall, die Verschreibung war also eine falsche, eine unglückliche, denn sie hat die Krankheit zur Entwicklung in einer anderen Richtung veranlaßt, eine ganz andere Gruppe von Symptomen hat sich entwickelt.

Dieses Aufkommen neuer Symptome heißt für uns, wir müssen zu einem Antidot (besser: Homöodot) greifen, wenn es so etwas gibt. Die neuen Symptome, die sich den alten beigesellt haben, müssen nun erneut studiert werden, als wäre es ein neuer Fall. Das zweite Mittel, das nun folgen soll, muß vor allem nach den neuen Symptomen gewählt werden, weniger nach den alten. Es mag dann die neuen Symptome zum Verschwinden bringen und möglicherweise auch einen Effekt auf die alten haben. Jede folgende Verschreibung muß den Dingen, die vorangingen, Rechenschaft tragen, den Umständen, die aufgetreten sind, und die dritten, vierten, fünften und sechsten Verschreibungen haben dieselben Schwierigkeiten zu überwinden, die man schon bei der zweiten Verschreibung zu besiegen hatte. War die erste Verschreibung eine unglückliche, sind alle weiteren nachher schwierig und verursachen einem manche Ängste.

Fall ist zu einem Stillstand gekommen

4. Es ist selten nötig, eine neue Verschreibung zu machen, wenn der Fall nur zu einem Stillstand kommt. Die erste Verschreibung ist gemacht und die Symptome beginnen sich nach einer bestimmten Ord-

nung zu verändern, sie ändern sich, vertauschen ihre Stellung, neue Symptome tauchen auf, aber endlich kehren sie zum ursprünglichen Zustand zurück, der zwar nicht mehr sehr ausgesprochen ist, also ohne daß der Patient dabei speziell leidet, aber es ist einfach ein gewisser **Stillstand** eingetreten. Der Patient sagt: „Ich habe zwar keine Symptome, aber es geht auch nicht vorwärts, es scheint mir, die Besserung stagniert." Er sagt das von sich selbst, nicht von den Symptomen. Tatsächlich ist alles zu einem gewissen Stillstand gekommen.

Tritt diese Situation ein, ist es Aufgabe des Arztes zu warten, und zwar eventuell recht lange; wenn aber **nach mehreren Monaten** des Wartens nie äußerliche Symptome auftraten, die zeigen würden, daß die Krankheit von innen nach außen gedrängt wird, wenn keinerlei solche Tendenz erkennbar ist, dann mag vielleicht eine weitere Dosis Medizin nicht von Übel sein, aber wohlverstanden nur von demselben Mittel, es ist das einzige, das in Frage kommt. Ein neues Mittel auf keinen Fall, denn für ein solches bestehen jetzt keine Hinweise; aber eine weitere Dosis derselben Medizin kann den nötigen Anstoß geben, daß die Besserung wieder in Gang kommt. Man soll das nie überstürzen. Warte man lange, wenn Patienten in eine stationäre Phase getreten sind; wenn aber wie bei Punkt 1 eine Wiederkehr der ursprünglichen Symptome beobachtet werden kann, dann hat man darin ja den nötigen Hinweis, was zu tun ist[1].

Die zweite Verschreibung ist technisch gesprochen diejenige Verschreibung, die dann erfolgt, wenn die erste ihre Wirkung vollendet hat. Man mag ein Dutzend Mittel verabreicht haben, ohne daß ein einziges davon Einfluß auf den Organismus hatte, man hat damit also keinerlei Verschreibung gemacht, die spezifisch gewesen wäre. Man kann mit solchen Mitteln viel Zeit vertrödeln, mit solchen Mitteln, die gar keine homöopathische Beziehung zum Fall haben, das Resultat ist ganz das-

[1] Es ist von höchster Wichtigkeit, bei der Wiederkehr alter Symptome zwei Kategorien auseinander zu halten:
1. Die Symptome des Kranken, deretwegen er uns konsultierte, z.B. Gastralgie und Kopfweh nach unterdrückter Gonorrhoe – hier handelt es sich um die Rückkehr der sekundären Symptome.
2. Die Symptome, welche ganz am Anfang der Krankheit standen, also in unserem Beispiel die Gonorrhoe. Die Rückkehr der Kopf- und Magenschmerzen nach einer Zeit der Besserung bilden die Indikation zur Wiederholung der Gabe desselben Mittels. Kehrt aber die Urethralsekretion zurück, da muß man sich hüten, zu repetieren, denn hier haben wir es mit der Rückkehr der Primärsymptome zu tun (P.S.).

selbe. Wir bezeichnen als erste Verschreibung diejenige Verschreibung, die gewirkt hat, die Veränderungen auslöste, und was dann darauf folgt, ist die zweite Verschreibung.

Wechsel des Mittels bei der zweiten Verschreibung

5. Das Nächste, was wir nun zu betrachten haben, ist **der Wechsel im Mittel** bei der zweiten Verschreibung. Unter welchen Umständen müssen wir das Mittel wechseln?

Ein Beispiel habe ich genannt: Wenn frappante neue Symptome auftreten und eine einschneidende Veränderung der Symptomenbasis zu registrieren ist, wenn z. B. Kopfschmerzen, die lange bestanden, verschwinden.

Wenn nach Verabreichung eines Mittels irgendwo im Organismus eine neue Symptomengruppe auftritt, Symptome, die der Patient noch nie hatte, so bedeutet diese neue Gruppe Symptome, daß nun ein neues Mittel anvisiert werden muß. Und unter obigen Umständen wird die Änderung des Mittels die zweite Verschreibung sein, die zweite Verschreibung in diesem Fall verlangt eine Änderung des Mittels.

Wechsel des Potenzgrades bei der zweiten Verschreibung

6. Und nun betrachten wir noch einen anderen **Wechsel**, den **im Potenzgrad;** das Mittel bleibt das gleiche.

Ein Patient stand jahrelang in Behandlung für eine chronische konstitutionelle Krankheit, und wir sind mit ihm die ganze Leiter der Dynamisationsgrade von unten bis zuoberst durchgangen, alle haben gut gewirkt, die Genesung vorangetrieben. Wir haben die verschiedenen Potenzgrade verabreicht, den einen stets so lange repetiert, bis wir keinen Effekt mehr von ihm sahen (das ist i. a. zweimal (P.S.)), dann sind wir zum nächsthöheren übergegangen usf., bis die ganze Reihe der Potenzgrade durchlaufen war, also 30, 200, M, XM, LM, CM, DM, MM[1]. Die Erfahrung lehrt, daß man dasselbe Mittel viele Male auf Grund ganz weniger Symptome repetieren kann, so weniger Symptome, daß man niemals an ein anderes Mittel denken könnte. Man kann es immer wieder repetieren, aus dem einfachen Grund, weil es sich einfach als das Konstitutionsmittel des Patienten erwiesen hat. Man soll nicht von diesem

---

[1] Die Stufen nennt man die *Kent*sche Skala. Man kann sie, wenn sie elnmal durchlaufen wurde, wenn nötig, wieder von vorn beginnen (P.S.).

Mittel abgehen, solange es heilende Eigenschaften zeigt. Wenn auch die Symptome sich änderten, gehe man nicht vom Mittel ab, solange es dem Patienten kontinuierlich besser geht. Sagt der Patient, er verzeichne eine zunehmende Besserung, nimmt die Zahl der Symptome immer mehr ab, so daß man jetzt bei diesen wenigen Symptomen auf keinen Fall mehr an das Mittel denken würde, sähe man ihn jetzt zum ersten Mal, wechsele man nicht, *bleibt* man bei diesem Mittel, solange es gut tut, solange seine Applikation Besserung zur Folge hat, und mögen die Symptome sich auch geändert haben. Viele Ärzte sagen: „Wenn die Symptome wechseln, wechsele ich auch das Mittel." Das ist vom übelsten, was man tun kann.

7. Ja, **wechseln wir das Mittel, wenn die Symptome sich änderten und es dem Patienten nicht besser geht.** Wenn es dem Patienten aber besser geht, mögen sich die Symptome auch geändert haben, bleiben wir beim selben Mittel, solange es dem Patienten gut tut, ihm deutlich vorwärts hilft.

Sehr oft kommen alte Symptome wieder zum Vorschein, die längst vergessen sind. Der Patient hat sie eventuell damals nicht beachtet oder sie gar nicht empfunden, da er so an sie gewöhnt war wie an das Ticken der Uhr an der Wand. Viele der Symptome, die im Verlauf einer erfolgreichen Kur auftauchen, und die leichtesten Veränderungen, die sich ereignen, sind nur alte Symptome, die zurückkehren. Der Patient selbst ist nicht immer in der Lage zu beurteilen, daß es alte, ehemalige Symptome sind, die da zurückkehren, aber vielleicht die Tochter oder sonst jemand im Hause wird zu unserem Entzücken erzählen, daß die Mutter diese Dinge vor Jahren hatte, nur ganz vergaß. Solche Dinge sieht man da, wo ein Patient auf dem guten Wege ist, der Genesung zusteuert. Solange unser Mittel Heilwirkung zeigt, mögen sich die Symptome auch ändern, **solange der Patient Fortschritte macht:** Hände weg. **Und wo Zweifel auftauchen, lieber warten und beobachten.**

Machen wir es uns zur Regel: Wenn wir eine Serie von Potenzgraden von einem Mittel durchgegeben haben, verlassen wir das Mittel nicht, bevor wir nicht noch eine weitere Dosis von einem höheren Potenzgrad versucht haben. Wenn diese Dosis dann ohne Effekt bleibt, dann erst können wir annehmen, daß dieses Mittel für den Patienten nun alles getan hat, was es konnte, daß es nichts mehr weiter für ihn tun kann und daß nun ein Wechsel im Mittel nötig ist.

8. Nun muß noch von etwas anderem gesprochen werden: Wenn **die zweite Verschreibung eine komplementäre** zur ersten ist.

Manchmal ist eine zweite Verschreibung zur Ergänzung der ersten nötig, zur Abrundung der Wirkung der ersten.

Das bedeutet immer einen Wechsel im Mittel. Denken wir uns z. B. ein vier bis fünf Jahre altes Kind, einen Jungen mit großem Kopf, stark blauen Augen; derselbe ist sehr anfällig für Erkältungen, jede Erkältung setzt sich im Kopfe fest, letzterer wird rot vom Blutandrang, die Karotiden schlagen etc., und wir sagen: „Geben wir *Belladonna.*" *Belladonna* bringt auch Erleichterung, wirkt aber nicht als Konstitutionsmittel. D. h. es beseitigt seine Erkältungsneigung nicht, die Kopfschmerzen kommen immer wieder, sie beruhen eben auf einer psorischen Konstitution, und die Zeit wird kommen, wo unser *Belladonna* auf einmal überhaupt nichts mehr wirkt; bei einem gründlichen Studium des Falles findet man dann heraus, daß er dann, wenn er keine akuten Symptome hat, wenn er keine Erkältung, kein Fieber hat, auch kein Kopfweh hat und daß nun ein ganz anderes Mittel indiziert ist. Es fällt uns auf, wie schlaffe Muskeln er hat, wir finden viele vergrößerte Lymphknoten, wir haben nun erfahren, daß er bei jedem Wetterwechsel eine Erkältung bekommt, hören, daß er mit Begeisterung Eier ißt, und auf einmal steht das Bild von *Calcarea* vor uns. Und die Tatsache, *daß Belladonna* so gut auf die akuten Phasen paßte, aber nur palliative Wirkung entfaltete, stützt diese These noch, denn *Belladonna* wird „das akute Komplementärmittel zu *Calcarea*" genannt. Es ist nur Zeitverschwendung, mehr als einen oder zwei solcher akuten Paroxysmen mit solchen Palliativa zu behandeln, gebe man so bald als möglich das Konstitutionsmittel. Freilich, gebe man *Calcarea* nicht während des Paroxysmus, aber wenn man den Sturm mit *Belladonna* gelegt hat, dann gebe man nachher das Konstitutionsmittel, welches komplementär zu *Belladonna* ist, also hier *Calcarea.*

So wie *Belladonna* und *Calcarea* haben noch viele Mittel Beziehungen zu einander und ergänzen sich auf diese Weise. Dann haben viele Jahre der Erfahrung auch gewisse Mittelserien als besonders günstig wirkend herausgestellt, so z. B. die Abfolge *Sulfur – Calcarea – Lycopodium.* Jede Medizin hat Verwandte, die in naher Beziehung zu ihr stehen, z. B. *Sepia* und *Nux vomica.* Ein Fieber mit Leber- und Gallenbeteiligung bei einer *Sepia*-Konstitution braucht sehr wahrscheinlich *Nux vomica;* sobald die Symptome dieses Fiebers oder z. B. eines remittierenden Fiebers vorbei sind, werden sofort wieder die *Sepia*-Symptome herauskommen, welche uns diese komplementäre Beziehung zwischen *Nux v.* und *Sepia* anzeigen, Stand der Patient eine zeitlang unter dem Einfluß von

Sepia, und nun kommt eine akute entzündliche Phase dazwischen, so braucht diese sehr wahrscheinlich *Nux vomica* oder eines seiner Verwandten, was anhand der Symptomatologie zu entscheiden ist. Die ganze Materia medica steckt voll solcher Komplementär- und Verwandtschaftsbeziehungen.

9. Die zweite Verschreibung zieht ebenfalls eine **Änderung im ganzen Therapieplan** in Betracht. Wir denken dabei an die Frage der drei großen Diathesen, welche wir in den Kapiteln 17–21 behandelt haben. Der Therapieplan ergibt sich z.B. aus der Erkenntnis, daß der Fall psorisch ist; alle Symptome des Falles und seine ganze Entwicklungsgeschichte lassen das Bild der Psora vor unseren Augen entstehen. Er hat vielleicht *Sulfur, Graphit* und solche Medizinen erhalten, welche wohlbekannte Homöopsorika sind. Die Symptome verlangten diese Mittel. Nun aber aufmerken! Nachdem wir dem Patienten bedeutend geholfen haben, viele eindeutige Veränderungen zum Bessern bei ihm bewirkt haben, so daß seine psorischen Symptome ganz verschwanden, kommt er eines Tags zurück in die Sprechstunde und zeigt uns einen exulzerierten, wehen Schlund, klagt über gräßliche Kopfschmerzen, und wir können nicht umhin, aus dem ganzen Aspekt des Falles zu schließen: „Ja, mein Lieber, haben Sie einmal Syphilis gehabt?“ „Ja, vor 20 oder 30 Jahren, und wurde damals mit Quecksilber geheilt.“

Was ist da geschehen? Die Psora wurde durch die Behandlung überwunden, und da kam die alte, nie richtig geheilte syphilitische Affektion darunter zum Vorschein. Das indiziert nun die zweite Verschreibung. Wir müssen unsere Mittel nun einem vollkommen anderen Aspekt der Dinge anpassen.

Genau so ist es mit der Sykosis. Und diese Diathesen können auch miteinander abwechseln. Beherrscht die eine das Bild, schweigt die andere. Wir müssen unseren Therapieplan dem jeweiligen Stand der Dinge anpassen, d.h. ihn ändern, wenn die andere Diathese aus dem Dunkeln heraustritt.

Keine Verschreibung soll gemacht werden, bevor man den Patienten nicht sorgfältig und lange untersucht und befragt hat, um zu sehen, was die Symptome ausdrücken, und um zu wissen, was alles früher gegangen ist. Das ist das Wesentliche. Studieren wir unsere Fälle immer wieder. Verabreichen wir keine Medizin, solange wir die Konstitution unseres Patienten nicht kennen, denn wir wollen doch sichere

Treffer, nicht Zufallstreffer, wir wollen doch sicher gehen, Gefahren meiden[1].

---

[1] Solche Dinge, welche von Ignoranten vielleicht Subtilitäten genannt werden mögen, kann man vom gewöhnlichen Quartier- und Landarzt kaum verlangen, denn diese sind so überschwemmt mit eiligen Klienten, daß sie dauernd in Hast nur an schnellstes Stopfen alter Münder mit irgend etwas denken können. Der Praktiker fertigt sie en passant ab, wie die Schwalbe die Fliegen im Fluge verschlingt.
Er hat keine Zeit, seine Kranken etwas genauer zu untersuchen, und noch weniger, sie anzuhören und zu befragen und das Gehörte zu notieren. Was macht es auch, wenn der Fall von Anfang an noch verworrener gemacht wird, was wenn schon anfangs die Chancen für eine wahre Heilung definitiv verpaßt werden, was, wenn die Krankheit durch sein Tun nur noch komplexer wird.
Man vermenge die Symptome der natürlichen Krankheit mit denen des Mittels, man sei aktiv, schreibe Rezepte, fülle seinen Tag mit einer womöglich täglichen steigenden Zahl von Konsultationen aus, das bringt auf alle Fälle wenigstens etwas ein; daß der Arzt dabei den Frieden seiner Seele verliert und die Chancen, seine Patienten zu heilen, zerstört, ist ein andres Kapitel.
Wie muß man dabei an die goldenen Worte auf Hermes' Smaragdtisch denken: „Wissen, wagen, wollen, schweigen." Der letztere Ausdruck könnte für unsere Gedanken hier mit „warten" vertauscht werden (P.S.).

37. Schwierige und unheilbare Fälle. Palliation

So sehr man das Recht hat, die Homöopathie als eine perfekte Wissenschaft anzusehen, so wenig ist dieses leider bekannt. Die Wahrheit im absoluten Sinne des Wortes ist Gottes, des Menschen ist das Wissen. Es wird bestimmt lange Zeit brauchen, bis die Ärzte die Wahrheit, welche die Homöopathie nun einmal ist, souverän beherrschen werden. In den Uhrmachergegenden der Schweiz werden die Kinder seit Jahrhunderten mit dem Wissen, wie man perfekte Uhren macht, aufgezogen, sie wachsen buchstäblich in den Uhrenfabriken auf. Nun, wenn die Homöopathie einmal Hunderte von Jahren alt sein wird und schon die Kinder mit ihr aufwachsen und sie beobachten und sie in der Jugend schon anwenden können, dann werden unsere Nachfahren einst mehr wissen als wir heute. Die Dinge werden deutlicher, wenn man zusammenkommt und seine Erfahrungen austauscht, wenn wir uns alle in Harmonie in derselben Richtung bemühen. Wir müssen zusammenhalten, unsere Bemühungen vereinen, je eindeutiger desto besser. Es ist ein Jammer, daß Zwietracht zwischen uns entstehen kann, wo doch eine so große Wahrheit uns zur Schicksalsgemeinschaft zusammenschweißen sollte.

Es ist wirklich eine Ausnahme, wenn wir unter allen Arzneibildern, die wir heute besitzen, für die Charakteristika eines Falles kein entsprechendes Mittel finden[1]. Schon zu *Hahnemanns* Zeiten war so etwas selten der Fall, wie viel seltener muß es bei uns mit unserer heutigen voluminösen Materia medica sein[2].

---

[1] siehe „*Organon*" § 166.

[2] Die vollständigsten Materia medica-Werke sind:
1. Die Encyclopaedia of Pure Materia medica von T. F. *Allen*, 1877, – 10 Bände, total 6454 Seiten mit 760 Mitteln. „Pure Materia medica" heißt Reine Arzneimittellehre, d. h. Arzneimittellehre, welche allein diejenigen Symptome festhält, welche bei Arzneimittelprüfungen am gesunden Menschen auftraten.
2. The Guiding Symptoms of our Materia medica von Constantin *Hering*, 1879, welche reine und klinische Symptome enthält, aus 10 Bänden besteht, mit 5605 Seiten und 414 Mitteln.
Im Gegensatz zu den medizinischen Werken der klassischen Methode, welche stets nach einigen Jahren schon überholt und veraltet sind, sind diese unsere Materia medica-Werke, obwohl auch schon recht alt, diese bemerkenswerten „Wörterbücher" über die Symptomatologie der Arzneimittelprüfungen am gesunden Menschen und deren klinische Verifikation, noch durchaus aktuell,

Anfänger freilich müssen sich zu Beginn ihrer Praxis sehr auf die Repertorien[1] verlassen. Etwas ist aber sicher, daß das Krankheitsbild des Patienten einfacher wird, wenn man solide, beste Arbeit leistet, nur vorsichtig ein Mittel nach dem anderen gibt, immer zuerst beobachtend und wartend, was das eine tut, und dasselbe auswirken lassend. Wenn wir solch' schwierige Fälle eine Reihe von Jahren sorgfältig behandelt haben, Mittel um Mittel gaben, wie es gerade indiziert war, werden wir deren Symptome schließlich deutlicher und auffallender sehen, so daß man sie nun besser verstehen kann.

Es ist mir einige Male passiert, daß Patienten, nachdem ich lange Zeit sorgfältige, zuverlässige Arbeit an ihnen geleistet, das und jenes Mittel gegeben hatte, so daß sie doch teilweise Besserung verspürten, die Geduld verloren und zu jemand anderem gingen, nach einiger Zeit aber zurückkamen und reuig gestanden, daß ich mehr für sie getan hätte als je jemand und daß sie es gerne noch einmal mit mir versuchen würden. Da fand ich dann manchmal mit Erstaunen, daß die Zeit viel getan hatte und daß es mir gar keine große Mühe machte, den Fall wieder zu erfassen, und von da an ging es dann rasch voran. Bei solchen Fällen kommt als günstiges Moment dazu, daß sie dann natürlich mit mehr Geduld zurückkommen, und das ist für den Arzt eine große Hilfe. Das Vertrauen des Patienten hilft dem Arzt in der Heilmittelsuche, sein Kopf arbeitet dann bedeutend besser, wenn er merkt, daß ihm vertraut wird[2], das Zutrauen des Patienten schärft seine Intelligenz.

---

auch wenn sie nun bald 100 Jahre alt sind, sogar noch genauso aktuell wie am ersten Tage Ihres Erscheinens (P.S.).

[1] Die vier größten Repertorien der homöopathischen Materia medica sind:
1. W. *Gentry* – Concordance Repertory, 6 Bände, 5494 Seiten,
2. Das Repertorium zur Encyclopaedia von T. F. *Allen*, 1330 Seiten,
3. Das Repertorium zu *Herings* Guiding Symptoms von *Kneer*, 1232 Seiten, Neuauflage in Indien.
4. Das *Kent*sche Repertorium, 6. Auflage, 1957, 1423 Seiten.
Es gibt aber noch viele andere Repertorien, Pierre *Schmidt* besitzt z.B. an die 100 Stück, und bestimmt gibt es noch mehr. *Hahnemann, Hering, Kent* und die besten Homöopathen haben in der Praxis dauernd Repertorien zum Nachschlagen benützt (P.S.).

[2] Indessen ist das Vertrauen, der Glauben gar nicht unbedingt erforderlich zur Heilung. Gewiß, es sind mächtige Helfer, aber wie viele skeptische Patienten, die Ihre Mittel nur widerwillig oder von der Umgebung gezwungen, einnahmen, wurden schon glänzend geheilt. Man kann hier auch die homöopathischen Veterinärkuren anführen und die Heilung von Kindern. Die Veterinärhochschulen stehen der Homöopathie viel offener, aufgeschlossener gegen-

Alternierende Krankheiten

Sehr analog zu diesen Fällen sind jene, welche man alternierende Krankheiten und einseitige Krankheiten nennt, die uns nur eine Seite ihres Wesens zeigen. Diese Krankheiten sind gar nicht so selten. Nur eine Seite dieser Krankheiten ist manifest, die andere stumm. Z. B. mögen Augensymptome da sein, wenn die Magensymptome schweigen. Wir finden dann, daß z. B. *Euphrasia* besser auf die Augensymptome paßt als das Homöopsorikum, welches den *ganzen Fall*, also samt der anderen Seite, deckt, und daß *Pulsatilla* den Magensymptomen besser entspricht als das genannte Homöopsorikum. Aber vergessen wir nicht, daß es ein Homöopsorikum gibt, das den ganzen Fall besser deckt als diese partiell deckenden zwei Mittel, besser deckt, weil es den Allgemeinsymptomen angepaßt ist. Je häufiger wir für einzelne isolierte Symptomengruppen verschreiben, desto schlechter für den Patienten, denn solche „Therapie" hat die Tendenz, den konstitutionellen Zustand des Patienten mehr und mehr festzunageln, in einem Maße, daß es für den Patienten schließlich keine Heilung mehr gibt. Verschreiben wir deshalb nichts, solange wir das Heilmittel, das den ganzen Fall deckt, noch nicht gefunden haben, mögen uns auch Mittel verlockend scheinen, die auf die eine oder andere Symptomengruppe passen.

Ein Mittel, das ins Schwarze trifft und Ordnung in den Organismus bringt, löst manchmal zuerst einen rechten Sturm aus. Diese alternierenden und einseitigen Krankheiten sind manchmal recht schwierig zu behandeln, und wenn die ganze Krankheit endlich an die Oberfläche oder in die Extremitäten herauskommt, d. h. wenn gichtische und rheumatische Leiden auf diese Weise herausgeschafft werden, laufen uns die Patienten eventuell davon, um anderswo Linderung zu suchen. Unheilbare Leiden – und wir werden vielen solchen begegnen – machen dem Arzt viel Sorgen. Der Allopath setzt den Patienten dann ganz automatisch auf stark wirkende Drogen und fördert bei ihm den Glauben, daß damit etwas zu seinem Wohl getan wird, während doch das pure Gegenteil der Fall ist, denn wo immer man solche Fälle mit stark wirkenden Drogen aufpulvert, erweist man ihnen einen sehr schlechten Dienst. Es ist unverantwortlich, wenn gewisse homöopathische Praktiker zu diesen Palliativa greifen, die so schädlich für den Patienten sind.

über als die der offiziellen Humanmedizin. Sowohl in Alfort (Frankreich), als in Hohenheim (Deutschland), diesen großen tierärztlichen Zentren, werden mit Erfolg homöopathische Heilmittel verschrieben (P.S.).

Palliation hemmt Symptome

Der Arzt, welcher die Einzeldosis des Heilmittels in Potenzform, so wie wir es nun in diesen Vorlesungen besprochen haben, eine zeitlang anwendet, überzeugt sich leicht, daß es keinen anderen Weg der Palliation gibt, der wie dieser für den Patienten doch stets noch eine Türe zur Hoffnung offen läßt, nie wird diese mit unserer Methode endgültig geschlossen. *Opium* mag manchmal Schmerzen erleichtern, eine Diarrhoe stillen, einen Husten lindern, aber wehe für den Patienten! Denn dieses Mittel lähmt die Reaktionskräfte so sehr, daß die Krankheit keine Symptome mehr äußern kann. Symptome brauchen wir aber, wenn wir bestimmen sollen, welches homöopathische Heilmittel der Kranke braucht. Wohl sind also die Schmerzen weg, aber von Heilung des Patienten keine Rede. Was hier von *Opium* gesagt wurde, gilt von allen Analgetika, d.h. allen Drogen, die einseitig nur zur Schmerzlinderung gegeben werden. Wenn ein Opiat gegeben werden muß, muß uns klar sein, daß von diesem Moment an der Weg zur Heilung dieses Patienten verlassen wird. Welcher denkende Arzt wird aber die Hoffnung auf Heilung in einer schmerzhaften Krankheit aufgeben, solange noch ein Fünkchen Leben vorhanden ist?

Auch bei Tuberkulose, Krebs und anderen schweren, zur Kachexie führenden Leiden wird dasjenige Mittel, welches auf die Gruppe der schmerzhaftesten Symptome nach dem Ähnlichkeitsgesetz am besten paßt, die größte Erleichterung bringen, und dasselbe verlassen, würde auch den letzten Hoffnungsstrahl aufgeben heißen.

Homöopathie kann große Leiden erleichtern

Man fragt mich oft, was man in Fällen von großen Leiden tun könne, was rasch lindere[1].

Denjenigen, welche eine seriöse, sichere, vertrauenswürdige Information wünschen, stets nach Hahnemannschen Prinzipien zu arbeiten bestrebt sind, antworte ich: Macht in jedem Fall ein komplettes Krankenexamen, wobei ihr vor allem auf die strikt individuellen Symptome achtet, und nachher sucht in der Materia medica jenes Mittel, das diese

[1] J. T. *Kent*, New Remedies, 1926. Wir glauben es angezeigt, hier diese letzten Ratschläge *Kents* beizufügen, um dieses wichtige Kapitel mit Anweisungen für die Praxis abzuschließen (P. S.).

Symptomatologie am ähnlichsten produziert hat[1]. Das ist alles, was ich jenen, die in unserer Materia medica heimisch sind, zu antworten habe.

Phthisiker im Endstadium sind oft Opfer sehr beschwerlicher Symptome und Schmerzen, die der Allgemeinpraktiker, der nichts anderes weiß, mit Morphin oder irgend einem anderen Betäubungsmittel behandelt, wobei er ganz ehrlich meint, dem Patienten damit den besten Dienst in Erleichterung seines Leidens zu leisten. Diese Art Auffassung und Praxis der Medizin kann nicht eindeutig genug verdammt werden. In erster Linie tut er es ja, weil er meint, daß das Ähnlichkeitsgesetz nur beschränkt gültig sei und die Homöopathie für schwere Fälle nicht in Frage komme. Schon diese Meinung ist falsch. Und in zweiter Linie ist seine Linderungsart das mindeste, was man dem Patienten bieten kann[2]. Ich will aber meine Kollegen nicht ihrer bisherigen Waffen berauben, ohne ihnen etwas anderes dafür zu bieten, das ebenso wirksam, wenn nicht vorzüglicher ist.

Der Tuberkulöse, der seinem Ende entgegen geht, verlangt brennend nach den Hilfen einer echten Heilkunst und nicht bloß nach den bedauernswerten letzten Schemabehandlungen des Allopathen. Die homöopathischen Medikamente in der Hand des Könners sind das Beste, was man sich zur Linderung und Beschwichtigung seiner Leiden nur denken kann. Jeder seriöse homöopathische Arzt kennt den Wert dieser bemerkenswerten Heilmittel.

Es ist wohl gut, hier ein paar Beispiele aufzuführen:

Hektisches Fieber – Phosphor

Wenn ein hektisches Fieber, das die Patienten so sehr schwächt, seinen Höhepunkt erreicht, mit brennender Haut nachmittags, Nachtschweißen, brennendem Durst, rot gefleckten und kongestionierten Wangen, wenn diarrhoischer Stuhl bei jedem Husten abgeht, der Brustkorb zu eng scheint, daß der Patient fast nicht mehr atmen kann, sich gegen

---

[1] *Kent* und seine Schüler haben stets wiederholt, daß bei Endzuständen und unheilbaren Patienten das momentane Bild festgehalten werden müsse, und diesem Bild müsse das zu wählende Mittel entsprechen. Man soll dabei vor allem die persönlichsten Symptome suchen und den nicht-pathognomonischen – sofern es noch solche hat – den Vorzug geben, denn diese sind Ausdruck individueller Reaktion des Patienten (P.S.).

[2] „Morphin kompromittiert die Selbstverteidigung des Organismus, es ist unnütz, ja gefährlich bei Lungentuberkulose und Asthma" (*Duchesnay*, Risques thérapeutiques, Doin, ed., 1954).

Abend Fieber mit starken Temperaturschwankungen einstellt, ist *Phosphorus* in sehr hoher Potenz – XM, CM, DM – das Mittel, aber bitte nur eine einzige Dosis, **nie repetieren.**

Es wird eine Erstverschlimmerung darauf folgen, aber bitte diese ja nicht stören, Hände weg, sie wird rasch vorübergehen, und dann wird das Fieber sinken, und der Kranke wird ohne Leiden einem milden, ruhigen Tod ohne Angst entgegen gehen.

Ungeduldige Injektionen, das unnütze, bedauernswerte Manipulieren am Todgezeichneten „ut aliquid fiat" sind die Ursachen so mancher Leiden und Ängste der letzten Stunden, in denen doch Friede und Ruhe regieren sollten.

Lachesis bei Endstadien

Die profusen Schweiße, das Leeregefühl in der Magengrube, die Übelkeit in Brust und Plexus solaris-Gegend, die Erstickungsanfälle, die den Patienten zum Abwerfen der Bedeckungen und Kleider, vor allem an Hals und um die Taille führen, das dauernde Gefühl von Luftmangel, bei Blässe und hippokratischem Gesicht, alle diese Symptome verlangen *Lachesis*. Dieses Mittel kann, so oft es die Umstände erfordern, gegeben werden. Indessen soll es, wenn es befriedigend und rasch wirken soll, nicht unter C 200 gegeben werden.

Carbo vegetabilis in der Agonie

Wenn wir diesem erschreckenden Bild kalte Schweiße beifügen und jemand am Bette treffen, der dem Kranken dauernd Luft zufächelt, ansonst der Patient zu ersticken klagt, wenn wir einen von Gasen aufgetriebenen Leib finden, kalten Atem feststellen, da ist *Carbo vegetabilis* angezeigt, und zwar in Wasser gelöst und alle Stunden etwas davon gegeben, so sechs Stunden lang, dann anhalten. Das wird dem armen Sterbenden Ruhe und erträgliches Befinden geben, wofür er uns dankbar sein wird.

Arsen und Secale bei bestimmten Symptomen

Es kommt aber dann die Phase, wo alle diese Mittel nichts mehr wirken. Zum tragischen Bild fügt sich ein schreckhafter, ängstlicher Geisteszustand hinzu, die Agonie setzt ein, schon gehen Zellen in den Geweben zugrunde. Das kann sich in Schmerzen äußern, und werden diese in abdomine lokalisiert, sind *Arsenicum oder* Secale indiziert, je nach Symptomenbild. Sie erweisen sich hier als außerordentlich wertvolle Mittel. Jedermann weiß, wie sehr sich die beiden gleichen, beide haben z. B. brennende Schmerzen, während sich aber Secale zu deren Linderung abdeckt und überhaupt immer zu heiß hat, Kühle sucht, kalte Getränke, offene Fenster, verlangt *Ars.* das Gegenteil, alles warm, es zieht die Dekken hoch hinauf, verlangt nach Bettflaschen, heißen Getränken und scheint nie genug der Wärme zu bekommen. Auf diese Weise individualisieren wir, wenn wir homöopathisch verschreiben sollen.

Tarentula cubensis als letztes Mittel

Kommen diese schlimmen Schmerzen wirklich im letzten Stadium der Kachexie, ist das ein Zustand, den auch diese Mittel nicht mehr beherrschen. Das Mittel, welches den letzten Lebensmomenten entspricht, ist *Tarentula cubensis.* Ich habe dieses Mittel öfter und besser als andere die letzten Momente beruhigen und lindern sehen. Ich habe *Ars., Carb. v., Lyc., Lach.* milde den Frieden auf angstverzerrte Gesichter bringen sehen, aber *Tarent.-c.* übertrifft sie, es scheint wirklich das am häufigsten indizierte Mittel für die Agonie zu sein, das bis zum letzten Atemzug wirkt. Ich habe es meist als C 30 gegeben.

Ist der Tod unvermeidlich, scheinen die oben genannten Mittel am häufigsten indiziert; es kann aber der Moment kommen, wo sie nicht mehr wirken und die Umgebung des Kranken sagt: „Können Sie ihm denn wirklich nichts geben, das ihm diese schrecklichen Leiden abnimmt?" Die Schmerzen, die rasselnde Atmung aus der Unmöglichkeit, den Schleim auszuwerfen, bei Kranken, die nur noch einige Stunden zu leben haben, können in wenigen Minuten erleichtert werden dank dem Gift der Tarantel in der 30. Centesimalpotenz, und dieser Potenzgrad kann repetiert werden[1].

Ich denke, kein Arzt würde ein Narkotikum verwenden, wenn er eine bessere Methode kennen würde, und ein Mittel, das nur deren Vorteile, nicht aber deren Nachteile besäße.

Was ist unmenschlicher, als den Kranken in seinen letzten Leiden, seinen letzten Momenten verlassen, wenn er sich in der Agonie vor Schmerzen windet, während seine Freunde weinend um ihn herumstehen.

---

[1] Alle Stunden, wenn nötig, sogar alle 1/2 Stunden (P.S.).

Der wahre Arzt wird die Gelegenheit nicht verpassen wollen, sein Können auch unter solch schweren Umständen unter Beweis zu stellen. Wie oft hat man mich zu sterbenden Kranken gerufen, die ich ihr ganzen Leben nie zu behandeln hatte. Und ich zähle die vielen Male nicht, in denen es mir gelungen ist, mit unseren wunderbaren therapeutischen Mitteln – dank unserem großen Meister – die Stürme des Fleisches zu besänftigen, den Sterbenden den Frieden der Seele und des Körpers zu bringen. Nie mußte ich von den Gesetzen der Homöopathie abweichen, die ich so oft universelle genannt habe; und dieses auch nicht im letzten Lebensabschnitt, in denen sie zur Euthanasie[1] verhelfen.

---

[1] Es ist wichtig, diesen Ausdruck hier richtig zu verstehen. Denn es gibt zwei Arten von Euthanasie. Beide bedeuten: Ruhigen Tod ohne Leiden. Es fallen darunter natürlicher und künstlich herbeigeführter Tod, letzterer durch Anwendung zentral betäubender Mittel (Morphin). Aber das Morphin, so oft gegen alle Arten von Schmerzen und Ängsten verwendet, kann je nach Subjekt ganz gegenteilige Effekte haben, als welche man wünschte.
„Man kann eine Exzitationsphase mit intensiver Unruhe, Delirium, Steigerung der Reflexerregbarkeit, Schlaflosigkeit, Übelkeit, Erbrechen, Atemstörungen bis zu *Cheyne-Stokes*schen Anfällen mit mehr oder weniger langer Apnoe beobachten, auch Beschleunigung des Pulses, nachher Verlangsamung, dann Arrhythmie bis zum Herzflattern. Das Morphin vermindert die Abscheidungen, verstopft, führt zu Oligurie und Azidose. Es ist gefährlich bei Leberinsuffizienz. Es begünstigt die Zyanose und kann in gewissen Fällen auch zu Konvulsionen führen“ (*Duchesnay*, löc.cit.).
Die Euthanasie, welche man mit hohen Potenzen erreicht, führt weder den Tod herbei, noch ist sie die Todesursache, sie ist nie eine Vergiftung, ein direkter toxischer Effekt wie z. B. von Morphin, führt zu keinen Sekundärphänomenen, sondern begünstigt durch die Ähnlichkeit der Symptome des Arzneimittels mit jenen der Krankheit nur die Selbstverteidigung des Organismus, und ist letztere am Erliegen, hilft sie wenigstens, die Todesangst zu heben, hilft sie entspannen, und versetzt den Körper in einen Zustand der physischen und moralischen Ruhe, wie sie den natürlichen Tod auszeichnen.
Die künstliche Euthanasie durch toxische Dosen von Betäubungsmitteln, gesetzlich verboten, ist dank der Homöopathie ganz vermeidbar.
Alle, die den letzten Momenten eines Sterbenden beiwohnten (Pierre *Schmidt*, L'homoeopathie chez les agonisants, 1922, zu haben beim Autor), der homöopathisch behandelt wurde, sind erstaunt, wie ruhig und friedlich die Züge dieser Kranken im Moment des Übergangs in die Ewigkeit sind (P.S.).